K.F. Wessel (Hrsg.)
unter Mitarbeit von
W. Förster und
R.-M.E. Jacobi

Herkunft, Krise und Wandlung
der modernen Medizin

Berliner Studien zur
Wissenschaftsphilosophie
& Humanontogenetik

Band 3

Schriftenreihe des Interdisziplinären Instituts für
Wissenschaftsphilosophie und Humanontogenetik,
Humboldt-Universität zu Berlin

Karl-Friedrich Wessel (Hrsg.)
unter Mitarbeit von
Wolfgang Förster und Rainer-M.E. Jacobi

Herkunft, Krise und Wandlung der modernen Medizin

Kulturgeschichtliche, wissenschaftsphilosophische und anthropologische Aspekte

Kleine Verlag · Bielefeld

Die Deutsche Bibliothek – CIP-Einheitsaufnahme

Herkunft, Krise und Wandlung der modernen Medizin:
kulturgeschichtliche, wissenschaftsphilosophische und
anthropologische Aspekte / Karl-Friedrich Wessel (Hrsg.) unter
Mitarb. von Wolfgang Förster und Rainer-M. E. Jacobi. –
Bielefeld : Kleine, 1994
   (Berliner Studien zur Wissenschaftsphilosophie & Humanontogenetik ; Bd. 3)
   ISBN 3-89370-161-3
NE: Wessel, Karl-Friedrich [Hrsg.]; GT

Die Drucklegung dieses Bandes erfolgte mit finanzieller
Unterstützung der Robert Bosch Stiftung

© Herstellung und Vertrieb:
Kleine Verlag GmbH, Postfach 10 16 68,
33516 Bielefeld
Tel. 0521/15811, Telefax 0521/140043

Satz: Ellmer GmbH, 32107 Bad Salzuflen

Inhalt

Vorwort der Herausgeber 10

Grußworte
Marlis Dürkop, Präsidentin der Humboldt-Universität zu Berlin 22
Harald Mau, Dekan des Universitätsklinikums Charité der
Humboldt-Universität zu Berlin 23
Ellis E. Huber, Präsident der Ärztekammer Berlin 24

I. Wissenschaftsphilosophie und Anthropologie
Karl-Friedrich Wessel
Die Einheit von Zeit und Komplexität und der
interdisziplinäre Dialog 28
Thure von Uexküll
Paradigma und Paradigmawechsel in der Medizin 38
Günther Pöltner
Die anthropologischen Grundlagen ärztlichen Handelns 52
Rainer-M. E. Jacobi
Von der Wahrheit der Krise - Anmerkungen in
pathosophischer Absicht 70

II. Medizin und Kulturgeschichte
Gotthard Strohmaier
Griechische und arabische Medizin zwischen
Naturwissenschaft und Psychosomatik 96
Till Bastian
Medikalisierung des Lebens - eine Antwort auf
das Scheitern der Theodizee 105

III. Medizin und Wissenschaft
Hans Schaefer
Zur Wissenschaftlichkeit in der Medizin 112
Kurt S. Zänker
Die Suche nach Stofflichkeit und Begrifflichkeit in der
Vermittlung von Leib und Seele - Unterwegs zu einem
anderen Medizinkonzept 124
W. Wesiack
Perspektiven psychosomatischen Denkens für
das ärztliche Handeln 135

Klaus-Dieter Hüllemann
Die Sprache des einen ist die Beleidigung des
Anderen - Ein Beitrag zur Überwindung der
Sprachbarriere, für mehr Humanität in der Medizin 143

IV. Gesundheit und Krankheit
Friedrich Vogel
Vom Gesundsein des Kranken - Auftrag und Grenzen
der Humangenetik 160
Andreas Kruse
Krankheiten, Krisen und Konflikte des Menschen als
Chancen für psychisches Wachstum? 173
Michael Geyer
Gesundheit und Krankheit im Kontext gesellschaftlicher
Veränderungen 186

V. Medizin und Philosophie
Jörg Splett
Der Mensch als Kranker - Der Kranke als Mensch 198
Reiner Wiehl
Grenzsituation und pathische Existenz 206
Wolfgang Jacob
Kunst als Therapie - Wandlung durch Begegnung 221

VI. Der Mensch zwischen Kultur und Medizin
Dorothea Sich
Der Mensch zwischen Kultur und Medizin 232
Annette M. Stroß
Zur Wirksamkeit ärztlicher Transitionsleistungen am
Beispiel der Schwangerenbetreuung (Projektmitteilung) 252
Antje Haag
Über Normalität und medikalisiertes Leiden 260
Ralf Borlinghaus
Schulmedizin im interkulturellen Kontext.
Notwendigkeit und Bedingung zum Verstehen fremder
Medizinsysteme 267
Michael Mortag
Zum Verhältnis von Alchemie und Medizin 275
Frank Naumann
Kommunikationsaspekte der modernen Medizin 281
Cornelius Borck
Leiden an der Unübersichtlichkeit der modernen Medizin 285

Eric Schmitt
Holocaust und biographische Verarbeitung: Zusammenhänge
zwischen dem Holocaust und der sozialen Identität
jüdischer Emigranten 289

VII. Medizin zwischen Rationalität und Verantwortung
Ulrich Eibach
Medizin zwischen Rationalität und Verantwortung –
Der Tod und die Krise der Ziele in der Medizin 304
Karl-Heinz Wehkamp
Sterben und Medizin - Plädoyer für eine neue
Entscheidungskultur 313
Michael Lasar
Psychiatrie im Spannungsfeld von Philosophie und
Psychologie am Beispiel der Willenshandlung 321
Gerhard Danzer
Ist Herr S. oral verstimmt? Anmerkungen zur Ontologie
und Anthropologie des Patient-Seins. 332
Ralf-Dietmar Hegel
Menschenbild und Interdisziplinarität 341
Thomas Weinert
Das medizinische Menschenbild bei Platon 345

VIII. Arzt und Patient - Gesund und Krank
Nikolaus Schneemann
Wie ist Menschlichkeit in der modernen Medizin möglich?
Zur Komplexität und Ambivalenz der Arzt-Patienten-Beziehung 356
Heinz Weiß
Zur Dialektik von Technik und Beziehung im
psychotherapeutischen Prozeß 364
Alfred Lévy
Psychodynamik und die Bedeutung des Juckreizes 372
Helmut Albrecht
Was ist Schmerz? 378
Martin Sack
Die biographische Anamnese und ihre anthropologischen
Voraussetzungen 387

IX. Zu neuen Konzepten der Medizin
Detlev Ganten
Progres in molecular medicine: Methods and their
application in hypertension research 394

Christopher Rommel
Die Präventionsmedizin und das Unbehagen an der
Ganzheitlichkeit: Gesundheitspflicht oder Salutogenese? 416
Stephan Dressler
Viktor von Weizsäcker und der Glaube an eine neue Medizin 430
Ingo Dammer
Der Gestaltkreis. Einige Anmerkungen zur Ideengeschichte
des Modells und zu seinem Stellenwert im Werk
V. v. Weizsäckers 438
Ulf Grieger
Philosophische Probleme eines evolutionstheoretischen
Zugriffs auf das Phänomen Krankheit 451

X. Die deutsche Vereinigung – eine Chance für die Medizin?
Monika Haas/Dieter Seefeldt
Unterschiede und Vereinigung - Probleme und
Chancen für die Entwicklung der Medizin 468
Rainer-M. E. Jacobi
Kommentar zur Diskussion über die psychosozialen
Verhältnisse im "ungewollten Experimentierfeld"
Kleinmachnow-Teltow 475
Josef A. Egger
Arzt und Patient als Partner - das "Pinzgauer Zeitmodell" 481
Rolf Jens
Qualitätsstandards in der Allgemeinmedizin 491

XI. Berichte zu Rundtischgesprächen und Foren
Gibt es eine Krise der modernen Medizin?
Bericht: *Rainer-M. E. Jacobi* 498
Interdisziplinarität, Komplexität und Zeit -
Dimensionen einer zukünftigen Medizinkultur
Bericht: *Rainer-M. E. Jacobi* 504
Medizin, Gesellschaft und Politik
Bericht: *Wolfgang Förster* 510

Autorenverzeichnis 515

Vorwort und Grußworte

Vorwort der Herausgeber

Die Medizin ist ein hochgradig sensibles System. Modern und konservativ zugleich, vermag sie schnell auf Veränderungen verschiedenster Art zu reagieren, sowohl positiv aufnehmend als auch negativ abweisend. Vielfach durch Erfolg bestätigt, bleibt sie gleichwohl verletzlich durch nicht erfüllte Hoffnungen. Angesichts wachsender Herausforderungen, ist mit Veränderungen zu rechnen, die gleichermaßen Risiken und Chancen enthalten, mithin zu einer Dynamik des Systems führen, die nur schwer zu beherrschen sein wird.

So ist es nur zu verständlich, daß die Verhaltensweisen der in diesem System und an dessen Peripherie agierenden Individuen Anlaß zu immer größerer, zum Teil auch quälender Nachdenklichkeit geben. Die Sensibilität des Systems selbst kann freilich nur aufrechterhalten werden, wenn ganz unterschiedliche Kräfte wirken, die sich wiederum soweit aufzuheben vermögen, daß das System in seiner Existenz nicht gefährdet wird. Die das Gewordene bewahrenden, auf das Bewährte beharrenden Kräfte sind für den Erhalt des Systems ebenso wichtig, wie jene, die seine Stabilität in Frage stellen. Möglicherweise dienen unterschiedlichste Konzepte der Vermittlung eines 'dynamischen Gleichgewichtes', dank dessen das System handlungsfähig zu bleiben vermag - stets aber in der Spannung zwischen dem begründeten Vertrauen in seine Leistungsfähigkeit und den enttäuschenden Erfahrungen seiner Ohnmacht.

'Ungleichgewichtszustände' mögen daher auf den ersten Blick irritieren, zumal sie Folge sehr verschiedener Situationen und Absichten sein können, mit Blick auf die Möglichkeiten weiterer Entwicklung des Medizinsystems sind sie allerdings unverzichtbar. Hierfür mag die Geschichte der Medizin reichhaltig Beispiele bieten. Doch wie für andere Disziplinen gilt auch für die Medizin, daß die Widerstände gegen neue Einsichten und Konzepte bisweilen äußerst langlebig sind. So stellt sich immer wieder die Frage nach der Wirkung neuer Impulse wie auch nach deren Verdrängung. Die vielfältigen Mechanismen gelingender und mißlingender Überwindung von Vorurteilen und Barrieren bedürfen noch immer weiterer Aufklärung. Mit besonderer Dringlichkeit stellt sich nunmehr die Frage nach der Wandlungsfähigkeit des gegenwärtig geltenden allgemeinen Verständnisses von Medizin. Hierbei geht es um die Bedingungen medizinischer Erfahrung und Theorie angesichts neuer Formen der Wahrnehmung menschlichen Krankseins. Für Michel FOUCAULT war es im ausgehenden 18. Jahrhundert "die Wiederaufnahme des alten Gedankens der Klinik ..., (die) eine wesentliche Mutation im medizinischen Wissen 'produziert' hat." Ihre wirkliche Bedeutung verdankt die Klinik "der Tatsache, daß sie eine grundlegende Reorganisation nicht nur der medizinischen Erkenntnisse, sondern überhaupt der Möglichkeit eines Diskurses über die Krankheit ist."[1]

Nun wird sich eine solche "Mutation" heute schwerlich identifizieren lassen, zumal es die Vielzahl neuer Konzepte und die Komplexität des Systems der Medizin selbst ausschließt, eine hinreichend genaue Beschreibung möglicher Weiterentwicklung zu geben. Unstrittig scheint aber zu sein, daß ein Diskurs allein über Krankheit längst zu einseitig ist, vielmehr geht es um den Zusammenhang von *Krankheit und Gesundheit*. Auch kommt dem pathologischen bzw. therapeutischen Zustand der Gesellschaft ein hohes Maß an Bedeutung hinsichtlich der Wirkmöglichkeiten von Medizin zu. Mit Blick auf ein erweitertes Verständnis menschlichen 'Wohlbefindens' gilt es, sowohl die scheinbar abseitigsten therapeutischen Potenzen ernst zu nehmen, als auch gleichermaßen der besorgniserregenden Zunahme pathogener Einflüsse und Umstände Einhalt zu gebieten ist. Im Gegensatz zu einem überkommenen Verständnis von 'Wissenschaftlichkeit' erweist sich die Unbestimmtheit als methodologische Voraussetzung einer den Umständen angemessenen, hinreichend komplizierten Diagnose menschlichen Krankseins.

Mit dem Versuch, nach *Herkunft, Krise und Wandlung der modernen Medizin* zu fragen, wird daher ein Anspruch erhoben, den die vorliegende Sammlung von Beiträgen keineswegs einlösen kann. Noch immer finden sich auf diesem kontrovers diskutierten Feld sehr viel mehr Fragen als befriedigende Antworten möglich erscheinen. Zudem gelangen mit dieser weitgefaßten Thematik die geschichtlich gewachsenen Strukturen der modernen Kultur- und Lebensformen selbst in den Blick, sind doch unsere Vorverständnisse von "Krankheit" und "Gesundheit" untrennbar mit kulturell vermittelten Wertungen und Normen verbunden. Insofern ist weniger eine Diskussion zur gegenwärtigen Situation des Gesundheitswesens bzw. der Humanmedizin als einer Wissenschaftsdisziplin beabsichtigt, vielmehr geht es um jenen eher nicht-medizinischen Kontext, von dem her sich medizinisches Denken und Handeln erst bestimmen läßt. Ein Kontext also, der mit der Wahrnehmung und Deutung menschlicher Befindlichkeiten und Daseinsweisen zu tun hat, und daher zunächst kulturwissenschaftliche, aber auch philosophische, anthropologische und sozialpsychologische, nicht zuletzt theologische Zugänge nahelegt.

Die Vielfalt der Zugangsweisen mag auf den ersten Blick irritieren, markiert sie doch in ihrer Breite einen Maßstab, den es ernst zu nehmen gilt, soll in angemessener und verantwortlicher Weise von den Problemen gegenwärtiger Medizinkultur und deren Entwicklungsprozessen gesprochen werden. Zugleich steht ein solcher Maßstab für das Bemühen, hinter jener Vielfalt der Zugangsweisen eine *Einheit* zu erkennen, die es zu wahren gilt. Nicht selten erlangen berechtigte Detailfragen in der öffentlichen Diskussion eine Eigenständigkeit und Ausschließlichkeit, die alle anderen Dimensionen verdeckt und Prioritäten suggeriert, die einer aus jener Einheit erwachsenen Verantwortlichkeit zuwiderlaufen. Allein aus einem öffentlichkeitswirksamen Interessenkonflikt kann daher noch nicht auf tatsächlich relevante Umstände eines solcherart vielschichtigen Entwicklungsprozesses geschlossen werden, wie er für die Medizin im Verlaufe ihrer Geschichte schon immer typisch war.

Mithin gilt es, jenseits der aktuellen Konfliktsituationen, aber auch jenseits tradierter Konzepte und Lehrmeinungen - diese natürlich berücksichtigend - Konturen einer *zukünftigen Medizinkultur* zu bestimmen. Hierbei sollen die vielfach wahrgenommenen Defizite moderner Medizin nicht als Anlaß dienen, um neue Argumente für oder wider die streitenden Schulen und Traditionen zu finden, sondern eher den Blick zu öffnen für die Möglichkeit anderer Strukturen. Erst die Erfahrung des Defizits, des schmerzlich erlebten Mangels, vermag jene Unabgeschlossenheit, d. h. Offenheit des Gegenwärtigen, zu vermitteln, die gleichsam konstitutive Vorbedingung für die Möglichkeit von Entwicklung ist: einer Entwicklung allerdings, die Instabilität zu ihrer Voraussetzung macht. Insofern verschmelzen die drei im Titel genannten Begriffe *Herkunft, Krise* und *Wandlung* zu einer Einheit, deren Dynamik Vergangenes und Zukünftiges umfaßt. Mit dem Begriff der *Krise* ist jenes umbruchartige und zugleich befreiende Geschehen gemeint, in dessen Horizont aus den ungelösten Aufgaben der Vergangenheit Verpflichtungen für die Zukunft erwachsen. So bedarf ihr oft verkannter positiver Bedeutungsgehalt noch weiteren Nachdenkens; evolutiv gedeutet, ist sie allererst eine Chance für das Neue.

In solcher Perspektive erscheint freilich auch das Selbstverständnis der modernen Medizin in anderem Licht. Weder kann es hier um Wertungen, noch um Ausschließlichkeitsansprüche gehen, vielmehr muß in redlicher Absicht nach den Möglichkeiten - aber auch nach den Grenzen - einer sich *zuerst* naturwissenschaftlich verstehenden Medizin und deren weiterer Entwicklung gefragt werden. Denn die Sinnhaftigkeit und der Erfolg jener faszinierenden Möglichkeiten, auf deren Wert die moderne Medizin zu Recht verweist, bestimmen sich nicht aus sich selbst, sondern erst von der Kenntnis ihrer Grenzen her. Zu dieser Kenntnis aber verhilft nicht allein die Schulmedizin. Vielmehr ist es immer auch ein genuin nicht-medizinisches Wissen, daß jedem medizinischen Handeln vorausgeht. Die alte Frage nach dem Ort der Medizin zwischen Theorie und Praxis, zwischen Wissenschaft und Kunst, zwischen Kultur und Geschichte stellt sich auf neue, gleichsam bedrängende Weise. Zudem leistet das dem naturwissenschaftlichen Denken verhaftete Selbstverständnis moderner Medizin insofern noch keine hinreichende Begründung medizinischen Handelns, als es lediglich die neuzeitlich dominante Tradition unserer Kultur widerspiegelt und daher die Komplexität menschlichen Daseins nicht erfaßt. So zeigen sich die weithin diskutierten ethischen Probleme im Umfeld moder-

ner Medizin genau dann, wenn allein aus diesem Selbstverständnis heraus Möglichkeiten und Grenzen medizinischen Handelns bestimmt werden - dies insbesondere im Zusammenhang mit der Bewertung menschlichen Krankseins oder aber angesichts sogenannter Grenzsituationen.[2]

Mit Blick auf die individuelle Situation des betroffenen Menschen eröffnet sich eine Vielfalt zu berücksichtigender Perspektiven, die in ihrer Gesamtheit das geltende naturwissenschaftliche Selbstverständnis moderner Medizin übersteigen. Eine angemessene Diskussion der für den Entwicklungsstand gegenwärtiger Medizinkultur mehr oder weniger typischen Probleme, erfordert daher immer auch die Hinzunahme nicht nur nicht-medizinischer Disziplinen, sondern angesichts der ethischen Problematik heutiger Medizin vor allem geisteswissenschaftlicher Disziplinen. Denn letzlich geht es nicht um die Situation einer Disziplin schlechthin, sondern es geht um den *Menschen*. Auch der Umstand, daß die existentielle Betroffenheit, wie sie der Mensch erst als Patient erlebt, eine zumeist vernachlässigte Dimension einschlägiger Diskussionen bildet, zeigt die dringliche Notwendigkeit eines anderen Zuganges zu den Problemen der Medizin. Eines Zuganges, der sich weder an disziplinären Zuständigkeiten orientiert, noch von Hierarchien leiten läßt. Bildet doch gerade die medizinische Praxis ein exemplarisches Feld für die unaufhebbare Ambivalenz menschlicher Lebensumstände: Wie nicht selten ein Patient zum "Arzt" des Arztes werden kann, so besteht auch für den Arzt immer die Möglichkeit, selbst Patient zu werden. Schon ein imaginativer Wechsel dieser oftmals ritualisierten Rollen mag dazu beitragen, die unrealistischen Erwartungshaltungen gegenüber einer omnipotent erscheinenden Medizin abzubauen. Häufig wird übersehen, daß der vielfach geforderte Wandel der Medizin gleichermaßen einen Wandel jener leistungsorientierten Anspruchshaltung einschließt, die der Patient nur allzu gern einnimmt - ist sie doch bequem und entledigt ihn der Verantwortung für seine eigene Gesundheit, was immer dies im konkreten Fall heißen mag.

Um Mißverständnissen vorzubeugen, sei sogleich hinzugefügt, daß die Aufnahme geisteswissenschaftlicher Disziplinen in den Diskurs zu menschlichem Kranksein und Gesundsein gleichwohl eine Veränderung auch dieser Disziplinen nach sich zieht, was zu neuen Sichtweisen auf die Daseinsweisen des Menschen führt.

So ist es naheliegend, daß die Intention, der den hier zusammengefaßten Beiträgen vorausgegangenen Tagung, weder einer bestimmtem Wissenschaftsdisziplin zugehört, noch weiß sie sich bedingungslos dem in der europäischen Neuzeit etablierten und noch immer weithin dominanten Wissenschaftsparadigma verpflichtet, vielmehr verdankt sie sich einer über Jahre gewachsenen, interdisziplinären und daher auch immer skeptischen Bemühung um die Beantwortung der Frage nach dem Menschen. Der Versuch, diese Frage möglichst differenziert, mitunter auch ungewöhnlich und unbequem zu formulieren, steht gegen die latente Verführung, den eindeutigen und einfachen Antworten zu erliegen. Im Rahmen des Forschungsprojektes des veranstaltenden Instituts ist daher vom Menschen als einer *biopsychsozialen Einheit* die Rede. Der Mensch in seiner nicht auf den Begriff zu bringenden dynamischen Verschränkung von Komplexität und Zeitlichkeit soll im Horizont eines interdisziplinären Dialoges zwischen den Humanwissenschaften und der Philosophie selbst zum Thema werden. In möglichst unverkürzter Weise soll nach der *ganzen* Entwicklung des Individuums von der Konzeption bis zum Tode gefragt werden, also nach der *Humanontogenese* in der Einheit ihrer biotischen, psychischen und sozialen Dimensionen, eingebettet in ein nicht minder komplexes gesellschaftspolitisches und humanökologisches Umfeld. Insofern bilden das Konzept der Humanontogenetik und die Methode der Interdisziplinarität die Quellen, von denen her sich auch eine Beschäftigung mit Problemen der Medizin aufdrängt. Nun sind dies freilich im strengen Sinn keine medizinischen Probleme, sondern eher Fragen nach den Zusammenhängen zwischen den Besonderheiten menschlicher Individualentwicklung und deren medizinischer Bewertung, aber auch Fragen nach Herkunft und möglichen Veränderungen dieser Bewertungen angesichts einer sich wandelnden Medizin. So werden die Grundlagen medizinischen Wissens und Handelns ebenso in Frage gestellt, wie dies mit tradierten und nicht selten auch ideologisch besetzten Vorstellungen vom Menschen und seinen Daseinsweisen geschieht.[3]

Angesichts der Entwicklungsdynamik, die menschlichem Denken immanent ist, der also auch die Formen des Denkens *über* den Menschen selbst gerecht werden müssen, erscheint manch großartig inszenierte Polemik in den Humanwissenschaften von letztlich marginaler Bedeutung, wie andererseits Themen bedeutsam werden, deren schwer zu verortende Gestalt eine angemessene Bearbeitung innerhalb der Strukturen etablierter Wissenschaft zumeist verhindert. Nun verweisen aber sowohl diese mitunter entmutigende Konsequenz, wie auch die ihr vorausgehenden Sachthemen, gleichermaßen auf eine fundamentale Einsicht humanontogenetischer Forschung, wonach die immanenten Strukturen von Entwicklungsprozessen erst im Grenzbereich von Anpassungsvorgängen sichtbar werden. Dieser fragile Bereich zwischen 'normgerecht' und 'jenseits der Norm liegend' ist der Ort jener Instabilitäten und Krisen, die zugleich Einsichten in die Prozesse selbst freilegen, wie sie auch zum Abbruch oder Neubeginn von Prozessen führen können. Jegliches Wissen von und Umgehen mit menschlichem Kranksein sieht sich diesen Unsicherheiten und Fragwürdigkeiten immer wieder ausgesetzt, zumal sich medizinisches Handeln stets im Grenzbereich zwischen Gesundheit und Krankheit, zwischen Leben und Tod vollzieht. Daher mag die Verführung groß sein, nach beständigen Orientierungen zu suchen, möglichst genau und für alle Zeit wissen zu wollen, was denn nun 'Gesundheit' und 'Krankheit' eigentlich sind. Indessen war es einer der Beweggründe für die Durchführung dieser Tagung, deutlich zu machen, daß es gerade nicht ein Ziel zukünftiger Medizinentwicklung sein kann, unumstößliche Gewißheiten in der Bewertung menschlicher Daseinsweisen zu erlangen. So versteht sich die Methode der Interdisziplinarität, wie sie aus dem humanontogenetischen Forschungsansatz zwingend folgt, zugleich auch als Antwort auf das Unbehagen gegenüber einer auf vermeintlich endgültigen Wissensbeständen und unanfechtbarer Handlungskompetenz beruhenden Wissenschaftskultur.

Es war nicht die vordringliche Absicht der mit diesem Band zu dokumentierenden Veranstaltung, eigene Arbeiten des veranstaltenden Institutes vorzustellen, vielmehr sollte die Gelegenheit geboten werden, verschiedenste Positionen zur Situation gegenwärtiger Medizinkultur in das Gespräch zu bringen. Hierbei sollten auch jene nicht ausgegrenzt werden, die sich auf einen ersten Blick hin auszuschließen scheinen. Das disziplinär schwer abgrenzbare Spannungsfeld zwischen Mensch, Medizin und Kultur schien uns auf diese zunächst sehr breite und wenig systematische Weise am ehesten darstellbar zu sein, auch auf die Gefahr hin, daß vielerorts Probleme aufbrechen und Konflikte deutlich werden, ohne ihnen immer angemessen begegnen zu können. Für weitere vorgesehene Veranstaltungen wird man freilich diese strittigen Fragen thematisieren müssen. Zumeist kamen sie in der regen Diskussion der Plenarvorträge zur Sprache, natürlich auch in den überraschend gut besuchten Arbeitsgruppen. Dieses hier zu dokumentieren, erschien redaktionell zu aufwendig und wurde im Interesse der schnellen Verfügbarkeit dieses Bandes unterlassen.

Neben der stets präsenten Frage nach dem Wesen und dem Charakter der Medizin als einer praktischen Wissenschaft, der gleichwohl Elemente der Kunst, mitunter auch der Religion - wenn man an den Schamanismus und andere kulturbedingte frühe Formen der Heilkunst denkt - zukommen, kamen immer wieder die Schwierigkeiten eines möglichst strengen begrifflichen Umgangs mit den menschlichen Daseinsweisen des Gesundseins und Krankseins zum Vorschein. Nicht nur begegnen sich hier subjektive Wahrnehmungen mit objektivierbaren Befunden, überdies kommt jene elementare Zeitlichkeit in Gestalt der Endlichkeit menschlichen Lebens in den Blick, die jede Form von Krankheit zugleich auch als eine Signatur des Todes erscheinen läßt. So eröffnen sich überaus brisante Themen für eine Fortsetzung solcher interdisziplinären Konferenzen zur gegenwärtigen und zukünftigen Situation der Medizin.

Hierbei sollte in grundsätzlicher Weise nach Möglichkeit und Struktur eines Wissens von menschlichem Kranksein gefragt werden, wodurch gleichermaßen neues Licht auf die eigentümlich verborgene Qualität eines 'Nicht-Wissens' fällt, wie es ebenso erforderlich wäre, die vielfältigen Bedeutungen der *Zeit* - genauer: der subjektiv erlebten und der in der Begegnung erfahrenen Zeit - in der Medizin zu thematisieren, um sodann letztlich auch nach der Stellung der Medizin zum *Tod* fragen zu können. Dabei gilt es, der Verführung eines zu breit angelegten und daher leicht ins Vage gehenden Zugangs zu diesen Themen zu widerstehen, wenngleich es die Komplexität solcher Fragestellungen erfordert, sie in interdisziplinärer Weise zu diskutieren; zudem müssen immer auch die Zusammenhänge mit dem je geltenden Menschenbild und seinem soziokulturellen Kontext gesehen werden.

Als das Interdisziplinäre Institut für Wissenschaftsphilosophie und Humanontogenetik der Humboldt-Universität Mitte 1991 begann, den lange gehegten Gedanken eines solchen interdisziplinären Dialogs in die Praxis umzusetzen, fand es sogleich engagierte Mitstreiter. Denn hierfür mußten nicht nur neue Kontakte geknüpft werden, sondern viele über Jahre gewachsene Beziehungen innerhalb der Universität, besonders zu Wissenschaftlern in der Charité, erwiesen sich als unverzichtbar für das Gelingen dieser Veranstaltung.

Der Medizinischen Fakultät (Charité) der Humboldt-Universität ist es allererst zu danken, daß sie dem Forschungskolloquium, das so namhafte Vertreter verschiedener Disziplinen zusammenführte, einen angemessenen Rahmen gab, und das Vorhaben nach Kräften unterstützte. Dies verdient in einer durchaus dramatischen Situation, in der Entscheidungen über die Neuordnung der Hochschullandschaft Berlins und somit auch über das älteste Universitätsklinikum des Landes getroffen werden, umsomehr Beachtung, als es noch immer nicht absehbar ist, in welcher Weise die Strukturveränderungen auch den notwendigen Wandlungen der modernen Medizin gerecht werden. Dem ginge freilich eine Akzeptanz der *Krise* voraus, die ein bloßes Fortschreiben des überkommenen strukturellen und disziplinären Kanons in Lehre, Forschung und Praxis der Medizin äußerst fragwürdig erscheinen ließe. In diesem Sinne war die Charité für eine Diskussion zwischen den zum Teil verhärteten Positionen divergierender Auffassungen zur Situation in der gegenwärtigen Medizin der vermutlich geeignetste Ort in Berlin.

Hinzu kam, daß viele der an der Tagung teilnehmenden Wissenschaftler auf je besondere Weise mit dem Veranstaltungsort verbunden waren. So wurde in zahlreichen Diskussionen, aber auch außerhalb des offiziellen Rahmens der Tagung, vielfach der Hoffnung Ausdruck gegeben, daß die Charité weiterhin ein bedeutendes Zentrum der medizinischen Lehre und Forschung auch über die Grenzen Deutschlands hinaus sein sollte. Ob die vollzogenen und noch zu gestaltenden Strukturveränderungen dazu beitragen werden, bleibt abzuwarten.

Auch scheint die Möglichkeit, das intellektuelle Potential der Charité mit ausgewählten natur- und geisteswissenschaftlichen Fächern in Form eines Fachbereiches "Humanwissenschaften" an der Humboldt-Universität zu verbinden, noch unzureichend wahrgenommen zu werden. Zu stark ist vermutlich der Widerstand der etablierten Wissenschaft, deren Selbstverständnis noch immer keine auf Dauer angelegte institutionalisierte Interdisziplinarität außerhalb ihrer disziplinären Strukturen zuläßt. So mag man das Forschungskolloqium zu "Herkunft, Krise und Wandlung der modernen Medizin" gleichsam als einen Versuch werten, verschiedene, mitunter auch disziplinär enggeführte humanwissenschaftliche Zugangsweisen auf ein neues Verständnis des Menschen als "biopsychosoziale Einheit" hin aufzubrechen und gegenseitig in Frage zu stellen. Eine Fortsetzung dieses Versuches liegt in der erklärten Absicht des veranstaltenden Interdisziplinären Institutes, wie auch vieler, besonders auswärtiger, Teilnehmer der Tagung.

Im Unterschied zum Programm der seinerzeitigen Tagung findet der Leser die Beiträge im vorliegenden Band in anderer Anordnung. Mittels neuer thematischer Gruppierungen sollen wesentliche Zusammenhänge auch dort deutlich werden, wo sie angesichts der mitunter sehr verschiedenen Darstellungsweisen am ehesten übersehen werden könnten. So folgen einem einführenden Kapitel, das die Vorträge der Eröffnungssitzung des Forschungskolloquiums in unveränderter Anordnung enthält, weitere vier Kapitel, in denen alle Plenarvorträge, nunmehr aber neu geordnet, enthalten sind. Der Abdruck folgt weitestgehend der vorgetragenen Textfassung, z.T. wurden im Interesse einer größeren Leserfreundlichkeit Anmerkungen und weiterführende Literaturhinweise ergänzt.

Beginnend mit einer Erörterung zentraler Schwerpunkte der wissenschaftlichen Arbeit des Interdisziplinären Instituts für Wissenschaftsphilosophie und Humanontogenetik, die sich gleichsam als Motivation zur Durchführung dieser Tagung verstehen lassen, vereint das einführende Kapitel eher wissenschaftsphilosophische Untersuchungen zu Bestand und Wandel medizinischen Denkens. Neben der Unabwendbarkeit des Wandels geltender Paradigmata steht der Verweis auf die anthropologischen Grundlagen ärztlichen Denkens und Handelns. Dies eröffnet einen, in seiner Weite mitunter ungewohnten Horizont kritischen Nachdenkens über heutiges Selbstverständnis medizinischer Praxis. Mit einer eher essayistischen Annäherung an den im Titel der Tagung benutzten Begriff der 'Krise', hinter deren dialektischer Negativität sich die häufig enttäuschende Wahrheit geschichtlicher Entwicklung verbirgt, erfolgt sodann der Übergang zu zwei kulturgeschichtlich orientierten Beiträgen, die in anschaulicher Weise jene Spannung zwischen Anspruch und Wirklichkeit zeigen, die zu allen Zeiten für die Medizin kennzeichnend war. Auch kommt die geistesgeschichtliche Tradition des Selbstverständnisses moderner Medizin in den Blick, deren religionsphilosophische Deutung noch immer ein Desiderat bildet. In den folgenden beiden Kapiteln stehen in einem strengeren Sinn Fragen nach den Defiziten und möglichen Entwicklungspotentialen heutiger Medizin im Mittelpunkt. Äußerst interessant ist hierbei der Versuch, ausgehend von den pathophysiologisch hinreichend erwiesenen psychsomatischen Korrelationen, neben den Konsequenzen für das ärztliche Handeln und das konkrete, auch sprachliche Umgehen mit dem Patienten, ein neues Verständnis der Wissenschaftlichkeit in der Medizin zu entfalten, dessen Relevanz an immunbiologischen Sachverhalten überdeutlich zum Vorschein kommt.

Gleichermaßen die Grenzen herkömmlichen medizinischen Denkens überschreitend, enthalten die im 4. Kapitel aufgezeigten immensen Spannungen zwischen molekularbiologischen Einsichten und ethischen Bedenken in der Humangenetik, zwischen den Deutungen als Krankheit oder aber entwicklungsförderdem Konflikt in gerontologisch-psychologischer Perspektive, und jene Spannung zwischen medizinisch relevanter Symptomatik und sozialpsychologischer Verwerfung hinreichend Konflikt- und Diskussionsstoff, um vielfältige Anregungen für eine fruchtbare Weiterarbeit zu entnehmen.

Das abschließende Kapitel der Plenarvorträge führt mit einem anthropologisch orientierten Gedankengang nochmals auf die einführenden Überlegungen zurück, wobei nunmehr die Dimensionen des religiösen Denkens und der ästhetischen Erfahrung hinzukommen - beide in ihrer je spezifischen heilsamen Wirkung als unverzichtbarer Bestand menschlicher Kultur ausgewiesen.

Im Interesse einer intensiveren Diskussion zu ausgewählten Themen wurden neben den Plenarvorträgen sowohl Arbeitsgruppen eingerichtet, als auch Rundtischgespräche nebst einem abschließenden Forum angeboten. So bestand einerseits die Möglichkeit, eine größere Anzahl kürzerer Beiträge vorzustellen - insbesondere eine Chance für Nachwuchswissenschaftler, sich intensiv in aktuelle Diskussionen einzubringen -, andererseits konnte eine Reihe der renommierten Gäste gebeten werden, nochmals zu besonders strittigen Fragen Stellung zu nehmen. Unter Berücksichtigung der Gesprächserfahrungen in den Arbeitsgruppen erwies es sich hier als vorteilhaft, für die Drucklegung in einigen Fällen von der ursprünglichen Zuordnung der Beiträge abzuweichen - meist ging dies auf Wünsche der Autoren zurück. So ergeben sich weitere 5 Kapitel, die unter dem Thema der jeweiligen Arbeitsgruppe alle jene Beiträge versammeln, die bis zum Redaktionsschluß des Bandes vorlagen. Weniger im Sinne einer Einführung, als zur Akzentuierung streitbarer Sachverhalte, ist jedem Kapitel ein Text vorangestellt, dessen Autoren seinerzeit gebeten wurden, gemeinsam mit einem weiteren Kollegen die Arbeitsgruppen zu leiten.[4]

Obgleich es nicht den Intentionen dieser Tagung entsprach, politische Themen aufzugreifen, kann schwerlich übersehen werden, daß dem humanontogenetischen Forschungsansatz unseres Institutes angesichts der radikalen gesellschaftlichen Veränderungen, wie sie sich gegenwärtig im Osten Deutschlands vollziehen, eine noch kaum hinreichend erfaßte sozialmedizinische Bedeutung zukommt. So führt die häufig zu beobachtende Ignoranz gegenüber der Komplexität und Geschichtlichkeit menschlicher Individualentwicklung zu jenen kränkenden Verletzungen, wie sie dem Versuch eigen sind, aus der Distanz des Unbeteiligtseins menschliches Verhalten retrospektiv verstehen und bewerten zu wollen. Gleichwohl gilt es, hinsichtlich der Pathogenese spezifischer, zumeist psychosomatisch bedingter Erkrankungen, den massiven Veränderungen soziokultureller Wertgefüge und subjektiver Befindlichkeiten vor dem Hintergrund gewachsener biografischer Identitäten hinreichend Beachtung zu schenken. Dies vermag freilich ein Gesundheitswesen kaum zu leisten, dessen technischer Perfektionismus und ökonomischer Utilitarismus den Blick auf das biopsychosoziale Bedingungsgefüge menschlichen Krankseins weitgehend verstellt. Insofern war es dann doch naheliegend, in einer dieser sozialpsychologischen Problematik gewidmetem Arbeitsgruppe nach den leider weithin vergebenen Chancen der deutschen Vereinigung für einen Wandel unserer Medizinkultur zu fragen. Wenn auch in der öffentlichen Diskussion oft ausgeblendet, so erheben sich gerade angesichts des für Ärzte und Patienten mitunter sehr schmerzlichen, ja im Einzelfall auch tödlichen, Zusammenschmelzens konträrer Organisationsstrukturen und Verhaltensmuster eine Vielzahl kritischer Fragen nach den Mängeln aber auch nach den Vorzügen des jeweils anderen Medizinsystems. Da der Sinn dieser von Kollegen aus den neuen und alten Bundesländern und aus Österreich besuchten Arbeitsgruppe in der Anregung eines möglichst freimütigen Gespräch zu jenen, oftmals mit vielen Emotionen besetzten Themen bestand, und daher weniger die Gelegenheit zur Darstellung wissenschaftlicher Beiträge bot, beschränkt sich die Dokumentation in diesem Band zunächst auf die Eröffnungsstatements, einem Bericht zu dem bewußt sehr persönlich gehaltenen Beitrag eines ostdeutschen Psychiaters und Psychotherapeuten, sowie zwei Texten der österreichischen Kollegen.

Freilich wäre es sachgemäßer und der Herausbildung neuer leistungsfähiger medizinisch-organisatorischer Strukturen dienlich, wenn nicht erst unter dem akuten Druck finanzieller Einschränkungen nach den zumeist überfälligen Reformen gesucht werden müßte, deren übereilte Durchführung dann ohnehin meist unbefriedigend bleibt. So mangelt es weitgehend an einem luziden Problembewußtsein, dessen analytische Kraft sich nicht in der gegenwärtigen Situation erschöpft, sondern zugleich zukünftig mögliche Entwicklungen antizipiert. Diesem Mangel ein Stück weit abzuhelfen, galt der Versuch, mit den beiden Rundtischgesprächen und dem abschließenden Forum einige Denkansätze aber auch provokante Nachdenklichkeit in die interessierte und zugleich immer auch betroffene Öffentlichkeit einzubringen. Statt die komplett vorliegenden Mitschnitte für den Druck zu redigieren, was mit Blick auf die erforderliche Autorisierung größeren Aufwand bedeutet hätte, bei einem nicht gleichermaßen erhöhten Gewinn für den Leser, beschränkten wir uns hierbei auf zusammenfassende Berichte, die sodann im letzten Kapitel zu finden sind.

Unser Dank für die hilfreiche Unterstützung bei der Vorbereitung und Durchführung des Forschungskolloquiums *"Herkunft, Krise und Wandlung der modernen Medizin"* gilt der Präsidentin der Humboldt-Universität, Frau Prof. Dr. Marlis DÜRKOP. Desweiteren der Ärztekammer Berlin und deren Präsidenten, Herrn Dr. Ellis E. HUBER und der Medizinischen Fakultät (Charité), besonders ihrem Dekan, Herrn Prof. Dr. Harald MAU haben wir für die kooperative Mitarbeit herzlich zu danken.

Doch ohne die großzügige Finanzierung seitens der *Robert-Bosch-Stiftung Stuttgart* und die hilfreiche Begleitung dieser Tagung durch die *Schering AG Berlin*, hätte es eine solche Veranstaltung, zumal in der ansprechenden Weise, in der dieses geschah, nicht geben können. Zu dieser besonderen Atmosphäre trug nicht zuletzt auch das Grußwort des Senators für Gesundheit und Familie des Landes Berlin, Herrn Dr. LUTHER, anläßlich des festlichen Empfanges durch den Direktor des Interdisziplinären Institutes für Wissenschaftsphilosophie und Humanontogenetik bei; ebenso das spontan organisierte kleine Klavierkonzert mit Werken von Wolfgang Amadeus MOZART. Dieses vorzügliche Kunsterlebnis verdanken wir Frau Veronica JOCHUM- von MOLTKE, die in Begleitung eines Referenten an der Tagung teilnahm, und das Bedürfnis empfand, in Zusammenhang mit dem Thema des Todes bei MOZART, einen anderen, aber um so beeindruckenderen Beitrag zu den Diskussionen dieser Tage zu leisten.

Es sollte gleichfalls nicht unerwähnt bleiben, daß der Nestor der deutschen anthropologischen Psychiatrie, Herr Prof. Dr. Dr. Hubertus TELLENBACH, einen abendlichen Festvortrag für das Forschungskolloquium bereits langfristig zugesagt hatte, dann aber infolge einer schweren Krankheit absagen mußte.

Auch den Kolleginnen und Kollegen des Interdisziplinären Institutes für Wissenschaftsphilosophie und Humanontogenetik, die in verschiedenster Weise zum erfolgreichen Verlauf dieser Tagung beigetragen haben, sei an dieser Stelle herzlichst gedankt, vor allem aber den Sekretärinnen des Institutes, Frau BECKER, Frau EISENREICH und Frau WOLLSCHLAEGER. Ganz besonderen Dank schulden die Herausgeber Frau PRITZSCHKE für die mühsame schreibtechnische Erstellung des druckreifen Manuskriptes.

Berlin, im Sommer 1993   Karl-Friedrich Wessel
                                           Wolfgang Förster
                                           Rainer-M. E. Jacobi

Anmerkungen

1 Foucault, M. (1976): Die Geburt der Klinik. Eine Archäologie des ärztlichen Blicks. Frankfurt/M., Berlin, Wien: Ullstein
2 Als besonders deutliches Beispiel für die Diskussion von Möglichkeiten und Grenzen medizinischen Handelns gilt nunmehr der Fall des sog. "Erlanger Babys". Vgl. hierzu: Schneewittchens Kind (Dossier). *Die Zeit*, Nr. 45 (30.10.1992), S. 17-21; Schreiner, P.-W. (1993): Hirntod und Schwangerschaft (Tagungsbericht). *Deutsche Krankenpflege-Zeitschrift* (Heft 2), 124-127
3 Zur näheren Bestimmung des Forschungsprojektes vgl. die folgenden Arbeiten: Wessel, K.-F. (1987): Struktur und Prozeß ontogenetischer Entwicklung des Menschen - Ergebnisse, Aufgaben und Perspektiven. *Wiss. Zschr. der Humboldt-Universität Berlin*, Math.-Nat. Reihe, 36: 550-565; ders. (1988a): Struktur und Prozeß der Ontogenese - Dynamik der biopsychosozialen Einheit Mensch. In: Geißler, E./Hörz, H. (Hrsg.) Vom Gen zum Verhalten. Der Mensch als biopsychosoziale Einheit. Berlin (Ost): Akademie-Verlag; ders. (1988b): Forschungsprojekt "Der Mensch als biopsychosoziale Einheit". *DZfPh* 36: 97-106; ders. (Hrsg.) (1991): Humanontogenetische Forschung. Der Mensch als biopsychosoziale Einheit. Berlin Deutscher Verlag der Wissenschaften
4 Neben Herrn Ganten, dessen eingereichter umfänglicher Text zugleich Einblick gibt in die Forschungsthematik des neugegründeten Max-Delbrück-Centrums Berlin-Buch, gab auch Herr Dörner ein Statement zu Beginn der Arbeitsgruppe (*Zu neuen Konzepten der Medizin*), in dem er neuere Ergebnisse seiner endokrinologischen Forschungen mit Blick auf die Humanontogenese vorstellte. Vgl. hierzu: Dörner, G. (1992): Hormonabhängige Gehirnentwicklung und Sexualverhalten. In: Wessel, K. F./Bosinski, H. A. G. (Hrsg.) Interdisziplinäre Aspekte der Geschlechterverhältnisse in einer sich wandelnden Zeit. Berliner Studien zur Wissenschaftsphilosophie & Humanontogenetik, Bd. 1. Bielefeld: Kleine Verlag

Grußworte

Marlis Dürkop (*Berlin*)

Guten Tag, meine Damen und Herren. Ich freue mich, daß ich Sie heute hier zu Ihrer Tagung "Herkunft, Krise und Wandlung der modernen Medizin" begrüßen darf. Zumindest was die Krise der medizinischen Versorgung angeht, sind Sie hier goldrichtig in Berlin und können sich auch an Ort und Stelle noch mal eindringlich informieren. Wie Sie vielleicht - vor allen Dingen, wenn Sie aus Berlin stammen oder auch überregional - der Presse entnommen haben, haben wir hier in Berlin seit längerem eine recht ausführliche Diskussion, die insbesondere hervorgerufen wurde durch die enorme Finanzknappheit unseres Landes und wir diskutieren hier seit einem Jahr, ob wir uns tatsächlich drei Klinika erlauben können. Glücklicherweise ist vor einem Jahr die Entscheidung vor allem zu gunsten dieser Charité gefallen, aber es steht zu befürchten, daß dieses doch keine endgültige Entscheidung gewesen ist und wir bemühen uns in dieser Diskussion zumindest jetzt immer darauf hinzuweisen, daß die Charite erhalten bleiben muß. Und ich denke, das wird auch künftig gelingen. Noch vielleicht einige Punkte zu dem Weiteren, was Sie jetzt der Presse entnehmen können: Der Preis, den wir dafür zahlen müssen, daß die Charité erhalten geblieben ist, ist die Kündigung oder die bevorstehende Kündigung von etwa 400 Personen. Und das geht ja seit einiger Zeit auch durch die Presse und es fällt uns sehr schwer, uns hier von den Mitgliedern der Charité zu trennen. Einige sind schon gegangen, insofern ist die 'erste Rate' wie wir sagen, vielleicht erfüllt. Aber es stehen sehr schmerzhafte und auch sehr schwierige rechtliche Entscheidungen bevor und wir sind überein gekommen, die Leitung der Charité und die Leitung der Humboldt-Universität, uns hier vor allem von Strukturfragen leiten zu lassen, so daß nicht aufgrund von Stellenstreichung wichtige medizinische und vor allen Dingen moderne Bereiche, die ja immer am gefährdetsten sind, diesen Streichungen zum Opfer fallen. Wir hoffen, daß es gelingen wird, diejenigen, die hier in Berlin über die Finanzen und die Stellen endgültig zu entscheiden haben, davon zu überzeugen, daß wir wichtige Strukturbereiche erhalten müssen.
Ich wünsche Ihrer Tagung ein gutes Gelingen.

Harald Mau *(Berlin)*

Frau Präsidentin, Herr Kammerpräsident, lieber Herr Wessel, meine Damen und Herren Professoren, verehrte Gäste und liebe Kollegen. Sie hier zum Forschungskolloquium in der Charité begrüßen zu dürfen, ist mir eine Freude und eine Ehre. Das Thema, zu dem Sie in den nächsten drei Tagen nachdenken und streiten werden, ist genauso alt wie aktuell. Zu jeder Zeit der bekundeten Menschheitsgeschichte wurden Herkunft, Krise und Wandlung der jeweils modernen Medizin von dem einen als Interrogativ und von dem anderen als Imperativ verstanden. Die jeweilige Erkenntnissituation stellt die Methoden der Medizin immer wieder in Frage. Gesellschaftliche Umstände erzwingen neue Bewältigungsstrategien, um die durch intellektuelle Progression und Technologiezuwachs vergrößerten Ansprüche zu befriedigen. Die Frage *wieviel* Medizin braucht der Mensch, muß ergänzt werden durch die Frage *welche* Medizin braucht der Mensch?

Die Erfahrung ließ uns wissen, daß die Antwort nicht allein von der Medizin gegeben werden kann. Im Urtyp ist der Arzt der Bewahrer und Schützer der Individualität, der psychischen und der physischen Unversehrtheit, und folglich zuerst dem einzelnen gegenüber verantwortlich. Die Erweiterung der Verantwortung in die Sozialität hinein, hier an der Charité gelebt und gelehrt, schuf die neue Dimension der Medizin und den Konflikt der Interessen und der Verantwortung. Diese wurde durch den Gesetzgeber verteilt, zugeordnet, auch hinsichtlich der Ausbildung der Ärzte. Jetzt vom obersten Dienstherrn der Ärzte wegen unzureichender Wahrnehmung dieser Verantwortung in die Pflicht genommen zu werden, ist schmerzhaft, aber im Grunde genommen logisch. Und letztlich die Konsequenz der Ausübung der Zuständigkeiten, die dem Gesetzgeber als Ausdruck der Selbstverwaltung abgerungen wurden. Zu keiner Zeit haben die Ärzte das Gelübde der Enthaltsamkeit und der Armut abgelegt, immer wurde aber von ihnen das Gelübde auf Ehrbarkeit und auf die Berufsethik verlangt, womit der Konflikt mit der Moral des jeweils dominierenden Teils der Gesellschaft programmiert war. Hier ergibt sich der Bezug zum Heute und die Chance die-ser Zeit. Der Wegfall grundsätzlicher Konflikte erlaubt uns heute, geringerwertige Probleme aufzunehmen. Und eines dieser sogenannten geringerwertigen Probleme ist das, daß wir heute mit den Vorstellungen von gestern Ärzte für morgen ausbilden.

Diese medizinische Fakultät hat einen Ansatz gewagt. Mit dem Rückenwind eines Gutachtens des Wissenschaftsrats zum Medizinstudium könnte dieser Ansatz ein guter Wurf werden. Und lassen Sie mich, meine Damen und Herren, meinen guten Wünschen für das Gelingen dieses Kolloquiums eine Bitte hintanstellen, die ich als jemand, der Medizin praktiziert und lehrt, äußern möchte. Nehmen Sie die Lehrenden in die Pflicht, Ihnen zuzuhören. Zu groß ist in

Deutschland der Abstand zwischen denen, die lehren und denen, die das Lehren lehren.

Ich wünsche Ihnen gute Tage in Berlin an der Charité und viel Erfolg bei der Arbeit.

Ellis E. Huber *(Berlin)*

Frau Präsidentin, Herr Dekan, lieber Herr Wessel, meine Damen und Herren, auch die Berliner Ärzteschaft begrüßt Sie ganz herzlich hier in Berlin zu Ihrer Tagung. Nachdenken über die aufgeworfenen Fragen jetzt in dieser Zeit tut besonders Not. Sie alle wissen, daß nicht nur in Berlin die Stürme der Auseinandersetzung im Gesundheitswesen toben. Berlin ist vielleicht so etwas wie Brennglas dessen, was in der Gesamtauseinandersetzung der Bundesrepublik zur Zeit läuft. Und Sie sehen auch die deutsche Ärzteschaft in heller Auflösung begriffen, in panischen Demonstrationen fast, im verzweifelten Versuch, Strukturen zu verändern oder ihre Veränderung zu verhindern, die von der Politik vorgegeben wird. Und dies, obwohl die Ärzte eigentlich den Schlüssel in der Hand haben. Die 200 Milliarden Mark, die in der gesetzlichen Krankenversicherung ausgegeben werden jährlich, in Deutschland zu mehr als 80 % über ärztliche Entscheidung verteilt. Es passiert nichts, wenn dem nicht ein Arzt seine Zustimmung gegeben hat. Also wir Ärzte sind formal durchaus mächtig. Dennoch scheint es offensichtlich so zu sein, daß viele Funktionäre innerhalb der ärztlichen Selbstverwaltung nicht bereit sind, die Verantwortung für das, was geschieht im Gesundheitswesen, zu übernehmen. Und eines der wesentlichen Dilemmata, wie ich es sehe, ist das fehlgeleitete Menschenbild in der deutschen Medizin, die Reduktion auf ein somatisches, technisches Modell, was dann verleitet, insbesondere die heute vorherrschenden Krankheiten, chronische Krankheiten, psychosomatische Befindlichkeitsstörungen, völlig fehlgeleitet zu diagnostizieren und auch zu behandeln. Es gibt nach meiner Überzeugung im deutschen Gesundheitswesen gigantische Optimierungsreserven, die genutzt werden können, um eine qualitativ bessere und funktionalere Gesundheitsversorgung um- und durchzusetzen. Und dazu wird es aber notwendig sein, daß die Ärzteschaft Verantwortung übernimmt, daß die Ärzteschaft insgesamt bereit ist, die notwendige Reform im deutschen Gesundheitswesen selbst zu konzipieren, zu verantworten und politisch auch durchzusetzen.

Sie wissen, daß ein Sonderärztetag - es gab nicht viele in der Geschichte, der letzte fand statt, als PLANCK seine Reformen durchzusetzen versuchte - im übernächsten Monat stattfindet. Und es läuft zur Zeit ja die Kontroverse oder die Konkurrenz zweier Orientierungslinien innerhalb der deutschen Ärzteschaft und auch im Vorstand der Bundesärztekammer. Die eine, die da sagt, wir müssen eine gigantische Kundgebung machen und dem Politiker zeigen, daß wir in der Lage sind, die Wähler zu mobilisieren und die andere, die genau das sieht, daß so scheinheilige Politik mit der Funktionalisierung unserer Patienten für unmittelbar ärztliche Einkommensinteressen, um das Blatt auf den Punkt zu bringen, nicht gut gehen kann, sondern dem Ansehen des Berufsstandes und auch der Funktionsfähigkeit des Gesundheitswesens weiter Schaden zufügen würde. Die andere Linie bemüht sich, eine Gesundheitsreform aus ärztlicher Sicht zu formulieren und dafür auch konkrete Ratschläge an die Politik zu geben. Es wird unsere Aufgabe sein, in der Größenordnung von 10 Milliarden Mark Einsparungen oder Herauslocken von Optimierungsreserven praktisch umzusetzen. Ich halte dies für machbar und ich werde mich auch dafür einsetzen, daß diese Orientierung in der deutschen Ärzteschaft mehrheitsfähig wird.

In der Situation der deutschen Vereinigung, wo selbst die Politik Angst bekommt und Spaltungsprozesse zwischen Ost und West, unten und oben, begünstigt und nicht begünstigt tagtäglich spürbar sind und nirgendwo mehr als hier in Berlin, ist klar, daß die Krise des deutschen Sozialstaates und die Finanzierungsprobleme in der Rentenversicherung das Gesundheitswesen erreichen. Die Selbstverwaltung von Ärzteschaft wie von Krankenkassen kann sich hier nicht aus der gesamtgesellschaftlichen Verantwortung stehlen. Wir müssen bereit sein, mitzuhelfen für die Bevölkerung, daß die derzeitige Krise des Zusammenlebens gelöst werden kann. Um dies aber zu können, brauchen wir das Nachdenken über das Menschenbild und ich denke, daß die psychosomatische Medizin und das, was die Sozialwissenschaften beitragen können, in einem Fundierungsprozeß für politische Veränderungen auch unverzichtbar notwendig ist und ich freue mich, daß gerade zu diesem Zeitpunkt mitten in den Wirren um die künftige Gesundheitsreform Sie hier tagen und damit dazu beitragen, daß unser politisches Handeln besser fundiert und wissenschaftstheoretisch auch besser abgesichert werden kann.

In diesem Sinne wünsche ich Ihnen viel Erfolg bei dieser Tagung.

I.
Wissenschaftsphilosophie und Anthropologie

Karl-Friedrich Wessel *(Berlin)*

Die Einheit von Zeit und Komplexität und der interdisziplinäre Dialog

Meine sehr verehrten Damen und Herren,
glauben Sie mir bitte, daß wir nur einen geringen Teil der Schwierigkeiten, die der Versuch mit sich bringt, eine solche Veranstaltung zu organisieren, vorauszusehen vermochten. Allerdings hat uns eine zeitgemäße Haltung bewegt und beflügelt: Wenn Wissenschaft in Gefahr ist, wenn Wissenschaftler in Gefahr sind, sollte es eine hervorgehobene Strategie geben, nämlich so intensiv wie nur irgend möglich Wissenschaft zu betreiben, den Dialog mit Kollegen zu suchen, möglicherweise genau auf solchen Gebieten, auf denen üblicherweise Wissenschaftler selten miteinander reden. Insofern gingen wir davon aus, daß es vielleicht ganz gut ist, uns in den Dienst der anderen zu stellen, mit dem Ziel, auf dem dynamischen Wissenschaftsgebiet der Medizin zusammenzuführen, was nicht immer konfliktfrei zusammengeht. Nicht ganz ohne Hoffnung, so für das Ganze förderlich wirken zu können. Das letztere ist ein hoher Anspruch. Förderlich für unsere Absicht kann vielleicht sein, daß die Wissenschaftler in Berlin, zumal an der Charité, Belastungen ausgesetzt waren und sind, die möglicherweise in der Geschichte so häufig nicht vorkommen. Und wenn dies so ist, dann hat Berlin, dann haben die Wissenschaftler Berlins neben den Gefahren, die sie zu bestehen haben, auch unglaubliche Chancen. Diese Chancen zu nutzen, liegt an uns, an niemandem sonst.
Gestatten Sie mir vor diesem Hintergrund ein paar Überlegungen zur Tagung. Ich bin mir bewußt, daß vieles von dem, was ich versuche zu sagen, Wiederholungen sind. Ich versuche es dennoch; denn Interdisziplinarität setzt sich, wenn sie es sein will, immer Gefahren aus und damit auch derjenige, der versucht, über Gebiete zu reden, aus denen er nicht hinreichend viele Informationen hat verarbeiten können. Ich werde aus diesem Grunde auch darauf verzichten, in der möglichen Häufigkeit zu zitieren, weil ich weiß, Sie könnten mir vorwerfen, daß es immer noch viel bessere Zitate gibt als die, die ich gefunden habe, und ich weiß natürlich auch, daß fast alles schon gedacht worden ist. Ich werde versuchen, einiges über die Schwierigkeiten bei der Beschreibung und Erklärung der uns interessierenden Phänomene zu sagen. Ich werde dann einige Annäherungen an den Begriff des Menschen wagen. Drittens werde ich versuchen zu verdeutlichen, daß Zeit und Komplexität zwei Begriffe sind, die zu den fundamentalsten Kategorien der Gegenwart gehören und will dann vielleicht abschließend ein paar ganz vorsichtige Überlegungen zur Situation in der Medizin vortragen.

1. Schwierigkeiten bei der Beschreibung und Erklärung unserer Situation

Wir finden in und für jede Situation, ganz gleich, welche wir unterstellen immer eine sehr große Zahl von Beschreibungen und Erklärungen. Und ein jeder weiß, daß für die jeweiligen Zwecke, die wir verfolgen, keine dieser Beschreibungen und Erklärungen hinreichend und zufriedenstellend ist. Immer fühlen wir uns unwohl, wenn wir wissen wollen, was eigentlich unsere Situation ausmacht. Wir haben es immer mit *Wahrnehmungsdefiziten* zu tun, und zwar mit Wahrnehmungsdefiziten, für die es mindestens zwei erkenntnistheoretische Gründe gibt:

Erstens sind die Wahrnehmungsdefizite Voraussetzung für unser Denken überhaupt. Wäre es uns möglich, als Individuum die Umwelt, die Umgebung so wahrzunehmen wie sie wirklich ist, könnten wir weder denken noch handeln. Wir sind geradezu darauf angewiesen, daß Defizite fortwährend auftreten. Jeder hat die seinen.

Zweitens ergibt sich aus der Tatsache der Wahrnehmungsdefizite, daß diese Defizite die Erklärung für die Unzulänglichkeit unserer jeweiligen Sichtweisen sind.

Es ergibt sich daraus ein bleibendes Dilemma, es führt zu Gegensätzen unserer Standpunkte. Notwendigerweise entsteht die Gruppenbildung durch Zuordnung, die wir vornehmen. Es bilden sich Gruppen, deren Mitglieder die Dinge so sehen, wie sie glauben, daß sie gesehen werden müssen. Und es gibt - auch dies gehört zu diesem Dilemma - einen *Zwang zum Handeln*, ohne daß die Klarheit der Voraussetzungen gegeben wäre, also geradezu unter der Voraussetzung fehlender Klarheit. Wer handeln will mit völlig ausreichender zufriedenstellender Klarheit, wird möglicherweise nie ein solches Handeln ausführen können. Das schließt nicht aus, daß es partielle Bereiche gibt, in denen wir uns bemühen, eine möglichst hohe Klarheit zu gewinnen, möglicherweise dadurch, daß wir wirklich die Illusion haben, daß diese Klarheit eine endgültige ist. All diese Folgen des Dilemmas sind unvermeidbar, aber natürlich nicht unbeeinflußbar. Es hängt außerordentlich viel vom Niveau der Kommunikation ab, vom Niveau des Dialogs, vom Niveau der Dialoge, die wir miteinander führen. Und dieses bestimmen wir selbst. Vielleicht brauchen wir - ich sage das etwas euphorisch - so etwas wie eine *therapeutische Kultur*, eine Kultur, die förderlich ist für den Fortgang der menschlichen Dinge.

Der Umgang mit dem jeweils anderen bedeutet die Wahrnehmung des anderen. Die Kultur des Dialogs ist aber nie allein ein personales Problem. Wir glauben den anderen nur immer über weitere andere zu erkennen, also durch die Zuordnung des jeweils anderen zu einer entsprechenden Gruppe. Darin liegt eine besondere Schwierigkeit, weil uns möglicherweise - ich sage das ganz kritisch und auch selbstkritisch - weil uns möglicherweise der Mut fehlt, das *eigene* Urteil zu fällen. Fragen wir uns selbstkritisch: Wann eigentlich jemals bilden wir uns das Urteil über einen anderen Menschen unbeeinflußt durch andere? Können wir uns überhaupt befreien von den Informationen, die uns viele andere schon geben, bevor wir überhaupt die Begegnung mit dem anderen vollziehen? Sind wir nicht häufig sehr zurückhaltend, bevor wir unseren ersten Eindruck artikulieren? Und lassen wir nicht unseren ersten eigenen Eindruck beiseite, wenn uns ein guter Freund oder ein guter Bekannter sagt, was wir von dem anderen zu halten haben? Zugespitzt, leben wir nicht teilweise von den Warnungen, die wir von anderen im Umgang mit anderen bekommen? Ich meine eben, wenn dies so ist, dann ließe sich möglicherweise diese Kultur ein wenig verändern. Ich bin nicht Illusionist, ich glaube nicht daran, daß es uns jemals gelingen wird, diese aufgezeigten Probleme ganz zu beseitigen. Ich hoffe nur darauf, daß wir uns häufiger hinsichtlich des eigenen Urteilens hinterfragen.

In der heutigen Zeit wird viel von der kulturellen Vielfalt, von der multikulturellen Gesellschaft gesprochen, ohne zu beachten, daß die kulturelle Vielfalt nur ein *anderes* Phänomen für die Vielfalt der Individuen ist. In dem Sinne, daß jeder von uns die Möglichkeit hätte, in Abhängigkeit von Ort und Zeit, die Rolle des jeweils anderen, auch die andere Kultur anzunehmen. Wenn dies so ist, steht vor uns immer wieder die Frage: Wer sind wir denn eigentlich? Ich weiß, daß diese Frage ganz unverschämt klingen kann. Wir haben eine lange und eine reiche Kultur und diese Kultur beschäftigt sich immer zu einem guten Teil mit uns, die Identitätsfindung hängt mit dieser gewordenen Kultur zusammen. Und dann zu fragen, wer wir eigentlich sind, kann merkwürdig klingen. Ich glaube aber, daß die Menschen sich diese Frage so lange sie handeln und urteilen immer wieder stellen müssen.

2. Annäherung an den Menschen

Der Prozeß menschlicher Entwicklung ist Annäherung an den Menschen. Also bleibt die Frage, wer wir eigentlich sind über alle Antworten hinweg offen. Dennoch brauchen wir die Antworten. Einige allgemeine, für unser Thema wichtige, möchte ich aufzählen, thesenhaft oder vielleicht doch hinreichend deutlich.

Zunächst läßt sich behaupten, *daß der Mensch ein Universum ist.* Jeder Mensch, jedes Individuum ist ein Universum. Unendlich hinsichtlich seiner Möglichkeiten, was dann gleichzeitig bedeutet, daß das Universum Mensch, sowohl das

Individuum als auch das Gattungswesen, unerforschbar ist in seiner Vielfalt; d. h. wir werden zu immer neuen Erkenntnissen kommen, aber nie das Ganze wirklich erfassen können. Die These, wir sind verschiedener voneinander als wir glauben, bedeutet dann auch, daß ganz gleich was wir unternehmen, wir uns gegenseitig nie in Gänze erforschen werden können. Wir werden noch nicht einmal über uns selbst hinreichend Rechenschaft abzugeben vermögen. Um so mehr ist zu beachten, daß zum jeweils anderen, zum uns Gegenüberstehenden, viel mehr gehört, als wir sehen oder fühlen oder hören. Und es gehört auch viel, viel mehr zu dem anderen, als wir jemals durch Nachdenken über diesen anderen werden in Erfahrung bringen können. Die Chance, dem anderen näher zu kommen, besteht im *Vergleich*, in der Zuordnung, in der Gruppenbildung; in diesem Vergleich liegt dann aber sogleich wieder die Begrenztheit unserer Sichtweise.

Eine zweite These, die mit dieser ersten im unmittelbaren Zusammenhang steht, lautet: ***Der Mensch ist das reduzierteste Wesen dieser Welt.*** Dies soll bedeuten, daß jedes Individuum praktisch unendlich viele Möglichkeiten seiner Entwicklung hat, aber begrenzt ist jeweils durch Ort und Zeit der Existenz. Jedes Individuum könnte man zum Zeitpunkt der Geburt oder der Konzeption in beliebige Epochen der Geschichte versetzen, sagen wir in eine beliebige Zeit der letzten zehntausend Jahre oder der nächsten zehntausend Jahre. An jedem zeitlichen Ort hätte dieses Individuum die Chance der vollen kulturellen Entfaltung vor dem Hintergrund der Gegebenheiten. Es ist reduziert, indem nur ein Bruchstück seiner Möglichkeiten, der Entfaltungsmöglichkeiten, auch wirklich realisiert werden im Leben. Das bedeutet aber auch historisch wie aktualgenetisch, historisch in besonderer Weise, daß wir immer etwas aufgeben mit dem Erwerb der Annehmlichkeiten der jeweiligen neuen Situation. Wer sich entwickelt, wird mit dem Erwerb der Annehmlichkeiten der Jugend die Annehmlichkeiten der Kindheit aufgeben. Wer sich in eine weitere Epoche hineinbegibt, daran mitwirkt, um die Annehmlichkeiten zu suchen oder auch zu finden, wird die Annehmlichkeiten der jeweils vorhergehenden Epoche aufgeben. Ich bin mir nicht ganz sicher, ob es in der Geschichte ein Ungleichgewicht in bezug auf diese Annehmlichkeiten gibt, oder ob nicht möglicherweise die Qualität der Annehmlichkeiten, die die Menschen in ihrer Geschichte erwerben, fast gleich sind. Es mag das individuelle Leben länger werden, ob damit die Qualität des Lebens besser wird oder wir möglicherweise nur das genetische Lebensalter besser auszuschreiten vermögen als in früheren Zeiten, ist eine Frage, die ich offen lasse.

Eine dritte These zum Menschenbild. ***Der Mensch ist kein triumphierendes Wesen*** - behaupte ich zunächst und füge hinzu, daß der Mensch nur allzu gerne triumphiert. Er triumphiert über die Erde, über die Natur. Die Beschreibung des Fortschreitens der Menschen im 18. und 19. Jahrhundert war eine Beschreibung des erfolgreichen Kampfes gegen die Natur, es war der Triumph, den wir über die Natur erreichten. Allzu gern triumphiert der Mensch über die Menschen. Er triumphiert sehr gern über die jeweilig anderen und gelegentlich triumphiert er auch ganz gern über sich selbst. Der Triumph des Menschen erscheint als eine heimliche Quelle seiner Freude und seiner Fortbewegung. Müssen wir nicht aber, wenn dies so ist, bedenken, daß jeder Triumph der Vorbote großer Niederlagen sein kann? Oder - ich will es noch extremer formulieren: Umso größer der Triumph, umso größer die darauf folgende Niederlage. Erfolg ist kein Grund, um Triumphe zu feiern. Die Geschichte ist reich an Beispielen für die unmittelbare Folge oder den unmittelbaren Zusammenhang zwischen Triumph und Niederlage.

Wir nähern uns ganz offensichtlich dem Menschen auf sehr vielen Wegen, auf ganz verschiedenen Wegen. Alle Wege, die wir benutzen, um uns dem Menschen zu nähern, haben ihre Berechtigung, wenn sie denn unter menschlichen Voraussetzungen beschritten werden. Aber ich darf mir gestatten, hier an dieser Stelle einen Weg anzudeuten, den eine Gruppe von Berliner Kollegen versucht zu gehen, indem der Mensch als *biopsychosoziale Einheit* betrachtet wird. Mir bleibt nicht allzu viel Zeit, um dieses Konzept hier im einzelnen zu begründen. Gestatten Sie mir deshalb ein paar Anmerkungen.

Zunächst will ich zur Charakterisierung des Konzeptes sagen, daß wir es auch als ein Konzept der Mitte verstehen. Ich sage das ganz bewußt, weil die Zahl der Infragestellungen aus ganz verschiedenen Richtungen außerordentlich groß ist. Es war schmerzhaft zu spüren, daß auf einer hier in diesem Raum vor wenigen Tagen stattgefundenen Konferenz zu Phänomenen der Sexualität offensichtlich ein Kampf zwischen und unter Wissenschaftlern tobt, den zu verstehen jedem außerordentlich schwer fällt, der auf Fortschritte durch Dialog hofft. Genau aus diesem Grunde betone ich, daß das Konzept der biopsychosozialen Einheit Mensch ein Konzept der Mitte ist. Es ist damit nicht nur die Ganzheit des Menschen unterstellt. Selbstverständlich die auch. Diesbezüglich gibt es viele Vorläufer, viele Werke und Bücher, die das Konzept beschreiben. Aber dieses Konzept ist auch zu verstehen als eine Vermittlung auf der Suche nach neuen Gegenständen des Denkens. Also auf der Suche nach neuen Sichtweisen auf den Menschen. Nicht die Zusammenfügung von Erkenntnissen, sondern Neustrukturierung unserer Menschenwelt oder unseres Blicks auf die Menschenwelt ist letztendlich damit gemeint. Insofern ist der Begriff biopsychosoziale Einheit ganz und gar widersprüchlich und eigentlich ganz und gar falsch; denn er suggeriert die Vorstellung als ginge es darum, Biotisches, Psychisches und Soziales oder Erkenntnisse aus diesen drei Bereichen in irgendeiner Weise zusammenzuführen. Aber genau darum kann es überhaupt nicht gehen. Diese Versuche gibt es in der Geschichte sehr viele und sie sind fast alle gescheitert. Es geht um die Suche nach einem Gegenstand, der verhindert, daß wir uns gegenseitig vorwerfen, der eine sei Biologe und der andere sei Soziologist. Wir müssen den Gegenstand Mensch neu formieren, neu strukturieren, neu bestimmen - so schwer uns dies fällt - und da im Augenblick dafür keine Begriffe zur Verfügung stehen, ist dieses Wort "biopsychosoziale Einheit" entstanden. Dieses Konzept wird sich durchgesetzt haben, wenn wir einen neuen Begriff für das Konstrukt haben, welches wir heute mit diesem Hilfsbegriff bezeichnen. Allerdings provoziert dieses Wort auch hinreichend stark, so daß wir keine Schwierigkeiten mit der Verwendung haben. Viele wollen diese Zusammenhänge einfach nicht verstehen. Warum muß - frage ich an dieser Stelle - die Art und Weise, wie wir gelernt haben, Wissenschaft zu machen, in der Geschichte die letzte Art und Weise des Machens von Wissenschaft sein? Die Geschichte selbst hat Disziplinen hervorgebracht, eine bestimmte Art und Sicht auf den Gegenstand oder auf die Gegenstände. Warum sollen wir diese Sicht nicht ändern können? Daß wir uns dabei selbst immer im Wege stehen, ist zutiefst menschlich. Wenn dies nicht so wäre, würde nie etwas Neues vor uns entstehen, sondern immer nur etwas ganz Chaotisches. Das Verhältnis von konservativ zu dynamisch ist ein völlig natürliches Verhältnis. Die Frage ist nur, wann gelingt es uns, wann haben wir den Mut, aufzubrechen was aufgebrochen werden muß. Wir haben doch alle das Gefühl dafür, in einer Situation zu leben, die reif ist für völlig neue Konzepte, was keinesfalls bedingungslose Aufgabe aller alten Konzepte bedeutet. Die neuen Konzepte - um auch dies zu sagen - sind zunächst stark behaftet mit Irrtümern. Die Irrtümer, die sichtbar oder spürbar an neuen Konzepten haften, sind um das Vielfache größer, als die Irrtümer, die nur an alten Konzepten auffallen, weil in bezug auf die alten Konzepte die Forschungsfelder natürlich ausgeschritten sind und man möglicherweise die verinnerlichten Irrtümer überhaupt nicht mehr bemerkt. Unter der Hand sind uns die Irrtümer bei der Betrachtung der Welt zu Selbstverständlichkeiten geworden und möglicherweise ist vieles von der Welt, wie wir es sehen, ganz und gar falsch gesehen. Es wäre zu wenig, wenn ich nur dies zu unserem Konzept sagen würde. Lassen Sie es mich ein wenig vertiefen.

3. Zeit und Komplexität – zwei fundamentale Kategorien

Das Konzept der biopsychosozialen Einheit Mensch ist auch als ein Konzept der Vermittlung von Zeit und Komplexität auf humanontogenetischer Ebene zu verstehen. Ganzheit als Prinzip zu akzeptieren, bedeutet die Herstellung des notwendigen Verhältnisses von Zeit und Komplexität. Zeit und Komplexität verschmelzen zu einem Begriff. Das Individuum ist, so wie wir meinen es wahrnehmen zu können, überhaupt nicht existent. Das Individuum ist genau genommen das Geschehen, es ist der Prozeß von der Konzeption bis zum Tode.

Wir können immer nur ganz Vorläufiges über das Individuum und über uns sagen, genau genommen immer nur über die Situation, in der sich das Individuum jeweils befindet. Also ist die *zeitliche Dimension* bei der Betrachtung des Menschen eine ganz fundamentale Voraussetzung. Es wird an dieser Stelle bereits deutlich, daß die Konzeption der biopsychosozialen Einheit uns zwingt, die zeitliche Dimension individueller Existenz stärker zu thematisieren. Ich komme darauf noch einmal zurück. Jede Reduzierung des Menschen auf einen wissenschaftlichen Gegenstand - die Beschreibung wissenschaftlicher Gegenstände ist ja immer eine Reduzierung - erfordert die Herstellung einer ganz spezifischen Vermittlung von Zeit und Komplexität. Je partieller der Gegenstand ist, den wir auswählen, um so geringer kann der zeitliche Faktor ausfallen und um so größer die zeitliche Dimension, die wir versuchen in unserem Forschungsprozeß zu unterstellen, um so bedeutender wird die Komplexität. In jedem Forschungsprozeß hängen in dieser Weise Zeit und Komplexität unlösbar miteinander zusammen. Das Sprechen über Ganzheit bedeutet also - und nur insofern macht es methodologisch und erkenntnistheoretisch ja überhaupt einen Sinn - diese jeweilige Vermittlung zu finden. Wir negieren die Ganzheit, die wir zu betrachten uns mühen, wenn diese Vermittlung nicht auf dem entsprechenden Niveau hergestellt wird. Unterschätzen wir die Komplexität, zerbrechen wir die Ganzheit ebenso als wenn wir die, einer vorausgesetzten Komplexität zugehörige Zeit-Dimension mißachten würden. Wir brauchen genau in diesem Zusammenhang neue Vermittlungen. Je größer die zeitliche Dimension, die wir für den Menschen sehen, um so bedeutender ist die Komplexität, ich sagte es schon. Um das deutlich zu machen, zwei Punkte, die auszuführen mir vielleicht überhaupt nicht zusteht. Der überlange Aufenthalt eines Patienten im Krankenhaus ist überhaupt kein medizinisches Problem. Wer glaubt, die Aufenthaltslänge allein medizinisch lösen zu wollen, geht in die Irre. Denn nur zu einem ganz kleinen Teil in bezug auf diesen Aufenthalt ist der Mensch in diesem Krankenhaus Patient, er ist aber unglaublich viel reicher in seinem Dasein während der sehr viel längeren Zeit, in der er nicht unmittelbar "Patient" ist. Haben wir ein Konzept für dieses Phänomen? Aber das frage ich nur ganz vorsichtig, hier kann ich irren und streite nicht allzu sehr, wenn Sie sagen, das ist ganz und gar falsch und ein Mißverständnis. Obgleich ich mir nicht sicher bin, ob wir vielmehr von einem souveränen Menschen ausgehen müssen, der alles selbst steuert, nur sein Patientsein aber in der Hand des Arztes liegt?

Einen zweiten Punkt nenne ich noch, der auch provozieren soll: Wir brauchen die Wiederentdeckung und die Wiederherstellung des *Todes*. Die Zivilisation, unsere Zivilisation hat den Tod aus unserem Denken, aus unserem Handeln verdrängt. Er ist verloren gegangen und doch allgegenwärtig. Solange wir den Tod nicht wiederfinden, solange wir den Tod nicht mit hineinnehmen in den Begriff vom Menschen, ist unser Menschenbild ganz und gar einseitig, verzerrt, kulturpessimistisch verankert. Der Tod ist der Höhepunkt des Lebens, als solcher auch Abschluß, unwiderruflich und widersprüchlich. Daß der Tod auch etwas ganz anderes bedeutet im Leben eines Menschen, Schmerz, Kummer, weil Abbruch und nicht Höhepunkt, ist die eine Seite unseres Umgangs mit der Ambivalenz des Todes, aber ihn wieder zurückzuholen in unser Verständnis als zum Menschen gehörig, den Versuch zu unternehmen, uns mit ihm anzufreunden, ist die wichtigere Seite - im Augenblick. Das mag alles ganz merkwürdig klingen, weil wir permanent versuchen, ihn zu verdrängen, weil Kinder gar nicht mehr lernen, was Tod ist. Kinder werden fern gehalten von dem Tod der anderen, obgleich sie den Tod der Älteren viel besser ertragen würden als die anderen Älteren - ich meine das Angesicht des Todes. Ich bin von dieser Sichtweise überzeugt. Kinder sind den natürlichen Verhältnissen näher. Die Zivilisation hat keinen so schnellen Einfluß auf den Menschen, daß sie auch schon die Kinder ganz verdorben hätte. Das gelingt der Zivilisation erst durch hinreichend langes Wirken. Ich lasse dies als Anregung im Raum stehen. Und möchte jetzt noch etwas zum Verhältnis von Zeit und Komplexität hinzufügen.

Der Dialog auf dieser Basis, und auch darum soll es ja gehen im Miteinander von Medizinern und Nichtmedizinern unterschiedlichster Voraussetzungen, ist auch eine Vermittlung von Zeit und Komplexität. Dieser Dialog verlangt, Verhältnisse zeitlicher Dimensionen zur Komplexität, die wir uns vornehmen, herzustellen. Wenn unterstellt werden kann, daß wir den allergrößten Teil unserer Dinge, die wir in dieser Welt zu ordnen versuchen, viel zu schnell machen, dann sehen wir überhaupt nicht, daß für ungeheuer komplexe Gebilde eine entsprechende Zeitfolge erforderlich ist, daß die Zwischenschritte zwischen den Ereignissen und Folgen, die große Summe der Folge von Ereignissen eine dieser Summe entsprechende Zeit braucht. Und möglicherweise, auch das ist vielleicht provokant, tun wir in unserem Leben viel zu viel und weil wir viel zu viel tun, bleiben wir so häufig erfolglos. Nutzen wir wirklich die Möglichkeiten der Gespräche, die wir haben? Nutzen wir die Chance, die wir täglich neu bekommen, die Welt zu entdecken, zu entdecken allein und mit den anderen? Flüchten wir nicht häufig aus dieser Welt, indem wir den anderen flüchten? Ich hörte heute morgen die überzeugende Meinung, daß die Universitäten neu gestaltet werden müßten, daß es in Amerika beispielsweise ganz anders sei als in Deutschland, weil dort Professoren noch Zeit haben würden, mit Studenten zu reden. Ich weiß, eine solche Meinung kann als unannehmbar empfunden werden. Gerade hat man die Zeit gefunden an einer solchen Tagung teilzunehmen und schon muß man sich sagen lassen, wir müßten uns viel mehr Zeit nehmen füreinander. Wir befinden uns wahrlich in einem Teufelskreis, dem man sich nicht durch gelegentliche Extrawege entzieht, sondern nur durch eine Besinnung, die die Zivilisation insgesamt umfaßt. Der einzelne aber kann die Zivilisation nur unter gehörigen Sanktionen verlassen. Also keine Schelte an einzelne Individuen. Erst eine vorbehaltlose Charakterisierung unserer Zivilisation könnte ein Ausweg sein. Der Weg des Aussteigers ist selten durch andere nachvollziehbar, letztlich also wirkungslos. Wir müssen uns schon auf einen sehr schwierigen und gefahrvollen Weg einstellen, wenn Zustände erreicht werden sollen, die evolutionär erfolgversprechender sind als es uns die vielen dunklen Bilder verheißen.

4. Einige Schlußfolgerungen

Ein Großteil meiner bisherigen Aussagen sind der Interdisziplinarität geschuldet. Ohne Interdisziplinarität kann es nicht zur Beseitigung von Denkbarrieren kommen. Aber es genügt nicht, bei einer Interdisziplinarität erster Ordnung stehen zu bleiben. Ich verstehe unter Interdisziplinarität *erster Ordnung,* sich umzuschauen, was andere Disziplinen für die Lösung von Problemen disziplinärer Ordnung zu leisten vermögen. Das ist ein selbstverständliches und legitimes wissenschaftliches Vorgehen. Dafür kann man Kollegen verschiedenster Disziplinen recht leicht gewinnen. Vor allen Dingen dann, wenn man sie davon überzeugen kann, daß möglicherweise in einer anderen Disziplin neue vielversprechende Ansätze für die Lösung der eigenen Probleme zu finden sind. Viel wichtiger und anspruchsvoller ist die Integration unterschiedlichster Erkenntnisbereiche im Hinblick auf ganz neue Fragestellungen, auf Fragestellungen, die sich der disziplinären Beantwortung ganz und gar entziehen. Erst dies ist Interdisziplinarität, die sich der Selbstverständlichkeit entzieht, das wäre die Interdisziplinarität *zweiter Ordnung.* Die Konsequenzen, die sich daraus ergeben, können sehr unangenehm sein. Denn eine dieser Konsequenzen wäre, daß aus dieser Interdisziplinarität naturgemäß neue Disziplinen entstehen. Wir entdecken in diesem Prozeß neue Gegenstände und dies führt zur Vernichtung alter Disziplinen, möglicherweise auch an der einen oder anderen Stelle zur Vertiefung anderer Disziplinen. Aber da wir es immer mit dem Tatbestand zu tun haben, daß die Vertreter einer Disziplin ihre Erben schon bestellt haben, ist es ein langwieriger Weg, Disziplinen zum Verschwinden zu bringen oder auch nur mittels fundamentaler Kritik zu strukturellen Veränderungen zu kommen. Disziplinen verschwinden wie jeder weiß, erst lange nachdem sie überhaupt nicht mehr gebraucht werden. Das ist ein echtes Dilemma, mit dem wir leben müssen, weil wir einfach nicht den Mut haben, konsequent anzuerkennen, daß Aufbau - und das bedeutet Veränderung und Entwicklung - immer auch Abbau ist. Es ist zwar unumstößlich, daß die Wahl der Mittel für Auf- und Abbau das einzige ist, worüber man diskutieren kann. Aber nicht über die Tatsache, daß wir, wenn wir aufbauen oder verändern wollen, abbauen müssen, wir also immer auch verzichten müssen auf zum Teil Liebgewonnenes. Sonst würde es ja keine Herausforderung sein, etwas abzubauen. Möglicherweise sind wir unfähig, die Einheit von Auf- und Abbau wirklich zu akzeptieren.

Eine weitere Feststellung gipfelt darin, daß ein großer Teil der Probleme, die der Medizin zugesprochen werden oder auch Probleme, die sie glaubt, selbst lösen zu müssen, im Bannkreis der Begriffe von Gesundheit und Krankheit überhaupt nicht lösbar sind. Beide Begriffe sind wichtig. Das ist ganz unbestreitbar. Aber sie sind gleichzeitig Fesseln für die Bewegung in den Bereichen, die Medizin bedeuten. Des Menschen Grundbefindlichkeiten sind *nicht* die Gesundheit und sind *nicht* die Krankheit, sondern Wohlbefinden, Glück, Freude und Souveränität, was auch immer dies im einzelnen bedeutet. Vor diesem Hintergrund lösen sich möglicherweise eine ganze Reihe von Widersprüchen und Gegensätzen zwischen verschiedenen Konzepten auf. Ich gestehe, daß sich ein tiefes Unbehagen festsetzt, wenn ich die Versuche zur Beschreibung der Systeme zur *"öffentlichen* Gesundheit" lese und höre. Auf der einen Seite wird formuliert, daß man hinaus will aus der selbst auferlegten Enge, daß man den Bannkreis der Medizin verlassen will, daß man neue Aspekte und Phänomene einbeziehen will und auf der anderen Seite beschreibt man all diese Absichten mehr oder weniger mit bekannten Begriffen aus der Medizin. Das System, die Begrifflichkeit der zu überwindenden Medizin wird letztlich wieder zum Maßstab, unbeabsichtigt sicher. Ist das nicht möglicherweise nur die Festsetzung einer defizitären Sichtweise auf den Menschen, die sich hier auf die modernen Anforderungen der Medizin überträgt? Müßten nicht bei der Neuformulierung solcher Probleme größere Schritte gewagt werden, als nur zu schauen, wie das Problem anderswo gelöst wurde.

Ich konnte hier nur einige ganz vorsichtige Andeutungen vortragen und bin mir nicht sicher, ob es gelingen wird, den Schwierigkeiten der Wahrnehmung des Menschen unserer kulturellen Entwicklung gemäß zu begegnen. Geistige Bewegung über bekannte Übungsfelder hinaus ist schwer und auch nicht ständig zu ertragen. Aber vielleicht gelingt es doch, immer wieder ein paar Neueinrichtungen in dieser Welt zu versuchen. Umgang miteinander - als Träger ganz verschiedener Konzeptionen - gehört zu den größeren Problemen im Entwicklungsprozeß. Vielleicht können wir den Dialog befördern helfen durch die Einsicht, die etwa wie folgt heißen könnte: Menschliche Entwicklung ist nicht möglich unter der Voraussetzung, daß alles so bleibt, wie es ist. Das ist zunächst sehr einsichtig, solange es sich darauf bezieht, daß z. B. eine schlechte Ernährung durch eine bessere abgelöst wird oder eine schlechte Behandlung durch eine bessere. Schwierig wird es aber ganz und gar, wenn man konsequenterweise bedenkt, daß auch Liebgewordenes, Angenehmes im Interesse von Entwicklung stets aufgegeben werden muß.

Thure v. Uexküll *(Freiburg/Br.)*
Paradigma und Paradigmawechsel in den Naturwissenschaften und der Medizin – Die Aufgabe der Psychosomatik[1]

1. Vorbemerkung

Lassen Sie mich mit einer persönlichen Bemerkung beginnen: Die Teilnahme an einer wissenschaftlichen Tagung der Charité ist für mich ein bewegendes Ereignis: Hier habe ich 1936, vor 56 Jahren, meine Weiterbildung begonnen. Damals, vor der dunkelsten Epoche der deutschen Geschichte, war die Charité eine der renommiertesten Krankenanstalten der Welt. Während der zehn Jahre, die ich Assistent der II. Medizinischen Klinik war, habe ich in der finsteren Epoche, in der sich abzeichnete, was aus einer Medizin ohne Menschlichkeit werden kann, in einer Oase der Humanität arbeiten dürfen. In ihr lernte ein junger Arzt, nicht nur Verantwortung für die ihm anvertrauten Patienten zu übernehmen. Er lernte in dieser Zeit auch, daß er Verantwortung für die Medizin trägt, in der er forscht und die er lehrt.

Diese Verantwortung hat mich zur *Psychosomatischen Medizin* geführt. Nach meinem Verständnis formuliert sie auch das Thema dieses Forschungskolloquiums, und zwar konkret als Aufgabe, den "real existierenden Dualismus" einer Medizin für Körper ohne Seelen und einer Medizin für Seelen ohne Körper zu überwinden.

1.1. Die Aufgabe der Psychosomatik

Diese Aufgabe setzt uns das Ziel eine *bio-psycho-soziale Medizin* zu verwirklichen, die somatische, psychische und soziale Probleme der Kranken erfaßt, gewichtet und behandelt. Das stellt uns vor eine grundlegende Schwierigkeit: Sobald es um mehr gehen soll, als um die gut gemeinte Absichtserklärung, neben den biotechnischen Problemen, vor die uns Patienten stellen, auch ihre psychischen und sozialen Schwierigkeiten nicht zu vergessen, muß die Medizin ihr biomechanisches Modell für den Körper - und das hinter diesem Modell stehende Paradigma revidieren, d. h. sie muß - einen Paradigma-Wechsel vollziehen.

Dazu muß sie aber nicht nur definieren können, was ein Paradigma ist, und wie es ärztliche Tätigkeit blockieren oder ermöglichen kann. Sie muß auch sagen können, wie das Paradigma aussieht, das es zu überwinden gilt, und welches Paradigma an seine Stelle treten soll.

1.2. Was ist ein Paradigma?

Thomas KUHN (1973) hat mit dem Begriff "Paradigma" ein Ordnungsprinzip geschaffen, das uns erlaubt, die wissenschaftlichen Bemühungen einer Zeit unter einem gemeinsamen Gesichtspunkt zu sehen. Nach ihm entsteht ein Paradigma aus einem Modell oder Denk-Ansatz, der bei der Lösung eines bisher nicht lösbaren Problems erfolgreich war und nun als Beispiel ("Paradigma") verwendet wird, um auch andere Probleme zu lösen. KUHN meint, die integrierende Kraft, die von dem neuen Lösungsvorschlag ausgeht, sei anfangs nicht viel mehr als die vage Hoffnung, er könne sich vielleicht auch in anderen Zusammenhängen bewähren. Dadurch würde er aber eine wachsende Zahl von Wissenschaftlern faszinieren, die das Beispiel präzisieren und seinen Anwendungsbereich erweitern. Schließlich gehe er dann in die Lehrbücher und Anweisungen für Experimente ein, aus denen die Adepten ihr Fach lernen.

Auf diese Weise entsteht schließlich das, was KUHN die "normale Wissenschaft" nennt. In ihr ist aus dem Paradigma eine Art Dogma geworden, das bestimmt, was Wissenschaft und eine wissenschaftliche Wahrheit sind. Es zwingt den einzelnen Wissenschaftler, während seiner Laufbahn nichts anderes zu tun, als zu versuchen, die Phänomene, die er beobachtet, in die Schublade einzuordnen, die das Paradigma bereitstellt.
Ein Paradigma ist damit zu einer Art Welterklärungsprinzip geworden, das entscheidet, welche Entitäten das Universum bevölkern dürfen und welche nicht. Als solches duldet es kein anderes Paradigma neben sich. Wenn die integrierende Kraft des bisherigen Paradigma nachläßt und es zu einem Paradigmawechsel kommen soll, muß ein anderes Paradigma schon vorhanden sein. Das ist dann das Thema einer wissenschaftlichen Revolution, die in gewissen Zügen dem Einbruch einer neuen Religion ähnelt, die von den Anhängern verlangt, daß sie ihrem bisherigen Glauben abschwören.

1.3. Der Ursprung und die Zahl möglicher Paradigmata

Man kann die Frage stellen, woher die Paradigmata stammen, die unser wissenschaftliches Leben beherrschen und revolutionieren, und man kann weiter fragen, wieviele es überhaupt gibt. Will man darauf keine metaphysische Antwort geben, bietet es sich an, davon auszugehen, daß alle Metaphern, die wir verwenden, um die rätselhaften Vorgänge in der Natur zu erklären, letztlich aus unserer menschlichen Selbsterfahrung stammen, die wir in die Natur hineinprojizieren, d. h., daß unsere Naturerkenntnis in einem prinzipiellen Sinne *anthropomorph* ist. Schon HUME hat ja festgestellt, daß wir Kausalität keineswegs aus der Natur ableiten können.

SPAEMANN und LÖW (1981) haben die These aufgestellt, die Natur habe uns zwei Möglichkeiten mitgegeben, Naturvorgänge zu verändern und entsprechend zu deuten: Wir können die Vorgänge unserer Umgebung durch Eingriffe der *Hand* verändern oder durch *Worte* und Zeichen, die von einem anderen verstanden und beantwortet werden. Diese beiden Möglichkeiten seien zwei Grunderfahrungen, aus denen in der Frühzeit der Menschheit der Begriff der "Ursache" entstand, der zunächst noch keinen Unterschied zwischen Hand und Wort machte.

Erst PLATO habe zwischen "mechanischen" und "Überredungs-Ursachen" unterschieden. Aus den ersten sei der Begriff der physikalischen Wirkung entstanden, aus den zweiten das, was wir heute eine psychische Intervention nennen. Der Begriff der physikalischen Wirkung sei die Wurzel, aus der Naturwissenschaft und Technik als das Ergebnis des systematisch in Angriff genommenen, gigantischen Unternehmens entstanden, die Möglichkeiten, die unsere Handgriffe zunächst ohne, dann mit immer komplizierteren technischen Hilfsmitteln haben, zu katalogisieren und auf jederzeit verfügbare und lehrbare Formeln zu bringen. Physik und Chemie zeigen uns die Natur daher nicht, wie sie für sich existiert, sondern wie sie sich für unsere menschlichen Möglichkeiten darstellt, sie zu "manipulieren". Aus den Erfahrungen des Wortes und dem Begriff der "Überredungsursache" seien die Rhetorik, die Sprachwissenschaften und als deren allgemeinere Form die Wissenschaft der Zeichen oder die "Semiotik" entstanden.

Die Konsequenz dieser Überlegung besagt, daß alle Paradigmata ursprünglich aus diesen beiden menschlichen Grunderfahrungen stammen müssen und daß es letztlich überhaupt nur zwei Paradigmata geben kann. Diese Antwort informiert uns über den Hintergrund des psycho-physischen Dualismus, indem sie uns sagt, er habe das Paradigma der Hand für den Körper und das Paradigma des Wortes für die Seele in Anspruch genommen. Damit wird ein Punkt sichtbar, an dem unser Bemühen, den Dualismus zu überwinden, ansetzen kann.

1.4. Theorie und Praxis

Ein letzter Hinweis zu diesem Problem: Wie sollen wir uns nach dieser These die Beziehung zwischen "Paradigma", "Theorie", "Modell, wissenschaftlicher Methode" und "Praxis" vorstellen? Ich schlage vor, daß wir "Theorie" in ihrer ursprünglichen Bedeutung verstehen, die von dem griechischen Wort für "schauen" abgeleitet ist. Theorien entwerfen "Schauplätze", auf denen wir - wie im Theater, dem Ort des Schauens, Schauspiele und als deren Darsteller - "Fälle" unterscheiden können. Damit differenzieren Theorien die Möglichkeiten, die ein Paradigma eröffnet.

Zur Umsetzung in die Praxis bedürfen Theorien der Modelle, die Methoden der Anwendung des Allgemeinen auf den Einzelfall entwickeln. Die Praxis entscheidet dann über die Brauchbarkeit der Theorie bzw. die Notwendigkeit ihrer Modifikation. D. h. zwischen Theorie und Praxis bestehen "Rückkoppelungsschleifen".

2. Der Paradigmawechsel der Medizin im 19. Jahrhundert

2.1. Die vorbiotechnische Medizin und ihr Paradigma
2.1.1. Die falsche Alternative: Kunst oder Wissenschaft

Zu Beginn des 19. Jahrhunderts hat in der Medizin ein Paradigmawechsel stattgefunden, den wir genau datieren können, und dessen Folgen wir kennen. Aber wie sah das Paradigma aus, das damals abgelöst wurde?

Wir wissen nur, daß damals die Vorherrschaft der Praxis, und mit ihr die der "ärztlichen Kunst", die als "*Ars Medica*" die Medizin seit ihren Anfängen beherrscht hatte, einer Vorherrschaft der Theorie weichen mußte (vgl. TOELLNER 1979, 1982). Aber "Praxis" wurde nicht einfach durch "Theorie" ersetzt, sondern eine Theorie, die als ärztliche Kunst eng mit ärztlicher Praxis verbunden war, wurde durch die Theorie der Physik, genauer die NEWTONsche Mechanik, abgelöst. Seit dieser Zeit herrscht das Dogma, nur Physik und Chemie seien Wissenschaft, und andere Disziplinen hätten nur soweit ein Recht auf diesen Titel, wie sie ihre Inhalte auf physikalische und chemische Vorgänge reduzieren können. Damals entstand der Glaube, Medizin müsse Naturwissenschaft sein - oder sie könne nicht sein. Die lange diskutierte Frage, ob Medizin "Kunst" oder "Wissenschaft" sei, schien endgültig im letzteren Sinne beantwortet, und das Wissen um eine Theorie und Methode der ärztlichen Kunst ging verloren.

George ENGEL (1988) schildert, wie dies Problem noch zu Beginn unseres Jahrhunderts die Gemüter bewegt, und damals auch für ihn eine Rolle gespielt hatte: Er war mit zwei Brüdern in Manhattan, in dem Haus eines Onkels, des Arztes, Emanuel LIBMAN (1872 - 1946) aufgewachsen. LIBMAN, der Beschreiber des nach ihm (und SACKS) benannten Syndroms, war ein gesuchter Diagnostiker. In seinem Haus, in dem sich auch seine Praxis und sein Forschungslabor befanden, wurde er nicht nur von seinen zahlreichen Patienten, sondern auch von berühmten Ärzten und Wissenschaftlern seiner Zeit, wie ASCHOFF, FLEXNER und EINSTEIN aufgesucht.

ENGELs Brüder waren von dem Laboratorium des Onkels fasziniert und wurden "Wissenschaftler", Chemiker und Biochemiker. George hatte es der Ruf des Onkels als Diagnostiker angetan. Er wählte "die Praxis" und studierte Medizin. Erst später, als er in Rochester gemeinsam mit dem Psychiater ROMANO eine Untersuchung über Delirium durchführte und gelernt hatte, neben biochemischen Methoden die Anamnese und das ärztliche Gespräch als wissenschaftliche Instrumente einzusetzen, fand er die Lösung des Konflikts, die er so formuliert:

"Die fundamentale Unterscheidung darf nicht zwischen 'Wissenschaft' und 'Kunst', sondern muß zwischen wissenschaftlichem und unwissenschaftlichem Denken und Vorgehen gemacht werden." (S. 113)

In der Tat, eine Anamnese erheben und ein ärztliches Gespräch führen, sind nicht weniger "Wissenschaft" als die Durchführung einer biochemischen Untersuchung. Nur - haben wir es jetzt mit zwei verschiedenen Wissenschaften zu tun. Leider sagt uns ENGEL nicht, worin der Unterschied zwischen ihnen besteht.

Gehen wir davon aus, daß es noch heute den Begriff des "Kunstfehlers", sogar in der Rechtsprechung, für den Fall gibt, daß ein Patient durch die Behandlung eines Arztes, der gegen die "Regeln der ärztlichen Kunst" verstößt, Schaden erleidet. Wohlgemerkt, nicht der Schaden, den der Patient erleidet, erfüllt den Tatbestand des "Kunstfehlers", sondern der Verstoß des Arztes gegen die "Regeln der ärztlichen Kunst".
Wir können daher die Frage stellen: Wie sehen diese Regeln aus? Sind es im Prinzip noch die gleichen, die den Arzt in den Jahrtausenden vor der Bekehrung zur biomechanischen Medizin vom Scharlatan unterschieden?

2.1.2. "Spurensicherung" und der "Indizienbeweis"

Carlo GINZBURG (1983) gibt uns auf die Frage nach dem Paradigma der vorbiomechanischen Medizin und den Regeln, die sich daraus für die ärztliche Kunst ableiten, eine überraschende Antwort: Er beschreibt, wie es als das "früheste epistemologische Modell (oder wenn man will, Paradigma) der Menschheit" in den Jägerkulturen entstand:

"Jahrtausende lang war der Mensch Jäger. Im Verlauf zahlreicher Verfolgungsjagden lernte er es, aus Spuren im Schlamm, aus zerbrochenen Zweigen, Kotstücken, Haarbüscheln, verfangenen Federn und zurückgebliebenen Gerüchen Art, Größe und Fährte von Beutetieren zu rekonstruieren. Er lernte es, spinnwebfeine Spuren zu erahnen, wahrzunehmen, zu interpretieren und zu klassifizieren. Er lernte es, blitzschnell komplexe geistige Operationen auszuführen, im Dikkicht des Waldes und auf gefährlichen Lichtungen."

GINZBURG bringt als Beispiel für die fast unglaublichen Fähigkeiten dieses Erkenntnisvermögens die berühmte Geschichte der drei Söhne des Königs von Serendip, einem Land, von dessen Namen die Engländer den Begriff "Serendipity" gebildet haben:

"Die drei Brüder treffen einen Mann, der ein Kamel, nach einer anderen Version ein Pferd, verloren hat. Ohne zu zögern, beschreiben sie es ihm: Es ist weiß, auf einem Auge blind, trägt zwei Schläuche auf dem Rücken, einen mit Wein, den anderen mit Öl gefüllt. Sie haben es gesehen? Nein, gesehen haben sie es nicht. Also werden sie wegen Diebstahl angeklagt und müssen sich einer Gerichtsverhandlung stellen. Für die Brüder ist es ein Triumph: Sofort und ohne Mühe demonstrieren sie, wie sie das Aussehen eines Tieres, das sie nie gesehen haben, mit Hilfe kleiner Indizien rekonstruieren konnten.
Die drei Brüder bewahren ganz offensichtlich ein Jägerwissen, obgleich sie nicht als Jäger geschildert werden."

Auch der Arzt LIBMAN hatte offensichtlich noch dieses Jägerwissen bewahrt, obgleich er in unserem Jahrhundert in Manhattan lebte. Es ist das Wissen einer Wissenschaft, deren erste geschriebene Regeln auf HIPPOKRATES zurückgehen sollen. Unser Vergnügen an der Erzählung der drei Söhne des Königs von Serendip entspringt unserer Freude an unglaublichen Geschichten. Aber freuen wir uns nicht zu früh! Ist unsere Fähigkeit, von gehauchten Zeichen, die wir "Worte" nennen, auf nichtwahrnehmbare Dinge zu schließen, die unendlich viel abenteuerlicher sind, als halbblinde Kamele oder Pferde, nicht noch viel "unglaublicher"?

GINZBURG charakterisiert die Methode und das aus ihr gewonnene Wissen genauer:

"Charakteristisch für dieses Wissen ist die Fähigkeit aus scheinbar nebensächlichen empirischen Daten eine komplexe Realität aufzuspüren, die nicht direkt erfahrbar ist. Man kann hinzufügen: Der Beobachter organisiert die Daten so, daß Anlaß für eine erzählende Sequenz entsteht, deren einfachste Formulierung sein könnte: 'Jemand ist dort vorbeigekommen.' ... Der Jäger hätte demnach als erster 'eine Geschichte erzählt', weil er als einziger fähig war, in den stummen - wenn auch nicht unsichtbaren - Spuren der Beute eine zusammenhängende Folge von Ereignissen zu lesen."

Die Formel, die die Jäger entdeckt haben, ist erstaunlich einfach. Sie lautet: Von wahrnehmbaren Dingen, auf eine nicht wahrnehmbare Realität schließen. Das ist auch die Formulierung, die LEIBNIZ gegeben hat: "Das Zeichen ist ein Wahrgenommenes, aus dem man die Existenz eines Nicht-Wahrgenommenen schließen kann." (vgl. NÖTH 1985) Tatsächlich schließen wir ständig aus wahrgenommenen Zeichen, z. B. einem Lächeln oder einer gerunzelten Stirn auf die nicht wahrnehmbaren Gefühle in der Seele eines anderen Menschen.

Wir brauchen nur einen Schritt weiterzugehen, um mit dem "Symptom" das Paradigma der vorbiomechanischen Medizin zu entdecken: Symptome sind wahrnehmbare, scheinbar nebensächliche empirische Daten, aus denen der Arzt eine nicht direkt erfahrbare komplexe Realität aufspürt. GINZBURG schildert den Weg, den das Paradigma des Zeichens im Lauf der Jahrtausende genommen hat und die Veränderungen, die dabei, nicht seine Form, wohl aber seine Grenzen erfuhren:

"Der Teppich ist das Paradigma, das wir je nach seinem Kontext als Jäger-, Wahrsage-, Indizien- oder semiotisches Paradigma bezeichnet haben. Obwohl diese Attribute natürlich keine Synonyma sind, verweisen sie doch auf ein gemeinsames epistemologisches Modell, das sich in den verschiedenen, durch Entlehnung von Methoden und Schlüsselbegriffen mit einander verbundenen Wissenschaften artikuliert hat."

Manche dieser "Wissenschaften", gingen mit dem Paradigma zu leichtfertig um, wie die Astrologie oder die Schädellehre GALLs und wurden im Laufe der Zeit als Pseudowissenschaften ausgeschieden. Die Medizin entging, wie GINZBURG feststellt, diesem Schicksal durch die Gewissenhaftigkeit, mit der sie den Begriff des Symptoms definierte.

"Besonders evident ist das im Fall der Hippokratischen Medizin, die ihre Methoden definierte, indem sie den entscheidenden Begriff des Symptoms (semeion) durchdachte. Die Hippokraten behaupteten, es sei nur dann möglich die "Geschichte" der einzelnen Krankheit präzis herauszuarbeiten, wenn man alle Symptome aufmerksam beobachtet und mit größter Genauigkeit registriert: die Krankheit an sich sei unerreichbar."

FOUCAULT (1981, S. 104) hat das so formuliert:

"Das Symptom ist die Form, in der sich die Krankheit präsentiert; daher seine wichtige Rolle. Von allem Sichtbaren ist es dem Wesenhaften am nächsten; es ist die erste Umschreibung der unzugänglichen Natur der Krankheit. Husten, Fieber, Seitenschmerz und Atem- beschwerden machen nicht selber die Brustfellentzündung aus - diese ist nämlich den Sinnen niemals zugänglich, sondern entdeckt sich nur der Verstandestätigkeit."

Soviel zunächst zum Paradigma des Wortes, der Sprache, der Semiotik - oder des Indizienbeweises: Wie das Wort, so erlaubt uns das Symptom von einem wahrnehmbaren Bezeichnenden auf ein der Wahrnehmung nicht zugängliches Bezeichnetes zu schließen. Es stattet uns zur Beschreibung und Deutung der Phänomene mit Metaphern wie *Erkennen*, *Lesen*, *Umschreiben* und ähnlichen Begriffen aus, die in der Physik und Chemie keinerlei Sinn haben. In diesem Zusammenhang gilt es anzumerken, daß in neuester Zeit die Molekularbiologie wieder zur Verwendung der gleichen Metaphern gezwungen ist.

2.1.3. Die Verlockung des neuen Paradigma

Viele Jahrtausende nach den frühen Jägern entdeckte GALILEI ein anderes Paradigma. Es erlaubt uns nach dem Modell des Handgriffs, von wahrnehmbaren Ursachen auf wahrnehmbare Wirkungen zu schließen und umgekehrt. NEWTON fand in der Mechanik die Formel, die es dem Menschen erlaubt, die Natur seinen Handgriffen zu unterwerfen. Aber die Natur, die wir uns auf diese Weise dienstbar machen, ist die unbelebte Natur.

Hier stoßen wir auf den entscheidenden Unterschied zwischen dem Paradigma der Spurenleser und dem Paradigma der von GALILEI und NEWTON begründeten *neuen Wissenschaft*: Den Spurenlesern verrieten Zeichen die Geschichte eines lebenden Geschöpfs, nicht nur seine Größe und sein Aussehen, sondern auch seine seelische Verfassung, seine Gelassenheit oder seine Unruhe, sein Gereiztsein, das den Jägern gefährlich werden konnte. Die Jünger NEWTONs können in Zeichen nur die Wirkungen mechanischer Ursachen erkennen, die von einem Lebewesen oder von einem unbelebten Ereignis stammen können.

Den Ärzten der vorbiomechanischen Epoche verriet das Symptom die Geschichte eines kranken Menschen und nicht nur das Aussehen seines Körpers und seiner Organe, sondern auch seine seelische Verfassung, die für das Verhalten des Arztes dem Patienten gegenüber wichtig ist. Für den Biomechaniker ist das Symptom die lokale Wirkung physikalischer und chemischer Ursachen, die von Bakterien, Viren oder Strukturveränderungen im Organismus, z. B. einer Arteriosklerose, herrühren können.

Beide, die alten Ärzte und die Ärzte der biomechanischen Epoche, können aufgrund ihrer Paradigmata handeln, d. h. Praxis ausüben. In beiden Fällen handelt es sich um *Kunst*, wenn ihre Praxis den Regeln entspricht, die sich von ihrem Paradigma herleiten. Nur, in jedem Fall steht hinter ihrer Praxis ein anderes Paradigma und eine andere Wissenschaft.

2.1.4. Die romantische Medizin und Johannes MÜLLER

Zu Beginn des 19. Jahrhunderts breitete sich unter den Ärzten die damals, wie TOELLNER (1982) feststellt, völlig unrealistische Hoffnung aus, sie könnten durch die Übernahme der NEWTONschen Mechanik in die Grundlagen der Heilkunde, ihrer Praxis die Gewißheit und Sicherheit geben, welche die Physik versprach. Damit war die Austreibung der Seele aus dem Körper und des Patienten als Subjekt aus der Medizin vorprogrammiert. Auf diesem Hintergrund läßt sich die Naturphilosophie der frühen Romantik und die von ihr beeinflußte Medizin als Gegenbewegung und Versuch verstehen, Medizin als eine nichtphysikalische Wissenschaft zu begründen.

Diese Bemühungen erreichten in den Arbeiten eines der bedeutendsten Ärzte jener Zeit, des Begründers der physiologischen Medizin, Johannes MÜLLER (1801 - 1865), einen Höhepunkt. Sein Konzept der *spezifischen Sinnesenergie* nimmt Ansätze zu Modellen vorweg, die erst in den letzten Jahrzehnten entwickelt wurden. In unserem Zusammenhang muß ich mich aber darauf beschränken, darzustellen, daß sein Konzept der spezifischen Sinnesenergie eine konsequente Weiterentwicklung des Paradigmas der Spurensicherung bzw. des Indizienbeweises für ein Modell des lebenden Körpers ist. Als solches erfüllt es die Voraussetzung für eine Überwindung des dualistischen Mißverständnisses.

MÜLLER ging von der Feststellung aus, daß Einwirkungen mechanischer, chemischer, thermischer oder elektrischer Ursachen auf den lebenden Körper nicht, wie bei unbelebten Gegenständen, ebensolche Wirkungen hervorrufen, sondern in psychisch erlebte *Tast-*, *Licht-*, *Ton-* oder *Geschmacks*-Zeichen übersetzt werden. Die Konsequenz dieser Einsicht faßte er in seinem 1840 erschienenen *"Handbuch der Physiologie des Menschen"* kurz und prägnant zusammen:

"Die Sinnesempfindung ist nicht die Leitung einer Qualität oder eines Zustandes der äußeren Körper zum Bewußtsein, sondern die Leitung einer Qualität, eines Zustandes eines Sinnesnerven zum Bewußtsein, veranlaßt durch eine äußere Ursache, und diese Qualitäten sind in den verschiedenen Sinnesnerven verschiedene: die Sinnesenergien." (S. 254)

Diese Formel besagt letzten Endes nichts anderes, als daß unsere Sinnesorgane uns Zeichen geben, aus denen wir die Existenz von Dingen und Vorgängen einer Außenwelt erschließen. Das Modell, das sich daraus für den lebenden Körper - und für jedes lebende System - ableitet, entspricht gewissermaßen dem Jäger, der die Welt, die er erlebt und auf die er reagiert, aus den Spuren konstruiert, die er seinen Jägerbedürfnissen entsprechend deutet.

Es ist das gleiche Modell, das fast hundert Jahre später Jakob v. UEXKÜLL für die Einheit aus Umwelt und Organismus entwickelt hat, und das in den letzten Jahren von MATURANA als Konzept eines *autopoietischen Systems* entworfen wurde. Die Formel, die beiden Modellen zugrunde liegt, besagt, daß lebende Systeme nicht mechanisch auf äußere Einwirkungen reagieren, sondern daß sie auf Zeichen antworten, zu denen ihre Rezeptoren alle mechanischen Einwirkungen kodieren.

2.2. Der Wechsel vom Indizien- zum Mechanismus-Paradigma

Ich habe in einem anderen Zusammenhang dargestellt, wie der Aufstand der Schüler Johannes MÜLLERs gegen ihren Lehrer in Deutschland die *wissenschaftliche Revolution* eingeleitet hat, die zum Wechsel vom Paradigma des Zeichens zum Paradigma des Mechanismus führte (vgl. UEXKÜLL 1991). Die seitdem herrschende Lehre der biomechanischen Medizin stellt die These auf, die Emil du BOIS-REYMOND 1840 programmatisch formuliert hatte, daß im Organismus keine anderen Kräfte wirksam sind, als die gemeinen physikalisch-chemischen.

Dieses Paradigma hat - wer könnte das bestreiten - einen ungeheuren Aufschwung der Medizin bewirkt. Er hat unser Wissen um die physikalischen und biochemischen Zusammenhänge im Organismus und damit unsere Möglichkeiten für therapeutisches Eingreifen zum Segen für unendlich viele Kranke in einem früher unvorstellbaren Maße erweitert. Die Kosten, die wir dafür bezahlen müssen, sind der Verzicht auf die Möglichkeit, psychische und soziale Zusammenhänge mit dem, nach dem Modell der Maschine gedeuteten Körper zu sehen, ja überhaupt für möglich zu halten. Daran haben auch die Entdeckungen FREUDs nichts geändert. Sie endeten und enden auch heute noch an der Grenze des als Mechanismus gedeuteten Körpers. Wenn Psychosomatik die somatische Medizin ergänzen und der Heilkunde Zugang zum kranken Menschen als Subjekt mit seinem Erleben und seiner sozialen Situation eröffnen soll, dann muß sie an der zum Dogma erstarrten biomechanischen Theorie für den Körper ansetzen (vgl. PONTZEN 1992). Dazu ist aber wieder ein Paradigmawechsel erforderlich.

Damit komme ich zum dritten Akt in der Paradigmen-Geschichte, der Heilkunde: zu unserer Gegenwart, die sich ohne eine Kenntnis der ersten beiden Akte nicht verstehen läßt.

3. Die Wiederentdeckung des Zeichens

3.1. Der Paradigmawechsel in der Psychoanalyse

Ich habe zwei Paradigmata: das Paradigma des Indizienbeweises oder des Zeichens und das GALILEI-NEWTONsche Paradigma des Mechanismus dargestellt, und gesagt, das erste würde sich auf die Grunderfahrung des Wortes, das zweite auf die Grunderfahrung der Hand zurückführen lassen. Ich habe auch die Vermutung geäußert, es gebe nur diese beiden Paradigmata. Wenn wir jetzt von einem neuen Paradigmawechsel sprechen, stehen wir vor der Frage, wie denn dieses neue Paradigma aussehen soll.

Ich behaupte nun, daß es sich nicht um ein neues, sondern um die Wiederentdeckung des uralten Zeichen- oder Indizienbeweis-Paradigmas handelt. Das macht GINZBURG am Beispiel der Psychoanalyse deutlich. Er beschreibt, wie gegen Ende des 19. Jahrhunderts stillschweigend ein neues Paradigma aufgetaucht sei: in der Kunstgeschichte als eine Methode zur Identifizierung alter Bilder aus unscheinbaren und nebensächlichen Kleinigkeiten; in der Literatur mit dem Detektiv-Roman als Darstellung der gleichen Methode zur Aufdeckung der Geschichte eines Verbrechens; und in der Medizin mit der Psychoanalyse, d. h. einem Verfahren, das mit den beiden nah verwandt ist. GINZBURG zitiert FREUD, dem die Verwandtschaft *des Verfahrens der Kunstgeschichte zur Identifikation alter Meister, mit der Technik der Psychoanalyse* nicht entgangen war, und der in dem Essay über den Moses des MICHELANGELO (1914) schreibt:

> "Auch diese (die Psychoanalyse) ist gewöhnt aus gering geschätzten oder nicht beachteten Zügen, aus dem Aushub - dem *refuse* der Beobachtung, Geheimes und Verborgenes zu erraten."

GINZBURG (1983) macht darauf aufmerksam, daß die Erfinder der neuen Methode (Giovanni MORELLI für die Kunstgeschichte, Conan DOYLE für den Detektivroman und Sigmund FREUD für die Medizin) Ärzte waren und meint, die Medizin sei immer eine **Indizienwissenschaft** gewesen, die keineswegs unter die Kriterien der Wissenschaftlichkeit des GALILEIschen Paradigmas falle.

> "Die Indizienwissenschaften sind ... in hohem Grad qualitative Wissenschaften, die das Individuelle an Fällen, Situationen und Dokumenten zum Gegenstand haben, und gerade deshalb zu Ergebnissen kommen, die einen Rest von Unsicherheit nie ganz vermeiden können. ... Im Gegensatz dazu implizieren (die GALILEIschen Wissenschaften) durch den Gebrauch der Mathematik und der experimentellen Methode ... die Wiederholbarkeit der Dinge, während eine individualisierende Wissenschaftsrichtung die Wiederholbarkeit per Definitionen ausschloß und die Quantifizierung nur als Hilfsfunktion zuließ." (S. 73)

Danach verwundert es nicht, daß FREUD mit seiner wiederentdeckten indizien-wissenschaftlichen Methode nur bis zu den Grenzen des nach dem GALILEIschen Paradigma gedeuteten Körpers kam. Da er seine Psychologie selbst für eine Vorstufe der Physik hielt, konnte er auch das Mißverständnis seiner Nachfolger nicht verhindern, unermüdlich beweisen zu wollen, daß die Psychoanalyse eine GALILEIsche Naturwissenschaft sei. Aber auch in der Medizin beginnt sich der Paradigmenwechsel zu artikulieren. Damit komme ich zum letzten Punkt.

3.2. Der Paradigmawechsel in der Medizin

Vor fünf Jahren erschien in den USA ein Buch von FOSS und ROTHENBERG (1987) mit dem Titel "*The second Medical Revolution*". Es beschreibt, daß die erste Revolution mit der Übernahme der klassischen Mechanik und der statistischen Thermodynamik in die Grundlagen der Medizin erfolgt sei. Die zweite Revolution werde durch die Notwendigkeit erzwungen, die Quantenphysik, die irreversible Thermodynamik und die Informationstheorie in die Grundlagen der Heilkunde zu übernehmen. Damit habe der Forscher den Status des unbeteiligten Beobachters verloren und man beginne zu sehen, daß die *gemeinen physikalisch-chemischen Kräfte* im Körper nicht lediglich Energie transportieren, sondern als Träger von Informationen oder Nachrichten ganz andere - und gänzlich unphysikalische - Aufgaben haben.

Der Körper läßt sich nicht mehr als Maschine deuten. Man ist gezwungen, ihn als ein *lebendes System* aufzufassen, das auf Grund der Zeichen, die ihm seine Sinnesorgane vermitteln, die farbige, tönende, duftende und greifbare Welt aufbaut, in der wir atmen, uns bewegen, orientieren und Beziehungen zu unseren Mitmenschen knüpfen können. Und dieser Körper ist aus Organen, Geweben und Zellen aufgebaut, die als lebende Systeme ebenfalls nicht durch die *gemeinen physikalisch-chemischen Kräfte* aufeinander einwirken, sondern durch Nachrichtennetze miteinander verbunden sind.

4. Die Überwindung des Dualismus

Ich komme zum Schluß. Ich habe noch ein Versprechen einzulösen: Ich habe behauptet, mit der Wiederentdeckung des Indizienbeweis- oder Zeichen-Paradigmas sei der Dualismus im Prinzip überwunden. Hand und Wort ließen sich versöhnen.

Den Weg zu diesem Ziel zeigt die Formel, die uns über die *innere Struktur des Zeichens* informiert. Diese Formel ist, von der stoischen Philosophie bis zum zeitgenössischen Denken mit dieser oder jener Betonung, in allen Darstellungen zu finden, die sich mit der Lehre vom Zeichen befassen. Diese Formel lautet: das Zeichen ist zweiseitig.

"Dieser Ausdruck besagt - wie SEBEOK (1979) schreibt -, daß das Zeichen aus zwei unentbehrlichen Hälften aufgebaut ist, von denen die eine *aistheton*, wahrnehmbar (oder empfindbar) und die andere *neoton*, verstehbar (oder rational) ist: Das *Bezeichnende*, ein wahrnehmbarer Eindruck auf zumindest eines der Sinnesorgane des Interpreten und der *bezeichnete* Inhalt."[13]

Die Überwindung des Dualismus, der unsere zeitgenössische Heilkunde in eine Medizin für seelenlose Körper und eine Medizin für körperlose Seelen spaltet, verlangt daher keinen Verzicht auf die biomechanische Medizin. Verlangt wird aber die Einsicht, daß die biomechanische Medizin uns lediglich über die Vehikel der Zeichen informiert, mit denen lebende Systeme kommunizieren. Damit erfahren wir zwar etwas über die Bedeutung, welche die Vehikel für uns und unsere Möglichkeiten haben, sie zu manipulieren. Wir erfahren aber noch nichts über die Bedeutung der Vehikel als Zeichen für die lebenden Systeme. Aus diesem Grund muß die biomechanische Medizin zu einer Wissenschaft ergänzt werden, die uns lehrt, wie lebende Systeme Vehikel zu Zeichen kodieren, die Nachrichten übermitteln. D. h. sie muß zu einer Wissenschaft der biologischen Zeichen oder kurz einer **Biosemiotik** erweitert werden.

Diese Wissenschaft ist heute zwar noch weitgehend eine Aufgabe der Zukunft. Es beginnen sich aber bereits in verschiedenen Disziplinen erste Konturen abzuzeichnen, die für eine psychosomatische oder bio-psycho-soziale Medizin von größtem Interesse sind; denn es unterliegt keinem Zweifel, daß sie die Zeichenprozesse erforschen muß, welche die Nachrichtennetze weben, die von den Zellen unseres Körpers bis zu den sozialen Systemen reichen, in denen wir leben, und von diesen wieder bis zu den Zellen unseres Körpers.

Anmerkung

1   Stark gekürzte und überarbeitete Fassung meines Beitrags: "Was ist und was will 'integrierte Psychosomatische Medizin'?" In:Adler, R. et al. (Hrsg.) Integrierte Psychosomatische Medizin, Stuttgart: Schattauer Verlag 1992.

Literatur

Engel, G. N. (1988): How mutch longer must medicine's science be bound by a seventeenth century worldview? In: White K. L. (Ed.): The Task of Medicine. Dialogue at Wickenburg. The Henry J. Kaiser Family Foundation Menlo Park, California

Foss, L., Rothenberg, K. (1987): The Second Medical Revolution. From Biomedicine to Infomedicine. Boston, London, New Science Library Shambala

Foucalut, M. (1981): Die Geburt der Klinik. Frankfurt/M., Berlin, Wien: Ullstein

Ginzburg, C. (1983): Spurensicherungen. Berlin: Klaus Wagenbach

Kuhn, Th. S. (1973): Die Sruktur wissenschaftlicher Revolutionen. Frankfurt/M.: Suhrkamp

Müller, J. P. (1835/1840): Handbuch der Physiologie des Menschen für Vorlesungen. Zwei Bände. Coblenz: Höscher

Nöth, W. (1985): Handbuch der Semiotik, Stuttgart: Melzer

Pontzen, W. (1992): Bemerkungen zur integrativen psychosomatischen Medizin oder über alltägliche Bemühungen, als Fisch das Fliegen zu lernen. In: Uexküll, Th. v. et al. (Hrsg.) Integrierte Psychosomatische Medizin, Modelle in Klinik und Praxis. 2. Auflage, Stuttgart: Schattauer Verlag

Sebeok, Th. A. (1979): Theorie und Geschichte der Semiotik. Reinbek: Rowohlt

Spaemann, R., Löw, R. (1981): Die Frage Wozu? Geschichte und Wiederentdeckung des teleologischen Denkens. München: Piper

Toellner, R. (1979): Randbedingungen zu Schellings Konzept der Medizin als Wissenschaft. In: Referate und Kolloquien der Internationalen Schelling-Tagung in Zürich. Stuttgart: frommann-holzboog

Toellner, R. (1982): Medicina Theoretica - Medicina Practica. Das Problem des Verhältnisses von Theorie und Praxis in der Medizin des 17. und 18. Jahrhunderts. Wiesbaden: Steiner Verlag

Uexküll, Th. v. (1991): Psychosomatik als Suche nach dem verlorenen lebenden Körper. Psychother. Psychosom. med. Psychol. 41: S. 482-488

Günther Pöltner *(Wien)*

Die anthropologischen Grundlagen ärztlichen Handelns

1. Die Notwendigkeit einer philosophischen Besinnung auf die anthropologischen Grundlagen ärztlichen Handelns

Wie jedes menschliche Tun, ist auch das ärztliche Handeln von einem Vorverständnis von Wesen, Sinn und Aufgabe menschlichen Daseins geleitet. Ohne solchen Vorbegriff von Menschsein wüßte der Arzt nicht einmal, wovon in der Medizin die Rede ist und worauf sich ihre Ergebnisse letztlich beziehen. Dieses Vorverständnis speist sich einerseits aus der Selbsterfahrung eines jeden Menschen und ist andererseits durchsetzt von einer Vielfalt sozio-kulturell (religiös, philosophisch, fachwissenschaftlich) bestimmter Auslegungen (meist in Form ihrer popularwissenschaftlichen Verflachung).

Dieser vor-wissenschaftliche anthropologische Entwurf bleibt zumeist im unbeachteten Hintergrund. Im gewöhnlichen Alltag ärztlicher Praxis mag es auch vielfach nicht notwendig sein, das eigene Vorverständnis von Menschsein, von Gesundheit und Krankheit, auf seine Angemessenheit hin zu befragen. Das kann zur Meinung verleiten, für den sogenannten 'menschlichen Umgang' mit dem Patienten genüge der sogenannte 'gesunde Hausverstand', und jedes darüber hinausgehende Nachdenken sei ein Luxus, den sich der geplagte Mediziner ohnehin nicht leisten kann.

Die unmittelbare Berufung auf den 'gesunden Hausverstand' oder das 'Verantwortungsbewußtsein' der Wissenschaftler geht u. a. schon deshalb ins Leere, weil der Hausverstand den Nachweis seiner Gesundheit erst zu erbringen hat, und weil ein Verantwortungsbewußtsein - genau wie das Gewissen - nichts Naturwüchsiges ist, sondern eine entsprechende Bildung verlangt. Der Rückzug auf das Bekannte genügt nicht. Denn was irgendwie *bekannt* ist, ist deshalb *noch nicht erkannt*. Die kritische Befragung des gegenwärtig vorherrschenden anthropologischen Vorentwurfs ist schon deshalb nicht zu umgehen, weil diese auf weite Strecken genau von jener Rationalität maßgeblich bestimmt ist, die für die sogenannte Krise der modernen Medizin mit verantwortlich ist: von der technischen, auf Naturbeherrschung und damit auf Berechenbarkeit ausgerichteten Vernunft.

Nun ist es gar keine Frage, daß sich auch der Mensch naturwissenschaftlich erforschen und bestimmen läßt. Dem naturwissenschaftlichen Denkansatz verdanken wir ja bekanntlich die ungeheuren Erfolge u. a. der modernen Medizin, auf die wir weder verzichten wollen noch können. Freilich: Der Erfolg der naturwissenschaftlichen Methode ist prinzipiell kein Beweis für ihre Wahrheit, d. h. dafür, daß in ihr der Mensch *in seinem Menschsein* zureichend zur Sprache kommt. Dies deshalb, weil die naturwissenschaftliche Methode über den sachlichen Rang dessen nichts aussagen kann, von dessen systematischer Ausblendung sie lebt. Verdankt doch die Wissenschaft, wie es C. F. v. WEIZSÄCKER (1978, S. 167) formuliert hat, "ihren Erfolg unter anderem dem Verzicht auf das Stellen gewisser Fragen".

Auf die Dauer kann sich der Arzt solch einen Verzicht allerdings nicht leisten, wenn anders der Gegenstand der Medizin "der gesunde, der krankgewordene, der zu heilende und der genesende Mensch" ist (SCHIPPERGES 1978, S. 447) und genau genommen Krankheit und Gesundheit, Genesung und Heilung den ganzen *Menschen selbst* betreffen und nicht bloß etwas an oder in ihm.

Nach der Sachgemäßheit eines Vorverständnisses fragen, heißt u. a. philosophieren - ob man das wahrhaben will oder nicht. In der Tat: "Heilungsmethode und Heilungsziel sind in größerem Ausmaße als es die medizinische Wissenschaft wahrhaben will, von der Persönlichkeit des Arztes und damit von dessen 'Privatphilosophie' geprägt." (CONDRAU 1977, S. 73) Und: "Die philosophische Besinnung über das Wesen des Menschen führt nicht nur zu einem vertieften und erweiterten Krankheitsverständnis, sondern auch zu einer besseren Motivierung und Gestaltung 'ärztlichen Handelns'" (CONDRAU 1977, S. 76). Nicht das Philosophieren überhaupt kann zur Debatte stehen (Philosophieren - ja oder nein), sondern einzig dessen Radikalität, d. h. dessen Offenheit für die Phänomene. Die Meinung von der Philosophieunabhängigkeit der Medizin ist ein Irrglaube. Wer sich weigert, die philosophischen Voraussetzungen seines (alltäglichen oder wissenschaftlichen) Tuns zu befragen, entkommt ihnen keineswegs, sondern verfällt ihnen bloß kritiklos.

2. Gegenwärtige Überwindungsversuche des cartesianischen Geist-Körper-Dualismus

Im Vordergrund gegenwärtiger medizin-anthropologischer Bemühungen steht nach wie vor die Überwindung des cartesianischen Geist-Körper-Dualismus. Der menschliche Leib gehört nach diesem Ansatz zur *res extensa* und steht mit den anderen Naturkörpern auf derselben ontologischen Stufe. Bei den Überwindungsversuchen geht es um die Revision des biotechnischen Modells des menschlichen Leibes. Es seien zwei solcher Überwindungsversuche genannt: der identitäts- und systemtheoretische.

Nach der *Identitätstheorie* sind Physisches und Psychisches zwei Zustände ein und desselben, die sich wie Innen- und Außenseite zueinander verhalten. Die Identitätstheorie kann jedoch (1) das Subjekt der Zustände nicht angeben - die Auskunft, es sei das Gehirn bzw. das Zentralnervensystem[1], bringt die konstitutive Differenz von Zustand und Wovon zum Verschwinden -, sie operiert (2) mit einem ungeklärten Identitätsbegriff (Ist Psychisches mit Physischem so identisch wie der Morgenstern mit dem Abendstern?), und es entgleitet ihr (3) der Erklärungsgegenstand. Wäre sie wahr, so würde nicht der namentlich zu nennende Identitätstheoretiker diese Theorie entwerfen, sondern sein Gehirn würde dies für ihn besorgen.

Für den *systemtheoretischen Ansatz* ist Leben eine "Systemkomplexität der Materie" (WUKETITS 1985, S. 95), der menschliche Geist eine Gehirnfunktion bzw. eine "Eigenschaft des Gehirns" (Wuketits 1985, S. 233). Auch hier gilt: Natürlich läßt sich der Mensch auf diese Weise beschreiben - die Frage ist nur, ob damit der Mensch *als Mensch* in den Blick gerückt ist, oder ob nicht auch hier das Menschsein von allem Anfang an übersprungen ist. Die Systemtheorie operiert letztlich mit dem zu einem Rückkoppelungs- bzw. Rückmeldungsmodell ausgebauten Reiz-Reaktions-Schema, mit Grundbegriffen wie 'Selbsterzeugung', 'Selbstreproduktion', dem Begriffspaar 'Innenwelt - Außenwelt', 'Vernetzung', sie kennt eine Umwandlung mechanischer Einwirkungen in informationstragende Zeichen. Diese Grundbegriffe sind *zweckmäßig*, sie sind bereits im Hinblick auf die Durchführbarkeit des systemtheoretischen Erklärungsprogramms konzipiert, jedoch *anthropologisch inadäquat*. Sie lassen sich an den menschlichen Primärerfahrungen nicht ausweisen und setzen das zu Erklärende allemal als bereits erklärt voraus.

Es bleibt (1) die Herkunft des Begriffsinhalts 'Leben' ungeklärt, mit dessen Hilfe ein System überhaupt erst als lebendig bestimmt werden kann. (2) Es bleibt ungeklärt, wie eine Umwandlung einer mechanischen Einwirkung in ein Zeichen vor sich gehen soll. Man kann zwar etwas Wahrnehmbares zu einem Zeichen erheben, aber dabei wird einem bereits so oder so Verstandenen eine andere Bedeutung erteilt - niemals aber erhält man ein Zeichen dadurch, daß man einem bedeutungs-nackten Datum allererst eine Bedeutung aufstockt. Das Verleihen von Bedeutung ist selbst bereits ein Verstehensphänomen, nicht aber die Erklärung seines Zustandekommens. (3) Interpersonale Beziehungen sind unzureichend gefaßt, wenn sie als bloße Rückmeldungsphänomene interpretiert werden. Rückmeldung gibt es nur aufgrund eines vorgängigen Personverständnisses. Dieses vorausgesetzte Verstehen von personalem Sein ist selbst nicht wiederum Resultat eines Rückmeldungsvorgangs. (4) Schon gar nicht ist die primäre Form des Verstehens von Gesprochenem ein Schlußverfahren von wahrgenommenen Lauten oder gehauchten Zeichen - Worte genannt - auf etwas Nicht-wahrnehmbares (auch dann nicht, wenn das Besprochene wahrnehmbar sein sollte)[2]. Beim Hören von Gesprochenem haben wir es nicht zuerst mit Lauten zu tun, von denen wir uns dann zu dem von ihnen Bezeichneten vorarbeiten müßten. Auch wo wir etwas überhaupt nicht verstehen, hören wir Sprachliches, nämlich Unverständliches. Wir verstehen das Gesagte nicht.[3] - Gewiß gibt es so etwas wie ein Schließen von Wahrnehmbarem auf Nicht-Wahrnehmbares oder ein Rekonstruieren von Nicht-Wahrnehmbarem aus Wahrgenommenem - dergleichen ist jedoch ein fundiertes[4] Phänomen, nicht aber der primäre und grundlegende Wirklichkeitsbezug des Menschen. Rekonstruktion gibt es höchstens *aufgrund* von (interpretierter) *Wahrnehmung*, das Wahrnehmen selbst ist jedoch kein Rekonstruieren.

2.1. Exkurs zum semiotischen Paradigma[5]

Damit ist bereits angedeutet, warum auch das *semiotische Paradigma* keine wirkliche Überwindung des cartesianischen Dualismus und des auf ihm fußenden biotechnischen Körpermodells bedeutet: Dieses Paradigma operiert nämlich mit einem abkünftigen Zeichenbegriff im Sinne des Verweisungszeichens. Das Zeichen (= das Bezeichnende) ist etwas, das auf etwas von ihm Verschiedenes - das Bezeichnete - verweist. Um aber ein Zeichen überhaupt als Zeichen verstehen zu können, muß zweierlei verstanden sein: das Zeichen (= das Bezeichnende) und das worauf es verweist - das Bezeichnete. Beides besitzt beim Verweisungszeichen eine je eigene Zugangsart. Ein Zeichen kann nur *aufgrund* eines wie auch immer gearteten *Vorverständnisses des Bezeichneten* verstanden werden. Anderenfalls hört etwas auf, Zeichen zu sein. Weil jenes Vorverständnis die Verweisungsfunktion des Zeichens ermöglicht (und nicht umgekehrt), besitzt es selbst nicht wiederum Zeichenstruktur. Der Umgang mit Zeichen ist eine abkünftige, weil fundierte Form menschlichen Verstehens. Damit ist die Fragwürdigkeit angemerkt, den Zeichenbegriff (und seine Derivate) zum Fundament einer Theorie des menschlichen Leibes zu machen. Es wäre allererst einmal im Rückgang auf die Phänomene (und nicht auf Konstruktionen) zu fragen - und nicht stillschweigend als ausgemacht vorauszusetzen -, ob der Leib zureichend begriffen ist, wenn er als ein wahrnehmbares Zeichen oder ein Indiz aufgefaßt wird, das auf nichtwahrnehmbare psychische Zuständigkeiten verweist.[6]

Das Zeichenparadigma hat dem gegenteiligen Anschein zum Trotz keinen Anhalt am Umgang mit Gebrauchsdingen. Ein Gebrauchsding setzt sich nicht aus einer materiellen Unterschicht und einer geistigen Bedeutung (Dienlichkeit) zusammen. Gewiß kann ich z. B. an einem Vortragspult Unterscheidungen anbringen: es besteht z. B. aus Holz und dient einem bestimmten Zweck, und dasselbe Material - das Holz - kann auch anderen Zwecken dienstbar gemacht werden (man kann aus ihm z. B. ein Bett herstellen). Die verschiedene Verwertbarkeit eines Materials rechtfertigt jedoch noch nicht den Zeichenbegriff im Sinne des semiotischen Paradigmas. Nach ihm ist das Vortragspult ein wahrnehmbares Zeichen, das auf eine nicht-wahrnehmbare Bedeutung - seine Dienlichkeit - verweist. So verhält es sich aber nicht. Ich nehme nicht zuerst etwas Hölzernes wahr und schließe dann erfolgreich auf dessen nicht-wahrnehmbare Bedeutung, vielmehr nehme ich von vornherein ein Vortragspult wahr! Dieses da wird *als etwas wahrgenommen*. Die *Wahrnehmung* von etwas als etwas ist jedoch *nicht ein erfolgreicher Schluß* von Wahrgenommenem auf Nicht-Wahrnehmbares. Auch wo ich nicht weiß, was das Wahrgenommene ist (ob es überhaupt ein Gebrauchsding ist, oder wozu es dient), ist nicht eine Differenz zwischen Wahrnehmbarem und Nicht-Wahrgenommenem im Sinne des Zeichenparadigmas aufgebrochen. Vielmehr nehme ich etwas mir Unbekanntes (dieses da als ein Unbekanntes) wahr. Das Zeichenparadigma mißinterpretiert von allem Anfang an das Phänomen der Fraglichkeit. Weder ist das Fraglose einer Sache das Wahrnehmbare, noch das Fragliche das Nicht-Wahrnehmbare an ihr. Das Fragen ist fehlinterpretiert, wenn es zeichenparadigmatisch als Suche nach einem erfolgreichen Schlußverfahren von Wahrnehmbarem auf Nicht-Wahrnehmbares ausgelegt wird.

Die Kritik am Zeichenparadigma betrifft nicht den Unterschied von Ding und Bedeutung, sondern dessen Interpretation als Differenz von Wahrnehmbarem und Nicht-Wahrnehmbarem[7]. Nicht um eine Zurückweisung des Zeichenbegriffs schlechthin geht es, sondern um die Einsicht, daß das *semiotische Paradigma* mit einem anthropologisch *unzureichenden Zeichenbegriff* operiert: Es erhebt von vornherein das Verweisungszeichen zum fundamentalen Zeichenbegriff. Damit sei nicht bestritten, daß der Psychosomatiker mit dem semiotischen Zeichenbegriff 'gut arbeiten', und die Einführung des semiotischen Paradigmas im Vergleich zur biotechnischen Auffassung des menschlichen Leibes neue Sichtmöglichkeiten eröffnen kann. Dennoch dürfte sich eine Psychosomatik nicht kritiklos dem semiotischen Paradigma verschreiben und der Frage ausweichen, ob mit dem semiotisch interpretierten Zeichen auch schon das ursprüngliche Zeichenphänomen getroffen ist. Solange dieses Problem keiner Lösung zugeführt ist, bleibt der cartesianische Dualismus auch noch in einer Psychosomatik unüberwunden[8], weil sie mit diesem insgeheim dieselben Voraussetzungen teilt.

3. Die grundlegende Erfahrung menschlichen Miteinanders als Basis einer medizinischen Anthropologie

Sollen die anthropologischen Grunddimensionenn ärztlichen Handelns in den Blick kommen, muß anders abgesetzt werden. Wir dürfen nicht Vorstellungen - welcher Provenienz auch immer - zum Ausgangspunkt wählen, sondern müssen uns an die lebendige Erfahrung menschlichen Miteinanderseins halten und diese begrifflich dergestalt aufzuschließen versuchen, daß wir uns in der so gewonnenen Auslegung *als Menschen wiederfinden* können. Die Maxime lautet: Theorien nicht gescheiter als unsere unhintergehbaren Erfahrungen sein lassen. Es muß versucht werden, vom Menschen *in menschlichen* und nicht in technischen Kategorien zu reden, wenn der Mensch nicht zum eigenen Anthropomorphismus werden soll[9]. Dem Menschen der Gegenwart bereitet eine begriffliche Selbstakzeptanz immer noch Schwierigkeiten. Er läßt sich - um FICHTE zu zitieren - allemal noch leichter dahin bringen, "sich für ein Stück Lava im Monde, als für ein Ich zu halten" (WW I, S. 175).

Im folgenden seien vier Grundzüge menschlichen Daseins herausgehoben und ein wenig beleuchtet: (1) die Weltoffenheit, (2) das Miteinandersein, (3) der Mensch als sprachliches Wesen, (4) der Mensch als leibliches Wesen.

3.1. Die Weltoffenheit des Menschen

1. Als Menschen haben wir es jeweils mit unseren *Mitmenschen und Dingen* einer gemeinsamen Welt zu tun. Unsere Vollzüge besitzen die Struktur des *verstehenden Sich-Aufhaltens bei etwas.* Das Wahrnehmen hat sein Wahrgenommenes, das Denken sein Gedachtes. Ohne das Vollzogene gibt es keinen Vollzug. Bringt man das Vollzogene zum Abzug, bleibt keineswegs der Torso eines leeren 'Ich vollziehe' übrig. Es gibt kein unbezügliches Ich, vielmehr halten wir uns immer verstehend bei dem uns in vielerlei Modifikationen Gegebenen einer Welt auf.

Das Gegebene ist ein so oder so Bedeutsames. Als Menschen vollbringen wir unser Dasein jeweils so, daß wir uns von dem Gegebenen *ansprechen lassen.* Dieses Offen-sein und Ansprechbar-sein für die Bedeutsamkeit des uns Gegebenen ist keine Eigenschaft, die Menschen haben oder nicht, sondern eine prinzipielle, bereits im Menschsein liegende Möglichkeit, die zu ergreifen unsere Lebensaufgabe ist. Das faktische Ergreifen kann uns zuweilen entzogen sein - wie z. B. im traumlosen Schlaf oder bei Verletzungen.

Wir sind nie zuerst ein für sich bestehendes Subjekt, das einen Bewußtseinsinnenraum, eine psychische Kapsel, bewohnt, und sich mit dem Problem herumschlägt, in die sog. bewußtseinstranszendente Außenwelt hinüber gelangen zu können. Dergleichen ist bekanntlich ein Scheinproblem.

Wer es anders meint, hat übersehen, daß bereits sein eigenes Mißverständnis davon lebt, daß er längst bei der Welt ist - die er fälschlicherweise als ein Außen ansetzt. Woher weiß er überhaupt um den Unterschied von Innenwelt und Außenwelt?

Dieses Scheinproblem ist Folge (a) einer bestimmten Selbst-Interpretation und (b) einer Verdinglichung der Welt: Zuerst verdreht man den Welt-Bezug insgeheim zu einem innerräumlichen Verhältnis zweier Gegenstände (Ball im Korb) und hält sich dann für den kleineren der beiden. Man stellt sich als Gefängnisinsasse vor. Dabei macht es keinen Unterschied aus, ob die Zelle rationalistisch als psychischer Innenraum oder materialistisch als Gehirn angesehen wird[10]. Die Unterscheidung von Innenwelt und Außenwelt übersieht, daß solch ein Innen immer nur ein komparatives Innen, d. i. ein verkapptes Außen ist. Sie ist nicht eine solche für das System selbst, sondern für den menschlichen Beobachter.

2. Wir halten uns von vornherein verstehend bei den *Dingen selbst* auf - nicht aber schlagen wir uns mit ihren stellvertretenden Boten (Abbildern, Spuren, Sinneseindrücken, Signalen, Einwirkungen) herum. Letzteres ist das kaum auszurottende Vorurteil neuzeitlicher Erkenntnistheorie![11]

Wir halten uns weder bei Abbildern der Wirklichkeit auf, noch rekonstruieren wir die Wirklichkeit aus Signalen und Nachrichten, die sie uns zukommen läßt. Die Rede davon, daß das Gehirn einige der von den Sinneszellen vermittelten Erregungen wahrnimmt, "als Information über die Außenwelt interpretiert und bewußt" macht (VOLLMER 1990, S. 31), ist eine haltlose Gehirnmythologie, die schlicht und einfach reale Bedingungen eines Vollzugs mit diesem selbst verwechselt und überdies Bedingung mit Verursachung gleichsetzt. Ebenso haltlos ist die Rede von einer Rekonstruktion der Wirklichkeit durch das Gehirn. Nichts dergleichen zeigen die Phänomene. Wenn ich meinen Freund wahrnehme, so nehme ich ihn *selbst* wahr, nicht aber schlage ich mich einer Rekonstruktion meines Gehirns herum, die dieses aus Projektionsbildern erstellt hat. Und ebensowenig nehme ich zuerst akustische Eindrücke wahr, interpretiere sie als Wirkungen und schließe dann auf ihre in der Außenwelt liegenden Ursachen. Abgesehen davon, daß die Rekonstruktionsthese zu einer Verdoppelung der Subjekte führt - mein Gehirn und ich selbst nehmen wahr - woher stammt überhaupt das Wissen um den Unterschied zwischen Rekonstruktion und Original?

Das primäre Verhältnis des Menschen zur Wirklichkeit ist weder das Haben von Abbildern der Wirklichkeit, noch das Rekonstruieren, noch das Schlußfolgern, sondern das Sich-Ansprechen-lassen von den Dingen selbst. Sie als sie selbst sind uns immer schon offen - nur deshalb können wir sie unter den verschiedensten Hinsichten befragen und (z. B. fachwissenschaftlich) erforschen.

3. Mit den Dingen ist immer schon das Geflecht von Beziehungen mit eröffnet, in dem sie stehen. Der Bereich der uns zur Verfügung stehenden Dinge ist zwar begrenzt, aber diese Begrenzung ist, wie leicht zu ersehen ist, eine relative. Wir bewegen uns zwar in so etwas wie einer sozio-kulturell bestimmten Umwelt und in einem begrenzten Wahrnehmungsraum, allein *in* dieser Begrenzung sind wir in gewisser Weise immer schon über sie hinaus: Die Begrenzung ist uns *als* Begrenzung erschlossen. Uns Menschen ist der Bereich aller Bereiche, das schlechthin Unendliche der *Welt*, eröffnet. Deshalb sind wir Wesen der *Freiheit* und können nach schlechthin allem fragen. Es gibt keine welt-losen solus ipse. Menschsein heißt schon im Welt-Bezug stehen. Man kann sich nicht vornehmen, in den Welt-Bezug einzutreten oder nicht. Die Weltoffenheit ist keine im Laufe der Individualentwicklung erwerbbare Eigenschaft des Menschen, sondern macht von allem Anfang an sein Menschsein aus.

Der Welt-Bezug ist nicht mit gegenständlichen Beziehungen zu verwechseln. Die Welt ist kein Riesending. Die Art, wie sie für uns offen ist, unterscheidet sich von allen gegenständlich-intentionalen Relationen: Sie ist uns im Modus der Gestimmtheit oder der Befindlichkeit erschlossen. Und wie es keinen weltlosen solus ipse gibt, gibt es auch kein ungestimmtes menschliches Existieren. Wir sind immer so oder so gestimmt, auch die Langeweile und die Fadesse der sog. Stimmungslosigkeit ist noch und schon eine Form von Gestimmtheit. Die Stimmung ist kein privates innerpsychisches Vorkommnis von bloß subjektiver Relevanz, sondern die Weise, wie uns die gemeinsame Welt, in und aus der uns alles begegnet, erschlossen ist. (Daraus läßt sich der hohe Stellenwert der Befindlichkeit für die Lebensgestaltung ersehen.) In der Stimmung kommt zutage, *wie* uns die Dinge und die Mitmenschen betreffen und ansprechen, und *wie* wir, d. h. in welchem Verhältnis wir zu ihnen stehen. Die menschliche Gestimmtheit ist, wie wir alle aus Erfahrung wissen, weltumspannend, sie erstreckt sich weltweit. Alles ist von ihr umfaßt. Dem Glücklichen kehrt sich alles von seiner strahlenden Seite zu. Wem sich hingegen die Welt in eine Welt der Trauer verwandelt hat, dem kündet alles Begegnende von dem erlittenen Verlust. Die Gestimmtheit gibt Aufschluß darüber, in welcher Weise ein Mensch seinen Welt-Bezug lebt und in welchem Maße er für die Dinge der Welt offen ist. Sie kommt nicht so sehr im Was, als im Wie seiner Rede, im Wie seiner Haltung, zum Vorschein.

3.2. Menschsein als Miteinandersein

1. Wir entdecken uns auch nie als isolierte Einzelsubjekte, die nachträglich zu ihrer Konstitution auch noch zu ihresgleichen Beziehungen aufnehmen. Menschsein heißt von allem Anfang an: Miteinander-Sein. Wir verdanken unser Dasein der Liebe anderer, wir sind an der liebenden Zuwendung unserer Eltern oder deren Stellvertreter zu uns selbst erwacht. Nicht unsere Liebe, sondern die uns entgegengebrachte Liebe der anderen ist das Erste. Wir sprechen, weil uns andere angesprochen haben - und dies längst, bevor wir zur sprachlichen Artikulation fähig waren. Sich verlassen vorkommen, aber auch das Genießen einsamer Stunden sind jeweils Modifikationen unseres ursprünglichen Miteinanderseins. Nur *als Mitmensch* sind wir *uns selbst* gegenwärtig.
2. Wir leben als Menschen bereits im Verstehen dessen, was das heißt: Du bist. Dergleichen konstituiert unsere Existenz. Die Einfühlungstheorien und Schlußtheorien greifen hier zu kurz. So wichtig und unersetzlich die sog. Einfühlung im mitmenschlichen Umgang ist, sie *stiftet nicht* das Verständnis mitmenschlichen Daseins, sondern *gründet* bereits in ihm. "Wir sehen von vornherein nicht die Physiologie eines sehenden Auges, vielmehr einen Menschen, der uns anblickt. Wir sind sofort beim Du und verstehen das Du nicht aus dem Blick, sondern den Blick aus dem Du" (WELTE 1965, S. 341). Es ist auf die Gefahr zu achten, die darin besteht, daß das Sich-in-den-anderen-Einfühlen ein Verhalten der Selbstreflexion darstellt: Man wendet sich auf sich selbst zurück, um sich in den anderen einfühlen zu können. Das aber ist nicht die ursprüngliche Form der Bezogenheit auf ihn[12]. Ich stelle mir vor, wie ich mich fühle und verlege diese Vorstellung in den anderen. Auf diese Weise komme ich in Wahrheit gar nicht zum Anderen als Anderen, sondern über ihn bloß zu mir selbst zurück. Ich bin im Anderen nicht beim anderen, sondern bei mir selbst.

Es ist eines *der* Vorurteile neuzeitlicher Anthropologie, der Mensch sei im Grunde ein isoliertes, ursprünglich asoziales Einzelwesen, gewissermaßen ein kleiner Wilder, der erst domestiziert (= 'erzogen') werden muß. Dahinter steckt die ungeprüfte These, Abhängigkeit sei eo ipso Quelle der Unfreiheit, und Freiheit bestehe demnach in der Unabhängigkeit, weshalb Abhängigkeitsbeziehungen als generell unfreimachend bekämpft werden. Der andere erscheint primär als der Feind, der bekämpft und beherrscht werden muß. Das bellum omnium contra omnes wird zur menschlichen Ursituation. Daß Abhängigkeit ursprünglich Freigabe bedeutet - und deshalb nicht einfachhin Abhängigkeit, sondern die unfreimachende Abhängigkeit zu bekämpfen ist - bleibt unbedacht.

3.3. Der Mensch als ein Wesen der Sprache

Worauf wir stoßen und womit wir uns beschäftigen mögen - Dinge, Mitmenschen, Sachverhalte, Situationen -, immer sind wir von dem Gegebenen in vielfältiger Weise angesprochen. Deshalb besitzt die Notsituation eines Kranken von sich aus bereits einen Rufcharakter: Sie fordert den Arzt zum Helfen auf. Wir verstehen, indem wir angesprochen werden. Eines als das andere. Immer sind wir als Menschen die *zuvor* Angesprochenen - auch dort, wo wir selber sprechen. All unsere Vollzüge haben einen ursprünglich antwortenden Charakter. Es ist hier auf dasjenige zu achten, was GADAMER die 'Sprache, welche die Dinge führen', genannt hat. Deshalb gibt es auch das, was wir die non-verbale Sprache leiblicher Gebärden nennen. In diesem Sinn geben wir uns als leibliche Wesen immer so oder so zu verstehen - ob wir das wollen oder nicht. Der Kranke spricht auch dann zum Arzt, wenn er sich nicht in verlautender Rede mitteilt. Weil die *Wirklichkeit* selbst *sprachlich* verfaßt ist, und unser Menschsein in der Weltoffenheit gründet, können wir Menschen umgekehrt Wirkliches zur Sprache bringen. Unser Sprechen ist *in sich* ein Hören.

Genau das hat das so beliebte Sender-Empfänger-Modell des Sprechens von vornherein aus dem Blick verloren (Hören als Verarbeitung von Reizen, von Informationsmaterial, die ein Sender ausschickt; Sprechen und Hören als Codierung bzw. Decodierungsvorgang). Deshalb ist es äußerst fragwürdig, dieses Modell z. B. dem Arzt-Patienten-Gespräch zugrundezulegen (der Kranke als Aussender mehr oder weniger verschlüsselter Nachrichten, die der Arzt zu entschlüsseln hat). Das Sender-Empfänger-Modell operiert bereits mit einem verkürzten Vorbegriff von Sprechen. Es unterstellt u. a. fraglos, Hören und Sprechen bilde einen Gegensatz und stehe zuweilen in einem zeitlichen Nacheinander (Wer dem anderen zuhört, spricht selbst nicht.) Auch macht es nicht ernst damit, daß das Sprechen das Schweigen und Hören umfaßt, und daß auch die Stille gehört wird.

Das Hören hat jeweils sein *Gehörtes*, auch ist es kein subjektloser Vollzug, sondern allemal hört *jemand*, eine namentlich zu nennende Person. Nicht das Ohr hört, sondern wir selbst. Und wenn wir auf das Hören selbst achten, dann besteht niemals das Gehörte und der Hörende zuerst getrennt für sich, um dann nachträglich in eine Beziehung zueinander zu treten, vielmehr sind das Gehörte *als Gehörtes* und der Hörende *als Hörender* eins. Das Sender-Empfänger-Modell setzt hingegen ein Nacheinander von Gehörtem und Hörendem voraus. Allein das Hören kennt kein zeitliches Nacheinander. Nicht klingt zuerst etwas, und dann höre ich es, vielmehr klingt etwas, indem ich es höre. Mein Hören und das Klingen ist nicht zweierlei, sondern ein einziges Geschehen - das gleichwohl eine Fundierungsrichtung kennt, als wir ja primär vom Gehörten bestimmt sind. Das Klingen ereignet sich *als* mein Hören. Es herrscht hier die *Identität eines einzigen Vollzugs*. Die Dinge sprechen uns an, *indem* wir sie in unserem kulturell differenzierten Sprechen zur Sprache bringen - ein Vorgang, mit dem wir nie an ein definites Ende kommen. Weil eines als das andere geschieht, ist unser Sprechen in sich ein Hören und im ursprünglichen Sinn Antwort.

Wenn wir miteinander sprechen, nehmen wir nicht Laute wahr, die einerseits etwas Verstehbares anzeigen und andererseits auf ihren Erzeuger verweisen, sondern wir sind verstehend bei dem, wovon die Rede ist. Wir hören dabei niemals nur das Gesagte, sondern wir hören unseren Partner sprechen. Ihn *selbst* hören wir, er selbst ist in seiner Rede anwesend und gibt sich in ihr mitzuverstehen in dem Verhältnis, in dem er zu dem Gesagten und zu uns steht.

Hier wäre zu unterscheiden zwischen einem Miteinanderreden über etwas in der gemeinsamen Welt Begegnendes und dem Miteinanderreden im Sinne der Selbstmitteilung, darin wir an unseren Welt-Bezug Anteil geben. Im Reden, welches im Zeichen des Miteinanderseins in gemeinsamer Weltverantwortung steht, wird das Hören zum *Zuhören*. Zuhören heißt: den anderen sich zusprechen lassen, ihm die *Möglichkeit* der Selbst-Mitteilung *einräumen*, ihn sich zusprechen lassen. Wo das dem anderen aus welchen Gründen auch immer verweigert wird, ist er bekanntlich in seinem Menschsein beeinträchtigt, genauer: ist das Miteinandersein beeinträchtigt. Eine Möglichkeit ist nicht bloß Möglichkeit von ..., sondern immer auch eine solche zu ... . Eine Möglichkeit einräumen bedeutet nicht, sie allererst erzeugen, sondern sie ergreifen *lassen*. Im Zuhören geben wir dem anderen Raum - wir lassen ihn den sein, als der er sich uns zu verstehen geben möchte.

Dieses Lassen (das Sich-Ansprechen-lassen) ist nichts Passives, schon gar nicht meint es ein gleichgültiges laissez-faire. Es bedeutet vielmehr *sich Zeit nehmen* und *Zeit-haben-für* ... . Solches Zeit-haben entzieht sich einer Quantifizierung und läßt sich bekanntlich nicht an dem Zur-Verfügung-stellen von Zeiteinheiten bemessen. Es bedeutet ein Engagiert-sein: Wer Zeit hat für den anderen, und seine Zeit dem anderen schenkt, der ist für den anderen da. Zeit haben heißt, für den anderen da sein.

3.4. Der Mensch als leibliches Wesen

Daß der Leib einer physikalisch-chemischen Untersuchung zugänglich ist, sagt noch nichts darüber, ob er unter diesem Gesichtspunkt auch schon *als Leib* erfaßt werden kann, wenngleich dankbar anzuerkennen ist, was alles wir dieser Untersuchungsart an Heilmethoden verdanken. Wenn es um die Bestimmung des menschlichen Leibes als solchen zu tun ist, ist von der grundlegenden

Erfahrung leibhaftigen Miteinanderseins auszugehen. D. h. der Leib ist vom welt-offenen Existieren des Menschen her begreiflich zu machen. Und hier zeigt sich, daß wir sowohl sagen müssen, 'ich bin mein Leib' als auch 'ich habe meinen Leib'.

Wenn ich dein Gesicht sehe, dann sehe ich unmittelbar dich selbst, wenn ich deinen Leib verletze, verletze ich dich selbst - und nicht etwas an dir oder von dir Geschiedenes. Ich habe es unmittelbar und direkt mit dir selbst zu tun, wo ich es mit deinem *Leib* zu tun habe. Dein Leib - das bist du selbst als welt-offenes Wesen.

Es ist hier ganz eindringlich auf die Unmittelbarkeit und Direktheit aufmerksam zu machen, die dieser mitmenschlichen Leiberfahrung eignet: Sie zeigt nichts von einem Innen und Außen, und nichts von einem Davor und Dahinter. Wenn ich dir in die Augen schaue, habe ich es nicht mit einem somatischen Außen zutun, von dem aus ich mich auf ein psychisches Innen vorzuarbeiten hätte, noch stehe ich vor der Notwendigkeit, von einem wahrnehmbaren Davor auf ein nicht-wahrnehmbares Dahinter schließen zu müssen. Dein Leib - das ist die jeweilige Art, in der du selbst jetzt gerade anwesend bist: Du in deinem jeweiligen Welt-Bezug, du in deiner Traurigkeit, deiner heiteren Gelassenheit, deinem Glück, deiner Verzweiflung. Spätestens hier versagt das semiotische Paradigma mit seiner Grundunterscheidung 'wahrnehmbares Bezeichnendes - nicht-wahrnehmbares, verstehbares Bezeichnetes'. Dein leibliches Aussehen ist nicht ein wahrnehmbares Zeichen, das einen nicht-wahrnehmbaren verstehbaren psychischen Zustand bedeuten würde. Die Erfahrung leibhaftigen Miteinanderseins deckt dieses Paradigma keineswegs. In ihr erweist sich der Leib gerade nicht als so etwas wie ein Indiz, das auf etwas anderes zurückverweist. In den Zornesfalten ist der Zorn selbst *anwesend* - nicht aber verweisen sie auf ihn. Und in den Tränen ist die Trauer oder Freude anwesend, nicht aber zeigen sie diese an. (Eine chemo-physikalische Untersuchung hat es *von vornherein* nicht mehr mit Tränen zu tun.)

Wo die personal-mitmenschliche Einstellung möglich ist, kommt der andere in seiner Leiblichkeit zum Vorschein. Wo der andere methodisch als Person ausgeschaltet wird - was zuweilen lebensnotwendig sein kann - wird auch das Leibsein ausgeblendet und wir haben es mit einem biologisch oder physikalisch-chemisch beschreibbaren Körper zu tun.

Auf der anderen Seite gibt es Erfahrungen, welche die erste nicht außer Kraft setzen, wohl aber ergänzen. Zu ihnen gehört die Erfahrung des Krankseins. Es sind dies Erfahrungen des 'Es will nicht mehr so recht' und schließlich die des 'Nicht-mehr-könnens'. Freilich ist es auch hier so, daß wir selbst - und nicht etwas von uns gegenständlich Distanzierbares - in Mitleidenschaft gezogen sind. Wir selbst werden mit uns uneins, wo wir z. B. Schmerzen erleiden. Der erste Satz ('Ich bin mein Leib') behält seine Gültigkeit. Allerdings zeigt sich in der Krankheit so etwas wie eine vergegenständlichende Tendenz des Leibes, die sich *innerhalb* unseres Selbstseins gegen uns richtet, und der wir ausgeliefert sind. Deshalb müssen wir sagen: ich habe meinen Leib - ohne daß das ein Besitzverhältnis zum Ausdruck brächte. (Ein Besitzverhältnis gründet u. a. in der leiblichen Grundverfaßtheit des Menschen, ist aber nicht diese selbst.) Wenn ich mich zu meinem Leib verhalte, verhalte ich mich zwar immer zu mir selbst - aber die Tatsache, daß ich von 'meinem' Leib sprechen kann (und muß), zeigt, daß mein Leib und ich selbst nicht einfachhin zur Deckung zu bringen sind. Die Selbstzuschreibung ('mein Leib') nimmt nicht mein Leib vor, sondern ich. Und es handelt nicht mein Leib, sondern ich - das freilich immer leibhaftig.

Die Erfahrung leibhaftigen Miteinanderseins deckt beide Sätze, keiner läßt sich gegen den anderen ausspielen. In diesem Hin und Her zwischen Leib-sein und Leib-haben bewegt sich unser menschliches Leben. Will man beide Erfahrungen in eine Einheit bringen, ohne die in ihnen sichtbar gewordenen Grundzüge in gegenständlicher Differenz auseinanderfallen zu lassen, so bietet sich der Begriff des Wesensmediums (WELTE 1965, S. 83ff) an: Der Leib kann als das *wesenhafte* Medium unseres welt-offenen Existierens bestimmt werden.

Der Leib ist *Wesens*medium, weil er von unserem welt-offenen Existieren nicht geschieden ist. Mein Leib steht mir nie gegenüber wie ein Körperding. Daseiend bin ich mein Leib. Leiberfahrung ist unmittelbar personale Begegnung. Er ist wesentliches *Medium* unseres welt-bezogenen Existierens, insofern nicht er, sondern wir unser Dasein vollbringen - das freilich leibhaft. Wo der Leib ganz er selbst ist, ist er wirklich nur Medium und erreicht seine Vollkommenheit: Indem er selbst nicht eigens sich bemerkbar macht, ermöglicht er uns das ungetrübte Aufgehen bei dem Begegnenden. Wir sind dann, wie wir mit Recht sagen, ganz Auge und ganz Ohr. Der Leib ist ganz, das, was er als Leib sein kann.

"Alle Erfahrung nämlich zeigt, daß das Leibhafte immer gerade dann, wenn ein Mensch in besonders charakteristischer und höchster Weise menschlich existiert, auf eine eigentümliche Weise in vollkommene Unbeachtetheit entschwindet ... In solch wahrhaft menschlichem Verhalten ist für den Handelnden selbst der Leib qua Leib-Körper überhaupt nicht mehr da." (BOSS 1975, S. 273)

Wir beobachten die Eigentümlichkeit, daß der Leib *als Leib* immer nur indirekt gegeben ist. Wo er direkt gegeben ist, ist er bereits in seinem charakteristischen Leib-sein ausgeblendet. Das ist mit ein Grund, warum es so schwierig ist, angemessen von ihm zu sprechen, und die Versuchung besteht, den Menschen dualistisch aufzuspalten, und den Leib als kybernetisch faßbaren Körper-Teil des Menschen anzusetzen.

4. Einige Folgerungen in Bezug auf das ärztliche Handeln

1. Das ärztliche Tun bezieht sich genau genommen nicht auf Krankheiten, sondern auf den kranken Menschen. Ihm hat die Heilkunde zu dienen. Diese triviale (?) Bemerkung folgt aus der Einsicht, daß Leben in erster Linie nicht von Organen, sondern vom Menschen ausgesagt wird. Ein namentlich zu nennender Mensch lebt, ist gesund, erkrankt und genest. Die Rede von kranken oder gesunden Organen ist analog: sie ist hergenommen von und hinbezogen auf den kranken oder gesunden Menschen. Und wenn anders die Welt-offenheit eine Grunddimension menschlichen Existierens ist, dann geht es im ärztlichen Gespräch mit dem Patienten nie bloß um eine naturwissenschaftlich-technische Organbehandlung, sondern um den Welt-Bezug des Patienten, der infolge der Krankheit in vielfacher Weise eingeschränkt ist. "Das Gespräch ist Heilfaktor, weil es die Existenz des Menschen miteinbezieht. Der Arzt kann wohl Organe behandeln; niemals kann er sich mit einem Organ besprechen. Die Sprache richtet sich immer an den Menschen in seiner Ganzheit." (CONDRAU 1975, S. 75) Das Erspüren und das Eingehen auf die Gestimmtheit des Patienten und damit auf die Art seines Welt-Bezugs bildet so gesehen einen wichtigen Teil des Arzt-Patient-Dialogs auch dort, wo es zunächst bloß um 'organische Befunde' geht. Über etwas sprechen, beinhaltet ja immer auch Selbst-Mitteilung.

2. Kranksein ist eine Privationserscheinung des Gesundseins. D. h. man kann von Krankheit nicht reden ohne ständigen Vorblick auf das Gesundsein. Nur von diesem her wird jenes begreiflich, nicht aber umgekehrt. Das Gesundsein ist nicht durch doppelte Negation als Fehlen von Krankheit zu bestimmen. Es ist daran zu erinnern, daß sich die Heilkunst in der Geschichte der Medizin durch lange Zeit hindurch in erster Linie als Lehre vom Gesundsein und erst in zweiter Linie als Lehre vom Kranksein bzw. der Krankheitsbehandlung verstanden hat, und zu ihr eine Lehre von der richtigen Lebensführung gehört hat.

3. Gesundsein und Kranksein sind in erster Linie Existenzweisen des Menschen. Weisen, wie er seine Welt-Offenheit vollbringt und sich von dem in Anspruch nehmen läßt, was in seiner Welt zum Vorschein kommt. Deshalb gibt es keine Definitionen dieser Begriffe, unter die sich problemlos die einzelnen Fälle subsumieren ließen. Es handelt sich um Weisen welt-offenen Existierens und Sich-Befindens (TELLENBACH 1980, S. 59). Gesundsein wird als leibhaftiges Wohlbefinden erfahren - wobei das über die anthropologischen Grunddimensionen Gesagte einzubringen ist: Gesundsein betrifft die Weltzuwendung, die Kommunikationsfähigkeit, das Raum-Zeit-Erleben, das In-Übereinstimmung-Sein mit der Mit-Welt und sich selbst (in wechselweiser Verschränkung), wobei nicht vergessen werden darf, daß es sich dabei um etwas konkret-

individuell Situiertes handelt. Wer gesund ist, lebt in einem freien Weltverhältnis, was die recht verstandene Gelassenheit impliziert. Der Gesunde verfällt weder zwanghaft oder süchtig dem, was ihm in Anspruch nehmen möchte, noch flüchtet er vor ihm[13]. Zum Gesundsein gehört auch die Fähigkeit, Lasten zu tragen, Leid[14] auf sich zu nehmen, Widerstreitendes auszutragen - und letztlich das Sterben zu erleiden. Kranksein beinhaltet primär die Grunderfahrung des leibhaftigen 'So-Nicht-mehr-Könnens' bzw. 'Nicht-mehr-Könnens', des Nicht-mehr-Verfügen-könnens über wesentliche Verhaltensmöglichkeiten. Demgemäß sind auch die Grunddimensionen menschlichen Daseins betroffen (Störung des Weltbezugs, Einengung oder Abdrängung der Lebensbezüge, des Räumlich- und Zeitlich-Seins, des Miteinanderseins)

Die Worte 'gesund' und 'krank' drücken keine statistische Durchschnittsnorm aus, sie sind in erster Linie keine fachwissenschaftlichen Termini, sondern solche der grundlegenden Lebenserfahrung, die aller Fachwissenschaft vorausliegt und von ihr auch nicht eingeholt werden kann. In ihnen drücken sich in verdichteter Form (mehr oder weniger reflektierte) Grunderfahrungen aus. Sie sind Ur-Worte, insofern in ihnen Ur-Phänomene zur Sprache kommen. (Nicht von ungefähr besteht ein sachlicher Zusammenhang zwischen heilen und heilsein.) 'Krankheit' als naturwissenschaftlicher Terminus meint so viel wie Organdefekt, Funktionsstörung. Das Kranke ist das Pathologische. Wie jede Präzisierung eines fachwissenschaftlichen Terminus (Präzision, lat. praecidere = abhauen) bedeutet auch der naturwissenschaftliche Krankheitsbegriff eine Einengung, die zwar seine zweckmäßigere Handhabung erlaubt, dies aber auf Kosten der Ausblendung seiner ursprünglich lebensgeschichtlichen Sinndimensionen. Kranksein ist nicht lediglich vom Pathologischen her zu verstehen. Weder deckt sich in allen Fällen das physiologisch Normgemäße mit dem Gesunden, noch das Pathologische mit dem Kranken (TELLENBACH 1980, S. 61f).

4. Wenn Kranksein ein Modus menschlicher Befindlichkeit ist, kann es bei der Heilung nicht lediglich um eine möglichst rasche Wiederherstellung der Leistungsfähigkeit des Kranken gehen. Vielmehr wird eine kausale Therapie ergänzt werden durch ein "Verständnis für Sinn und Gehalt der Krankheiten". (CONDRAU 1975, S. 110) Und schließlich: Die Ursituation von Arzt und Patient ist die von Not und Hilfe. Die Quelle ärztlichen Tun-Sollens ist nicht der Besitz oder Verlust gewisser Eigenschaften eines Menschen, sondern schlicht und einfach die Existenz des Kranken selbst. Wenn das richtig ist, wäre der ethische Grundbegriff ärztlichen Handelns, was die Alten 'misericordia' genannt haben. In ihr hätte der ärztliche Eingriff sein Motiv und seine Legitimation.

Anmerkungen

1 "Die Substanz der Zustände und Prozesse des Bewußtseins ist durchaus bekannt; es sind Neuronen und Neuronenkomplexe" (Vollmer 1986, S. 93)
2 Die Grunderfahrung des Wortes ist bereits fehlinterpretiert, wenn sie semiotisch ausgelegt wird (Wort als wahrnehmbares Zeichen einer nicht-wahrnehmbaren Bedeutung). So spricht Th. v. Uexküll von unserer "Fähigkeit, von gehauchten Zeichen, die wir 'Worte' nennen, auf nicht wahrnehmbare Dinge zu schließen" (Paradigma und Paradigmenwechsel in den Naturwissenschaften und der Medizin. Die Aufgabe der Psychosomatik, Vortrag auf der gemeinsamen Tagung des "Deutschen Arbeitskreises für Psychosomatische Medizin" und des "Deutschen Kollegiums für Psychosomatische Medizin" vom 7. - 9. März 1991 in Dresden, Vortragsmanuskript S. 7. Das Manuskript wurde mir freundlicherweise von R.-M. Jacobi zur Verfügung gestellt, vgl. auch im vorliegenden Band, S. 43)
3 Das wird übersehen, wenn es heißt: "Erst die Kombination aus materiellem Träger und immaterieller Bedeutung läßt ein Zeichen entstehen. Das wird in dem Augenblick klar, in dem wir eine fremde Sprache hören oder zu lesen versuchen. Dann nehmen wir die materiellen Zeichenträger, Vehikel oder Mediatoren (die Luftwellen oder die optischen Eigenschaften der Schrift) wahr, aber die Bedeutung bleibt uns verschlossen" (Uexküll/Wesiak 1988, S. 129). Das Behauptete läßt sich am Sprachvollzug nicht ausweisen. Im Falle wir eine fremde Sprache hören, hören wir genau das, was die Autoren zwar zunächst zugeben, dann aber in der Reflexion darauf nicht mehr ernstnehmen: Wir hören eine fremde *Sprache* - genauer: wir hören *jemanden* sprechen - nicht aber hören wir Luftwellen, wenn wir jemanden in einer uns unverständlichen Sprache reden hören. Ebensowenig läßt sich Sprache zureichend begreifen, wenn sie als Zeichensystem gefaßt wird, wenn Zeichen als Resultat einer Kombination von materiellem Träger und immaterieller Bedeutung gefaßt wird. Gewiß kann man Dingen und Worten eine neue Bedeutung verleihen. Nie aber entsteht ein Wort aufgrund eines Aktes, in dem einem materiellen Träger eine Bedeutung verliehen wird, weil das bereits ein sprachlicher Vorgang ist und also Sprache bereits voraussetzt. Aus diesem Grund läßt sich auch nicht die These aufrechterhalten, Informationsverarbeitung bzw. Interpretation bestünde in einer Bedeutungserteilung, aufgrund der "neutrale Faktoren der Umgebung ... in unserer Wirklichkeit als Phänomene aufleuchten" (a.a.O., S. 127). Interpretieren heißt, etwas *irgendwie Schon-Verstandenes* (nämlich etwas als unverständlich, noch nicht verständlich *Verstandenes*) auslegen. Dieses Verstehen liegt jeder Interpretation voraus- und zugrunde und ist selbst nicht wiederum von der Art des von ihm Ermöglichten. Die Rede von "neutralen Faktoren", denen "eine Bedeutung 'angeheftet' wird" (a.a.O., S. 128), übersieht, daß neutrale Faktoren keineswegs bedeutungsnackte materielle Träger sind, sondern wiederum bereits etwas so oder so Bedeutendes und deshalb Verstehbares bzw. Verstandenes: Sie werden nämlich *als neutrale Faktoren* aufgefaßt. Die Zeichentheorie der Sprache lebt davon, daß sie sich auf die fundamentale Frage nach der Erkennbarkeit der Dinge erst gar nicht einläßt.
4 Daß etwas ein fundiertes, abgeleitetes Phänomen ist, drückt keine Wertung aus. Das abgeleitete Phänomen bleibt offen auf eine Re-Integration in das Gesamtphänomen, von dem her es verstehbar ist.

5   "Die Semiotik kann für den Arzt dadurch besondere Bedeutung gewinnen, daß sie ihm hilft, die Dichotomie in Soma und Psyche und den drohenden Zerfall in verschiedene Sprachsysteme (physiologische, psychologische und soziologische) zu überwinden" (Uexküll/Wesiak 1988, S. 131).
6   "Tatsächlich schließen wir ständig aus wahrgenommenen Zeichen, z. B. einem Lächeln oder einer gerunzelten Stirn auf die nicht wahrnehmbaren Gefühle in der Seele eines anderen Menschen" (Uexküll, in diesem Band, S. 44).
Auch diese Beschreibung läßt sich am Phänomen nicht ausweisen. Eine Schlußtheorie der Wahrnehmung scheitert schon daran, daß sie die Unmittelbarkeit der Wahrnehmung nicht erklärt (ein Schlußverfahren ist nicht durch Unmittelbarkeit, sondern durch Diskursivität gekennzeichnet). Ich nehme z. B. meinen Gesprächspartner unmittelbar wahr, nicht aber schließe ich aus einem Material von Sinnesdaten auf ihn als deren dahinter liegende Ursache. Und ich schließe nicht aus einem Lächeln auf ein nicht wahrnehmbares Gefühl - solch ein Schlußverfahren käme immer schon zu spät - vielmehr ist das Lächeln bereits eine Manifestationsweise des Gefühls: im Lächeln ist das Gefühl selbst präsent (in den Zornesfalten der Zorn). Ich *sehe*, wie sich jemand freut oder traurig ist, nicht aber schließe ich von einem leiblichen Davor auf ein seelisches Dahinter. Das Zeichenparadigma teilt mit dem Cartesianismus insgeheim dieselben Voraussetzungen, statt ihn zu überwinden.
7   Auch die Aufteilung in Wahrnehmbares (Bezeichnendes) und Verstehbares (Bezeichnetes) läßt sich an der Primärerfahrung nicht ausweisen. Es gibt keine verstehens-nackte Wahrnehmung. Das semiotische Paradigma übersieht, daß auch die Wahrnehmung eines Unverständlichen bereits ein Verstehensphänomen ist. Wenn ich etwas wahrnehme, dessen Bedeutung mir unbekannt ist, habe ich nicht ein bedeutungsnacktes Wahrnehmungsdatum (oder gar ein Chaos von Sinneseindrücken, das zu einer 'Welt' aufgebaut werden müßte) vor mir, von dem aus der Überstieg zu etwas Verstehbarem (dem Bezeichneten) zu leisten wäre, vielmehr nehme ich etwas als mir Unverständliches wahr, d. h. ich habe das Wahrgenommene bereits als etwas Unverständliches verstanden.
8   Zeichen ist nicht gleichbedeutend mit Verweisungszeichen. Das Zeichen im ursprünglichen Sinn ist das Symbol.
9   Die Rede von Sprache als einem Kommunikationsmittel ist doppeldeutig insofern, als sie sich uneingestandenermaßen immer noch in einer instrumentalistischen Sprachauslegung bewegt und damit einem technischen Menschenverständnis Vorschub leistet: Der Partner kommt primär als Material von sprachlicher Einwirkung in den Blick.
10 Deshalb ist der Begriff 'Transzendenz' unglücklich gewählt: Wenn ich jemanden sprechen höre, übersteige ich mich weder, noch langen Informationen aus einer physischen Außenwelt in meinem Bewußtsein ein, sondern ich bin verstehend auf das Gesagte bezogen.
11 Daß wir ohne sog. Eindrücke sinnlich nichts wahrnehmen können, bedeutet keineswegs, daß das Wahrnehmen die Auswirkung einer über hochkomplizierte Rückkoppelungsprozesse laufenden Einwirkung ist.
12 Vgl. dazu Wucherer-Huldenfeld (1980).
13 Es darf daran erinnert werden, daß auch Glück nicht in der Realitätsflucht, sondern im Realitätskontakt zu finden ist.
14) Leiden bedeutet nicht eo ipso Kranksein.

Literatur

Boss, M. (1975): Grundriß der Medizin und der Psychologie, 2. Aufl. Bern u. a.: Huber
Condrau, G. (1975): Medizinische Psychologie. München: Kindler
Condrau, G. (1977): Philosophisch-wissenschaftliches Menschen-verständnis und ärztliches Handeln in daseins- analytischer Sicht. In: Boss, M./Condrau, G./Hicklin, A. (Hrsg.), Leiben und Leben. Beiträge zur Psychosomatik und Psychotherapie. Bern: Benteli S. 71 - 77
Schipperges, H. (1978): Motivation und Legitimation des ärztlichen Handelns. In: Schipperges, H./Seidler, E./Unschuld, P. U. (Hrsg.), Krankheit, Heilkunst, Heilung. Freiburg/München: Alber S. 447 - 489
Tellenbach, H. (1980): Zur Phänomenologie des Gesundseins und deren Konsequenzen für den Arzt. Zeitschrift für klinische Psychologie und Psychotherapie 28 S.: 57 - 67
Uexküll v., Th./Wesiak, W. (1988): Theorie der Humanmedizin. München: Urban & Schwarzenberg
Vollmer, G. (1986): Was können wir wissen?, Bd. 2: Die Erkenntnis der Natur. Stuttgart: Hirzel
Vollmer, G. (1990): Evolutionäre Erkenntnistheorie. Stuttgart: Hirzel
Weizsäcker, C. F. v. (1978): Deutlichkeit. München: Hanser
Welte, B. (1965): Auf der Spur des Ewigen. Freiburg u. a.: Herder
Wucherer-Huldenfeld, A. K. (1980): Ursprünglichkeit und Weisen des Miteinanderseins. In: Schulte, R. (Hrsg.), Leiturgia - Koinonia - Diakonia. Wien u. a.: Herder, S. 203 - 237
Wuketits, F. M. (1985): Zustand und Bewußtsein. Leben als biophilosophische Synthese. Hamburg: Hoffmann und Campe

Rainer-M. E. Jacobi *(Berlin)*

Von der Wahrheit der Krise – Anmerkungen in pathosophischer Absicht[1,2]

Wolle die Wandlung. O sei für die Flamme begeistert, drin sich ein Ding dir entzieht, das mit Verwandlungen prunkt;
jener entwerfende Geist, welcher das Irdische meistert, liebt in dem Schwung der Figur nichts wie den wendenden Punkt.

Was sich ins Bleiben verschließt, schon ists das Erstarrte;
wähnt es sich sicher im Schutz des unscheinbaren Grau's?
Warte, ein Härtestes warnt aus der Ferne das Harte.
Wehe -: abwesender Hammer holt aus!

Wer sich als Quelle ergießt, den erkennt die Erkennung; und sie führt ihn entzückt durch das heiter Geschaffne, das mit Anfang oft schließt und mit Ende beginnt.

Jeder glückliche Raum ist Kind oder Enkel von Trennung, den sie staunend durchgehn. Und die verwandelte Daphne will, seit sie lorbeern fühlt, daß du dich wandelst in Wind.

Rainer Maria Rilke

Von Krisen zu sprechen, scheint heute an der Tagesordnung zu sein. Zumeist aber ist dies eine nur wenig beunruhigende Weise des Redens von der Wirklichkeit unserer Welt; getragen von der Gewißheit, auch alle kommenden Krisen, wie schon die vergangenen, in gewohnt erfolgreicher Weise bewältigen zu können. Weder das Ausmaß der Krisen, noch der Umstand ihres völlig unerwarteten Eintritts haben eine angemessene Nachdenklichkeit zur Folge; stattdessen steht das Ereignis der Krise noch immer im Schatten jenes Sicherheit und Voraussicht vermittelnden Wissens, dem wir die scheinbaren Vorzüge und Behaglichkeiten der modernen, weithin kalkulierbar gewordenen technischen Zivilisation verdanken. Im Verhältnis zur machtvollen Ordnung dieses kulturstiftenden Wissens erscheinen die Krisen unserer Zeit als vermeidbare Defekte beherrschbarer Prozesse, ja sie mahnen gleichsam die weitere Perfektionierung dieses Wissens an. So ist es naheliegend, von der Unwahrheit oder auch Unnormalität der Krise zu sprechen, mehr noch, die logische Konsistenz der rationalen Wissenskultur fordert dies geradezu!

Was aber heißt es dann, von der *Wahrheit der Krise* zu reden? Galt es nicht, und gilt noch immer als die kulturelle Leistung der Neuzeit, jene Unwägbarkeiten und Unbestimmtheiten, wie sie den krisenartigen Schicksalsgestalten der Angst und des Bösen, den Katastrophen des Unvorhersehbaren und Unverstehbaren innewohnen, weitgehend durchschaubar gemacht und auf die tolerable Größenordnung des sog. "Restrisikos" reduziert zu haben?

Von der Wahrheit der Krise reden, also von der Wahrheit des Unvorhersehbaren, hieße dann ja wohl, nicht nur an der Leistung der Neuzeit zu zweifeln, sondern die kulturell und geistesgeschichtlich tradierte Gewißheit eines Fortschritts zu hinterfragen, der eine immer genauer erkennbare und daher vorhersagbar werdende Zukunft suggeriert.[3] Diese vom zeitlosen Wahrheitsanspruch rationalen Wissens getragene Zukunftsgewißheit macht es schwer, das Ereignis der Krise ernstzunehmen, ja es als schlechthin konstitutiv für jedwede natürliche Entwicklung zu verstehen. Vielmehr zeigt sich in der negativen Bedeutung, die dem Geschehen der Krise anhaftet, wie auch in der angstbesetzten Haltung gegenüber allem, was mit Unsicherheit und Ungewißheit, mit Widersprüchlichkeit und Mehrdeutigkeit zu tun hat, die tief verinnerlichte Vision einer letztlich erkennbaren und wißbaren Welt. Sicherheit und Voraussicht, rational prüfbares Wissen und eindeutig aussagbare Wahrheiten sind zu den Kennzeichen einer sich aufgeklärt verstehenden modernen Kultur geworden.[4] Ihre faszinierenden Erfolge ließen die immense Verdrängungsleistung in Vergessenheit geraten, der sich nicht nur die blinde Selbstsicherheit und militante Arroganz unserer technischen Zivilisation verdankt, sondern vor allem die weithin ungebrochene Akzeptanz einer zur Technik gewordenen Wissenschaft, deren reproduzierbaren 'Wahrheiten' einer festgestellten Realität nicht aber den Wirklichkeiten der Welt und des Menschen entsprechen. Diese werden erst sichtbar im Scheitern rationaler Konstrukte an der Unbestimmbarkeit von Geschichte und Leben. Dann werfen selbst jene der Fehlbarkeit des Menschen angelasteten technischen Katastrophen ein Licht auf die Wirklichkeit, als *das Andere* der fest-gestellten und her-gestellten Realitäten.

Insofern sind es die Krisen, die mit Entsetzen und Verzweiflung gepaarten radikalen Zusammenbrüche, die das Verdrängte zum Vorschein bringen, also jenen anderen Teil der Wirklichkeit, der sich der Logik begrifflichen Wissens entzieht. Die Unbegreiflichkeit und Unverfügbarkeit der Krise, mit einem Wort: ihre *Irrationalität*, läßt sie außerhalb der Ordnungen und Wertungen geraten, deren Verbindlichkeit zum Kernbestand der Selbstdeutung unserer Kultur geworden ist. Zugleich aber erscheinen gerade die normativen Alternativen des "wahr" und "falsch", des "gut" und "böse", des "gesund" und "krank"

- freilich auch jene politischen Alternativen des "links" und "rechts", des "progressiv" und "konservativ" -, im Lichte der Erfahrung der Krise selbst als irrationale Schablonen, fern der Wirklichkeit von Welt und Mensch. So gesehen, schafft die rationale Wissenskultur der Neuzeit in der Weise, wie sie sich vom methodischen Ansatz der Trennbarkeit und Entscheidbarkeit, der Objektivierbarkeit und Wiederholbarkeit her konstituiert, gleichsam selbst die Voraussetzungen ihres krisenhaften Scheiterns. Muß das Unbestimmte und Paradoxe im Interesse der Konsistenz rationalen Wissens ausgeschlossen und verdrängt werden, gilt also nur das Bild einer bestimmbaren und verstehbaren Realität, so leistet die Krise in ihren vielfältigen Gestalten die Wiederkehr des Unbegreiflichen, des Anderen und Fremden. Mit dem leidvollen Verlust der falschen aber eingängigen Bilder eröffnet sie gleichwohl den Durchblick auf die Wirklichkeit jenseits der Bilder. Hier vollzieht sich eine mit Schmerzen verbundene *andere* Erkenntnis: eine Erkenntnis, der weniger täuschende Gewißheiten als vielmehr ent-täuschende Erschütterungen vorausgehen.[5]

Diese ganz andere Erkenntnisleistung der Krise macht ihre eigentliche Qualität aus, läßt sie im Interesse des Überlebens zum Anlaß einer radikalen Nachdenklichkeit angesichts der Täuschungen unserer Kultur und unseres je eigenen wie auch gemeinsamen Lebens werden. Fast scheint es, als ob nicht die Strategien der Vermeidung von Krisen, sondern neue Weisen des kreativen Umgangs mit Krisen den Fortbestand unserer Lebensformen sichern helfen.

Im Horizont einer solchen Rede vom *Ereignis der Krise*, das zum elementaren Erfahrungsbestand jedes individuellen Lebens wie auch zur Geschichte jeder Kultur gehört, eröffnet sich ein völlig anderer Zugang zu den Problemen der Gegenwart. Vielleicht sogar ließe sich im ent-täuschenden Schmerz der Krise eine heilsame Gegenmetapher zu jener sich als tödlich erweisenden Leitmetapher des Fortschritts erkennen? Zunächst aber sollte ein hinreichend strenges Nachdenken über Struktur und Dynamik des Geschehens der Krise neue Einsichten in geistesgeschichtliche Traditionsbildungen fördern, deren unzureichende Kenntnis nicht selten die Ursache moderner Fehldeutungen ist, die unter dem Anspruch der Wissenschaftlichkeit zu falschen, mitunter auch verhängnisvollen Handlungen, Verhaltensweisen und Lebensformen führen. So kommt jene für die Selbstdeutung neuzeitlicher Wissenschaft paradigmatische *Trennung von Kunst und Wissenschaft*, also die strenge Scheidung der Irrationalität des Schöpferischen von der Rationalität des Wissens, ebenso in den Blick, wie die Spannungen und Dilemmata solcher Disziplinen, die - wie z. B. die Medizin - in Strenge weder nur Kunst noch nur Wissenschaft sind, sondern in eigentümlicher Weise wohl eher beides zugleich. Sofern sich also die Medizin zeit- und kulturbedingt entweder als (Heil-)Kunst oder aber als Wissenschaft versteht, führt auch hier der Wille zur Eindeutigkeit zum Verlust der Wahrheit. Die Krise, also das Scheitern der naturwissenschaftlichen Medizin an den selbstgestellten

Aufgaben, mithin am eigenen Selbstverständnis, ließe sich dann als Hinweis auf jene Trennungen und Ausgrenzungen innerhalb ihrer Disziplingeschichte deuten, deren Folgen die heutigen, im Horizont eines nur rationalen Wissens unlösbaren Probleme sind.[6]

Doch bevor der Versuch gemacht werden soll, den medizin-theoretischen Sinn der Rede von der Wahrheit der Krise ein wenig deutlicher zu skizzieren, sei der eingeforderten radikalen Nachdenklichkeit noch ein Stück weit gefolgt. Hierbei zeigen sich die vielfältig verdeckten und verborgenen Verhältnisse zwischen Wissen, Wahrheit und Zeit, zwischen Möglichkeit und Wirklichkeit, zwischen Zukunft und Vergangenheit ganz anders als gewohnt. Voraussetzung ist freilich, sich den Herausforderungen und Ent-Täuschungen der Erfahrung der Krise tatsächlich auszusetzen.

1. Wissen zwischen Utopie und Krise

Das Ende des Aufklärungs-Optimismus - ja, es hat, nicht nur in der Medizin, wohl schon im Anfang gesteckt. Die Freiheit, Gott und Welt gegenübertreten zu können, war nicht nur ein Sieg über die eigene Natur, sondern auch ein Raub an ihr. Die Wissenschaft tat, indem sie zu den Phänomenen den Abstand der Beobachtung öffnete, eine Front auf, an der sie nicht siegen - oder nur siegen konnte. Denn die geöffnete Kluft diente wohl der Erkenntnis, aber die Erkenntnis diente nicht dem Erkennenden; gerade das Dienen war ihre Sache nicht. Subjekt und Objekt konnten einander nur im Zeichen gegenseitiger Entfremdung so reinlich begegnen; die Ergiebigkeit der Konfrontation verbarg dem Erkenntnisinteresse, daß es dem Verständnis viel und fast alles schuldig blieb - auch dem Verständnis des Forschers für sich selbst. Hatte, im Zeichen schierer Not, das Verhältnis Mensch-Natur den Namen Partnerschaft noch nicht verdient, so verdiente es ihn nach der Emanzipation des Subjekts bald nicht mehr. In der Auseinandersetzung mit der zum Objekt avancierten und heruntergekommenen Natur entwickelte das Subjekt mit seinen Beherrschungstechnikern zugleich seinen eigenen Objektcharakter, und seine Autonomie wurde zum Wahn. Weltbeherrschung ohne Weltentzweiung, ohne Weltentfremdung war nicht zu haben; und diese nicht ohne Selbstentfremdung der neuen Urheber, der Autoren der neueren Geschichte.
Adolf Muschg

Der Verlust der Eindeutigkeit und Endgültigkeit eines Wissens von dem was ist und dem was bleibt, wie er in der Erschütterung der Krise erfahren wird, verweist gleichsam auf den skeptischen Urgestus redlichen Nachdenkens über Gott, Welt und Mensch; auf jene Form des Denkens also, wie sie SOKRATES gestiftet hat. Nun ist hier nicht der Ort, Philosophiegeschichte zu betreiben, doch soll der Ursprung und die mit diesem Ursprung gesetzte Spannung philosophischen Denkens erinnert werden; auch und besonders angesichts einer, absolute Autorität beanspruchenden rationalen Wissenskultur, deren Aufklärungsanspruch, selbst zum Mythos geworden, einer erneuten Aufklärung bedarf.

Gegen die "tödlichen Vereinfachungen"[7] eines unaufgeklärt-aufgeklärten und daher verfügbar erscheinenden partikulären Fachwissens setzte SOKRATES seine Methode des Fragens nach den Gründen, die jenes Nichtwissen freilegt, dessen Verdrängung sowohl Voraussetzung angeblich perfekten Wissens ist, wie sie zugleich die aggressive Machtförmigkeit solchen Wissens begründet. In diesem Sinn versteht sich philosophisches Denken nicht als ein Trachten nach sicherem und verfügbarem Wissen, vielmehr erwächst es aus einem 'Wissen' um die Untrennbarkeit von Wissen und Nichtwissen. Alles Wissen des Menschen ist stets auch ein (freilich häufig verdrängtes) 'Wissen' vom Nichtwissen, ja es bildet sich immer auf's neue aus der Erfahrung oder besser: der Widerfahrnis des Nichtwissens. So versteht sich jedes Wissen von den Grenzen her, die es vom Nichtwissen trennt und im Überschreiten mit ihm verbindet.[8] Hier begegnet eine Form von Wissen, die man denkend nur vollziehen kann *im Wissen des Nichtwissens*, in einem Prozeß, der gleichsam kein bestimmtes Ende hat. Es ist dies der Ort des Gesprächs, des Dialogs, der ein Wissen zutagefördert, das auf Verstehen und Verständigung beruht. Immer im Zustand des "Sich-in-der-Verständigung-Vergewisserns", gehören der Verlust bisherigen Wissens und der Zugewinn neuer Einsichten, Gewißheit und Ungewißheit untrennbar zusammen. So ergibt sich eine "Verlegenheit" und "Ausweglosigkeit" (Aporie), "die notwendig zusammenhängt mit diesem Wissen, das sich im Gespräch vollzieht" (SCHADEWALDT 1978, S. 15), und ihm jene Unabschließbarkeit und Offenheit, jene eigentümlich verschränkte Zeitgestalt verleiht, die es deutlich unterscheidet von den in der abendländischen Geistesgeschichte kodifizierten metaphysischen Wissensfiguren, die in den Formen der *Logik*, der *Entscheidbarkeit* und des strengen *Begriffs* zum Fundament neuzeitlicher Wissenschaft wurden.[9]

Die große Nähe der krisenhaften Spannung zwischen Sicherheit vermittelnder Begrenzung und Ungewißheit auslösender Offenheit zu den Ursprüngen philosophischen Denkens mag deutlich geworden sein. Geistesgeschichtliche Traditionsbildungen unterliegen daher immer der Spannung zwischen Dogma und Skepsis, zwischen 'objektiv' geltendem Gesetz und individuell erlittener Geschichte. Die Philosophie selbst sieht sich von Anbeginn in den Konflikt zwischen "Theologie" und "Nihilismus" gestellt, woraus der faszinierende Reichtum überlieferter Denksysteme erwachsen konnte.[10] So steht das dem Dialog verpflichtete, eher sozial und kommunikativ orientierte Wissen jenem aus strengen Bedingungen folgenden Wissen der Rationalität in nahezu unüberbrückbarer Weise gegenüber; keines aber ist getrennt vom anderen möglich, da gleichermaßen in jeden Dialog ordnende und damit zeitlose Elemente einfließen, wie jede rationale Wissensform auf nicht-rationalen Vorbedingungen (kulturelle und ontogenetische Faktoren) beruht. Erst im methodischen Ausschluß des je anderen Wissens, wie er sich in den für die neuzeitliche Rationalität typischen *Trennungen* von Subjekt und Objekt, von Leben und Tod, von Zeit und Logik zeigt, wodurch lebendige Beziehungen zu zeitlosen Strukturen und numerischen Verhältnissen werden, kommt jener Herrschaftsanspruch rationalen Wissens zum Vorschein, der sich als Utopie versteht, jedoch Hybris ist. Insofern ist es die Spannung *zwischen* der Krise des Konfliktes und der zur Hybris werdenden Utopie, in welcher menschliches Wissen seinen natürlichen Ort findet.[11]

In der rituellen Geschlossenheit und im Anspruch zeitloser Gültigkeit wird eine totalitär gewordene Aufklärung erkennbar, die selbst bereits 'Mythologie' ist. Jenseits der geschlossenen Räume und geordneten Zeiten fällt das Ungeordnet-Anarchische, das Mehrdeutig-Ungewisse der Ausgrenzung und Verdrängung, der Diffamierung und nicht selten auch der Vernichtung anheim. Hinter diesen machtvollen Ordnungsritualen der Rationalität verbirgt sich die Angst vor dem Verlust der Grenzen, die Angst vor dem Einbruch der Zeit - *jener anderen Zeit der Geschichte*, die sich aller Eingrenzung und Einordnung, aller Beherrschbarkeit entzieht. Statt die alte Angst des Menschen vor dem Fremden und Unbekannten, vor dem Ungewissen der Zukunft durch Aufklärung lindern zu helfen, hat sie der Systematisierungs- und Herrschaftsdrang eines verengten Wissensverständnisses in's Unermeßliche gesteigert. Die unser modernes Bewußtsein, unseren ungebrochenen Glauben an die Machbarkeit kennzeichnende angstvoll-negative Deutung der Krise hat hier ihren geistesgeschichtlichen Hintergrund. So zeigt sich die zunächst sonderbar erscheinende Rede von der *Wahrheit der Krise* als in der Tradition einer Aufklärung der Aufklärung stehend, wie sie von HORKHEIMER und ADORNO in Gang gesetzt wurde. Dies mag eine zentrale Passage aus der *Dialektik der Aufklärung* (dies., S. 21f.) illustrieren:

"Der Begriff, den man gern als Merkmalseinheit des darunter Befaßten definiert, war vielmehr seit Beginn das Produkt dialektischen Denkens, worin jedes stets nur ist, was es ist, indem es zu dem wird, was es nicht ist. Das war die Urform objektivierender Bestimmung, in der Begriff und Sache auseinandertraten, derselben, die im Homerischen Epos schon weit gediehen ist und in der modernen positiven Wissenschaft sich überschlägt. Aber diese Dialektik bleibt ohnmächtig, soweit sie aus dem Ruf des Schreckens sich entfaltet, der die Verdoppelung, die Tautologie des Schreckens selbst ist. Die Götter können die Furcht nicht vom Menschen nehmen, deren versteinerte Laute sie als ihre Namen tragen. Der Furcht wähnt er ledig zu sein, wenn es nichts Unbekanntes mehr gibt. Das bestimmt die Bahn der Entmythologisierung, der Aufklärung, die das Lebendige mit dem

Unlebendigen ineinssetzt wie der Mythos das Unlebendige mit dem Lebendigen. Aufklärung ist die radikal gewordene, mythische Angst. Die reine Immanenz des Positivismus, ihr letztes Produkt, ist nichts anderes als ein gleichsam universales Tabu. Es darf überhaupt nichts mehr draußen sein, weil die bloße Vorstellung des Draußen die eigentliche Quelle der Angst ist."

Der Wert solchen Nachdenkens für die streitbare Situation der modernen Medizinkultur wird offensichtlich, wenn die hier in gebotener Verkürzung skizzierten beiden Wissensformen, also das existentiell-biografisch geprägte, aus der Erfahrung der Begegnung mit dem Anderen erwachsende *offene Wissen der je einmaligen Situation*, und das strengen Kategorien genügende, intersubjektive und zeitlose Gültigkeit beanspruchende, *formalisierbare Wissen des Experiments*, mit den Grundbegriffen und elementaren Prozessen medizinischen Denkens und Handelns in Verbindung gebracht werden: mit Gesundheit und Krankheit, mit Diagnose und Therapie, und schließlich mit dem Arzt-Patient-Verhältnis. Sogleich wird deutlich, daß sich unser modernes *Gesundheitsverständnis* - eng verknüpft mit einer völlig unreflektierten Vorstellung von "Normalität" (vgl. TELLENBACH 1980) - aus dem 'objektiven Wissen' der Rationalität speist. Aus einem Sicherheit suggerierenden Wissen um Daten, Normen und Grenzwerte; einem Wissen, das immer schon Kenntnis hat von "richtig" und "falsch", von "normal" und "unnormal", also auch von "gesund" und "krank". In der Weise, wie das vermeintlich aufgeklärte "Gesundheitsbewußtsein" unserer Zeit dem neurotischen Versuch gleicht, zivilisatorisches Fehlverhalten zu kompensieren, ist es die zwingende Folge der Wissensdefizite einer rational geprägten Kultur.

Krankheit hingegen hat mit dem zu tun, was in der Nähe oder jenseits der Normwerte und Grenzen liegt, was uns ängstigt und verunsichert, von dem man kein sicheres Wissen hat. So erhält sie den für unsere Kultur typischen negativen Charakter, der es im Interesse geordneter, d. h. durch Wissen beherrschbarer, Verhältnisse fraglos geboten erscheinen läßt, alles nur 'menschenmögliche' zu tun, Krankheiten zu vermeiden, ihnen vorzubeugen, sie zumindest aber 'wissend' unter Kontrolle zu bringen. Die Nähe zur Krise und deren gleichfalls weitverbreiteten negativen Deutung ist nicht zufällig, zumal Krankheiten häufig für den Betroffenen aber auch für die Gesellschaft die Gestalt der Krise annehmen können. Dann freilich eröffnet sich im Horizont einer Rede von der Wahrheit der Krise eine völlig neue Perspektive des Nachdenkens über Krankheit und Gesundheit. Krankheit gerät nunmehr in die Nähe jenes anderen entgrenzten und ohnmächtigen Wissens, dessen Offenheit sich der krisenhaften Erfahrung der Begegnung mit dem Anderen verdankt. In die Nähe eines Wissens, das der Dynamik des dialogischen Prozesses folgend, weder Gewißheiten noch Sicherheiten vermittelt, vielmehr selbst einem endlosen Wandel unterliegt. Metaphorisch gesprochen, erscheint dann Krankheit, besser: das *Kranksein des Menschen*, als eine Weise des Anders-Werdens durch

Begegnung, vielleicht auch des Neu-Werdens, zumindest aber als eine Weise von Entwicklung und Veränderung. Kranksein-Können wird gleichsam zur Metapher für Leben und Lebendiges schlechthin. Indessen gerät das normativ eingegrenzte Verständnis einer Gesundheit, die man 'haben' und 'behalten' zu können glaubt, zur Metapher für technische Machbarkeit - in letzter Konsequenz gar zu einer Metapher für Un-Lebendigkeit, für Tödlichkeit.[12]

Das den Defiziten, Verdrängungen und uneingestandenen Ängsten unserer rationalen Wissenskultur geschuldete verhängnisvolle Mißverständnis von 'Gesundheit' und 'Krankheit' macht einen radikalen Wandel dessen nötig, was sich gemeinhin mit dem Begriff "Medizin" verbindet. Hierin könnten Sinn und Wahrheit der Krise der modernen Medizin bestehen, sofern sie wahrgenommen und eingestanden würde. Besonders dringlich zeigt sich dieser - freilich weithin noch ausstehende - Wandel angesichts der ontologischen und epistemologischen Konsequenzen der hier skizzierten Deutung von menschlichem Kranksein *und* Gesundsein im Lichte der Wahrheit der Krise. Dann nämlich, wenn es gilt, die eigentümliche Situation des Arzt-Patient-Verhältnisses näher zu bestimmen. Diagnostisches Erkennen und therapeutisches Handeln haben hier ihr unverzichtbares Fundament. Der Versuch, Diagnose und Therapie im Sinne neuzeitlicher Wissenschaft ausschließlich rational begründen zu wollen, wie es das ehrgeizige Ziel moderner naturwissenschaftlicher Medizin zu sein scheint, muß im Blick auf die Elementarsituation medizinischen Handelns: *die menschliche Begegnung*, zwingend scheitern. In der wissenschaftstheoretischen Einäugigkeit dieses Versuches werden das Dilemma moderner Medizin, in den Opfern dieses Versuchs ihre Tragik - bisweilen auch ihr defizientes Ethos - sichtbar.[13]

Eigentlich sollte es sich von selbst verstehen, daß eine Wissensform, deren faszinierende Leistungsfähigkeit und Zuverlässigkeit auf einer 'Wahrheit' beruht, deren Findung und Formulierung unabhängig von Gegenstand und Situation, von Zeit und Person ist, im Umfeld der Begegnung von Arzt und Patient - mehr noch, der dieser Begegnung vorausliegenden anderen Begegnung des Patienten mit seiner Krankheit -, weniger der Erhellung als vielmehr der Verbergung und Verkennung dessen dient, was zu erfahren unverzichtbar für medizinisches Handeln ist. Neben einem anderen Wahrheitsbegriff, der nicht wie jener der formalen Logik Gegenwart in Zeitlosigkeit verwandelt, sondern das gegenwärtige Geschehen als ein von der Vergangenheit herkommendes, Zukunft eröffnendes Sich-Zeitigen in den Blick nimmt, folglich stets im Kontext *situativer Geschichtlichkeit* steht, kommt in der Begegnung die Dimension der Zeit selbst zum Vorschein. Von einem noch näher zu bestimmenden Verständnis der Zeit her erlangen die Begriffe des 'Wissens' und der 'Wahrheit' ihre, der ärztlichen Elementarsituation der Begegnung entsprechende andere und umfassendere Bedeutung.[14]

Insofern unterscheidet sich die Medizin schon in ontologischer Hinsicht radikal vom Denkmodell der klassischen Naturwissenschaft, das die Bedingungen der Möglichkeit rationalen Wissens liefert. Nicht isolierbare Substanzen bilden das ontologische Fundament einer angemessenen Rede von menschlichem Kranksein, sondern jene in der europäischen Geistesgeschichte immer wieder erfolgreich verdrängten Modalitäten des "*Zwischen*". Der Modus der *Beziehung* tritt hierbei an die Stelle eines metaphysisch verklärten Seins. Erkenntnis erfolgt dann freilich nicht aus der Distanz der Trennung heraus, sondern im Beziehungsraum des "Zwischen", im Beteiligtsein - und dies heißt immer auch: im Horizont der Krise.[15]

2. Krise und Zeit – Signaturen des Lebendigen

O ewiges Geheimnis! was wir sind
Und suchen, können wir nicht finden; was
Wir finden, sind wir nicht.
Friedrich Hölderlin

Mit dem tragischen Scheitern vermeintlich aufgeklärter Zukunftsentwürfe, deren Verführung der Mensch immer auf's neue unterliegt, verbindet sich zugleich die Wiederentdeckung jener eigentümlichen, nicht auf den Begriff zu bringenden *anderen Zeit* des lebendigen und geschichtlichen Werdens, wie sie aller Reflexion immer schon voraus geht, sich am ehesten noch der alltäglichen Erfahrung erschließt. Im Sinne dieser Erfahrung ist mit der Rede von der Wahrheit der Krise keine Fest-Stellung des Gegenwärtigen gemeint, also eine aus der Distanz des Beobachters gewonnene Urteilswahrheit, die das So-Sein einer Sache beschreibt; vielmehr meint diese Rede ein aus dem Geschehenszusammenhang gelebten Lebens erwachsendes Betroffensein. Folgt aus ersterem Wahrheitsverständnis ein zumeist abstrakt verengter Identitätsbegriff, der dieser Wahrheit Gewißheit und Macht verleiht, nicht nur über das Jetzt, sondern auch über das Vergangene und das Kommende, so handelt es sich im Kontext der Krise um eine Wahrheit, die dem betroffenen Menschen nicht ohne Schmerz zukommt, die sein Selbstbild in Frage stellt: dies aber nicht im Sinne einer neuen Gewißheit, sondern als Widerfahrnis verlorener Gewißheit! Eine Wahrheit also, die gleichsam aus dem Verlust von Wissensbeständen und Orientierungen erwächst - von Orientierungen freilich, deren Verbindlichkeit und Sicherheit sich der erfolgreichen Ausgrenzung und Verdrängung des Ungewissen, des Nicht-fest-stellbaren verdankt. Insofern bringt das Geschehen der Krise die Unwahrheit jener vermeintlichen 'Wahrheiten' zum Vorschein, deren Vorbedingungen mit Trennen und Isolieren, mit Ausgrenzen und Verdrängen zu tun haben. Dies aber sind die Merkmale reflektierenden In-der-Welt-Seins; als eine *conditio sine qua non* menschlichen Lebens im Horizont rationalen Denkens konstituieren sie die Strukturen unserer modernen Kultur. Sofern also Täuschungen vielfältigster Art, ob bewußt oder unbewußt, Voraussetzungen von Lebensentwürfen sind, mag es zutreffend sein, die Wahrheit der Krise als *Ent-Täuschung* zu bezeichnen. Sie läßt jene unhintergehbare Spannung, jene konflikthafte Zerrissenheit hervortreten, in der sich der Mensch 'dank' seines rationalen Vermögens immer schon vorfindet. Rationalität und Täuschung sind gleichsam zwei Seiten einer Medaille: die Leistungsfähigkeit jener setzt diese voraus. Wahrnehmbar wird dieser Zusammenhang freilich erst in der Erfahrung der Krise. So verbinden sich in der Ent-Täuschung der schmerzhafte Verlust bisheriger Gewißheiten mit der irritierenden Offenheit einer bislang unmöglichen Zukunft. Nicht das nur Mögliche, sondern das Unmögliche wird in der Krise zur Wirklichkeit.[16]

Lebbare Zukunft ist nicht die von der Gegenwart her erschlossene mögliche Zukunft, sondern jenes ganz Andere, dessen überraschende Ankunft erst im leidvollen Abschied, in der Trennung vom Nicht-Lebbaren erfolgt. Genau dies macht den Charakter menschlicher Begegnung aus. Insofern aber Begegnung im strengen Sinn immer *Begegnung mit dem Anderen* heißt, ist sie das Geschehen, in welchem sich die Wahrheit der Krise ereignet: immer also ein Geschehen der Ent-Täuschung, aus dem heraus sich erst gelingendes Leben entfaltet. Die zumeist nur theoretisch postulierten Antinomien menschlichen Daseins von Identität und Veränderung, von Selbstfindung und Selbstverlust, hier in der Begegnung werden sie erfahrbar. Denn erst die Erschütterung durch das unvorhersehbar Andere und der damit einhergehende Verlust des scheinbar eigenen Selbst, führt zum ur-eigenen Selbst, das dann ein anderes ist. In diesem dialektischen Prozeß von Verbergung und Entbergung vollzieht sich der "Umschlag der Aneignung des Anderen in die Veranderung des Eigenen. Aus der Veranderung aber kehrt der Mensch ... nicht durch Integration des Anderen in sein Selbst zurück, sondern durch die Gründung seines Selbst auf den Anderen. Er entdeckt den Anderen als den Grund seines Selbstseinkönnens." (THEUNISSEN 1977, S. 490)[17]

In der Ent-Täuschung der Begegnung kommt jene *dialektische Negativität* der Wahrheit der Krise in den Blick, die sich im Gewinn des Verlustes der Begriffe und Bilder zeigt, die der Mensch vom Anderen entwirft, ohne ihm oder um ihm nicht zu begegnen. Dieser Gewinn vermag von der Angst zu befreien, die sich hinter den Begriffen und Bildern verbirgt; eine Angst vor dem Ent-täuschtwerden und dem Anders-werden-müssen. Letztlich ist es wohl die zumeist unbewußte Angst vor dem Selbst-werden, das immer auch ein *Anders-werden in der Begegnung mit dem Anderen* ist. Vor diesen Ungewißheiten und Herausforderungen des Lebens 'schützen' die falschen Bilder vom Anderen. Freilich wird allzuoft übersehen, daß sich mit diesen Bildern, mit den Ritualen der Ausgrenzung und Verdrängung, der Mensch allererst selbst entfremdet und zerstört.

Die scheinbare Paradoxie der Ent-Täuschung, wie sie sich in der Begegnung mit dem Anderen besonders eindrucksvoll darstellt, verweist zugleich auf den völlig anderen Charakter der *Zeitlichkeit der Krise*. Es wird eine Zeitstruktur sichtbar, wie sie allem geschichtlichen Werden zugrundeliegt. Sie entspricht nicht dem Trugbild einer geordneten Abfolge der Zeitmodi, bzw. der Illusion säuberlicher Trennung zwischen einer abgeschlossenen Vergangenheit und einer kommenden Zukunft, wie es die machtvolle Sicherheit sowohl des faktischen wie auch des prognostischen Wissens der Wissenschaften suggerieren mag. Statt dessen vermittelt jene Zeitstruktur ein scheinbares Chaos der 'offenen Zeiten'. Das "nicht-mehr-Gegenwärtige" ist ebenso unmittelbar anwesend, wie das "noch-nicht-Gegenwärtige". Menschliches Leben als ein gelingendes In-der-Zeit-Sein im Horizont der Krise heißt mithin, das Gewesene ebenso offen zu halten, indem ihm seine Ankunft als Gegenwart verweigert wird, wie gleichermaßen das Kommen der Zukunft durch den Vorenthalt der Gegenwart geöffnet wird. Für diese komplexe ontologische Denkfigur eines *Daseins im Offenen der Zeit*, die den Durchblick auf die Einheit ihrer Modi in der Weise freigibt, wie sie ihre Modi zugleich der Verfügbarkeit entzieht, prägte HEIDEGGER den Terminus des *Ereignisses*.[18]

So wird die Krise als Ereignis zur Metapher für die eigentümliche Zeitstruktur des Lebendigen, deren ineinander verschränkten Zeitmodi sie einem streng begrifflich-rationalen Zugriff entziehen. Mehr noch zeigt sich, daß die Zeitgestalt der Krise, als eine Weise der Verschmelzung aber auch Scheidung von Vergangenheit und Zukunft, von Selbst und Anderem, für das "Dazwischenliegende" steht; für das nicht-ausgeschlossene Dritte, das, weil im Widerspruch zur klassischen Logik stehend, genau jene permanente Spannung erzeugt, die das Wesen der *conditio humana* ausmacht. (RICOEUR 1986, S. 53f)[19]

Als ein In-der-Begegnung-Sein gründet menschliche Existenz im ortlosen Zwischen-Sein. Nicht die Kategorie der Substanz und deren ontologische Begrifflichkeit verhilft zu einem Verstehen menschlichen Daseins, sondern erst die der Krise zugehörige Kategorie der *Entscheidung*, die Viktor von WEIZSÄCKER als eine "pathische" und somit "nicht-ontische" bestimmte.[20] Hier ist jenes situative Angefochtensein gemeint, dem sich der Mensch in seiner Öffnung zur Welt unentwegt ausgesetzt sieht. Jeder bewußte Vollzug seiner Existenz stellt ihn zwischen sich selbst und das Andere, zwischen die Erfahrungen einer gewesenen, noch immer aber wirkenden Vergangenheit und die Erwartungen angesichts einer offenen, unverfügbaren und unbestimmbaren Zukunft. Gelingendes Leben heißt daher, sich handelnd und damit immer auch riskierend der Ungewißheit des Noch-Nicht zu unterwerfen. In eben diesem ambivalenten Sinn ist die Krise als ein irritierender, auch ängstigender, und mitunter lähmender Zustand eine elementare Situation menschlichen Lebens. Die je individuelle Geschichte des Menschen *entscheidet* sich gleichsam im Umgang mit diesen Situationen. Insofern sind die Krisen die eigentlichen Signaturen der Ich-Bildung: ja, streng genommen befindet sich der Mensch im Prozeß seiner (lebenslangen) Selbstwerdung immerfort in der Krise, d.h. in der offenen Zeitlichkeit der Entscheidung. Nicht die Kontinuität vorhersagbarer Prozesse, sondern die Diskontinuitäten der Umbrüche konstituieren die geschichtliche Gestalt des Lebendigen. Entgegen einem verbreiteten Vorurteil, ist es nicht die zeitlose Identität mit einem Selbst- oder Fremdbild, die den Menschen zur Person werden läßt, sondern vielmehr die Fähigkeit zur Wandlung in den Krisen der Identität.[21]

Mit der Rede von der Wahrheit der Krise kommt die gleichwohl konstitutive Ambivalenz und Zerrissenheit menschlichen Daseins in den Blick; eines Daseins in der Spannung zwischen Vergangenem und Zukünftigem, als auch zwischen dem Bei-sich-Sein und dem Beim-anderen-Sein. Die Einheit der menschlichen Person erwächst immer auf's neue aus der überwundenen Spannung der Differenz, um sich sogleich wieder in der Differenz zu verlieren, sie konstituiert sich gleichsam gegen die "Herrschaft" einer Differenzen stiftenden Zeit.[22] Mit dieser eigentümlich paradoxen Lebensfigur des Verlierens und Wiederfindens von Einheit über die Zeitlichkeit der Differenz, des Zerfallens und Neuwerdens hinweg, verbindet sich ein eher erkenntnistheoretischer Befund, dessen Bedeutung für die Humanwissenschaften noch immer kaum gesehen wird. Er steht gewissermaßen im Schatten der in der abendländischen Geistesgeschichte dominant gewordenen Diastase von Logik und Zeit, von Wissen und Leben. Jener Differenz also, wie sie sich zwischen der aus dem Faktischen der Vergangenheit erwachsenden Abgeschlossenheit und Gewißheit der logischen Formen und der Offenheit und Ungewißheit des zukünftig Anderen des geschichtlichen Prozesses darstellt. Insofern sich nun die Kreativität des Lebendigen nicht vom Faktischen, nicht vom Verfügbaren und Wißbaren her, sondern von der Offenheit der Zukunft her entfaltet, wird der unüberwindbare Bruch zwischen der *Werdegestalt* des Lebendigen und der *Begriffsgestalt* des rationalen Wissens sichtbar. Es ist die "Differenz von Differenz und Identität" (KAMPER 1989, S. 345), die den Zugriff des 'identischen Denkens' der Rationalität an der Differenz des Lebendigen scheitern läßt, oder aber zwingend zu dessen Vernichtung führen muß. Erst im Denken des Nicht-Identischen (ADORNO) erschließt sich die in der Differenz sichtbar werdende Zeitlichkeit des Lebendigen.

Seinen Ausgang nimmt dieser Hiatus von *Differenz* und *Identität* freilich im Menschen selbst, genauer: in der Trennung von Rationalität und Existenz. Gründet die Logik des Begriffs auf der zu zeitlosen Fakten gewordenen Vergangenheit und stiftet daher Identität, so entwirft sich menschliche Existenz immer schon vom Offenen der Zukunft her, mithin aus der Differenz zum Anderen. Zwischen diesen gegensätzlichen Zeitrichtungen, also im je aktuellen Jetzt des reflektierenden Bewußtseins, findet sich das denkende, sich selbst bewußte Ich wieder. Hier kollidieren der aus gelebter Vergangenheit gespeiste rationale Entwurf möglicher Zukunft mit jener Werdegestalt des Lebendigen, die sich vom Anderen möglicher Zukunft, nämlich von der Unmöglichkeit her entfaltet. Allein dort haben Hoffnung und Vertrauen - wider alle Vernunft - ihren Ursprung. In der Weise aber, in der die machtvolle Rationalität der Entwürfe lebbare Zukunft zu verdrängen, mitunter auch zu vernichten vermag, und erst deren Ent-Täuschung im Zusammenbruch den Blick auf das Andere und Offene des Zukünftigen freigibt und insofern Hoffnung ermöglicht, zeigt sich die Leben schaffende und erhaltende Wirkung der Krise. Ihre *Wahrheit* ist zugleich die Wahrheit des Lebendigen: eine paradoxe, nicht auf den Begriff zu bringende Wahrheit, die in Gestalt jener Antinomie von Einheit und Differenz, von Gleichzeitigkeit und Zeitfolge gleichsam zur Vorbedingung möglicher Zeiterfahrung wird. Einer Zeiterfahrung, die sich in jedem Jetzt des Augenblicks als Mangel darstellt, als das Nicht-Mehr der Vergangenheit und das Noch-Nicht der Zukunft.[23]

Dieser von Unruhe und Offenheit geprägte Schwebezustand eines "Seins-im-Mangel" ist insofern das eigentlich Spezifische menschlichen In-der-Zeit-Seins, als er immerfort Anlaß zu seiner eigenen Überwindung gibt. (vgl. WYSS 1976, S. 35ff, 238ff) So verfällt der Mensch häufig dem Trugschluß, mit der Flucht in die vermeintliche Sicherheit und Beständigkeit gelebten Lebens oder in eine aus den Enttäuschungen der Vergangenheit erwartungsvoll verklärten Zukunft, sich den Paradoxien und Ungewißheiten gegenwärtigen Lebens entziehen zu können. In tragischer Verkennung der Kreativität der *Unentschiedenheit des Augenblicks*, in dem auch das ganz Andere noch möglich ist, gerät er in jene unlebbaren Alternativen, die statt drohende Krisen zu bewältigen, vernichtende Krisen schaffen. Im zumeist angstvollen Vermeiden-Wollen des Ungewissen zeigt sich ein defizitärer Vollzug menschlichen Lebens. Dies kann sehr wohl in der äußeren Gestalt von Krankheiten erfolgen, deren 'Pathogenese' dann freilich eine andere ist, als es die Begrifflichkeit der Medizin nahelegt.

3. Krankheit und Krise – der pathosophische Zugang

Die Krankheit des Menschen ist nicht das, was es schien, ein Gebrechen in einer Maschine; die Krankheit ist nichts anderes als er selbst, oder besser ausgedrückt: eine Gelegenheit, um er selbst zu werden.

Viktor von Weizsäcker

Der nicht fest-stellbare Aufenthalt menschlichen Daseins in der Unverfügbarkeit und Ortlosigkeit der Gegenwart, auf jener fragilen Grenzlinie zwischen Sein und Werden, zwischen Erinnerung und Erwartung, aber auch zwischen Hoffnung und Enttäuschung, verbindet jedes Schöpfertum auf's engste mit dem Abgrund der Verzweiflung, mit dem latenten Zerfall der *Einheit des Zwischen* in die nichtenden Extreme der Differenz. Dieses elementare Angefochtensein des Menschen, das ihn im unentschiedenen Zwischen des Augenblicks in der steten Unruhe des Sich-entscheiden-müssens hält, läßt deutlich werden, daß von der Wirklichkeit menschlichen Lebens nicht in einer auf Eindeutigkeiten und Identitäten beruhenden Begrifflichkeit gesprochen werden kann, wie es neuzeitliche Wissenschaft von ihren Objekten zu tun gewohnt ist. Jene unhintergehbare Zeitlichkeit, wie sie der Antinomie von Einheit und Differenz innewohnt, läßt die Wirklichkeit des Lebens gleichsam im Horizont des Widerspruchs, eines freilich unauflösbaren Widerspruchs erscheinen. "Etwas ist also lebendig, nur insofern es den Widerspruch in sich enthält, und zwar diese Kraft ist, den Widerspruch in sich zu fassen und auszuhalten." (HEGEL 1816, S. 76)[24]

In dieser Perspektive, die Viktor von WEIZSÄCKER als eine "antilogische" bezeichnete, zeigt sich das Wesen des Lebendigen als "zugleich dasselbe und doch ein sich änderndes, also ein werdendes Wesen" (1946, S. 53). Hier fließen Identität und Differenz, die transzendente Ewigkeit des Selbstseins und die vergängliche Zeitlichkeit der Selbstwerdung als sich ausschließende Gegensätze ineinander; in jene leidvolle Unruhe des gegenwärtigen Daseins, dessen Wahrnehmung die vermeintlichen Gewißheiten rationaler Deutungen verstellen. Alle Begriffe und Bilder vom Menschen sind daher immer auch Täuschungen. Erst hinter den ontologischen Festschreibungen dessen, was so und nicht anders ist, tritt die widersprüchliche Zeitgestalt des Lebendigen hervor, dessen Daseinsweise nicht das So-Sein, sondern zugleich auch das Anders-Werden ist. Dieses geschieht in der Begegnung, der eigentlichen Grundform menschlichen Daseins: im Sich-dem-anderen-Aussetzen, im Betroffensein vom Unmöglichen. Es ist der nicht-ontische, der pathische Zustand des Annehmens und Erleidens des Anderen, der die Wirklichkeit des Lebens ausmacht; stets in der

Spannung zwischen dem Verlust des Bisherigen und dem Zugewinn des Neuen.

"Das *Erleiden* des Lebens steht nicht als Rahmen, wie etwa ein Raum, und nicht als Mittelpunkt, wie etwa eine Gegenwart, da, als ob das Leben in ihm oder von ihm aus bewirkt würde. Lokalisierbar ist es nur als Schnittpunkt der in jeder Genese geschehenden und oft genug auch deutlich erscheinenden Wandlungen. Es ist vom Phänomen oder Erleben aus also dort zu suchen und zu fassen, wo das hier als *Krise* Bezeichnete sich findet. In der Krise jedenfalls steigt das Attribut des Pathischen zur Höhe einer ausschließenden Macht. ... Denn das in der Krise befindliche Wesen ist aktuell nichts und potentiell alles. ... In der echten Krise schafft die Entscheidung sich selbst, ist Anfang und Ursprung." (WEIZSÄCKER 1940, S. 184 f)

Insofern nun Krisen als ent-täuschende, d. h. Veränderungen und Wandlungen bewirkende Zeitgestalten der Begegnung mit dem Anderen, gleichsam die Daseinsweisen menschlicher Existenz sind, ist offenkundig, daß sich auch und gerade im *Kranksein des Menschen* eine Gestalt der Krise zeigt. Eben jene Erfahrung des Betroffenseins wider alle Erwartung, des Hineingenommenwerdens in eine andere Lebenswirklichkeit, die im Horizont rational antizipierter Möglichkeiten als unmöglich erscheinen muß. Hier offenbart sich der existentielle Kern der Rede von der Wahrheit der Krise. Denn erst in der unmittelbaren Gefährdung des Krankgewordenseins, im Verlorengehen bisheriger Lebensweise, wird die eigentümliche Dialektik gelingenden Lebens, die paradoxe Figur eines gewinnbringenden, weil zukunftseröffnenden Verlustes erfahrbar. Dieser zunächst ungewöhnlich erscheinenden Perspektive folgend, mag es in gleichwohl metaphorischer Rede erlaubt sein, die Erfahrung des Krankseins als eine Weise der Selbstbegegnung, ja sogar der Selbsterkenntnis und Selbstfindung zu bezeichnen. Eine Lehre vom Menschen, die auf diese Erfahrung meint verzichten zu können, fällt ihren eigenen Täuschungen in Gestalt eines 'objektiven Wissens' vom Menschen zum Opfer. Sich vom Phänomen des Krank-werden-könnens, der Subjektivität des Fehlens und Scheiterns her dem Wesen des Menschen zu nähern, macht den *pathosophischen Zugang* aus, dessen Ziel dann freilich nicht zuerst die Vermeidung und Bekämpfung der Krankheiten um jeden Preis ist, sondern vielmehr der Versuch, sie in ihrer Individualität als eine mögliche andere Wahrheit des Lebens *verstehen* zu lernen.[25]

Das Nachdenken über menschliches Kranksein, nicht als eine den Wert des Lebens mindernde Störung, die es zu beseitigen gilt, sondern als eine untrennbar zur "Individualisierung" (NOVALIS) des je einmaligen Menschen gehörende *Wahrheitserfahrung*, hat eine lange Tradition in den Künsten und der schönen Literatur. Der für unsere moderne Kultur typischen Abwertung und Ausgrenzung des Krankseins, seiner Angstbesetzung und Dämonisierung, stehen eine Vielzahl künstlerischer Zeugnisse entgegen, die das Erleiden von Schmerz und

Krankheit als ein "mächtiges Erkenntnismittel", ja sogar als einen "genialen Weg zum Menschen und zur Liebe" darstellen.[26] Statt aber nunmehr dem für menschliches Dasein konstitutiven Zusammenhang von Krankheit, Tod und Wahrheit nachzugehen, sei aus einem der späten Gedichte Rainer Maria RILKEs zitiert, wo nochmals jene unhintergehbare Paradoxie des Lebendigen anklingt, deren systematische Ausgrenzung Leistungskraft und tragisches Versagen moderner Medizin begründet.

Wir sind ja auch in das, was schreckt und stört,
von Anfang an so grenzenlos verpflichtet.
Das Tödliche hat immer mitgedichtet:
Nur darum war der Sang so unerhört.

Der Versuch, von der Wahrheit der Krise zu sprechen, wodurch die provokative Formel von der *Wahrheit menschlichen Krankseins* in den Blick kam, führt in den offenen Lebensraum zwischen dem Glück des Gelingens und dem Schmerz des Scheiterns, dessen konflikthafte Ambivalenz den Reichtum und die Schönheit, freilich auch das Wagnis menschlichen Daseins ausmacht. Zugleich aber führt ein solcher Versuch auf die Grenze zwischen Sein und Zeit, zwischen Begriff und Metapher, zwischen Sprache und Sprachlosigkeit. Es verwundert nicht, daß HEIDEGGER bei seinem radikalen Ansatz, die Wahrheit des Seins als Ereignis zu denken, die ursprüngliche Weise der Darstellung dieser Wahrheit nicht im philosophischen Begriff, sondern in Gestalt der *Poiesis* fand. In ihrem Grenzgängertum, ihren Grenzüberschreitungen, ihrem Ausbruch aus geordneten Zeiten und geschützten Räumen, auf's engste dem Wesen der Krise verwandt, leistet erst die Kunst den Übergang zur geschenkten Zeit ohne Grenzen, zur Erfahrung der Wahrheit des Schönen. In dieser Grenzenlosigkeit zeigt sich zugleich ihre Machtlosigkeit und Ohnmacht. Macht und Herrschaft hingegen bedürfen der Beschränktheit, sie erwachsen aus dem Bedürfnis nach Überschaubarkeit, nach umgrenzten Ordnungen, nach Orientierung und Sicherheit. Dies ist der Ort der wissenschaftlichen Wahrheiten unserer modernen Kultur, nicht aber der Ort des lebendigen Menschen.

Angesichts der Machtförmigkeit und tödlichen Gewißheit rationalen Denkens, dessen positiven, fest-stellenden 'Wahrheiten' unsere Welt und unser Leben zunehmend in die Kälte der Artefakte, in die lähmende Unverbindlichkeit des bloßen Scheins drängen, stellt sich die Frage, inwieweit die Erfahrung des Scheiterns und der Krise, die eine Wahrheit des Lebendigen ist, eine andere Lehre vom Menschen begründen könnte, die gleichsam Fundament medizinischen Denkens und Handelns sein würde. In Erinnerung an die alte Tradition der Negativen Theologie, wie sie in Gestalt der modernen Kunst in neuer und unerwarteter Weise auf uns zukommt, gilt es den Versuch einer *Negativen Anthropologie* zu wagen. Vorbedingungen einer angemessenen Rede vom

Kranksein des Menschen lieferte dann keine Logik der Begriffe, sondern die *Antilogik einer ästhetischen Hermeneutik.*[27]

Anmerkungen

1   Herrn Prof. Dr. med. Prof. h.c. mult. Dieter Wyss zum 70. Geburtstag in Dankbarkeit und Verehrung gewidmet.
2   Hilfreiche Anregungen verdankt der Autor der Teilnahme an den Kolloquien des Forschungszentrums für Historische Anthropologie an der Freien Universität Berlin und den von Prof. Dr. med. Dieter Janz geleiteten Seminaren zu Viktor von Weizsäcker.
3   Genau besehen, zeigt sich diese Fortschrittsgewißheit als eine säkularisierte Form christlicher Heilserwartung (Löwith 1953), die von der Geschichtsphilosophie Hegels herkommend, in Gestalt ihrer totalitären Zukunftsbemächtigung Geschichte eher verdrängt als versteht. Erst im Scheitern solcher postreligiösen Sinnstiftungen kommt Geschichte selbst zum Vorschein, freilich um den Preis des Verlustes eingängiger, zumeist ideologischer Begriffe und Projekte von Geschichte. (vgl. Burger 1993, Paz 1990)
4   Die Frage drängt sich auf, ob es nicht vielleicht das gewaltsame Entmythisierungsprogramm des jüdischen Monotheismus war, von dem her die angstvolle Ausgrenzung des Ungewissen und Nicht-Eindeutigen grundgelegt wurde? In der Verschmelzung mit der spätgriechischen Logos-Metaphysik verfestigte sich jene eigentümliche Substanz-Ontologie, die es der neuzeitlichen Wissenschaft verwehrt, einen angemessenen Zugang zum Phänomen des Lebendigen zu finden. (weiterführend hierzu Drewermann 1988, Bd. 1; Picht 1989, S. 3 - 75, 295ff)
5   Ohne dies hier vertiefen zu wollen, sei darauf verwiesen, daß mit der unverzichtbaren Orientierung, die 'Bilder' und Vorstellungen von Mensch und Welt vermitteln, immer auch eine Verbergung verbunden ist. Die Macht der Bilder verhindert das Anders-werden-können des Dargestellten; insofern können Bilder auch zerstören und töten. Im Verlust der Bilder, wie es z.B. in der Krise der Begegnung geschieht, fließen daher Orientierungslosigkeit und Befreiung zu neuem Leben ineinander, mischen sich also Schmerz mit Freiheit und Angst mit Hoffnung. "Das Schwierigste nicht scheuen, das Bild von sich ändern", gilt daher in Christa Wolfs *Kassandra* als Motto für Lebendigkeit - eine Lebendigkeit, die erst die Erfahrung der Krise vermittelt. (Wolf 1983, S. 220)
6   Die Vielfalt dieser Probleme muß hier nicht dargestellt werden, haben sie doch bereits - wenngleich in unangemessener Form - die öffentlichen Medien erreicht. Letztlich aber geht es um die Frage nach Möglichkeit und Struktur medizinischen Denkens und Handelns angesichts der Komplexität, Geschichtlichkeit und Transzendenz menschlichen - also personalen - Daseins. Mit einer "pragmatischen Umdefinierung" (Jonas 1987, S. 219 - 241) von Leben und Tod, von Leib und Seele, sowie von Krankheit und Gesundheit im Lichte rationaler Verfügbarkeit ist es hierbei nicht getan. Insofern ist jenes reduzierte Menschenbild anzufragen, das hinter der Praxis von z. B. pränataler Diagnostik, Organtransplantation und Gentherapie steht. (weiterführend Linke 1993)

7 Christa Wolf prägte diesen Terminus in einem ihrer frühen literaturtheoretischen Essays und griff damit ein Charakteristikum abendländischer Geistesgeschichte auf, das fortan zu ihrem eigentlichen Thema werden sollte, wie es besonders ihr Kassandra-Stoff zeigt. (Wolf 1968; vgl. auch Jacobi 1989)

8 Diese Metapher der "Grenzüberschreitung", die das Dilemma unserer rationalen Wissenskultur aufzeigt, geht jener eigentümlichen Denkfigur des "Gestaltkreises" voraus, die zunächst empirische Wahrnehmungspsychologie reflektiert, letztlich aber eine *Epistemologie des Lebendigen* zu begründen sucht. Dieser noch immer unzureichend verstandenen Leistung Viktor von Weizsäckers wird sich eine in Vorbereitung befindliche größere Arbeit des Verfassers zuwenden.

9 Nietzsche hat es wohl am deutlichsten gesehen, daß der von Descartes ausgehende 'Sieg der Methode über die Wissenschaft' zu eben jener reduzierten Wissensform führte, deren Wahrheit sich in Gewißheit verkehrte, so daß die Ausgrenzung des Unbestimmbaren und Ungewissen gleichsam zur Vorbedingung möglichen Wissens wird. Solcher Wille zur Wahrheit ist dann zugleich ein Wille zur Macht, zur Beherrschung und Verfügung des Vorfindlichen. Im Horizont der "Anwesenheit" und "Vorhandenheit" (Heidegger) wird das Sein der Welt und des Menschen sinn-los und un-heilig, es wird zur bloßen Sache. In dieser ontologischen Engführung gründet das anthropologische und damit auch ethische Defizit der modernen Humanwissenschaften. (vgl. Frank 1989)

10 Diesem Konflikt geht die philosophische Grunderfahrung einer "radikalen Fraglichkeit" voraus, die zugleich grundlegende Wirklichkeitserfahrung ist. Insofern bestimmt sich der "Sinn von Wirklichkeit ... als das Nicht-Verfügbare, nicht zu Bemächtigende negativ vom Verfügenwollen des Subjekts her." (Pöltner 1978, S. 377) Entgegen der Positivität neuzeitlicher Wissenschaft vermag wohl am ehesten die *dialektische Negativität der Wahrheit der Krise* einen Zugang zur Wirklichkeit des Lebendigen zu leisten. Im Sinne Viktor von Weizsäckers würde man dies als einen "pathosophischen" Zugang bezeichnen können.

11 Diese Spannung prägt alles menschliche Wissen in der Geschichte. In der Weise, wie Utopien jenes Risiko der Freiheit enthalten, ohne dem zukunftsfähiges Leben nicht möglich wäre, speisen sie sich aus einer Hoffnung, die als Hoffnung immer auch enttäuschbar ist; zugleich aber stehen sie in der Gefahr, im Vorgriff auf mögliche Zukunft ihre eigene Realisierung als Gewißheit antizipativ zu postulieren. In solch gewaltsam rationaler Gestalt wird Utopie zur Hybris, deren Wesensmerkmal "die Elimination des Kontingenten" ist. (Amery 1969, S. 81) Mit ihrem katastrophischen Scheitern vernichtet sie eben jene Zukunft, die sie als 'Utopie' zu ermöglichen vorgab. In der Verdrängung der Offenheit der Zukunft durch ein antizipierendes Wissen gründet die Vernichtung der Geschichte. So zeigt sich die Pathologie der Moderne in ihrer machtvollen Hybris, d. h. in ihrer tödlichen Utopielosigkeit. (vgl. auch Picht 1992)

12 Es mag deutlich geworden sein, daß ein technomorphes Verständnis von Gesundheit wie auch von Krankheit, keine Utopie, sondern Hybris ist, die letztlich Leben vernichtet, statt es zu fördern. Weder das Gesundsein noch das Kranksein des Menschen sind normativ zu bestimmende Zustände, vielmehr spiegeln sie in je individueller Weise menschliches Dasein wider. Überraschend prägnant findet sich diese Einsicht bereits bei Nietzsche (1887, § 120): "Denn eine Gesundheit an sich gibt es nicht, und alle Versuche, ein Ding derart zu definieren, sind kläglich mißraten.

Es kommt auf dein Ziel, deinen Horizont, deine Kräfte, deine Antriebe, deine Irrtümer und namentlich auf die Ideale und Phantasmen deiner Seele an, um zu bestimmen, *was* selbst für deinen *Leib* Gesundheit zu bedeuten habe. Somit gibt es unzählige Gesundheiten des Leibes; und je mehr man dem Einzelnen und Unvergleichlichen wieder erlaubt, sein Haupt zu erheben, je mehr man das Dogma von der 'Gleichheit der Menschen' verlernt, um so mehr muß auch der Begriff einer Normal-Gesundheit, nebst Normal-Diät, Normal-Verlauf der Erkrankung unsern Medizinern abhanden kommen. Und dann erst dürfte es an der Zeit sein, über Gesundheit und Krankheit der *Seele* nachzudenken und die eigentümliche Tugend eines jeden in deren Gesundheit zu setzen: welche freilich bei dem einen so aussehen könnte, wie der Gegensatz der Gesundheit bei einem anderen. Zuletzt bliebe noch die große Frage offen, ob wir der Erkrankung *entbehren* könnten, selbst zur Entwicklung unsrer Tugend, und ob nicht namentlich unser Durst nach Erkenntnis und Selbsterkenntnis der kranken Seele so gut bedürfe als der gesunden: Kurz ob nicht der alleinige Wille zur Gesundheit ein Vorurteil, eine Feigheit und vielleicht ein Stück feinster Barberei und Rückständigkeit sei." Die Überwindung der ontologischen Trennung von Gesundheit und Krankheit, wie sie das Denken der modernen Medizin weithin bestimmt, hin zu einem Verständnis von Gesundsein, dem gleichwohl das Krank-werden-Können wie auch dessen Überwindung innewohnt, bleibt eine zu leistende Aufgabe zukünftiger Medizinkultur. "Gesund sein" heißt dann, wie es Viktor von Weizsäcker schon 1935 formulierte, "nicht normal sein, sondern: sich in der Zeit verändern, wachsen, reifen, sterben können." (S. 294)

13 Die Verknüpfung von Tragik und Ethos, von Wissen-Wollen und Nicht-wissen-Können, zeigt gegenwärtig wohl am anschaulichsten der Fall des sog. "Erlanger Babys". In seltener Unverborgenheit kamen Macht und Schrecken einer sich rational begründenden Medizinkultur zum Vorschein. (vgl. "Hirntod und Schwangerschaft", Symposium der Akademie für Ethik in der Medizin, Dezember 1992, insbes. den Beitrag von Petersen; ebenso Schreiner 1993 und Schöne-Seifert 1993)

14 Dies mag zunächst als eine Problemanzeige verstanden werden, deren detaillierte Darstellung den Rahmen dieses Textes sprengen würde. Mit einer umfangreicheren Untersuchung hofft der Autor einen Beitrag zur weiteren Klärung dieser zentralen Problematik medizinischen Denkens leisten zu können.

15 Viktor von Weizsäckers Lehre vom "Gestaltkreis" ist der Versuch einer Grundlegung der Medizin, nicht vom ontischen Modus der *Trennung*, sondern vom pathischen Modus der *Beziehung* her. Insofern bildet der "Gestaltkreis" gleichsam eine "Anweisung zur Erfahrung des Lebendigen". (1946, S. 54) So gilt denn auch für Weizsäcker (1940, S. V) der Imperativ: "Um Lebendes zu erforschen, muß man sich am Leben beteiligen."

16 Hier erfolgt eine Umkehrung der durch die aristotelische Ontologie geprägten Verstehensweise, nach welcher sich das Mögliche vom Wirklichen her erst als Mögliches darstellt. Auf dieser Reduktion des Möglichen auf das Noch-Nicht zukünftiger Wirklichkeit beruht das klassische Kausalitätsverständnis. Das Phänomen der Krise hingegen zeigt, daß sich zukünftige Wirklichkeit nicht von jenen Möglichkeiten her bestimmt, die aus bisheriger Wirklichkeit erwachsen. Vielmehr handelt es sich um das ganz Andere, das eigentlich Un-Mögliche, von dem her sich Wirklichkeit entfaltet. Ein angemessenes Verstehen geschichtlicher Prozesse ist daher im Horizont klassischer Ontologie schlechterdings nicht gegeben. Viktor von Weizsäk-

kers pathosophischer Gegenentwurf gründet daher in einem sog. "Impossibilitätstheorem". Vgl. *Pathosophie*, S. 210 - 216, desweiteren hierzu Rorarius (1991, S. 221 - 234). Eine äußerst interessante Verbindung dieses geistesgeschichtlichen Zusammenhangs mit der Theologie findet sich bei Jüngel (1969).

17 Dieser Prozeß der dialogischen Selbstwerdung des Ich verweist auf die der modernen Medizin zusehends verlorengehende *therapeutische* Dimension der Begegnung. Überdies steht die Metapher der Begegnung für jenes intra- und interpersonal untrennbare Geschehen des Krank-Werdens, von dem Buber (1965, S. 144) sagt, daß nie "eine Seele (s.o.) zwischen ihr und anderen Seienden Bestehendes." Zur Phänomenologie der Begegnung als einer 'heilenden' Erkenntnisfigur und deren diagnostischen Bedeutung sei auf Tellenbach (1990) verwiesen.

18 Vgl. Heidegger (1962, S. 12ff). Die radikale Andersartigkeit dieses Ansatzes versuchte Heidegger zu kennzeichnen, indem er dieses sich "ereignende" Sein nunmehr öfter als "Seyn" schreibt, um es von der traditionellen Ontologie abzuheben. Weiterführend hierzu Pöggeler (1983, bes. S. 143 - 188).

19 Die Denkfigur des nicht-ausgeschlossenen Dritten erinnert an eine Weise des Denkens über die Dinge der Welt, wie sie von den sog. Vorsokratikern (insbes. von Heraklit) überliefert wurde. Offensichtlich war es einer unverstellten Wahrnehmung der elementaren Widersprüchlichkeit des Lebendigen noch näher? Mit Blick auf die von der späteren griechischen Philosophie geprägten Formen abendländischen Denkens, läßt Christa Wolf ihre Kassandra formulieren: "Für die Griechen gibt es nur entweder Wahrheit oder Lüge, richtig oder falsch, Sieg oder Niederlage, Freund oder Feind, Leben oder Tod. Sie denken anders. Was nicht sichtbar, riechbar, hörbar, tastbar ist, ist nicht vorhanden. Es ist das Andere, das sie zwischen ihren scharfen Unterscheidungen zerquetschen, das Dritte, das es nach ihrer Meinung überhaupt nicht gibt, das lächelnde Lebendige, das imstande ist, sich immer wieder aus sich selbst hervorzubringen, das Ungetrennte, Geist im Leben, Leben im Geist." (Wolf 1983, S. 310)

20 Vgl. Weizsäcker (1927, S. 186ff; 1940, S. 141, 181ff; 1946, S. 48f) und Schneemann (1967)

21 Eine solche Rede vom Menschen, die auf identitätsstiftende Bilder verzichtet, weiß sich einer Freiheit verpflichtet, deren Preis freilich, wie dies schon Kant sehr nüchtern gesehen hat, die präsente Möglichkeit des Bösen ist. So gibt es weder im Leben des Einzelnen noch in der Geschichte einen teleologischen Zwang hin zum Guten. Die Verdrängung dieser Ambivalenz führte zu jenen von Hegel beeinflußten geschichtsphilosophischen Engführungen, deren säkularer Sinnstiftungsanspruch die paradoxe Wahrheit des Menschen in verhängnisvoller Weise verkürzt hat, und somit letztlich der Wiederkehr des Bösen diente. Insofern bleibt auch die seit Leibniz nicht zum Ende gekommene Rede von der Theodizee jenseits ihres theologischen Kontextes jedem Versuch, in möglichst eindeutiger Weise vom Wesen des Menschen zu sprechen, ein Ärgernis. Weiterführend hierzu Wyss (1994).

22 Hier sei auf die zeitphilosophischen Überlegungen Theunissens (1991, bes. S. 37 - 86) verwiesen, denen sich die "Zeit ihrer Natur nach (als) ein Herrschendes" zeigt. Sie ist gleichsam "die ausgezeichnete Weise, wie das Ganze der Welt über uns herrscht, vor dem Raum, der anderen Weise dieses Herrschens, dadurch ausgezeichnet, daß sie auch *in* uns herrscht." (S. 41) Im Horizont dieser Negativerfahrung der Herrschaft der Zeit erweist sich die elementare Bestimmung menschlichen Daseins als ein In-der-Zeit-Sein zugleich auch als der Aufweis seines *pathischen* Wesens.

Jene besonders in der Depression manifeste Erfahrung des Leidens an der Zeit hat hier ihren fundamentalanthropologischen Ort. Insofern leistet manch ein psychopathologischer Befund einen authentischeren Zugang zum Wesen des Menschen als dies dem sog. "gesunden Menschenverstand" je möglich ist. Vgl. hierzu Blankenburg (1992).

23 Zur 'antinomischen Struktur' der Lebensprozesse, die sie sowohl mit sich selbst ständig in Differenz sein lassen, wie auch mit der Rationalität begrifflichen Denkens, sei auf die aus langjähriger psychotherapeutischer und psychiatrischer Erfahrung gespeisten philosophischen Untersuchungen von Wyss (1992, bes. S. 46 - 59, 116 - 129) verwiesen, deren phänomenologische Grundlegung in Wyss (1980) erfolgt.

24 Die Verzweiflung als eine Form des Scheiterns an der Widersprüchlichkeit des Daseins ist seit Kierkegaards (1849) *Krankheit zum Tode* ein nicht nur religiöses, sondern philosophisch-anthropologisches Thema. Hier kommt auch die Angst als eine Grundbefindlichkeit menschlichen Daseins in den Blick, deren Steigerung in panisches Ausmaß eine Folge jenes Irrtums der Moderne ist, sie durch Rationalität kompensieren, ja vielleicht sogar eliminieren zu können. In der eigentümlichen, von Pascal treffend beschriebenen "Verletzung" durch die (Antilogik der) Gegenwart mag ein Ursprung dieser angstvollen Verzweiflung - der Krankheit zum Tode - gesehen werden. Zugleich eine andere Beschreibung der Anfechtung durch den Entscheidungszwang, den das Jetzt ausübt: "Niemals halten wir uns an die Gegenwart. Wir nehmen die Zukunft vorweg, als käme sie zu langsam, als wollten wir ihren Gang beschleunigen; oder wir erinnern uns der Vergangenheit, um sie aufzuhalten, da sie zu rasch entschwindet: Torheit, in den Zeiten umherzuirren, die nicht unsere sind, und die einzige zu vergessen, die uns gehört, und Eitelkeit, denen nachzusinnen, die nichts sind, und die einzige zu verlieren, die besteht, nämlich weil es die Gegenwart ist, die uns gewöhnlich verletzt. Wir verbergen sie vor uns, weil sie uns bekümmert; und wenn sie uns freundlich ist, bedauern wir, sie entschwinden zu sehen. Wir versuchen, sie für die Zukunft zu erhalten, und sind gesonnen, über Dinge, die nicht in unserer Macht sind, an einem Zeitpunkt zu verfügen, von dem wir keine Gewähr haben, daß wir ihn erleben. ... Niemals ist die Gegenwart Ziel, Vergangenheit und Gegenwart sind Mittel, die Zukunft allein ist unser Ziel. So leben wir nie, sondern hoffen zu leben, und so ist es unvermeidlich, daß wir in der Bereitschaft glücklich zu werden, es niemals sind." (Pascal 1669, Nr. 172 nach Brunschvicg)

25 Hier ist nicht der Ort, eine detaillierte Darstellung des pathosophischen Zuganges zu geben, verbindet sich doch mit dem von Viktor von Weizsäcker geprägten Begrif der "Pathosophie" der umstrittene Versuch, eine "neue Medizin" zu entwerfen. Einige hierzu mitunter militant vorgebrachte Kritiken ersetzen nicht den zugegebenermaßen schwierigen Prozeß einer werkgerechten Rezeption, sie erwecken eher den Eindruck, als ein Zeichen für jene Verdrängungen zu stehen, die das Merkmal für Wissenschaftlichkeit geworden sind. Für den Interessenten sei auf Weizsäcker (1951, 1956) sowie auf die neueren Studien Emondts (1993), Rorarius (1991) und Wiehl (1990) verwiesen.

26 Vgl. Thomas Mann (1925, S. 665f). Ohne diese Zusammenhänge hier vertiefen zu wollen, sei lediglich an die untrennbare Verbindung von Biografie, Krankheit und Werk z. B. bei J. M. R. Lenz, G. Büchner, F. Hölderlin und V. van Gogh erinnert, deren Erhellung allein dem pathosophischen Zugang vorbehalten sein dürfte.

27 Zur Ausführung dieses Gedankens sei auf die in Vorbereitung befindliche größere Arbeit des Verf. verwiesen, zu der vorliegender Text als Hinführung gelesen werden kann; vgl. auch Jacobi (1992).

Literatur

Amery, J. (1969): Gewalt und Gefahr der Utopie. In: ders., Widersprüche, S. 69-88. München: dtv 1990

Blankenburg, W. (1992): Zeitigung des Daseins in psychiatrischer Sicht. In: Angehrn, E./Fink-Eitel, H. u. a. (Hrsg.) Dialektischer Negativismus. Michael Theunissen zum 60. Geburtstag, S. 130-155. Frankfurt/M: Suhrkamp

Buber, M. (1965): Nachlese. Heidelberg: Schneider

Burger, R. (1993): Zentralperspektive. Rückblick auf eine optische Täuschung. *Merkur* 47: 279-289 (Nr. 529)

Drewermann, E. (1988): Strukturen des Bösen. Die jahwistische Urgeschichte in exegetischer, psychoanalytischer und philosophischer Sicht. 3 Bde. Paderborn: Schöningh

Emondts, St. (1993): Menschwerden in Beziehung. Eine religionsphilosophische Untersuchung der medizinischen Anthropologie Viktor von Weizsäckers. Stuttgart: Frommann-Holzboog

Frank, M. (1989): Kaltes Herz. Unendliche Fahrt. Neue Mythologie. Motiv-Untersuchungen zur Pathogenese der Moderne. Frankfurt/M.: Suhrkamp

Hegel, G. W. F. (1816): Wissenschaft der Logik II. Werkausgabe Bd. 6., Frankfurt/M: Suhrkamp 1986

Heidegger, M. (1962): Zeit und Sein. In: ders., Zur Sache des Denkens, S. 1-25. Tübingen: Niemeyer 1969

Horkheimer, M./Adorno, Th. W. (1947): Dialektik der Aufklärung. Frankfurt/M: Fischer 1972

Jacobi, R.-M. E. (1989): "Subjektwerdung des Menschen" oder "wider den möglichen Irrweg der menschlichen Vernunft" - Christa Wolf zum 60. Geburtstag. *Zschr. Klin. Psychol. Psychopath. Psychother.* 37: 356-362

Jacobi, R.-M. E. (1992): Person, Zeit und Dialog - Zur Frage nach Möglichkeit und Struktur eines anderen Wissens vom kranken Menschen. In: Lang, H./Weiß, H. (Hrsg.) Interdisziplinäre Anthropologie, S. 69-97. Würzburg: Königshausen & Neumann

Jonas, H. (1987): Technik, Medizin und Ethik. Praxis des Prinzips Verantwortung. Frankfurt/M.: Suhrkamp

Jüngel, E. (1969): Die Welt als Möglichkeit und Wirklichkeit. *Evang. Theologie* 29: 417-442

Kamper, D. (1989): Simulation und Differenzdenken. Eine Aufklärung ihres Verhältnisses. In: Kaempfer W./Kamper, D., Die Zeit und die Uhren, S. 337-351. Frankfurt/M., Leipzig: Insel 1991

Kierkegaard, S. (1849): Die Krankheit zum Tode. Frankfurt/M.: Syndikat 1984

Linke, D. B. (1993): Hirnverpflanzung. Die erste Unsterblichkeit auf Erden. Reinbek: Rowohlt

Löwith, K. (1953): Weltgeschichte und Heilsgeschehen. Stuttgart: Kohlhammer
Mann, Th. (1925): Vom Geist der Medizin. In: ders., Aufsätze, Reden, Essays. Bd. 3 (1919 - 1925), S. 661-667. Berlin, Weimar: Aufbau 1986
Muschg, A. (1981): Literatur als Therapie? Ein Exkurs über das Heilsame und das Unheilbare. Frankfurter Vorlesungen. Frankfurt/M.: Suhrkamp
Nietzsche, F. (1887): Die fröhliche Wissenschaft. Kritische Studienausgabe, Bd. 3. München: dtv
Pascal, B. (1669): Über die Religion (Pensées). Hrsg. von E. Wasmuth. Frankfurt/M.: Insel 1987
Paz, O. (1990): Die Moderne war unsere Göttin und unser Dämon (Nobelpreisrede). *Frankfurter Allgemeine Zeitung* (14.12.1990) Nr. 291, S. 36
Picht, G. (1989): Der Begriff der Natur und seine Geschichte. Vorlesungen und Schriften (Hrsg. von C. Eisenbart). Stuttgart: Klett-Cotta
Picht, G. (1992): Zukunft und Utopie. Vorlesungen und Schriften. Stuttgart: Klett-Cotta
Pöggeler, O. (1983): Der Denkweg Martin Heideggers. Pfullingen: Neske
Pöltner, G. (1978): Erfahrung radikaler Fraglichkeit als Grundlage einer Philosophischen Theologie? *Theologie und Philosophie* 53: 367-396
Ricoeur, P. (1986): Ist "die Krise" ein spezifisch modernes Phänomen? In: Michalski, K. (Hrsg.) Über die Krise (Castelgandolfo-Gespräche 1985), S. 38-63. Stuttgart: Klett-Cotta
Rilke, R. M. (1978): Werke in drei Bänden. Leipzig: Insel
Rorarius, W. (1991): Viktor von Weizsäckers Pathosophie. Stuttgart, New York: Georg Thieme
Schadewaldt, W. (1978): Die Anfänge der Philosophie bei den Griechen. Die Vorsokratiker und ihre Voraussetzungen. Tübinger Vorlesungen, Bd. 1. Frankfurt/M.: Suhrkamp
Schneemann, N. (1967): Der Krisenbegriff Viktor von Weizsäckers. *Zschr. Psychother. medizin. Psychol.* 17: 144-153
Schöne-Seifert, B. (1993): Der "Erlanger Fall" im Rückblick: eine medizin-ethische Lektion? *Ethik in der Medizin* 5: 13-23
Schreiner, P.-W. (1993): Hirntod und Schwangerschaft (Tagungsbericht). *Deutsche Krankenpflege-Zeitschrift* 13: 124-127
Tellenbach, H. (1980): Normalität. In: Peters, U. (Hrsg.) Die Psychologie des 20. Jahrhunderts. Bd. 10 (2), S. 78-98. Zürich: Kindler
Tellenbach, H. (1990): Phänomenologische Analyse der mitmenschlichen Begegnung im gesunden und im psychotischen Dasein. *Heidelberger Jahrbuch* 34: 95-103
Theunissen, M. (1977): Der Andere. Studien zur Sozialontologie der Gegenwart. Berlin, New York: de Gruyter
Theunissen, M. (1991): Negative Theologie der Zeit. Frankfurt/M.: Suhrkamp
Wiehl, R. (1990): Ontologie und pathische Existenz. Zur philosophisch-medizinischen Anthropologie Viktor von Weizsäckers. *Zschr. Klin. Psychol. Psychopath. Psychother.* 38: 263-288
Weizsäcker, V. von (1927): Über medizinische Anthropologie. In: Gesammelte Schriften (Hrsg. von P. Achilles, D. Janz, M. Schrenk, C. F. von Weizsäcker), Bd. 5, S. 177-194. Frankfurt/M.: Suhrkamp 1987
Weizsäcker, V. von (1935): Ärztliche Fragen. Vorlesungen über Allgemeine Therapie. In: Ges. Schriften, Bd. 5, S. 259-342. Frankfurt/M.: Suhrkamp 1987

Weizsäcker, V. von (1940): Der Gestaltkreis. Theorie der Einheit von Wahrnehmen und Bewegen. Stuttgart, New York: 1986 (5. Aufl.)
Weizsäcker, V. von (1946): Anonyma. In: Ges. Schriften, Bd. 7, S. 41-99. Frankfurt/M.: Suhrkampf 1987
Weizsäcker, V. von (1951): Der kranke Mensch. Eine Einführung in die Medizinische Anthropologie. In: Ges. Schriften, Bd. 9, S. 325-641. Frankfurt/M.: Suhrkamp 1988
Weizsäcker, V. von (1956): Pathosophie. Göttingen: Vandenhoeck & Ruprecht
Wolf, Ch. (1968): Lesen und Schreiben. In: dies., Die Dimension des Autors. Aufsätze, Essays, Gespräche, Reden. Bd. 2, S. 7-47. Berlin, Weimar: Aufbau 1986
Wolf, Ch. (1983): Kassandra. Vier Vorlesungen. Eine Erzählung. Berlin, Weimar: Aufbau
Wyss, D. (1976): Mitteilung und Antwort. Untersuchungen zur Biologie, Psychologie und Psychopathologie von Kommunikation. Göttingen: Vandenhoeck & Ruprecht
Wyss, D. (1980): Logos und Antilogos. Untersuchungen zur Vermittlung von Naturwissenschaft und Hermeneutik. Göttingen: Vandenhoeck & Ruprecht
Wyss, D. (1992): Die Philosophie des Chaos oder Das Irrationale. Würzburg: Königshausen & Neumann
Wyss, D. (1994): Kain. Eine Phänomenologie und Psychopathologie des Bösen. Würzburg: Königshausen & Neumann

II.
Medizin und Kulturgeschichte

Gotthard Strohmaier *(Berlin)*

Griechische und arabische Medizin zwischen Naturwissenschaft und Psychosomatik

Während des dritten Kreuzzuges, so berichtet der arabische Ritter Usama ibn Munqid in seinen Memoiren[1], schickte der fränkische Herr der Festung al-Munaitira im nördlichen Libanon einen Boten zu dem Onkel des Erzählers, der in einer benachbarten Burg residierte, und bat um die Entsendung eines Arztes. Dem wurde freundlicherweise stattgegeben, und nach zehn Tagen kam der Arzt zurück und berichtete Schreckliches. Man habe ihm zwei Patienten anvertraut, einen Ritter mit einem Geschwür am Fuß, das er mit einem Breiumschlag öffnen konnte, und eine Frau, die in der Sprache zeitgenössischer Medizin an "Austrocknung" litt, der er mit einer "feuchten" Diät entgegenzuwirken suchte. Da mischte sich ein fränkischer Arzt ein, der den Fuß mit einem Beil amputieren ließ, was zum Tod des Ritters führte. Bei der Frau lautete die Diagnose des fränkischen Kollegen, daß in ihrem Kopf ein Teufel sitze, der in sie verliebt sei. Er ließ ihr das Haar scheren, was aber nichts half, da, wie der arabische Arzt mißbilligend anmerkt, die Frau zu ihrer gewohnten Ernährung mit viel Knoblauch und Senf zurückkehrte, was genau das Verkehrte war, denn diese sind nach GALENs Pharmakologie warm und trocken im vierten Grad, was den extremen Wert seiner Skala darstellt.[2] Die "Austrockung" nahm also zu, und der fränkische Arzt ließ einen kreuzförmigen Einschnitt in die Kopfhaut machen und den entblößten Schädelknochen mit Salz einreiben, was offenbar als eine Art Exorzismus gemeint war, auch dies mit letalem Ausgang. Wir sehen hier auf der Ebene alltäglicher medizinischer Praxis den damaligen Niveauunterschied zwischen dem islamischen Orient und dem Abendland. Die arabische Medizin war in den theoretischen Grundlagen und in vielen ihrer Einzelzüge eine sehr direkte Fortsetzung der griechischen, insbesondere der des GALEN von Pergamon (129 bis nach 200 n. Chr.), dessen umfangreiches Lebenswerk im neunten Jahrhundert fast vollständig in sachverständigen arabischen Übersetzungen vorgelegt worden war. Trotz der umfangreichen Produktion medizinischer Literatur in arabischer Sprache ist man nur hier und da in einigen Details über GALEN hinausgekommen, geschweige denn, daß man die naturphilosophischen Grundlagen angefochten hätte. Es ist also angebracht, die griechische mit der arabischen Medizin als eine Einheit zu behandeln.

Die in der Spätantike gepflegten Wissenschaften einschließlich der Medizin lebten nahezu ungebrochen weiter, sie waren die Domäne einer kleinen, aber manchmal einflußreichen Gruppe von Intellektuellen, die zum orthodoxen Islam ein unterschiedliches Verhältnis hatten. Der Übergang in das andere Medium der arabischen Sprache war von begabten Übersetzern bewerkstelligt worden und brachte kaum Verluste, sowohl was die Verständlichkeit der Texte wie auch den Umfang des Übersetzten anlangt, ist uns doch manches nur in arabischer Übersetzung erhalten geblieben.[3] Von dieser arabischen Rezeption profitierte auch der medizinische Unterricht an den Universitäten Westeuropas, und wie nötig diese neuerliche Rezeption ins Lateinische war, hat uns die Episode aus der Zeit der Kreuzzüge gezeigt.

Der fränkische Arzt praktizierte, und das ist typisch für alle primitive Medizin, teilweise nach rationellen Methoden, nämlich auf dem Gebiet der Chirurgie, wo ja zutage liegt, was zu tun ist, wenngleich er im vorliegenden Fall mit dem Amputieren zu voreilig war. Bei der inneren Krankheit der Frau aber kam er auf eine dämonische Ursache, und seine Therapie war eine Art Exorzismus. Die vorhippokratische Medizin der Griechen sah nicht anders aus. Krankheit wurde als eine Strafe oder auch als ein ungerechter Angriff unsichtbarer Mächte begriffen, die besänftigt oder vertrieben werden mußten. Von daher kommt die Ambivalenz dieser Mächte. Derselbe APOLLO, der als Heilgott im hippokratischen Eid als Zeuge angerufen wird[4], schießt in der *Ilias* mit seinem silbernen Bogen Pfeile ins Lager der Griechen, was den Ausbruch der Pest zur Folge hat.[5] Sein Sohn ASKLEPIOS war ursprünglich nichts anderes als einer der vielen Geroen oder Totengeister, die Krankheiten verursachen und wieder hinwegnehmen und helfende Orakel erteilen konnten.[6] Sein Schlangenstab, der in der Neuzeit zum Symbol der Medizin wurde, stammt aus dieser Sphäre des Heroenkultes, denn die Heroen wurden häufig als Schlangen vorgestellt.[7]

Die naturwissenschaftliche Ausrichtung der Medizin, die wir auf diesem Hintergrund erst einmal als eine große Errungenschaft feiern müssen, begann mit dem hippokratischen Korpus. Hier wurden die Weichen für die weitere Entwicklung gestellt. In der hippokratischen Medizin wurden, und das ist das entscheidende Neue, Modellvorstellungen des menschlichen Körpers und seiner Gesundheit und Krankheit entwickelt, die mit den natürlichen und berechenbaren Faktoren der Witterung, der Eßgewohnheiten, der sonstigen Lebensweise und der Vererbung auskamen. Analoge Triumphe feierte dieses modellhafte Denken auch in der griechischen Astronomie, wo die Bewegungen der Gestirne auf elementare und berechenbare Kreisbewegungen zurückgeführt wurden. *Gesundheit*, und das ist ein typisch griechischer Gedanke, wurde als eine Art von Harmonie, als eine Mittellage zwischen Extremen vorgestellt. Klassischen Ausdruck fand diese Betrachtungsweise schließlich in der sog. Humoralpathologie, der zufolge die Gesundheit ein mittleres Mischungsverhältnis der vier Körpersäfte des Blutes, des Phlegmas und der gelben und der schwarzen Galle darstellt. Der Arzt bekam mit der richtigen Diagnose die Mittel in die Hand, durch den Entzug eines Saftes, also etwa des Blutes beim Aderlaß, oder durch das Eingeben allopathischer Medikamente die Harmonie wiederherzustellen.

Selbst die sog. "heilige Krankheit", die Epilepsie, die mit ihren auffälligen Symptomen so sehr an eine dänomische Besessenheit gemahnte, wurde mit einer plötzlich auftretenden Verstopfung in einem noch rein spekulativ vorgestellten Adernsystem erklärt, und das Treiben der Exorzisten als nutzlos und schädlich gebrandmarkt.[8] Selbst an eine exotische Erscheinung wie die skythische Eunuchenkrankheit wagt sich der Scharfsinn des griechischen Arztes. Für ihn ist sie keine Strafe der einheimischen Götter, wie die Skythen glauben, denn sonst dürfte sie nicht gerade die Wohlhabenden treffen, die mehr Opfer zu bringen vermögen als die Armen. Statt dessen wird die Sitte eines Aderlasses hinter den Ohren verantwortlich gemacht, durch den der Fluß des Samens vom Gehirn zu den Geschlechtsorganen unterbrochen wird.[9] Auch hier finden wir wieder eine spekulative Anatomie und Physiologie, die zumindest den Zweck erfüllt, übernatürliche Ursachen auszugrenzen. Diese Spekulationen, die zwar auch wieder respektable Zeugnisse für das modellhafte Denken sind, wurden erst später durch die Ergebnisse ernsthafter anatomischer Forschungen verdrängt.

In hellenistischer Zeit rivalisierten mehrere Medizinschulen miteinander, die sich in ihrer theoretischen Grundlegung an die rivalisierenden Philosophenschulen anlehnten. Durchzusetzen vermochte sich GALEN von Pergamon. Er verstand seine Medizin als ein logisch geschlossenes System, das auf der Grundlage der aristotelischen Naturphilosophie mit ihren vier Elementen des Feuers, der Luft, des Wassers und der Erde aufgebaut war. Diese Anlehnung an ARISTOTELES war wohl auch der Grund, warum GALEN in der einflußreichen Schule von Alexandria und davon abhängig in der islamischen Kultur rezipiert wurde. Es gab zwar hier Versuche strenger Aristoteliker wie AL-FARABI (gest. 950), die Medizin als eine praktische Kunst auf eine Stufe mit der Kochkunst und der Landwirtschaft zu stellen und aus dem Kanon der Wissenschaften auszugrenzen[10], aber sein großer Nachfolger AVICENNA (980-1037) hat das als Philosoph und Arzt nicht gebilligt, und die bleibende Integration in das gültige philosophische System sicherte dann im Abendland der Medizin die Aufnahme in die hier entstehenden Universitäten, was anderen praktischen Disziplinen wie der Architektur, der Agrikultur, der Alchimie usw. verwehrt blieb.

Die menschliche Seele als Trägerin des Lebens, der Empfindung, des Wollens und des Denkens wurde seit SOKRATES zu einem Hauptthema der griechischen Philosophie. Im hippokratischen Korpus spielt sie noch eine vergleichsweise geringe Rolle. Als eine eigenständige Größe gerät sie ins Blickfeld, wenn es um das Thema des Traumes geht. Der Autor des vierten Buches der Schrift "De diaeta" sieht die Ursache für die Entstehung der Träume darin, daß die Seele bei sich selbst sein kann und nicht durch die Geschäfte des Tages abgelenkt wird. Bestimmte Traumerscheinungen wie Gestirne, Wolken u. dgl. sind dem Autor ein verschlüsselter Reflex der Zustände innerhalb des Körpers, z. B. einer Krankheit, die noch nicht ausgebrochen ist. Er räumt die Möglichkeit von außen kommender und von den Göttern gesandter Träume durchaus ein, aber er bestreitet den professionellen Wahrsagern die Kompetenz für die Traumerscheinungen von Gestirnen, Wolken, u.dgl., was er als seine Domäne abgesteckt hat.[11]

GALEN hat im Zusammenhang mit seinen anatomischen Forschungen, zu denen auch vivisektorische Experimente an Tieren gehörten, die Vernunftseele oder das menschliche Bewußtsein in Gehirn als dem Zentrum des Nervensystems lokalisiert.[12] Daß sie an ein materielles Substrat gebunden ist, wurde ihm auch aus der Tatsache deutlich, daß Ausfallerscheinungen sich auf Teilbereiche beschränken können. So registriert er, daß die nach dem Bericht des THUKYDIDES in Athen an der Pest Erkrankten ihre Verwandten nicht mehr zu erkennen vermochten. Ein Irrer, von dem er mehrfach erzählt, warf zum Gaudium der Passanten Gegenstände seines Haushalts und am Schluß einen Sklaven zum Fenster hinaus auf die Straße, wobei er alles mit seinem richtigen Namen benannte, sein Gedächtnis war also noch intakt.[13] GALEN hat in einer speziellen Schrift gegen Platoniker, die eine unabhängige Stellung der Seele im Körper postulierten, nachgewiesen, daß sie den Mischungen des Körpers folgt.[14] Überhaupt ist er sich unschlüssig, ob man sie nicht überhaupt gleich mit der speziellen Mischung des menschlichen Körpers identifizieren soll.[15]

Einige Fälle von Geisteskrankheiten berichtet GALEN nur wegen ihrer Kuriosität, ohne daß er den Versuch einer Ätiologie wagen kann, so das Beispiel des Mannes, der sich vorstellt, daß der Riese Atlas, der das Himmelsgewölbe trägt, müde werden und es auf die Erde herabstürzen könnte.[16] Er bringt auch einige Beispiele, bei denen seelische Erschütterungen somatische Störungen, ja sogar den Tod nach sich gezogen haben. Ein Augur pflegte an seinem Geburtstag aufs Feld hinauszugehen, um für sich aus dem Vogelflug ein Orakel zu gewinnen. Als er ein besonders unheilvolles Omen erblickte, bekam er einen solchen Schreck, daß er zwei Monate später tatsächlich starb.[17] Ein Sklave wurde krank, als ihm in der Kasse Geld fehlte und sein Herr Rechenschaft forderte. Der Mann schätzte den Sklaven, und darum riet ihm GALEN, auf eine Kontrolle zu verzichten, worauf dieser auf der Stelle gesund wurde.[18]

Eine häufige Erscheinung waren Depressionen, die mit einem Überhandnehmen der schwarzen Galle verbunden wurden, wie es schon in dem Namen der Melancholie zum Ausdruck kommt. Der Arzt ISHAQ IBN IMRAN hat im 10. Jahrhundert in Kairouan eine spezielle Schrift über die Melancholie verfaßt, wo er neben der üblichen humoralpathologischen Erklärung und in scholastischen und ziemlich wirklichkeitsfernen Differenzierungen nur am Rande auf psychogene Ursachen verweist, so auf die Beobachtung, daß Gelehrte durch zu intensives Arbeiten melancholisch geworden sind.[19]

GALEN scheint zur Therapie nicht viel eingefallen zu sein, er lobt aber Praktiken der Tempelmedizin, denen zufolge der Heilgott ASKLEPIOS dem Patienten befohlen haben soll, Hymnen und lustige Theaterstücke zu verfassen oder auf die Jagd zu gehen, zu reiten oder an Waffenspielen teilzunehmen.[20] Überhaupt hören wir wenig von Geisteskrankheiten, die erfolgreich behandelt wurden. Andere griechische Autoren berichten von einem gewissen THRASYLLOS, der sich einbildete, alle Schiffe im Hafen von Piräus gehörten ihm, er führte Buch über ihr Auslaufen und freute sich, wenn sie mit Waren beladen zurückkehrten. Sein Bruder bestellte einen Arzt, leider erfahren wir nichts über dessen Methoden. Der Mann wurde wieder vernünftig, aber rückschauend meinte er, es sei doch seine schönste Zeit gewesen.[21] Ebenso anekdotenhaft ist eine andere Geschichte, die von AVICENNA erzählt wird. Ein Angehöriger der Buyidendynastie lebte in dem Wahn, eine Kuh zu sein, die unbedingt geschlachtet werden müsse. Der Meister ließ ihm die Ankunft des Metzgers ankündigen, erschien selber mit einem Schlachtmesser und rief dann aber laut den Umstehenden zu, daß die Kuh noch viel zu mager sei und erst gemästet werden müsse. Dieses geschickte Eingehen auf die Wahnvorstellung bewirkte, daß der Prinz wieder Nahrung zu sich nahm und mit seiner körperlichen Kräftigung auch sein Geist wieder normal wurde.[22]

Da man von dem engen Zusammenhang zwischen Körper und Seele überzeugt war, lag der Gedanke nahe, daß man auf dem Weg über die Seele ein körperliches Leiden günstig beeinflussen könne. In der arabisch-islamischen Medizin entwickelte sich darum die *Musiktherapie*, die in der Antike nur in Ansätzen vorhanden war, in einer kuriosen Weise, indem die verschiedenen Modi oder Melodieformen nach ihrer humoralpathologischen Wirksamkeit gruppiert und entsprechend eingeschätzt wurden.[23] Heute soll es in der Türkei Tonkassetten auf dem Markt geben, die jeweils gegen das Übermaß der schwarzen oder der gelben Galle, des Blutes oder des Phlegmas helfen sollen. AVICENNA erzählt den Fall einer Sklavin, der sich am heimischen Samanidenhof in Buchara zugetragen haben soll. Beim Servieren wurde sie von einer plötzlichen Lähmung befallen, so daß sie sich vom Bücken nicht mehr aufrichten konnte. Der anwesende Hofarzt befahl, ihr die Hosen herunterzuziehen, und durch das aufwallende Schamgefühl wurde die Lähmung ebenso plötzlich beseitigt wie sie gekommen war.[24] Für AVICENNA ist das ein Beweis, daß aus rein seelischen Ursachen materielle Wirkungen resultieren können, und es fügt sich in eines der Hauptanliegen seines Philosophierens, nämlich die menschliche Seele als eine letztlich unabhängige und unzerstörbare Substanz zu begreifen.

Eine eigentliche *psychosomatische Theorie* konnte auf dem Boden der hippokratisch-galenischen Anschauungen nicht erwachsen. Wir finden sie statt dessen bei dem Philosophen PLATO, der sogar von der Präexistenz der Seele überzeugt war. In seinem Dialog "*Charmides*"[25] läßt er Sokrates die Meinung eines Thrakers vortragen, daß die griechischen Ärzte deswegen machtlos seien, weil sie sich einseitig auf den Körper fixierten. Wie man nicht die Augen behandeln könne ohne den Kopf, in dem sie sitzen, so auch nicht den Körper ohne die Seele, die ihn trägt. Die rechte Einwirkung auf die Seele aber geschehe durch die "epode", die magische Besprechung, und das wäre ein glatter Rückfall in die vorwissenschaftliche Medizin, der nicht ganz zufällig einem nichtgriechischen Heilkundigen zugeschrieben ist. Dennoch liegt hier eine Rationalisierung der ursprünglichen Magie vor, denn während Zaubersprüche wirken sollen, auch wenn niemand zuhört oder sie versteht, liegt hier im Munde des SOKRATES das Augenmerk auf der Person des Heilenden, der dem Patienten etwas zuspricht.[26]

Im Gegensatz zu dem Schamanen und Exorzisten, der seine Autorität aus der Verbindung mit den unsichtbaren Geistern bezieht, hatte der hippokratische Arzt einen schwierigeren Stand. Er mußte sich durch eine genaue Diagnose und Prognose das nötige Ansehen verschaffen, und manchmal gewinnt man aus den hippokratischen Schriften den Eindruck, daß der Arzt mehr als ein Wahrsager denn als ein Heilender auftrat, freilich als ein rationaler Wahrsager, der auf Grund seiner klinischen Erfahrungen verkünden konnte, wie es mit der Krankheit weitergeht. Auf diese Stufe des ärztlichen Standes sah sich Albert SCHWEITZER zurückgeworfen, als er anfing, in Zentralafrika zu praktizieren. Er schreibt über einen seiner ersten einheimischen Gehilfen:

"Er erteilte mir sehr wertvolle Ratschläge für den Umgang mit den Eingeborenen. Auf einen, der ihm als der wichtigste erschien, konnte ich allerdings nicht eingehen. Er mutete mir nämlich zu, die Kranken, die voraussichtlich kaum zu retten waren, abzuweisen. Immer wieder hielt er mir das Beispiel der Fetischmänner vor, die sich mit solchen Fällen nicht abgaben, um den Ruf ihrer Heilkunst so wenig wie möglich in Gefahr zu bringen. In einem Punkte dieser Frage kam ich aber dazu, ihm recht zu geben. Bei den Primitiven darf man es nämlich nie unternehmen, dem Kranken und den Seinen noch Hoffnung machen zu wollen, wenn eigentlich keine mehr vorhanden ist. Tritt der Tod ein, ohne gebührend vorausgesagt worden zu sein, so wird daraus geschlossen, daß der Arzt nicht wußte, daß die Krankheit diesen Ausgang nehmen werde, und sie also nicht richtig erkannt habe. Den eingeborenen Kranken muß man schonungslos die Wahrheit sagen. Sie wollen sie erfahren und können sie ertragen. Der Tod ist ihnen etwas Natürliches. Sie fürchten ihn nicht, sondern sehen ihm ruhig entgegen. Kommt dann der Kranke wider Erwarten mit dem Leben davon, so steht es um den Ruf des Arztes nur um so besser."[27]

Nun ist aber leicht einzusehen, daß durch eine hoffnungslose Diagnose der Placeboeffekt, den wir bei den meisten der warmen, kalten, feuchten und trockenen Heilmittel ebenso wie bei den magischen voraussetzen dürfen, nicht gestärkt, sondern geschwächt wurde. Es ist besser, wenn der Arzt nicht mehr um seine Reputation kämpfen muß. Selbst GALEN nahm noch zu unlauteren Mitteln Zuflucht, wenn er eine Diagnose vor einem Patienten und seinen Angehörigen allein aus dem Pulsfühlen ableitete, während er sich vorher aus anderen Indizien kundig gemacht hatte.[28] Noch bedenklicher ist eine in arabischer medizinischer Literatur angeprangerte Methode, die Diagnose in der Sprechstunde allein aus der Besichtigung des Uringlases zu stellen, während man im Wartezimmer Informanten sitzen hat, die sich von den Patienten ihre Leiden erzählen lassen.[29] Es ging in der Antike in erster Linie um diese immer gefährdete Reputation des Arztes und weniger um den Patienten, wenn im hippokratischen Eid bestimmte Handlungen untersagt werden, die heute vom Strafgesetzbuch erfaßt sind, oder wenn ein gepflegtes Äußeres und ein taktvolles Auftreten empfohlen werden. GALEN zitiert als abschreckendes Beispiel KALLIANAX aus der Schule des HEROPHILOS, dem ein verzweifelter Patient zurief, daß er sterben müsse, was der Arzt mit einem Vers aus der *Ilias* quittierte: "Auch Patroklos mußte sterben, und war mehr wert als du."[30] Das solle man also nicht sagen, aber aus dem Kontext wird deutlich, daß es weniger um die Sorge um den Patienten geht als vielmehr um das Ansehen des Arztes.

In der Blütezeit der abbasidischen Kultur im neunten Jahrhundert, die zugleich die Periode der Übersetzungen aus dem Griechischen ist, hatte der medizinische Beruf zunächst in der Hauptstadt Bagdad eine solche Position erreicht, daß sich der Arzt nicht mehr um sein Ansehen zu sorgen brauchte und dem Patienten anders gegenübertreten konnte. Zwar gab es ein staatliches Prüfungswesen nur in allerersten Ansätzen, aber die syrischen Christen hatten in der Bevölkerung einen solchen Bonus, daß ihre schwarzseidene Gewandung und ihre schlechte arabische Aussprache geradezu als Gütesiegel für ihr Geschick in der Heilkunde galt.[31] Sie stellten auch die zahlreichen Hofärzte. Arabische Muslime hatten es zunächst schwer, in den ärztlichen Stand einzudringen. Auf diesem Hintergrund nimmt es nicht wunder, wenn in bezug auf die psychosomatische Seite der Therapie neue Töne angeschlagen wurden. Der syrische Hofarzt YUHANNA IBN MASAWAIH verkündet es als eine besondere Weisheit, daß man den Uringläsern mißtrauen und dafür den Kranken nach seinen Beschwerden fragen soll.[32] Bei ihm findet sich zwar auch die galenische These, daß die Seele den Mischungen des Körpers folgt, aber danach auch die Umkehrung, daß die Mischung des Körpers der Befindlichkeit der

Seele folgt und daß man darum dem Kranken immer Mut machen soll.[33] Aus solchen Ansätzen heraus hätte sich eine eigenständige psychosomatische Theorie entwickeln können, aber die Stagnation und Dekadenz der islamischen Kultur in den nachfolgenden Jahrhunderten führten dazu, daß man auch in dieser Beziehung am hippokratisch-galenischen Erbe festhielt.

Anmerkungen

1   Preißler, H. (1981): Die Erlebnisse des syrischen Ritters Usama ibn Munqid, München, S. 148 - 150
2   Galen: De simplicium medicamentorum temperamentis ac facultatibus VIII, s.v. napy und skorodon: Bd. 12, S. 85 und 126 Kühn
3   Strohmaier, G.: Der syrische und der arabische Galen. In: Aufstieg und Niedergang der römischen Welt, hrsg. v. H. Temporini und W. Haase, Bd. II 37,2. Berlin, New York (im Druck)
4   Edelstein, L. (1969): Der hippokratische Eid. Zürich, Stuttgart, S. 7
5   Ilias, I 45-384
6   Vgl. Hippokrates: De diaeta IV 89, 14; 90, 7; hrsg. u. übers. v. Joly, R., Berlin 1984 (Corpus Medicorum Graecorum I 2, 4), S. 224, 228
7   Strohmaier, G. (1970): Zur Herkunft des Äskulapstabes. In: XXIIe congres international d'histoire de la medecine, Bucarest-Constantza, S. 503f
8   Die hippokratische Schrift "Über die heilige Krankheit", hrsg., übers. u. erläutert v. Grensemann, H., Berlin 1968 (Ars Medica II.1)
9   Hippokrates: Über die Umwelt 22: hrsg. u. übers. v. Diller, H., Berlin 1970 (Corpus Medicorum Graecorum I 1, 2), S. 72-77
10 Rosa'il falsafiya, hrsg. v. Badawi, A. 2. Aufl., Bengazi 1980, S. 41f u. 53f.
11 s.o. Anm. 6., S. 218 - 231
12. Galen: De placitis Hippocratis et Platonis, hrsg. u. übers. v. Ph. De Lacy, Berlin 1978 - 1984 (Corpus Medicorum Graecorum V 4, 1, 2), passim
13 Vgl. die Belegstellen bei Strohmaier, G. (1988): Avicennas Lehre von den "inneren Sinnen" und ihre Voraussetzungen bei Galen. In: Le opere psicologiche di Galeno (Atti del terzo colloquio galenico internazionale, Pavia, 10-12 settembre 1986), hrsg. v. P. Manuli u. M. Vegetti, Neapel (1988): S. 237f.
14 Galens Traktat 'Daß die Kräfte der Seele den Mischungen des Körpers folgen' in arabischer Übersetzung, hrsg. u. übers. v. H. H. Biesterfeldt, Wiesbaden 1973 (Abhandlungen für die Kunde des Morgenlandes 40, 4)
15 Iwan von Müller: Über Galens Werk vom wissenschaftlichen Beweis. In: Abhandlungen der kgl. bayerischen Akademie der Wiss., I. Classe, 20, 2. Abt., 1895, S. 61f.
16 Galen: In Hippocratis epidemiarum librum VI comm. I-VIII, hrsg. v. E. Wenkebach u. F. Pfaff, Berlin 1956 (Corpus Medicorum Graecorum V 10, 2, 2), S. 487; weitere Belege bei J. Ilberg, Aus Galens Praxis. In: Antike Medizin, hrsg. v. H. Flashar, Darmstadt 1971 (Wege der Forschung 221), S. 408f.
17 Ebenda, S. 485; hier weitere ähnlich gelagerte Beispiele
18 Galen: De praecognitione 6, 10 - 13; hrsg. u. übers. v. V. Nutton, Berlin 1979 (Corpus Medicorum Graecorum V 8, 1), S. 102 - 105

19 Ullmann, M. (1978): Islamic Medicine, Edinburgh, S. 72-77
20 Galen: De sanitate tuenda I 8: Bd. 6, S. 41 f. Kühn
21 Älian, Varia historia 4, 25: übers. v. H. Helms, Leipzig 1990 (Reclam-Bibliothek 1351), S. 83; Athenäus, Deipnosophistae XII Ende: übers. v. U. u. K. Treu, Leipzig 1985 (Sammlung Dieterich 329), S. 339f.
22 Aruzi, Nezami (1990): Tschahar Maqaleh. Psychosomatische Aspekte in der mittelalterlichen Medizin Persiens, übers. v. A. Maziar Zafari. (Arbeiten der Forschungsstelle des Instituts für Geschichte der Medizin der Universität Köln, Nr. 53), S. 40 - 42
23 Neubauer, E. (1990): Arabische Anleitungen zur Musiktherapie. *Zeitschrift für Geschichte der Arabisch-Islamischen Wissenschaften* 6: 227 - 272
24 S.o. Anm. 22, S. 26f., 118
25 156d - 157a
26 Lain Entralgo, P. (1958): Die platonische Rationalisierung der Besprechung (epode) und die Erfindung der Psychotherapie durch das Wort. *Hermes* 86: 298 - 323
27 Schweitzer, A. (1971): Aus meinem Leben und Denken. In: Ausgewählte Werke in fünf Bänden, Bd. 1, S. 152. Berlin: Union
28 Galen: De locis affectis V 8: Bd. 8, S. 361 - 366 Kühn; vgl. dazu Ilberg (s.o. Anm. 16), S. 385
29 Le livre de la methode du medecin de Ali b. Ridwan (998 - 1067), hrsg. v. J. Grand'Henry, Bd. 2, Louvain-la-Neuve 1984, S. 29 - 31, Übers. S. 60 - 62
30 XXI 107; vgl. Gärtner, H. (1971): Eine Kallianax-Anekdote bei Galen und Palladios. *Hermes* 99: 243 - 246
31 Vgl. eine Anekdote aus al-Gahiz, Buch der Geizigen, in der Übersetzung bei M. Meyerhof, Von Alexandrien nach Bagdad. In: Sitzungsberichte d. Preuß. Akad. d. Wiss., phil.-hist. Kl. 1930, S. 402
32 Le livre des axiomes medicaux (Aphorismi), hrsg. v. D. Jaquart u. G. Troupeau, Genf 1980, Nr. 43
33 Ebenda, Nr. 21 u. 39

Till Bastian *(Isny)*

Medikalisierung des Lebens – eine Antwort auf das Scheitern der Theodizee

Unter "Theodizee" wird der Versuch verstanden, die Existenz offensichtlicher Übel in unserer Welt, z. B. die Existenz des Bösen, mit den Mitteln der Vernunft erklären zu wollen und sie derart mit dem Glauben an die Existenz eines gütigen und allmächtigen Schöpfergottes in Einklang zu bringen.

Es besteht heute weitgehende Einigkeit darüber, daß alle Versuche dieser Art zum Scheitern verurteilt sind. Philosophen wie WOLFF und LEIBNIZ, die sich bei aller Klugheit an diesem Bemühen verhoben haben, werden in VOLTAIRs Roman "*Candide*" - geschrieben unter dem Eindruck des furchtbaren Erdbebens in Lissabon am 1. September 1755 - herzhaft verspottet (VOLTAIRE 1759); 1791 erschien dann in der Berlinischen Monatsschrift Immanuel KANTs Traktat "*Über das Mißlingen aller philosophischen Versuche in der Theodizee*". Die Diskussion war, so schien es, beendet.

Freilich ist ein Problem noch nicht aus der Welt geschafft, wenn die Diskussion darüber ihr Ende findet, weil sie sich in Sackgassen zu verrennen scheint oder schier unauflösliche Knoten schürzt. Und das "metaphysische Grundbedürfnis", das der Philosoph SCHOPENHAUER mehr als ein halbes Jahrhundert nach KANT an den Menschen festzustellen meint, ist auch in einer säkularisierten Welt wie der gegenwärtigen nicht in Nichts aufgelöst. "Die ephemeren Geschlechter der Menschen entstehn und vergehn in rascher Succession, während die Individuen unter Angst, Not und Schmerz dem Tode in die Arme tanzen", so der Frankfurter Erzpessimist (SCHOPENHAUER 1851, S. 398) "Dabei fragen sie unermüdlich, was es mit ihnen sei, und was die ganze tragikomische Posse zu bedeuten habe, und rufen den Himmel an, um Antwort. Aber der Himmel bleibt stumm." Und der Mensch bleibt ohnmächtig - eine der stärksten Herausforderungen an unser Gefühlsleben.

Meine These - und ich kann sie hier selbstverständlich nur in vergröbernder Kürze skizzieren - ist nun, daß die Heilserwartungen der "ephemeren Menschengeschlechter", die von Religion und Magie heute nicht mehr abgesättigt werden, sich seit mindestens dreihundert Jahren in immer stärkerem Maße an Medizin und Paramedizin richten. Denn der Schmerz, Ur-Angelpunkt jener helfenden zwischenmenschlichen Interaktion, die wir heute als "Medizin" zu etikettieren gewohnt sind, gehört ja auch zu jenen Weltübeln, deren Sinnhaftigkeit zu erklären, die Theodizee einstens vergebens versucht hatte. Und "die Beschwerde, die wider die göttliche Gütigkeit aus den Übeln, nämlich Schmerzen, in dieser Welt erhoben wird" (KANT 1791, S. 110), ist nach wie vor unerledigt; wie KANT selbst sehr zu Recht anmerkte, kann man "diesen Knoten durch Berufung auf die höchste Weisheit, die es so gewollt hat, abhauen, aber nicht auflösen" (ebenda, S. 111). Der junge Mann, der mit fünfunddreißig Jahren erfährt, daß er an einem inoperablen Seminom leidet, will ja nicht bloß wissen, durch welche zerfallenden Eiweißstoffe seine Schmerzen verursacht werden oder auf welchem Wege es zur Metastasenaussaat in seinem geplagten Körper gekommen ist, sondern er fragt: *Warum gerade ich? Warum gerade jetzt?* Er fragt, was die ganze tragikomische Posse zu bedeuten habe - aber der Himmel bleibt stumm.

"Hingegen", so merkte schon SCHOPENHAUER mit Ingrimm an, "kommen Pfaffen mit Offenbarungen". Heute sind solche "Offenbarungen" meist medizinischer oder pseudomedizinischer Art. Und wenn es die Schulmedizin nicht geschafft hat, die Geißel Krebs zu besiegen, der Heilpraktiker, der Homöopath oder der philippinische Wundermagier mit seinen begnadeten Händen werden, müssen es schaffen! Wer hilft denn sonst, wenn keiner hilft? Und wenn der Himmel stumm bleibt, muß es doch andernorts Antwort geben! Das Buch "*Mars*" von Fritz ZORN (1977), in dem der Autor - er hieß eigentlich Fritz ANGST und hat sich fürwahr ein treffendes Pseudonym gewählt! - sein eigenes Malignom popularpsychologisch ausdeutet, gibt beredtes Zeugnis von diesem Streben nach einem (wieder) geschlossenen Weltbild. Und bei genauerem Hinsehen (vgl. BASTIAN 1987) erweist sich ohnedies, daß die derzeit grassierende, an vielen Punkten durchaus berechtigte Kritik an der "Schulmedizin" sich nicht daran festmacht, daß diese zuviel versprochen habe - kritisiert wird vielmehr ihr Unvermögen, uns gänzlich von Schmerz und Mühsal zu erlösen, und deshalb müssen neue Götter auf den verwaisten Thron!

Wie kam die Medizin zu dieser metaphysischen Rolle - eine Medizin, von der schon SCHOPENHAUER spottete, ihr Grundsatz laute wohl am besten "fiant pilulae, et pereat mundus /Man fabriziere Pillen, und wenn die Welt untergeht/", S. 360? Natürlich ist dieser Entwicklungsgang verschlungen und vielschichtig - ein Ereignis kann aber in seiner Bedeutung kaum unterschätzt werden: jene schreckliche Seuche, deren Erreger im Oktober 1347 mit zwei genuesischen Handelsschiffen von der Krimhalbinsel ins sizilianische Messina gelangte (vgl. TUCHMAN 1982): die Pest, von den Zeitgenossen "das große Sterben" und "der schwarze Tod" genannt. Viele glaubten damals, das Ende der Welt sei gekommen. In gewissem Sinne stimmte das sogar: Es ist gewiß kein arbiträres Oberlehrertum, wenn ein moderner Historiker mit "Kanonen und Pest" den Beginn der Neuzeit heraufdämmern läßt (ZINN 1989; hierzu freilich bereits FRIEDELL 1927-1931). Auch Barbara TUCHMAN (1982, S. 123 f.) schreibt:

"Die Überlebenden der Pest, die sich selbst weder vernichtet noch moralisch verbessert wiederfanden, konnten keinen moralischen Zweck in den Leiden, die sie durchgemacht hatten, entdecken. Gottes Absichten waren immer geheimnisvoll gewesen, aber diese Geißel war zu grauenhaft, als daß sie hätte ohne Fragen akzeptiert werden können. Wenn ein derartiges Unheil, das tödlichste, das die Menschheit kannte, nur göttliche Willkür oder vielleicht überhaupt nicht Gottes Werk war, dann war die Welt in ihren Grundfesten erschüttert. Die Geister, die sich diesen kritischen Fragen öffneten, konnten nie mehr zum Verstummen gebracht werden."

In Deutschland wütete die Pest bis zum Ende des 17. Jahrhunderts, noch einmal kräftig befördert durch die Katastrophe des dreißigjährigen Krieges. Die Ursache für ihr recht plötzliches Verlöschen sind bis heute nicht bekannt. In jedem Falle aber schlug in jenen Jahrzehnten auch die Geburtsstunde der modernen Medizin als einer keineswegs bloß das Individuum behandelnden und evtl. heilenden, sondern auch das gesamte Gemeinwesen prägenden sozialen Macht. Im März 1667 erklärte die medizinische Fakultät der Universität Köln die Stadt für pestfrei, nachdem in den Jahren 1665 bis 1667 in der Stadt fast 10.000 Pesttote zu beklagen gewesen waren. Schon diese Verkündigung *ex officio* demonstriert den neuen Machtanspruch. Robert JÜTTE hat vor kurzem eine hervorragende Studie über den medizinischen Alltag im frühneuzeitlichen Köln vorgelegt (JÜTTE 1991). Darin beschreibt er auch den Weg "*Vom medizinischen Pluralismus zum Monopol der Ärzte*" (S. 30 ff.) Wie JÜTTE meint, "wurden die entscheidenden Weichen in Richtung auf eine Professionalisierung bereits vor dem 19. Jahrhundert gestellt. Die Intervention des Staates begann mit den großen Pestepidemien des späten Mittelalters. Der "Schwarze Tod" stellte bis weit in die frühe Neuzeit hinein die größte Herausforderung für Mensch und Obrigkeit dar. Zunächst in Italien, dann auch in deutschen Städten wurde ein sanitäres Instrumentarium (von Hygiene bis zur Quarantäne) mehr oder weniger erfolgreich erprobt und für gut befunden, das auf Dauer den Charakter des Gesundheitssystems entscheidend verändern sollte. Gesundheit und Krankheit waren fortan nicht mehr weitgehend "Privatsache", sondern wurden zu einer öffentlichen Angelegenheit. Hatte sich diese Einsicht einmal durchgesetzt, so war es nur noch ein kleiner Schritt bis zur "medizinischen Polizei" des 17. und 18. Jahrhunderts, die dann später von einem anderen Paradigma, nämlich der "*Sozialmedizin*", abgelöst wurde. Ohne die ständige Angst vor dieser Geißel der Menschheit, nämlich der Pest, hätten die Vertreter des Ärztestandes es wohl schwer gehabt, sich gegenüber anderen "Konkurrenten" im Heilgewerbe durchzusetzen" (JÜTTE, vgl. auch FREVERT 1984).

Aber jede Entwicklung trägt ein Doppelgesicht - nicht nur in der biologischen Evolution, wo mit dem reflektierenden Bewußtsein auch Verzweiflung und Todesangst in die Welt traten, sondern auch in der Kulturgeschichte. Indem die moderne Medizin sich das Monopol für eine "Heilkunde" aneignete, die nach den Worten eines berühmten Arztes Wissenschaft sein oder gar nichts sein werde, sieht sie sich auch mit weit gespannten Heilserwartungen konfrontiert, die sich jetzt vor allem an sie richten, obschon sie ihre Möglichkeiten hier und jetzt transzendieren müssen - sie transzendieren nämlich just dieses "Hier und Jetzt" mit seinem leider weitgehend technokratischen Selbstverständnis. So kommt es nicht nur zu einer willigen Selbstentmündigung des Patienten (für die sich dieser dann hinterrücks mit schwindender "Compliance" rächt: wie die Statistik lehrt, wächst die Zahl der Arztbesuche, während die Bereitschaft, ärztliche Verordnungen zu befolgen, sinkt - ein offenkundig ins Metaphysische spielendes Paradox). Dies hatte übrigens schon KANT (1784, S. 53) beklagt:

"Es ist so bequem, unmündig zu sein. Habe ich ein Buch, das für mich Verstand hat, einen Seelsorger, der für mich Gewissen hat, einen Arzt, der für mich die Diät beurteilt usw.: so brauche ich mich ja nicht selbst zu bemühen. Ich habe nicht nötig, zu denken, wenn ich nur bezahlen kann; andere werden das verdrießliche Geschäft schon für mich übernehmen."

Wer heute als Arzt beifällig zu solchen Sätzen nickt, muß sich freilich fragen, wie sehr die eigene Berufsgruppe zu dieser mißlichen Entwicklung beigetragen hat.

Just dies gilt auch für die Weckung von Heilserwartungen, die dauerhaft zu befriedigen die Medizin selbstverständlich nicht in der Lage ist - Memoirentitel wie "Hinter uns steht nur der Herrgott" sprechen da doch eine überdeutliche Sprache. Die Medizin hat selber entscheidend mitgewirkt bei der Entstehung der technokratischen Gesellschaft, die das BACONsche "Wissen ist Macht" auf ihre Fahnen geschrieben hat und mit dem britischen Lordkanzler, Baron von VERULAM, fordert: "An die Stelle des Glückes der Betrachtung tritt die Sache des Glückes der Menschheit und die Macht zu allen Werken." (BACON 1620, S. 31)

Ganz in diesem Sinne ist Sir Francis BACON übrigens einer der ersten gewesen, die die Lebensverlängerung explizit als Ziel der Medizin erachtet haben.

In einer Welt, die die Illusion vom maschinenhaft funktionierenden Körper pflegt (vom "Gesundheits-TÜV" sprechen die Patienten, und an Begriffen wie "Vorsorge-Check-up" sind auch die Ärzte nicht ganz schuldlos) - in einer Gesellschaft, die das Ideal der pharmakologisch bewirkbaren Schmerzfreiheit und Leidenslosigkeit auf ihre Fahnen schreibt, die das dreifache Leitgestirn aus Leistung, Macht und Kontrolle bis zur Besessenheit anzustreben trachtet, muß der Stachel des Schmerzes, des Leidens und Alterns provokativ wirken, weil er unerbittlich an die Unabwendbarkeit des Todes gemahnt: Im Sommer 1989 wurde in Baden-Württemberg erstinstanzlich der Bau eines Altenheimes verboten - die gegen das Bauvorhaben klagenden Anlieger hatten unter anderem argumentiert, sie wollten durch ihre neuen Nachbarn nicht fortdauernd an die Vergänglichkeit des Lebens erinnert werden (Vgl. *Der Spiegel* Nr. 29, 1989, S. 61)! Der Tod bleibt gerade in einer diesseitig-materiell orientierten Welt die Maximalprovokation - denn es wird, das ahnen wir inmitten unserer technischen Maschinenwelt doch, am Ende "keiner für den anderen sterben, sondern ein jeglicher in eigener Person wird mit dem Tode kämpfen" so wußte es ja schon Martin LUTHER.

Der spätere Arzt und damalige Seelsorger Albert SCHWEITZER geißelte diese Entwicklung noch vor dem Ersten Weltkrieg in einer Weihnachtspredigt:

"So ist die Menschheit um uns her weder durch die Furcht vor dem Tode noch durch die Hoffnung auf das ewige Leben bewegt. Sie verlangt nur eins, daß man keine Anspielung auf den Tod macht. Sie hat gewissermaßen ein geheimes Dekret erlassen, daß jedermann seinem Mitmenschen gegenüber fortgesetzt so tue, als ob die Möglichkeit, daß dieser sterben könne, gar nicht in Betracht käme. Und keines der Gesetze über den Umgang wird so peinlich beobachtet wie dieses. Die letzte Liebe, die die Menschen einem erzeigen, der schon mit dem Tode gezeichnet ist, besteht darin, daß sie tun, als ob die Krankheit selbstverständlich nicht gefährlich sein könne. Und wenn der andere schon selbst fühlt, wie ernst seine Lage ist, will er gewöhnlich doch noch immer gern das Gegenteil hören" (STEPHAN 1984, S. 113).

Woran es unserer Gesellschaft mit ihrer offenkundigen Sinnkrise - einer Kehrseite des politischen Pluralismus und der technischen Reizüberflutung - offensichtlich gebricht, ist eine *ars moriendi*, die die Gestaltung unseres endlichen, verletzbaren und schmerzhaften Lebens lenkt und gestaltet. Woher eine solche philosophisch-metaphysische Daseinsbewältigung stammen könnte - dies auch nur andeuten zu wollen, würde den Rahmen meines Vortrages sprengen. Die Möglichkeiten der Medizin auf diesem Feld bestehen meiner Auffassung nach in einem klaren Bekenntnis ihrer Unmöglichkeiten: Fort vom technokratischen Größenwahn, zurück zum ursprünglichen Ansatz jeder medizinischen Hilfe, der *sozialen Interaktion* (Medizin ist nämlich selbst keine Naturwissenschaft, auch wenn sie sich auf deren Erkenntnisse stützt!), Schluß mit allen falschen Versprechungen. Mit einer "Kanonisierung der Therapie" wäre niemand geholfen - dies hat Herbert BEGEMANN unlängst am "Fall" der damals zweijährigen Katharina S. dargelegt, deren Eltern ein Gericht das Sorgerecht entzogen hatte, weil sie nicht in eine zytostatische Therapie einwilligen wollten (BEGEMANN 1991). Solche modernen Fortführungen der Idee von der "medizinischen Polizei" treiben den Teufel mit dem Beelzebub aus und sind daher schädlich; wertvoll wäre hingegen ein klares Bekenntnis zur Grundtatsache, daß in diesem Leben der Tod am Ende immer gewinnt. Wie sich der Einzelne dareinfindet, ist kein Problem der Medizin mehr. Kurzum: Wie vermutlich die

Menschheit insgesamt, muß auch die Medizin eine neue Bescheidenheit lernen. Auch für sie gelten die Leitsätze des Philosophen SCHOPENHAUER (1851, S. 380).

"Darum betrüge man niemanden, gestehe lieber ein, nicht zu wissen was man nicht weiß, und überlasse Jedem, sich seine Glaubenssätze selbst zu machen. Vielleicht werden sie so übel nicht ausfallen, zumal da sie sich aneinander abreiben und gegenseitig rektificiren werden: jedenfalls wird die Mannigfaltigkeit der Ansichten Toleranz begründen".

Just dies steht auch für die Heilkunde zu hoffen.

Literatur

Bacon, F. (1620): Das neue Organon. Berlin: Akademie-Verlag 1962
Bastian, T. (1987): Die heile Welt der Medizin. Neckarsulm: Jungjohann
Begemann, H. (1991): Plädoyer gegen die Kanonisierung ärzt-licher Therapie - dargestellt an der Behandlung eines Leukämiekranken Kindes
Frevert, U. (1984): Krankheit als politisches Problem 1770 - 1880. Göttingen: Vandenhoeck & Ruprecht
Friedell, E. (1927 - 1931): Kulturgeschichte der Neuzeit. München: C. H. Beck
Jütte, R. (1991): Ärzte, Heiler und Patienten. Medizinischer Alltag in der frühen Neuzeit. München, Zürich: Artemis & Winkler
Kant, I. (1784): Beantwortung der Frage: Was ist Aufklärung? In: Werke in zwölf Bänden, Hrsg. v. Wilhelm Weischedel. Bd. XI. Frankfurt a. M: Suhrkamp 1977
Kant, I. (1791): Über das Mißlingen aller Philosophischen Versuche in der Theodizee. In: Werke, Bd. XI. Frankfurt/M.: Suhrkamp 1977
Schopenhauer, A. (1851): Ueber Religion. In: Parerga und Paralipomena II. Zweiter Teilband. Zürich: Diogenes 1977
Stephan, H. (1984): Albert Schweitzer-Lesebuch. München: C. H. Beck
Tuchman, B. (1982): Der ferne Spiegel. Das dramatische 14. Jahrhundert. München: dtv
Voltaire (1759): Candidus - Zadig - Treuherz. Zürich: Manesse 1984
Zinn, K. G. (1989): Kanonen und Pest. Über die Ursprünge der Neuzeit im 14. und 15. Jahrhundert. Opladen: Westdeutscher Verlag
Zorn, F. (1977): Mars. München: Hanser

III.
Medizin und Wissenschaft

Hans Schaefer *(Heidelberg)*
Zur Wissenschaftlichkeit der Medizin

1. Was erwarten wir von der Wissenschaft?

Wissenschaft erscheint heutzutage vielen Menschen als eine "fragwürdige" Sache. Bliebe es bei der "Frage", so möchte das angehen. Aber die Kritik nimmt positiven Charakter an: Die Möglichkeit einer Wissenschaft wird bezweifelt und ihr Sinn wird infrage gestellt. Letzteres kann soweit gehen, daß von Vertretern der "Anti-Wissenschaft" die klassische Wissenschaft, insbesondere die von der Natur, als gefährlich, lebensfeindlich, als etwas zu Bekämpfendes und jedenfalls als etwas zu Reformierendes empfunden wird.

Die Grundlegung dieser Kritik ist in der Regel der Hinweis auf den "Reduktionismus" der Wissenschaft. Das will besagen, daß der Wissenschaftler mit klarer Absicht Phänomene und Hypothesen aus seiner Gedankenwelt verbannt, z.B. das Problem der Zweckmäßigkeit oder des Lebens-Sinns. Diese Kritik ist letztlich eine sozial begründete. Es soll daher der Versuch gemacht werden, Wissenschaft als eine soziale menschliche Tätigkeit zu analysieren, von welcher der Zeitgenosse bestimmte Hilfen erwartet. Wir stellen demnach die Frage: *was* erwarten wir denn von der Wissenschaft, welche Kriterien der Wissenschaftlichkeit sind dieser Erwartung zu entnehmen? Es sind fünf Erwartungskomplexe, welche an die Forschung gestellt wurden.

Der erste Komplex fordert von der Wissenschaft *Verständnishilfen* zur Orientierung in Erfahrungen, die wichtig (existentiell) erscheinen und scheinbar schwer zum Verständnis zu bringen sind. Wissenschaft ist aufgerufen, ein *Modell* dieser Erfahrungen zu konstituieren, durch das diese Erfahrungen in ihrer Vielfalt deutbar werden. Diese "Deutung" besteht in der Regel in der Etablierung von *Kausalität* (vgl. SCHAEFER 1992).
Zum Beispiel: Machen Magnetfelder Krebs? Welches sind die Ursachen von Krankheiten (also auch von Krebs)? Welches sind ihre Entwicklungsschritte ("Pathogenese")? Wie lassen sich subjektive, individuelle Erfahrungen, die wir "Primär-Erfahrungen" nennen wollen, erklären, nach ihrer Herkunft, nach ihrer Bedeutung (Gefahr) und nach ihren Folgen (Prognosen).

Der zweite Komplex fordert *Handlungsanweisungen*. Was sollen wir gegen Gefahren tun? Wie können wir Ziele (z. B. technischer Art) erreichen? Solche

Handlungsanweisungen werden sowohl von den fragenden Individuen für sich erwartet, z. B. als Anleitung zu einer Therapie oder als Schutz vor einer Gefahr. Ich weiß natürlich, daß die Forderung nach Handlungsanweisungen der Grundlagen-Wissenschaft fremd zu sein scheint. Dies aber scheint nur so: der Forscher erwartet mindestens ein Konzept für den Fortgang der Forschung, mit dem Ziel der Modellfindung. Und auch das ist eine Handlungsanweisung. Der dritte Komplex erwartet **Verläßlichkeit** von der wissenschaftlichen Aussage. Der Irrtum wird zwar notgedrungen zugelassen, aber seine Wahrscheinlichkeit muß minimiert werden. Das Signifikanz-Problem lebt im Kopf des Laien ebenso deutlich, nur unschärfer, wie im Kopf des Epidemiologen.

Das Ergebnis dieser drei Komplexe von Erwartungen besteht in Standards (z. B. einer Therapie), in Grenzwerten, in der Optimierung von Handlungsanweisungen, im Grenzfall auch nur in dem lustvoll erscheinenden Gefühl, eine Sache (einen Erfahrungskomplex) *verstanden* zu haben.

Der vierte Komplex fordert eine Kritik von **Annahmen**. Annahmen sind das, was wir Menschen ständig machen, um unsere Erfahrungen zu ordnen *(Meinung)*. Wir fordern eine Anleitung zur Beurteilung dessen, was möglich oder unmöglich ist. Gibt es z. B. UFO's? (*Skeptiker* 1992/ 1, S. 4) Gibt es Elektrosmog? Gibt es psychosomatische Phänomene? Diese Kritik der Annahmen wird häufig, gerade in der Medizin, hinsichtlich der *Möglichkeit* von Hypothesen oder Therapien erwartet, z. B. hinsichtlich der Homöopathie, der Ernährungslehre usf.

Der fünfte Komplex betrifft Erwartungen, die sich auf Verhaltenshilfen im Fall der **Unentscheidbarkeit** von Problemen beziehen. Wir wissen alle, daß gerade die wichtigsten Probleme der Gegenwart weitgehend unentscheidbar sind: wird es eine globale Klimaveränderung geben? Ist der Kapitalismus die beste Organisationsform? Wird die Krebskrankheit von seelischen Krisen ausgelöst? Nutzt die übliche Vorsorgeuntersuchung bei Krebs, beim Infarkt? Ist Nachbestrahlung nach einer Krebsoperation sinnvoll? Verlängern wir unser Leben, wenn wir als Vegetarier leben? Viele von uns werden meinen, daß einige dieser Fragen sehr wohl beantwortbar sind. Es gibt aber leider auf alle diese Fragen kontroverse Antworten, und welche ist also richtig?

Der vierte und fünfte Komplex verschmelzen häufig. Beide unterscheiden sich am deutlichsten dadurch, daß bei der Kritik von Annahmen eine strikte Widerlegung möglich ist, obgleich es Wissenschaftler oder Leute, die sich dafür halten, gibt, welche sicher Widerlegbares dennoch behaupten. In der fünften Kategorie ist dagegen eine Entscheidung nicht möglich. Diese Unmöglichkeit gründet sich oft auf die Tatsache, daß zwei alternative Konzepte richtig sind, z. B: Kernkraft ist gefährlich. Ohne Kernenergie ist aber eine Energiewirtschaft schon in naher Zukunft schwierig. Außer der Kritik jeder der beiden Aussagen wird eine Anleitung gefordert, die Folgen abzuschätzen, welche aus der Akzeptanz einer der beiden Aussagen entstehen. Das "Technical Assessment" wird gefragt, auch in der Medizin, z. B. bei der Beurteilung von Gefahren durch diagnostische oder operative Methoden, eine Forderung, die soeben gesetzlich festgeschrieben wurde.

In der Wissenschaftstheorie werden die Kriterien der Wissenschaft in der Regel anders dargestellt, z. B. das Kriterium der Objektivität oder der Widerspruchsfreiheit gefordert. Alle diese Kriterien finden sich aber in unseren fünf Punkten wieder. Nur das verläßliche ist objektiv, nur das Widerspruchsfreie führt zu einem Modell usf. Daß alle diese Kriterien ihre Probleme und Grenzen haben, werden wir noch erörtern.

Ich würde nun behaupten, daß eine als Wissenschaft anerkannte Argumentation diesen Titel um so sicherer verdient, je besser die Leistungen dieser Wissenschaft in der Erfüllung dieser 5 Erwartungen ist. Mit dieser Urteilsbasis schneidet die Medizin nicht sehr gut ab. Um das der Reihe nach zu erklären: sie hat von nur wenigen Krankheiten oder Krankheitssymptomen vollständige Modelle; ihre Handlungsanweisungen sind keineswegs sicher, und gerade unter ihren besten Experten herrscht oft erbitterter Streit über die richtigen Diagnosen und Therapien. Auch die Verläßlichkeit ist nicht sehr groß. Die Prognosen der Ärzte stimmen zwar oft, aber keineswegs immer, und vor Sozialgerichten wird über Zusammenhangsfragen erbittert gestritten. Was aber die vierte und fünfte Erwartungskategorie angeht, so entscheidet sich hier die Misere der Medizin in vollem Maß: Über Annahmen herrscht oft sogar ein Streit unter Gelehrten. Entscheidungen sind oft nicht möglich. Insbesondere aber bilden sich Fronten kontroverser Meinungen, die derzeit oft so entschieden werden, daß sich Wissenschaftler auf ihren Rang und ihre Anerkennung im Raume der wissenschaftlichen Sozietät berufen und mit dieser Autorität zwischen Wissenschaft und Pseudowissenschaft diktatorisch entscheiden, z. B. in der Frage, ob Magnetfelder die Entwicklung von Embryonen beeinflussen, bei Video-Displays.

2. Die Gründe für Insuffizienz von Wissenschaft

Wir wollen dann, wenn offenbare Defizite in der Befriedigung solcher Erwartungen bestehen, von der Insuffizienz der Wissenschaft sprechen. Dieser Ausdruck ist eine Bezeichnung für die vorfindlichen Tatsachen, und nicht ein Werturteil. Um den Charakter eines Werturteils zu widerlegen, bedarf es der Erörterung derjenigen Gründe, welche Insuffizienzen herbeiführen.

Wissenschaftliche Aussagen basieren in der Regel auf Experimenten. Wird in einem solchen Experiment durch den Experimentator eine Veränderung in der Natur willkürlich eingeführt, so ist der Schluß relativ sicher, daß die dann eintretende Folge durch die Veränderung ursächlich bedingt ist. Dieses Prinzip des *post hoc ergo propter hoc* beherrschte die Physik bis in den Anfang unseres Jahrhunderts weitgehend. In der modernen Physik beginnt aber jetzt eine experimentelle Phase, die in der Medizin schon immer vorlag, daß nämlich Eingriffe und Folgen mehrschichtiger werden und insbesondere die Folgen nicht mehr beobachtbar sind.

In der Medizin wird diese Schwierigkeit, direkte Kausalrelationen herzustellen, durch mehrere Umstände besonders dramatisch. *Erstens* ist es ethisch nicht zulässig, am Menschen zu experimentieren. Das Tier tritt an seine Stelle, aber der Schluß vom Tierversuch auf den Menschen bereitet immer Schwierigkeiten. *Zweitens* ist der Mensch als Objekt der wissenschaftlichen Medizin das mit großem Abstand schwierigste Objekt, das je einer Wissenschaft zur Erforschung vorgegeben war. Diese besondere Schwierigkeit hat mehrere Gründe: die Kompliziertheit des Gegenstandes kommt daher, daß meist *unübersehbar viele Teile* (Elemente), zu Organen zusammentretend, und im Organsystem vernetzt und mit Rückkopplungen aufeinander einwirkend, eine Analyse dieser Zusammenhänge mindestens extrem erschweren und manchmal völlig unmöglich machen. Der zweite Grund: die kausalen Prozesse erster Ordnung spielen sich in der Regel in Zellen ab, lassen sich also *nur mit Hilfsmitteln ("Mikroskopien") beobachten.* Die Vitalmikroskopie hat uns hier sehr geholfen, und niemand kann sich des Staunens erwehren, wenn man kleinste Vesikel längs vorgebildeter Bahnen in der Zelle wandern sieht. Aber: lassen sie sich durch die Einflüsse, deren Wirkung wir abschätzen wollen, verändern? Wieweit sind solche Veränderungen Indikatoren von Schäden? Was tun z. B. chemische Gifte, Strahlen oder Magnetfelder? Diese Fragen sind bis heute weitgehend ungeklärt.

Ein dritter Grund: Fast alle pathogenen Prozesse, deren Erforschung heute im Vordergrund steht, sind *die Folge chronischer, also zeitlich lang anhaltender Einwirkungen.* Solange die Medizin eine Akut-Medizin war, bei der Infekte und Unfälle im Vordergrund standen, waren die Kausalitätsfragen relativ einfach zu lösen. Bei chronischen Einflüssen schwindet nicht nur die Möglichkeit direkter kausaler Anbindungen. Insbesondere sind sie nicht in ihrer Wirkung beobachtbar, weil die menschliche Beobachtungszeit viel zu kurz ist. Es entsteht damit die *Theorie von Risiken,* deren Wirkung wegen der Vielfalt der Einflüsse ungewiß, d. h. auf Wahrscheinlichkeiten beschränkt bleibt. Die einzige Methode der Kausalforschung wird die Epidemiologie. Diese aber liefert nur Möglichkeiten kausaler Zusammenhänge. Gewißheit gibt es fast gar nicht mehr, und Wahrscheinlichkeiten eines Kausalzusammenhangs lassen sich nur dann feststellen, wenn die statistische Korrelation, die von der Epidemiologie geliefert wird, durch ein Modell gedeutet werden kann, das die epidemiologischen Unsicherheiten überspringt. Findet sich z. B. eine überzufällig hohe Leukämie-Inzidenz bei Kindern, welche in relativ starken Magnetfeldern von mehr als 2,5 Milligauss wohnen (SAVITZ et. al. 1988), so fragt es sich dennoch ob dieser scheinbare Kausalzusammenhang nicht durch andere Begleitumstände vorgetäuscht wird. Der sozioökonomische Status der Väter macht z. B. offenbar ebenfalls Leukämie, aber er reicht nicht aus, um die Magnetfeld-Korrelation wegzuerklären (SCHAEFER 1991). Man sucht also das Modell: wirken diese schwachen Felder im *akuten* Experiment auf Zellen derart ein, daß eine karzinogene Mutation wahrscheinlich wird? Bislang ist auch diese Frage ungelöst. Für die *meisten chronischen Krankheiten* sind kausale Erklärungen mehr oder weniger kontrovers. Ich erinnere an die grotesken Kurzschlüssigkeiten, welche Cholesterin, Ernährung, Atheromatose und Infarkt in kausalen Zusammenhängen haben interpretieren wollen. Völlig unklar ist meist der psychophysische Mechanismus bei sog. psychosomatischen Krankheiten. Nur für Auslösung beim Herzinfarkt gibt es leidlich verläßliche psychosomatische Modelle, während die gastroentestinalen Krankheiten wie Ulcera, Colitis, Morbus Crohn, noch nicht modellierbar sind.

Diese Unentscheidbarkeit hat mit der Tatsache zu tun, daß so gut wie alle pathogenen Einflüsse der Umwelt sog. "schwache" Wirkungen sind. Das besagt: sie wirken in der Regel nur als Krankheitserreger, wenn sie gemeinsam mit anderen Einwirkungen auftreten ("multifaktoriell"). Es gibt meist eine *Mehrzahl* der Exponierten, welche gesund bleibt, die Zahl dieser "Escaper" ist also in der Regel sehr hoch. Dadurch wird die Signifikanz der statistischen Korrelation von Einwirkung und ausgelöster Krankheit in der Regel nicht erreicht. Mir scheint, daß die Erforschung der Pathophysiologie und insbesondere der Epidemiologie der "schwachen Wirkungen" das wichtigste wissenschaftliche Programm der Medizin der Zukunft darstellt.

3. Das Prinzip Psychosomatik

Der wichtigste Grund für die Insuffizienz der Medizin und einer jeden Wissenschaft vom Menschen liegt aber im sog. *Leib-Seele-Problem*. Wir können uns hier nicht auf die Schwierigkeiten einlassen, welche schon die Definition der Begriffe Leib und Seele mit sich bringt. Der Kieler Philosoph HERMANN SCHMITZ hat sie in seinem gewaltigen Lebenswerk dargelegt und eine eigenwillige Begrifflichkeit zu diesem Problem entwickelt. In dieser auf unmittelbare Anwendung ausgerichteten "Kritik" der Medizin, in der das Wort "Kritik" im Sinne der Kritiken KANTs und nicht einer Maßregelung verstanden wird, in dieser Kritik nehmen wir die Begriffe Leib und Seele operational, alles als "Seele" bezeichnend, was sich an Erregungen des Nervensystems grundsätzlich nicht von "außen" erkennen läßt, obwohl vieles an den der Seele zugeschriebenen Phänomenen von der Außenwelt ausgelöst wird. Signale in Sinnesnerven führen zu "Verarbeitungen" im Gehirn, und eine dieser Verarbeitungsresultate ist die Entstehung leiblicher Veränderungen. Von diesen sind solche der Willkür-Motorik banal. Höchst kontrovers sind aber Veränderungen, welche in der sog. vegetativen Sphäre erfolgen, d. h. die Eingeweide betreffen.

Diese psychosomatischen Krankheiten sind, wissenschaftstheoretisch formuliert, so beschaffen, daß zwischen Umwelt-Situationen, die vom Menschen in der Regel mit Emotionen beantwortet werden, und leiblichen Prozessen von abnormer, in der Regel erheblich störender Art, Beziehungen bestehen. Diese Beziehungen werden zunächst als Koinzidenzen wahrgenommen, im Fall häufiger Wiederholungen dann als kausal aufeinander bezogen gedeutet, obwohl es in zahlreichen Fällen auch heute noch keine pathophysiologischen Modelle gibt. Krankheiten dieser Art sind z. B. zahlreiche Hauterkrankungen wie Ekzeme, Neurodermitis, Psoriasis, Herpes zoster u. a. Es kann mit einigem Recht gefragt werden, ob nicht die Mehrzahl aller Hauterkrankungen eine psychosomatische Komponente hat, deren Pathophysiologie wir nicht kennen, deren Pathogenese im naturwissenschaftlichen Jargon auch nur in Endstufen bekannt ist, deren erste Anfänge (Ätiologien nach JORES) dunkel bleiben. Fast alle Intestinalerkrankungen psychosomatischer Art sind ungeklärt, z. B. Colitis, ulcerosa, Morbus Crohn, Ulcus ventriculi und duodeni usf. Am besten kennen wir die Pathophysiologie der Herzerkrankungen auch bei klarer psychosomatischer Natur.

Die Medizin, als Lehre *auch* von den Krankheiten, steht also vor dem Problem, ob es leibliche Prozesse gibt, die krankhaft, also unzweckmäßig sind, und die ohne bestimmte Außenwelt-Anstöße nicht entstanden wären, obgleich diese Anstöße selbst in keiner Weise als Ursache derselben interpretiert werden können. Die simplifizierende Theorie der naturwissenschaftlichen Medizin sprach von einer Umsetzung der Außenwelt-Signale in Emotionen, um dann die Entstehung emotionaler Folge-Erscheinungen problemlos zu verstehen. Dieses Modell befriedigt auch in einem gewissen eingeschränkten Rahmen, trägt aber zur Lösung des ***Prinzips Psychosomatik*** wenig oder nichts bei, wenn wir mit diesem Prinzip der Erfahrung interpretieren, daß es Organ- und Zell-Veränderungen gibt, die mit Emotionen nicht unbedingt zu tun haben. Der Prototyp solcher Erfahrungen wird gut repräsentiert durch das weltbekannte Experiment mit der suggestiv erzeugten Brandblase (PAUL 1963). Berührt man die Haut irgendwo mit einem Bleistift, unter der hypnotischen Suggestion, man habe einen glühenden Eisendraht, so empfindet die Versuchsperson Schmerz und entwickelt am Punkt der Berührung eine Brandblase.
Es gibt einen Fächer pathogener Effekte, die nur auf Mitteilungen, ausgelöste Ängste und Vorstellungen beziehbar sind, vom Angina-pectoris-Anfall bis zum

psychogenen Tod (STUMPFE 1973). Diesen pathogenen Effekten stehen therapeutische gegenüber. Die besprochene Warze ist das Pendant zur suggerierten Brandblase. Die zahllosen Berichte von Außenseitern über "seelische" Heilungen können nicht nur Lug und Trug sein. Die sog. Wunderheilungen in Lourdes sind gut dokumentiert (CARREL 1951; SCHLEYER 1949). Ihr Mechanismus ist unbekannt.

Folgende Problematik stellt sich heraus: es gibt pathogene und therapeutische Effekte, welche von einer "Signalverarbeitung" ausgehen. Dieser Ausgangspunkt ist der Grund für die Verwendung der Terminus "psychogen", das zugrundeliegende Problem nennen wir "Psychosomatik". Es beinhaltet eine einfache Modellvorstellung: daß die Medizin es mit Leib und Seele und der Wechselwirkung beider zu tun hat, ohne daß wir uns auf einen Diskurs über das Wesen von Leib und Seele einlassen müssen. Da Seelisches eine auf nichts Anderes rückführbare eigene Dimensionalität besitzt, hat es die Medizin grundsätzlich mit drei Dimensionen zu tun: dem *Leiblichen,* dem *Seelischen* und deren *Wechselwirkung.* Es gibt keine andere Wissenschaft von gleicher Spannweite.

Fragen wir nämlich, wieweit die Hypothese, in einem konkreten Krankheitsfall liege ein psychosomatisches Leiden vor, mit einer der drei Tests auf Wissenschaftlichkeit geprüft werden könnte, so ist die Antwort, daß Modelle gelegentlich, aber leider keineswegs immer vorliegen, die Handlungsanweisungen oft sehr dürftig sind und die Verläßlichkeit der Aussage immer klein sein muß, weil zwar epidemiologische, also statistische Korrelationen zwischen bestimmten "seelischen" Belastungen und bestimmten Krankheiten feststellbar sind, diese Korrelationen aber keinen Schluß auf den Einzelfall zulassen, weder bei klassischen somatischen Krankheitsfällen noch erst recht im Bereich der Psychosomatik. Während aber in der klassischen naturwissenschaftlichen Medizin häufig eine Noxe feststellbar ist, welche ein ätiologisches oder pathogenetisches Konzept der Krankheit zu ersinnen gestattet, gibt es solche "Noxen" in der Psychosomatik nicht in dieser strikten, meßbaren Form. Es gibt sie nur in allgemeiner Form, so z. B. in der Feststellung von JORES und PUCHTA (1959), daß Männer im Anschluß an ihre Pensionierung häufiger sterben, oder daß ein Trennungserlebnis Krebs auslösen kann. Niemand bezweifelt aber, daß schon bei der physiokochemischen Noxe die individuelle Suszeptibilität und Resistenz des Patienten bestimmt, ob er erkrankt. Dasselbe trifft in noch höherem Maß auf die seelische Noxe zu: es kommt darauf an, mit welcher seelischen Energie können wir als Ärzte nur Vermutungen anstellen und also allenfalls gewisse Wahrscheinlichkeitsaussagen machen. Beweisbar im Sinn der Naturwissenschaft können konkrete psychosomatische Thesen über einen Krankheitsfall niemals sein.

Es verwundert also nicht, daß bei den 2 letzten Tests über die Wissenschaftlichkeit, der Kritik hinsichtlich des Möglichen oder Wahrscheinlichen, und in der Hilfe bei Unentscheidbarkeit, Vorurteile, also *Paradigmata des Medizinverständnisses* im Sinne von Thomas KUHN, die entscheidende Rolle spielen.

4. Die Rolle der Paradigmata in der Medizin

Man kann diese Situation wie folgt umreißen. Wenn ein eingefleischter Naturwissenschaftler die Möglichkeit leugnet, daß eine bestimmte Krankheit seelisch verursacht sei, weil er dem allgemeinen Paradigma folgt, daß scheinbar seelische Ursachen de facto physische Ursachen sind, so ist ihm m. E. mit strikten theoretischen Widerlegungen nicht beizukommen. Man kann nur so gegen ihn argumentieren, daß die naturwissenschaftlich verfahrene Pathophysiologie eine Reihe sog. psychosomatischer Krankheitsmuster aufgeklärt hat. Zwei Beispiele: die Psycho-genie beim plötzlichen Herztod durch ein über den Sympathikus-Tonus induziertes Kammerflimmern; die Möglichkeit einer psychogenen Krebsentstehung durch die Tatsache, daß Immunität durch Streß beeinflußbar ist und Krebs mit Immunitätsprozessen zusammenhängt. Solche Beispiele lassen sich vermehren. Das Ulkusproblem ist z. B. leidlich physiologisch verständlich. Die Rolle des Sympathikus in seiner Doppelfunktion des Eustreß- und Distreß-Erzeugers wird immer deutlicher. Bei den Hormondrüsen tritt das Pinealorgan immer klarer hervor, gerade auch als potentieller Krebserzeuger (Lit. bei BLASK 1990).

Man hat den Eindruck, daß ein Anti-Psychosomatisches Paradigma in den Köpfen vieler Mediziner die Einsicht in die heute schon vorhandenen Argumente für die Wahrscheinlichkeit psychosomatischer Krankheiten verstellt. In dieser Situation wird Punkt 4 und 5 unserer Testskala für die Wissenschaftlichkeit besonders wichtig: die Kritik (das *Krinein*: Unterscheiden von Richtig und Falsch) und die Hilfe in der Unentscheidbarkeit. Vor allem letzteres, die Unentscheidbarkeit, erfordert nüchterne und informierte Analysen über das *Mögliche*. Es gibt mehr Dinge zwischen Himmel und Erde, als unsere Schulweisheit sich träumen läßt, nur nehmen wir sie nicht mehr zur Kenntnis. Die hohe Spezialisierung und die Zeitnot aller Ärzte bedingen unvermeidbar, daß dieser Zustand der Fehlinformation anhält. Die Folge ist, daß die Medizin zwar wissenschaftlich, aber *häretisch* betrieben wird: Heiresis ist die Auswahl, das Stück, das wir uns aus dem Kuchen der Wahrheit herausschneiden. Es sollte uns dabei zu denken geben, daß gerade die gelernten Naturforscher in der Medizin, die Physiologen, am ehesten bereit sind, psychosomatische Thesen anzuerkennen.

Die Erwartung an kritisches Denken sollte uns freilich erst recht davor schützen, das definitiv mit Wissenschaftlichkeit Inkompatible dennoch als wahr hinzustellen. Erdstrahlen gibt es nur als Radon-Strahlen, und deren biologische Wirkungen sind kontrovers und vermutlich gering (JACOBI 1986). Hochpotenzen in der Homöopathie sind mit keinem Experiment als wirksam belegbar, nicht einmal bezüglich einer entfernten Möglichkeit. Die scheinbaren Beweise entbehren aller Substanz. Auch wenn sie von Physikern stammen. Was aber dem einen recht ist, ist dem anderen billig. Die Kurzschlüssigkeit vieler Argumente in der Schulmedizin ist ebenfalls erstaunlich. Ein Beispiel für viele: Wenn man in der Präventivmedizin die Kreislaufkrankheiten deshalb als die Volkskrankheit Nummer Eins betitelt, weil über 50 % durch sie sterben, so übersieht man, daß das Sterbealter der an Kreislaufkrankheiten Verstorbenen das höchste aller Todesursachen ist: 74 Jahre für Männer und 82 für Frauen. (JUNGE und HOFFMEISTER 1987). Man stirbt am Kreislauf, wenn einem kein anderer Tod widerfahren ist, als ultima ratio. Das heißt natürlich nicht, daß man nicht bestimmte Kreislaufkrankheiten, z. B. den Infarkt, erfolgreich verhüten kann. Kreislaufkrankheiten als Volksseuche aber sind ein Märchen, ebenso wie die Behauptung, eine Krebswelle komme auf uns zu. Die Krebssterblichkeit der 20- bis 70jährigen ist mindestens seit 50 Jahren konstant.

5. Das ethische Problem der Wissenschaftlichkeit

Wir haben bis hierher stillschweigend vorausgesetzt, daß das Urteil über Verständnishilfen, Handlungsanweisungen und Verläßlichkeit eindeutig und objektiv gefällt werden kann. In den physischen Wissenschaften ist das auch bislang so gewesen, und in den technischen Wissenschaften stellen sich Defekte hinsichtlich dieser drei Punkte in der Regel rasch durch praktische Versager ein. Schon die Entwicklung von New Age und die Versuche, eine neue Physik in Hinsicht auf bessere Humanität zu ersinnen, lassen aufhorchen. In der Medizin ist die Beurteilbarkeit von Aussagen hinsichtlich ihrer Wissenschaftlichkeit häufig ein ernstes Problem. Das sollte uns bei der Erörterung der psychosomatischen Problematik klar geworden sein. Die Insuffizienzen der sog. Schulmedizin sind offenbar, dennoch sind sie kleiner als die der sog. Außenseiter-Mediziner oder Alternativ sich nennender medizinischer Strömungen. Doch auch dieses Urteil wird von einem Schulmediziner gefällt, der in seinen eigenen Paradigmata gefangen ist, d. h. an einer dezionistischen Wissenschaftlichkeit der Medizin, nämlich der Forderung nach pathophysiologischen Modellen, festhält. Wenn mir z. B. von begeisterten Anhängern der Hochpotenz-Homöopathie versichert wird, ihre Erfolge seien beweisbar, so habe ich den Eindruck, daß mein Begriff von Beweis nicht identisch ist mit dem jener Kollegen. Wenn in allem Ernste behauptet wird, Wissenschaft habe es mit den Zielen der Menschen und nicht den Fakten der realen Außenwelt zu tun, so gibt es keine Verständigung mehr.

Wenn dann der Erfolg einer mystischen Medizin nur an den seelischen Reaktionen der Patienten gemessen wird, verlassen wir den Boden dessen, was bislang Wissenschaft hieß. Wir müssen vielleicht eines Tages zur Kenntnis nehmen, daß in der Medizin die drei von mir entwickelten Kriterien der Wissenschaft nach anderen Maßstäben beurteilt werden, z. B. das Kriterium der Verständnishilfe nur mehr auf das Verständnis emotionaler Prozesse oder gar auf sog. Moralia angewandt wird. Da wegen des Plazebo Effekts das Kriterium der Verläßlichkeit, das ja zugleich das Kriterium der Voraussagbarkeit umfaßt, auch bei einer Medizin teilweise gültig befunden werden könnte, die wir heute zur Scharlatanerie rechnen, ist ein tiefgreifender gesellschaftlicher Wandel des Kennzeichens "Wissenschaftlichkeit" durchaus denkbar.

Bei der deutlichen Zunahme anti-wissenschaftlicher und anti-industrieller Haltungen der Gesellschaft kann Wissenschaft als Wertbegriff auch dann untergehen, wenn das, was an die Stelle der Wissenschaft tritt, keine Verläßlichkeit mehr im Sinne der physikalischen Voraussagbarkeit besitzt. Es scheint ein Zeitalter der Mystik zu beginnen, dessen erste destruktive Vorboten sich in den derzeitigen Kämpfen um fundamentalistische Religionen und verabsolutierte Nationalitäten überall in der Welt bemerkbar machen.

In dieser Entwicklung die Fahne der dezisionistischen Wissenschaft hochzuhalten, verlangt Mut, bringt also ein ethisches Problem in unser Thema, das um so brisanter werden wird, als durch die Spezialisierung der Wissenschaft ihre Fähigkeit, für jedermann einsehbare Modelle der Wirklichkeit zu entwerfen, sichtbar abnimmt, und das Kennzeichen "Sicherheit" selbst in der Physik nicht mehr den Grad erreicht, der früher selbstverständlich war.

6. Schlußfolgerungen

Ziehen wir das Fazit aus diesen Betrachtungen, so zeigt sich eigentlich ein klares Ergebnis, das ich in folgenden Kernsätzen zusammenfassen möchte.

1. Wir verlangen von jeder Wissenschaft in ihrem Geltungsbereich fünf Leistungen: Verständnishilfen (Modelle); Handlungsanweisungen, Verläßlichkeit, Kritik der bestehenden Hypothesen, Argumentationshilfen bei Unentscheidbarkeit.

2. Die Medizinische Wissenschaft hat in allen 5 Punkten Erfolge aufzuweisen, was ihre Wissenschaftlichkeit belegt.

3. Die Medizin hat aber mehr Insuffizienzen, d. h. Mängel bei der Bewältigung dieser 5 Erwartungen, als die meisten anderen Wissenschaften. Diese Insuffizienzen haben klar definierbare Gründe.

4. Diese Gründe sind: der hohe Komplikationsgrad des Objekts der medizinischen Wissenschaft, des Menschen, wenn man dessen Komplikation mit den Objekten anderer Wissenschaften vergleicht; ferner die Kleinheit der Prozesse,

welche Krankheit determinieren; die Zeitdauer aller Einwirkungen, welche chronische Krankheiten bedingen; fast alle chronischen pathogenen Einwirkungen sind sog. schwache Wirkungen.

5. Das größte Hindernis in der Erfüllung der 5 Erwartungen bietet das "Prinzip Psychosomatik", d. h. die Tatsache, daß alle leiblichen Prozesse von seelischen Prozessen über oft wohlbekannte Zwischenstufen beeinflußbar sind, diese Einflüsse aber nie im Einzelfall beweisbar sein können.

6. Dadurch wird die wissenschaftliche Aussage in der Medizin stark von Grundvorstellungen (Paradigmata) abhängig, die ideologisch getönt sind.

7. Ein Maximum an Wissenschaftlichkeit hat eine Aussage, welche alle Argumente in den der Medizin eigentümlichen drei Dimensionen reflektiert: der Dimension des Leibes, der Subjektivität (der Seele) und des möglichen Zusammenhangs beider. Die Wissenschaft Medizin ist eine *psychosomatische Wissenschaft* mit gleicher Betonung der beiden Teilaspekte.

8. Dennoch zeichnet sich die Tendenz einer Mythologisierung der Medizin ab, die der gleichen Tendenz in allen anderen Wissenschaften und im gesamten gesellschaftlichen Raum parallel geht. Diese Tendenz könnte eine der Folgen des Pluralismus unserer Gesellschaft sein. Wenn man will, mag man von dem drohenden Untergang einer naturwissenschaftlichen Medizin sprechen. Er läßt sich am ehesten dadurch verhindern, daß die Wissenschaftler in den Medizinischen Einrichtungen es verstehen, die Mystik als ein Bedürfnis des Menschen zu begreifen und dieses Bedürfnis in ihrer Begrifflichkeit zu analysieren. Dadurch würde die Medizin, was NIETZSCHE, an zahlreichen Stellen seines Werkes, der Physiologie gewünscht hat: sie würde uns zu einer *neuen* Betrachtung der Natur anleiten, eben einer nicht mehr mystischen, sondern physiologischen. (NIETZSCHE III, 232) Wenn das gelänge, wäre Medizin, was ihr nach ihrer dreidimensionalen Natur zukommt, die Königin der Wissenschaften.

Literatur

Blask, D.E. (1990):The emerging role of the pineal gland and melatonin in oncogenesis. In: Wilson BW/ Steven RG/Anderson LE (Eds.) Extremly low frequency electromagnetic fields: the question of cancer. Columbus, Richland: Batelle Press, p. 319-335.
Diemer, A. (1970) (Hrsg.): Der Wissenschaftsbegriff. Meisenheim: Hain.
Carrel, A. (1951): Das Wunder von Lourdes. Stuttgart: DVA.
Jacobi, W. (1986): Lungenkrebs nach Bestrahlung: Das Radon-Problem. *Naturwiss.* 73: 661-668.

Jores, A. (1956): Der Mensch und seine Krankheit. Stuttgart: Klett.
Jores, A. / Puchta, H.G. (1959): Der Pensionierungstod. *Med. Klin.* 54: 1158.
Junge, B. / Hoffmeister, H. (1987): Das mittlere Sterbealter für ausgewählte Todesursachen. *Lebensversicherungsmed.* (2): 50-55.
Kuhn, T.S. (1967): Die Struktur wissenschaftlicher Revolutionen. Frankfurt: Suhrkamp.
Meinong, A. (1910): Über Annahmen. Leipzig: Barth.
Nietzsche, F. (1966): Werke. Darmstadt: Wiss. Buchgesellschaft.
Paul, G.L. (1963): The productions of blisters by hypnotic suggestions: another look. *Psychsomat. Med.* 25: 233.
Savitz, D.A. / Wachtel, H. / Barens, F.A. / John, E.M. / Tordick, J.G. (1988): Case control study of childhood cancer and exposure to 60-Hz-magnetic fields. *Am. J. Epidemiol.* 128 (1): 21-38.
Schaefer, H. (1991): Gefährden Magnetfelder die Gesundheit? *Sitzungsber. Heidelberger Akad. Wiss.*, math.-naturw. Kl. 4. Abh.
Schaefer, H. (1992): Modelle in der Medizin. *Sitzungsber. Heidelberger Akad. Wiss.* math.-naturw. Kl. 1. Abh.
Schleyer, H. (1949): Die Heilungen von Lourdes. Eine kritische Untersuchung. Bonn: Bouvier.
Schmitz, H. (1949-1980): System der Philosophie. 10 Bde. Bonn: Bouvier.
Stumpfe, K.D. (1973): Der psychogene Tod. Stuttgart: Hippokrates.

Kurt S. Zänker *(Witten/Herdecke)*

Die Suche nach Stofflichkeit und Begrifflichkeit in der Vermittlung von Leib und Seele – Unterwegs zu einem anderen Medizinkonzept

1. Vom Klagen

Der Mensch weist sich auch als klagendes Wesen aus. Er klagt als Bürger, er klagt als Patient, er klagt als Arzt. Zuweilen verzweigt sich das Klagen in ein Anklagen, in ein Verklagen oder in ein Wehklagen; oft erscheint dabei das Anzuklagende, das zu Verklagende oder das zu Beklagende in einer verschwommenen Begrifflichkeit, in einem Nicht-Benannt-Sein.

Macht denn Klagen Sinn, damit sich etwas ändert oder neu gestaltet? Klagen macht dann Sinn, wenn damit irrationale Ängste, angstbeladene Emotionen geäußert werden dürfen, ohne daß dieses bei einem Gegenüber, einem Dritten, Stärke produziert, die den Klagenden existentiell schwächt oder gar zerstört.

Modulieren wir die Lautstärke des Klagens dem Medizinsektor, wie er uns täglich begegnet, auf, welche Resonanzen, welche wirklich neue Stimmen können wir hören? Man muß befürchten, daß berechtigtes Wehklagen im Rauschen inkompetenter Anklagen untergeht.

Gibt es dennoch einen Weg zu einem Medizinkonzept, berechtigtes Wehklagen nicht zu überhören, aber inkompetentes Anklagen zu unterdrücken?

Es muß einen Weg geben, wenn der Glaube an die gestaltende Seins-Kraft, an die Einzigartigkeit des kreativen Schaffens des Menschen nicht ganz verloren gegangen ist. Es ist fast trivial anzumerken, daß die Seins-Kraft aus der ruhenden Mitte des Menschen aufsteigt und daß die Kreativität eines anderen Medizinkonzepts nicht darin bestehen kann, segensreichen technischen, molekularbiologischen und genetischen Fortschritt ignorieren oder nicht zulassen zu wollen. Umgekehrt können und dürfen mahnende Stimmen aus Philosophie und Anthropologie, aus Ökologie und Ökonomie nicht einfach gestrichen werden, weil sie sich oft nur des geschriebenen Wortes oder des mit Bedacht formulierten Satzes bedienen können.

Der Weg zu einem anderen Medizinkonzept muß wieder zur ruhenden Mitte des Menschen führen, zum Bewußtsein, daß wir mit allen Möglichkeiten der Wissenschaftsdisziplinen gleichberechtigt daran arbeiten müssen, Lösungsvorschläge zum ältesten Rätsel der Menschheit, nämlich der Beziehung zwischen Geist, Seele und Leib, zum Wohle des Individuums und damit zum Wohle einer Sozietät darzubringen.

2. Das Geist-Seele-Leib-Problem

Mehr als 2000 Jahre dehnt sich die Geschichte im denkenden Auseinandersetzen des Menschen zwischen Innen und Außen, zwischen Oben und Unten, zwischen Mikrokosmos und Makrokosmos, von Körper, Geist und Seele aus. Vielleicht klagen wir gerade in der Jetztzeit über die Krise der Medizin so intensiv, manchmal auch hilflos, weil wir spüren, forschenden Weg der Mitte verlassen zu haben und uns polemisierend und polarisierend der technokratisch allmächtigen Medizin, oder im Gegensatz hierzu dem ärztlichen „*new age*" bei mißverstandenem Eid des Hippokrates angeschlossen zu haben. Es ist so nutzlos wie unsinnig, dem Einen oder dem Anderen dafür einen Schuldschein auszustellen. Wir haben uns vielmehr nach den Voraussetzungen zu fragen, die (wieder) zu schaffen sind, um jene *'erkenntnistheoretische Depression'* zu überwinden, daß nämlich die Geist-Seele-Leib-Beziehungsfrage eine Letztendlichkeitsfrage ist und deswegen nicht lösbar sein wird (GIERER 1988).

Die Krise der heutigen Medizin darf nicht zu einer Krise des Denkens werden, wenn wir eine Kausalität des Denkens in der Medizin annehmen. Der Weg aus der Krise muß einem Erkenntnispfad klarer Handlungsanweisungen und Algorithmen folgen, wobei die Algorithmen aus dem gesamten Spektrum der zugänglichen Wissenschaft kommen müssen. Es gibt heute noch nicht genügend ermutigende Hinweise dafür, daß sich dieser Königsweg finden läßt; im Gegenteil scheint es manchmal, daß sich Niemandsland ausbreitet. Auf beiden Seiten des Rubikon graben sich Naturwissenschaften und Geisteswissenschaften ein, eine Entwicklung, die zu einer paradoxen Lage führt. Die traditionellen Anliegen der Philosophen zum Geist-Seele-Leib-Problem sind heute wissenschaftlicher Analyse in einem Maße zugänglich, wie zu keinem anderen Zeitpunkt seit der griechischen Antike, trotzdem bleiben wissenschaftliche Untersuchungen in unserer medizinischen Gelehrsamkeit und in den Bildungsgängen im allgemeinen voneinander geschieden.

Wir können z. B. das menschliche Verhalten untersuchen, indem wir Ansätze benutzen, die auf der Psychobiologie, der Neurokybernetik und Immunologie - um nur einige exemplarisch zu erwähnen - basieren, und so moderne wissenschaftliche Exaktheit in unser Verständnis des politischen, des sozialen und kulturellen Lebens im Gesund- und Kranksein einbringen (UTALL 1978). Neben einem solchen Verständnis wird es notwendig sein, den Mut aufzubringen, Grenzen eigener Profession zu überschreiten, um in einem transdisziplinären Wissenschaftsansatz Lösungen zu diesem Urrätsel der Menschen anbieten zu können. Wollen wir die Krise der gegenwärtigen Medizin überwinden, so wird es nicht mehr hinreichend sein, interdisziplinär sich alleine zwischen den Wissenschaftsdisziplinen zu bewegen, sondern es muß ohne dilettantisches Gespött erlaubt sein, sich mit naiven aber wachen Augen durch die Wissenschaftsdisziplinen bewegen zu dürfen, in der Hoffnung und Absicht für seine eigene Profession das Weltbild immer neu zu gestalten, es aber nicht immer neu erfinden zu müssen (ZÄNKER 1993).

3. Gehirn, Kognition, Emotion und Verhalten

Ergebnisse der Psychophysik, der Psychosomatik und der Neurophysiologie zeigen, daß sich das Geist-Seele-Leib-Problem und die daraus resultierenden Beziehungen in einer vielfältigen Kreiskausalität bewegen. Psychische Prozesse beruhen auf physikalischen Gehirnprozessen (DELGADO 1969), die ihrerseits wieder auf psychische Prozesse zurückwirken. Welcher „deus ex machina" neu erscheinen soll, um die Kreiskausalität zu durchbrechen, um einen logisch-hierarchisch strukturierten Faden zu finden entlang dem die Hoffnung bleibt, eine letztendliche Erkenntnis zu finden, ist ungewiß.

Es ist hier nicht möglich, die enorme Zahl an philosophischer Literatur zum Gehirn-Geist- und Gehirn-Psyche-Problem zu diskutieren (ECCLES 1951, POPPER and ECCLES 1977). Materialisten stellen schlüssig dar, daß ihre Gehirn-Geist-Theorie sich mit den gegebenen Naturgesetzen im Einklang findet. Kritiker wenden ein, daß es eben in den Naturgesetzen nichts gibt, das besagt, wie aus ihnen nicht-materielle Ganzheit, Bewußtsein oder Geist entsteht (ARMSTRONG 1968).

Berücksichtigt man diese Widersprüche für mögliche Lösungsansätze zur Krise der Medizin, so kann man die Hoffnung hegen, daß sich bei einer Modifikation der letztendlichen Unbeantwortbarkeit des Geist-Seele-Leib-Problems in der Transformation zu einem Gehirn-Kognition-Emotion-Verhalten-Problem dieses dann der heutigen Wissenschaftsmethodologie als zugängig erweist.

Es stellt sich sofort die berechtigte Frage, wie kann eine anscheinend so solide Struktur, wie das Gehirn, so geistige Dinge wie Denken, Lernen, Verhalten und Kunst bei einem Menschen bestimmen und hervorbringen? Das Bild, das sich hier einer Analyse darbietet, ist zunächst komplex und kompliziert. Wir haben eine physikalisch-chemische Ebene neuronaler Aktivitäten, die prinzipiell auf einzelne deterministische Ereignisse zurückverfolgt werden können. Es existiert eine zweite Ebene der Bedeutungen, für die wir keine kausale neuronale Betrachtung anbieten können, sondern eher Verhaltensbeobachtungen zur Verfügung stehen; drittens muß - empirisch aus unseren täglichen Handlungen, Erfahrungen und Erlebnissen geschlossen - eine Bewußtseinsebene existent sein, die Routinehandlungen ausblenden kann. Diese drei Ebenen ihrerseits müssen kausal hierarchisch verknüpft sein, um eine neue Qualität emergent zu machen, die sich im Selbst-Bewußt-Sein oder in Selbst-Reflexion darstellt, in Fähigkeiten also, die allein dem beseelten Wesen Mensch zukommen.

Die erste Ebene können wir heute mit physikalisch-chemischen Entitäten hinreichend beschreiben und benützen aus der naturwissenschaftlichen Erkenntnis heraus bestimmte stoffliche Qualitäten als Therapieformen, um Krankheitssymptome zu bekämpfen oder sogar ursächlich zu heilen.

Kognitive Systeme bestehen aus zwei in einem Organisationszusammenhang stehenden Hauptkomponenten. Zunächst die zentralnervöse (Gehirn), die, wie schon ausgeführt, naturwissenschaftlichen Gesetzmäßigkeiten gehorcht; sie ist grundsätzlich unter der Annahme der Kenntnis aller Einflußgrößen (Variablen) kausal-deterministisch. Da es aber irrig ist anzunehmen, daß bei der hohen Komplexität des zentralen Nervensystems und dessen steigen und/oder sprunghaften Evolution (Plastizität) alle Variablen jederzeit bekannt sein können, empfinden wir zentralnervöse Abläufe in der Regel chaotisch.

Die andere Hauptkomponente sind Bewußtseinszustände, die weit weniger deterministisch, sondern teleonom und intentional sind; sie gehorchen gemeinhin psychischen Gesetzmäßigkeiten, die nichts mit Naturgesetzmäßigkeiten gemeinsam haben. Die psychischen Gesetzmäßigkeiten werden heute von den psychologischen Wissenschaften mehr und mehr aufgeklärt. Über die Kopplung zwischen Bewußtseinszuständen und Gehirnprozessen wissen wir noch sehr wenig und können uns nur heuristische Vorstellungen machen. So gleicht z. B. für unvoreingenommene Betrachter ein durch Algorithmen erzeugtes Computerbild einer Pflanze jener Zeichnung, wie sie in einem Kräuterbuch des 17. Jahrhunderts abgebildet ist. Daraus folgt, daß im Gehirn des Zeichners vor 300 Jahren die gleichen Algorithmen verwendet wurden, wie sie für den Computer im 20. Jahrhundert programmiert wurden; das visuelle Ergebnis, die gestaltete Pflanze, das Produkt einer bewußten Intention und von biochemisch-elektrochemischen Gehirnprozessen, ist in seiner subjektiven Wahrnehmung von der durch einen Maschinenprozeß generierten Pflanze nicht unterscheidbar. Das Beispiel zeigt, daß wir wissenschaftlich durch die geschickte Analyse eines Produkts mit Hilfe mathematischer Operationalität durchaus Abläufe im Gehirn verstehen lernen können. Es muß allerdings fraglich bleiben, ob wir Bewußtsein der Decodierbarkeit zuführen können, da wir bisher Verfahren und

Begriffe der Wissenschaft auf ihre eigenen Voraussetzungen anwenden. Wenn wir bewußt einen Entschluß fassen und ihn in die Tat umsetzen, so ist der Entschluß selbst physikalisches Abbild eines Gehirnprozesses, der den Gesetzen der Physik folgt und schließlich als Verhalten oder Gestalt für einen Außenstehenden wahrnehmbar wird. Somit ist den psychologischen Wissenschaften auch Bewußtsein zugängig, wenn sich das aus dem Bewußtsein abgeleitete Handeln und Verhalten über reliable Wissenschaftsinstrumente hinterfragen läßt.

Wie wir nun versucht haben darzulegen, läßt sich das Geist-Seele-Leib-Problem in ein wissenschaftlich zugängliches *Gehirn-Kognition-Verhalten-Emotion-Problem* umformen, wobei für die ersten drei aufgeführten Entitäten sowohl in erster Näherung Lösungen aus den Naturgesetzen als auch aus psychologischen Gesetzmäßigkeiten gleichberechtigt angeboten werden können.

Wie verhält es sich mit Emotionen, dem emotionalen Gehirn? Hier liegen profunde Erkenntnisse aus der Hirnforschung vor, nach denen das limbische System bei allen Arten von affektiven Emotionen eine Schlüsselrolle spielt (HESS und BRÜGGER 1943). Pionierarbeiten in den frühen dreißiger Jahren lieferten am wachen Tier durch Stimulation von Bereichen des limbischen Systems und des Hypothalamus eindeutige Ergebnisse, wonach diese Strukturen mit emotionalem Verhalten verknüpft sind. Serotonin, Katecholamine, Noradrenalin und Dopamin sind Transmitterstoffe, die am stärksten daran beteiligt sind, Einfluß auf das limbische System auszuüben und damit das Verhalten zu modifizieren (FERNANDEZ de MOLINA and HUNSPERGER 1959).

Emotionen sind auch bewußte Erfahrungen und daher auch mit Raum-Zeit-Mustern im Neokortex verknüpft. Bahnen zwischen dem Neokortex und dem limbischen System sind ein wesentliches Bindeglied bei der Erzeugung bewußter Erfahrungen durch Wahrnehmung des Äußeren, des *Äußeren-Sich-Selbst* wie auch der Emotionen, des *Innen-Sich-Selbst*.

Wie uns die stoffliche Welt der molekularen Transmitter im Gehirn zeigt, spielen Amine und niedermolekulare Peptide eine wichtige Rolle bei der Vermittlung von Gefühls- und Verhaltenszuständen. Noradrenalin und Dopamin, als Beispiele, scheinen speziell mit Erregung, mit Aggression und Selbststimulierung zu tun zu haben, während Serotonin und Endorphine für Entspannung, Angstabbau und Wohlbefinden stehen. Es wäre aber absurd, bestimmte emotionale Zustandsformen mit der Aktivität eines oder mehrerer solcher Transmitter hinreichend zu erklären; sie sind eine notwendige stoffliche Voraussetzung, um an Knotenpunkten des neuronalen Netzes etwa impulshemmend oder stimulierend zu wirken. Die Ausprägung affektiver Emotionen wird aber ebenso von den besonderen individuellen Architekturvoraussetzungen, den dendritischen

Verzweigungen und Verschaltungen des Netzwerkes, bestimmt. Neuronale Gestalt und permanente Gestaltung sowie chemische Botenstoffe bilden also die Grundlage individueller Wahrnehmung oder Wahrnehmungsverarbeitung; die Resultate daraus sind Emotionen oder Gefühlsaffekte.

4. Psycho-Neuro-Immunologie

Wir haben versucht zu zeigen, daß das Geist-Seele-Leib-Problem als die älteste Frage der Philosophie wieder eine tragende Rolle in den Naturwissenschaften des ausgehenden 20. Jahrhunderts und sicher auch im kommenden Jahrhundert spielt. Mit Hilfe algorithmischer Theorien werden für dieses Problem, auch nicht näherungsweise, befriedigende Antworten zu erhalten sein. Es ist schon eher wahrscheinlich, daß über eine stringente philosophische Begrifflichkeit Lösungswege aufzuzeigen sind, wenn wir uns wissenschaftsmethodisch einem beseelten Geist (Kognition) und einem emotionalen Gehirn (Wahrnehmung und Verhalten) zuwenden, also auf Ebenen wechseln, die wir parallel mit den Methoden der Natur- und Geisteswissenschaften erforschen können.

Exemplarisch dafür, wie man die Beziehungsebenen ändern kann, um den zunächst mehrdeutigen Ausdruck des psycho-physischen Parallelismus im Sinne des Wissenschaftstheoretikers H. FEIGL (1967) auf wesentliche Aussagen zurückführen zu können, ist die neu formulierte Wissenschaftsdisziplin der Psycho-Neuro-Immunologie. Sie versucht über eine klassisch-naturwissenschaftliche Beschreibung hinaus plausible Erklärungen dafür zu geben, wie ein Individuum Informationen und Signale aufnimmt, speichert, vergleichend verarbeitet, auf andere Bewußtseinsebenen überträgt und mitteilt, um Gesundheit und Krankheit als Pole eines Kontinuums in jedem momentanen (Infinitesimalen) Augenblick des Lebens neu, und neu und wieder neu zu erzeugen und zu definieren (ZÄNKER 1991a).

Wo liegen nun rational faßbare Wurzeln der naturwissenschaftlichen Erkenntnis, die es erlauben, kritikimmun, die Psycho-Neuro-Immunologie als ein Abbild, wenn auch mit vielen blinden Flecken, des Leib-Seele-Problems zu betrachten?

Schon scheinbar primitive Einzeller, z. B. die Amöbe, mußten Kommunikationsstrukturen ausprägen, um sich als arteigen auszuweisen und damit nicht einem Kannibalismus zum Opfer zu fallen. Amöben mußten sich gegenseitig „Stopschilder" zeigen, gleichbedeutend einem Nicht-Gefressen-Werden. In der Entwicklung zu mehr- und vielzelligen Lebewesen und der Anpassung vom Übergang Wasser zu Land reichten solche „Stopschilder" nicht mehr aus; differenzierte und spezialisierte Signale wurden von immer mehr differenzierten und spezialisierten Zellen gebildet und selektiert, um in einem Gesamtorganismus eine Zelle als „selbst" oder „fremd", z. B. verändert durch ein Virus oder eine genetische Mutation, auszuweisen. Eine komplizierte molekulare Linguistik entwickelte sich je höher sich ein Organismus differenzierte, mit dem Ziel, das genetische Material möglichst optimal und stabil auf die nächste Generation zu übergeben. Die geradezu sensationellen Leistungen der Molekularbiologie und Genetik haben viele dieser Signale stofflich charakterisiert und ihren biologischen Inhalt (Semantik) entschlüsselt. Dabei zeigte es sich, daß viele Signale - z. B. Mitglieder der Familie der Interferone - Botenstoffe repräsentieren, die sowohl an bestimmten Gehirnstrukturen Verhaltensänderungen hervorrufen (Auslösen von Depression beim Menschen) als auch an immunkompetenten Zellen Aktivitätsänderungen (Virusabwehr) induzieren. Durch immer neue Entdeckungen dieser Art wird die Liste von Hormonen, Neuro- und Immunopeptiden fortgeschrieben. Man lernt hierbei, daß viele dieser Stoffe verschiedene qualitative Antworten, je nach ihrer zell- und/oder gewebespezifischen Bindung, in einem Organismus generieren können. Es ist heute unstrittig, daß ein immunologisches Netzwerk über solche Kommunikations- und Signalmoleküle mit dem neuronalen Netzwerk komplex verschaltet ist (ZÄNKER et al., 1991 b).

Finden wir für eine solche Verschaltung auch Analogien, die es erlauben, daraus eine hohe Plausibilität für neuroimmunologische Interaktionen abzuleiten? In Tabelle 1 werden solche Analogien von der deskriptiven Anatomie bis zur provokanten Frage, besitzt das Immunsystem ein Bewußtsein, aufgezeigt.

5. Eigene Ergebnisse zur Psycho-Neuro-Immunologie

Im Jahre 1988 haben wir eine prospektive und explorative Patientenstudie mit der finanziellen Unterstützung des Bundesministers für Forschung und Technologie begonnen. Diese Studie wurde im Konsensus mit Tumorpatienten durchgeführt und hatte als primäres Ziel die logistische und wissenschaftliche Machbarkeit zu zeigen. Es sollten sinnvolle Parameter aus den Disziplinen Psychologie, Neuroendokrinologie und Immunologie gefunden werden, deren Korrelationen auch biologische Interpretationen zulassen. Es wurden 50 Krebspatienten (37 Brustkrebspatientinnen und 13 Dickdarmkrebspatienten) in die Studie aufgenommen. Als Kontrolle wurden zu den Brustkrebspatientinnen im matched-pair Verfahren Patientinnen rekrutiert, die zwar das gleiche diagnostische Verfahren hinsichtlich Brustkrebsdiagnose durchlaufen haben, wobei aber das Ergebnis dann eine gutartige Erkrankung des Drüsenkörpers war; so sollte zumindest eine Form des diagnostischen Stress hinsichtlich gutartige/bösartige Erkrankung in emotionalen Auswirkungen für beide Gruppen normiert werden können. Es wurde eine Batterie von psychologischen Testverfahren eingeführt, wobei das state/trait Konzept von SPIELBERGER (1983) angewendet wurde. Als immunologische Parameter wurden die prozentuale Verteilung der Lymphozytensubpopulationen longitudinal gemessen sowie als Aktivierungsmarker die Expression des II-2 Rezeptors auf der Oberfläche peripherer Lymphozyten. Als neuroendokrine Botenstoffe wurden ß-Endorphin und ACTH als Spaltprodukte des Pro-opiomelanocortin (POMC) gewählt. Die Studie wurde auf 18 Monate angelegt, mit der Maßgabe nach 5 Jahren eine weitere Evaluation durchzuführen. Allgemein wird argumentiert, daß Episoden negativen Stress Funktionen des Immunsystems unterdrücken. Unsere Daten zeigen aber, daß die Fähigkeit Ärger auszudrücken, den ACTH Spiegel im Blut senkt. Umgekehrt, ärger zu kontrollieren, bedeutet ebenfalls einen niedrigeren ß-Endorphinspiegel. Man muß dabei erwähnen, daß ein hoher ACTH Spiegel mit einer erniedrigten Antikörperproduktion, einer verminderten Zytotoxizität natürlicher Killerzellen und einer geringen Zytokinproduktion einhergeht. Hohe ß-Endorphinspiegel dagegen stimulieren die Antikörperproduktion, aktivieren Makrophagen und T-Lymphozyten. Durch geeignete statistische Verfahren konnten wir weiter zeigen, daß immunologische, neuroendokrinologische und psychologische Parameter bei Tumorpatienten weit weniger regulatorisch voneinander abhängig sind als dieses bei den Patientinnen in der Kontrollgruppe der Fall war. Eine zulässige Interpretation dieser Ergebnisse mag sich darin ausdrücken, daß Tumorpatientinnen zwischen Psyche und Soma, hinsichtlich der von uns evaluierten Parameter, mehr chaotische Abläufe aufweisen als dies bei Nicht-Tumor-Patientinnen zu sehen war. Ob dies Ursache oder Wirkung einer gestörten molekularen Linguistik zwischen Gehirn, Neuroendokrinum und Immunsystem ist, bleibt weiteren Forschungsarbeiten vorbehalten. Es werden dringend mehr explorative und konfirmative Studien notwendig sein, bevor ernsthaft an das Design und die Durchführung von Interventionsstudien in der Psycho-Neuro-Immunologie gedacht werden kann.

6. Auf dem Weg zu einem anderen Medizinkonzept – Ein Plädoyer für eine anthropologische Medizin

Ganzheitsmedizin, ganzheitliche Medizin oder die elegante Umschreibung durch Holismus in oder der Medizin haben infolge von wahlloser Anwendung einen faden Beigeschmack erhalten. Der Begriff „anthropologische Medizin" ist ebenfalls nicht neu. Die Erkenntnisse und die Methodologie moderner Natur- und Geisteswissenschaften erlauben aber gerade heute, diesen Begriff in den Mittelpunkt einer praktizierbaren Medizin zu stellen. Wenn wir das Leib-Seele-Problem wieder als ein wissenschaftliches anerkennen, müssen wir uns auch darüber im Klaren sein, daß es prinzipiell nicht lösbar sein wird. Lösbar dagegen werden Probleme in bestimmten Transformationsebenen des Leib-Seele-Problems sein. Daraus abgeleitet Erklärungsversuche können sich natur- oder geisteswissenschaftlicher Gesetzmäßigkeiten bedienen. Sie müssen gleichberechtigt nebeneinander stehen dürfen, wie Erklärungsversuche der NEWTONschen Physik neben quantenmechanischen stehen, wenn man deren Randbedingungen und Anwendbarkeit geklärt hat. Eine *anthropologische Medizin* muß vorurteilslos entscheiden dürfen: gelten in der komplexen Wirklichkeit des kranken Menschen noch alle Gesetze der Physik, aus denen sich therapeutische Verfahren herleiten, oder gibt es andere verborgene Zusammenhänge, die naturwissenschaftlichen Gesetzmäßigkeiten nicht mehr folgen. Eine anthropologische Medizin erfordert ein hohes Handlungsethos, denn der Handelnde muß sich einerseits klar sein, Krank-Sein in der beseelten Leiblichkeit des Patienten letztendlich nicht heilen zu können. Andererseits aber muß der Arzt mit den ihm zugänglichen Mitteln aus Natur- und Geisteswissenschaft einen Lösungsbeitrag zur Integration der von uns aufgesplitteten Handlungsebenen in finitistischen Therapieschritten für den Patienten mit dem Ziel finden, sich der Beziehung zwischen Leib, Seele und emotionalem Gehirn möglichst zu nähern. Dieses ist ein hoher Anspruch, der in der technokratischen Medizin schnell verloren gehen kann. Eine anthropologische Medizin im Sinne dieser Darstellung kann es allen im Heilberuf tätigen Menschen erleichtern, einen solchen Anspruch zu verwirklichen. Nicht das Anklagen oder das Verklagen einer schlechten Medizin soll am Ende unserer Bemühungen stehen, sondern das freudige Wehklagen darüber, es jeden Tag besser machen zu wollen.

Literatur

Armstrong, D. M. (1968): A materialist theory of the mind. London: Routledge and Keagan

Delgado, J. M. R. (1969): Physical control of mind. New York: Harper and Row

Eccles, J. C. (1951): Hypothesis relating to the brain-mind problems. *Nature* 168: 53-57

Feigl, H. (1967): The „mental" and the „physical". Minneapolis: University of Minnesota Press

Fernandez de Molina, A./Hunsperger, R. W. (1959): Central representation of affective reactions in forebrain and brain stem: electrical stimulation of amygdala, stria terminalis, and adjecent structures. *J. Physiol.* (London 145: 251-265

Gierer, A. (1988): Die Physik, das Leben und die Seele. Anspruch und Grenzen der Naturwissenschaften. München, Zürich: Piper

Hess, W. R./Brügger, M. (1943): Das subkortikale Zentrum der affektiven Abwehrreaktionen. *Helvet. Physiol. Acta 1*: 33-52

Popper, K. R./Eccles, J. C. (1977): The self and its brain. Berlin, Heidelberg, New York: Springer

Spielberger, C. D. (1983): Manual for the State-Trait Anxiety Inventory (Form/Y). Palo Alto: Consulting Psychologists

Utall, W. R. (1978): The psychobiology of mind. Hillsdale (N. J.): Erlbaum

Zänker, K. S. (1991a): Kommunikationsnetzwerke im Körper. Aspekte einer neuen Wissenschaftsdisziplin. Heidelberg, Berlin, New York: Akademischer Verlag Spektrum

Zänker, K. S./Kroczek, R./Hubertz, I./Hodapp, V./Spielberger, C. D. (1991b): Role of cognitive processes in immune modulation in cancer disease. In: Anticarcinogenesis and Radiation Protection (Editors: Simic, M. G./Cerutti, P.) New York: Plenum Press, vol. 2, P 417-422

Zänker, K. S. (1993): Summer School. Neuroimmunology with special reference to brain, behavior and creativity, 11.-19. Sept. Büyükada (Turkey)

Tabelle 1: Analogien zwischen Gehirn und Immunsystem

Kategorie	Gehirn	Immunsystem
kleinste Einheit	Neuron	Leukozyt
akzessorische Einheit	Gliazelle	Makrophage Epithelzelle/dentr Zelle
Kommunikationsstruktur	Synapse	Oberflächenstruktur
Kommunikationsarchitektur	dentritische Verschaltung	lymphatische Organtextur
Kommunikationsmoleküle	Neuropeptide Neurotransmitter	Immunmopeptide Lymphokine
Modus	endo-/parakrin neurokrin	para-/endokrin juxtakrin
Diversifizierung	Kartographie neuronaler Repräsentation	Lymphozytenphänotypen
Perzeption	Objek-Indentifikation	Molekul. Erkennen
Lernen	Plastifizierung neuronaler Synapsen	Thymus- und Antigenprägung
Gedächtnis	Engrambildung/ Speicher	Gedächtniszelle
Informationsverarbeitung	bewußtes Erkennen Ausblenden von Routine	selbst/nichtselbst Diskriminierung
Bedeutung	Sprache und Inhaltlichkeit	Molekulare Linguistik der Signale
Operationalität	künstliche Intelligenz	Algorithmen/ Netzwerk
Kreativität	Vollzug nichtroutinemäßiger Handlungen	Mutation/somatische Genrekombination
Ontologie oder Zwiegespräch zwischen Körper und beseeltem Geist	Wahrnehmung Emotion Bewußtsein Selbst-Bewußt-Sein	Diskrimination Selbstreferenz Autopoiese ?

Wolfgang Wesiack *(Innsbruck)*

Perspektiven psychosomatischen Denkens für das ärztliche Handeln

Die Krise der modernen Medizin ist anhand vieler Symptome erkennbar. Obwohl die Medizin in ihrer mehrtausendjährigen Geschichte noch nie so erfolgreich war wie in der Gegenwart, ist die Unzufriedenheit mit ihr sowohl bei den Patienten, den Ärzten und der Gesellschaft ständig im Wachsen begriffen. Eine Reihe von ungelösten Problemen belasten die Krankenversorgung. Es sind dies beispielsweise die Klagen, daß sich moderne Medizin zu einer stummen Biotechnik entwickelt hat, die die psychosozialen Probleme der Patienten weitgehend vernachlässigt. Die Wissensexplosion hat zu einer Fülle von Spezialdisziplinen geführt, die weitgehend unintegriert nebeneinanderher arbeiten. Die faktisch praktizierte Heilkunde zerfällt in mindestens 3 Bereiche, die weitgehend unverbunden nebeneinanderher arbeiten. Es sind dies

1. die naturwissenschaftlich klinische Medizin, die sich am biotechnischen Modell des Menschen orientiert, das in seinen Grundzügen im 19. Jahrhundert entwickelt wurde,
2. eine psychologische Heilkunde, die sich am Modell der Psychoanalyse oder der Lerntheorie orientiert und
3. die vielen wissenschaftlich nicht fundierten paramedizinischen Richtungen.

Darüberhinaus ist moderne Medizin so gut wie ausschließlich pathogenetisch und kurativ orientiert, die salutogenetischen und präventiven Gesichtspunkte werden vernachlässigt. Die steigende Zahl der chronischen und ineffizient behandelten Patienten führt zwangsläufig zu einer Kostenexplosion, die kaum noch zu beherrschen ist.

Wenn wir hinter diesen Krisensymptomen, die keineswegs vollständig aufgelistet wurden, die Ursachen suchen, dann finden wir diese in dem nach wie vor die Heilkunde beherrschenden *Paradigma der Biotechnik*, also einer Modellvorstellung vom Menschen als hochkomplexe Maschine. Hier spiegelt die Medizin als Teilbereich unserer gesamtkulturellen Entwicklung ein weltweit ungelöstes Problem wieder, nämlich die fehlende Integration der rasant sich entwickelnden technischen Möglichkeiten in ein menschenwürdiges Leben. Oder, anders ausgedrückt: die derzeitige Krise in der Medizin ist ein Abbild der weltweiten Ökologiekrise.

Akzeptiert man diese Interpretation der gegenwärtigen Situation der Medizin, dann sind die zu ergreifenden Maßnahmen theoretisch nicht schwer auszumachen aber praktisch außerordentlich schwer in die Tat umzusetzen. Wir müssen die *Grundfragen der Medizin*, die sich aus der komplizierten Dreiecksbeziehung zwischen Patient, Arzt und Krankheit ergeben, neu stellen und durchdenken und ein Grundmodell entwerfen, das die bisherigen Ergebnisse der medizinischen Forschung und Praxis zu integrieren vermag. Hier bietet sich vor allem das Situationskreiskonzept Thure von UEXKÜLLs als umfassendes bio-psycho-soziales Konzept an.

Das *Situationskreiskonzept*, auf das ich im einzelnen hier nicht eingehen kann, stützt sich einerseits auf die Umweltlehre Jakob von UEXKÜLLs, der überzeugend nachgewiesen hat, daß jeder Organismus durch "Merken" und "Wirken" seine Umgebung zu seiner spezifischen Umwelt macht. Die Annahme einer objektiven Wirklichkeit wird, worauf auch moderne Wissenschaftstheorie hinweist, so gesehen zu einer Fiktion. Bezogen auf die Medizin heißt das, daß Arzt und Patient in jeweils verschiedenen individuellen Wirklichkeiten leben, durch Interaktion erst ein Stück gemeinsamer Wirklichkeit schaffen müssen, um das, was sie "Krankheit" nennen, zu therapieren. Hier werden bereits vom theoretischen Ansatz aus gesehen Arzt und Patient zu Partnern, die gemeinsam ein Werk vollbringen.

Dieser Unterschied zur objektivistischen Medizin, in der der Patient Objekt der diagnostischen und therapeutischen Bemühungen ist, ist ein fundamentaler und hat weitgehende Folgen für die Veränderung der Krankenversorgung. Das, was wir Krankheiten nennen, sind *Interpretationsmodelle*, die sich zwar konkretisieren lassen, etwa anatomisch, physiologisch, biochemisch, sowie durch Verhalten und den sprachlichen, mimischen und gestischen Ausdruck von subjektiv erlebtem Leiden, sie sind jedoch wissenschaftstheoretisch gesehen Konstrukte, Modellvorstellungen, die sich zwar auf etwas reales, das Leiden und die Veränderungen der Patienten beziehen, selbst aber nichts Konkretes, sondern "Ideen" sind.

Das Situationskreiskonzept versucht daher durch Neudefinition der Begriffe "Körper" und "Seele" den unseligen Körper-Seele-Dualismus zu überwinden, der uns in der Medizin - und nicht nur in ihr - in eine Sackgasse und Spaltung geführt hat; denn in das biotechnische Paradigma lassen sich psychosoziale Phänomene ebensowenig integrieren, wie biologische in das psychologische. Durch diese Spaltung ist in unserer Kultur das Phänomen der "zwei Kulturen", einer naturwissenschaftlich-technischen und einer literarisch-geisteswissenschaftlichen entstanden, das C. P. SNOW (1959) beschrieben und beklagt hat.

Hier hilft uns die *Semiotik*, die Zeichentheorie, weiter, die nach unserer Auffassung eine Grundlagenwissenschaft der psychosomatischen Medizin ist. Obwohl wir Sigmund FREUD, der feststellte, daß der Trieb im Grenzbereich zwischen dem somatischen und psychischen zu lokalisieren sei und der psychische Repräsentant eines körperlichen Vorganges ist, und Jakob von UEXKÜLL, der die Begriffe "Bedeutungserteilung" und "Bedeutungsverwertung" prägte, als die ersten Wegbereiter der Zeichentheorie in der Medizin und Biologie der Gegenwart bezeichnen können, ist der eigentliche Vater der modernen Zeichentheorie doch Charles Sanders PEIRCE, ein zu Lebzeiten wenig beachteter amerikanischer Philosoph. PEIRCE postulierte, daß die Welt ein Ensemble bzw. besser gesagt ein Kosmos von Zeichen ist und stellte fest, daß Zeichen immer dreigliedrig sind.

Wir können an jedem Zeichen einen materiellen Zeichenträger, eine immaterielle Bedeutung und einen Interpretanten, heute würden wir sagen einen Code, feststellen, mit dessen Hilfe die Interpretation des Interpreten, der eine Zelle, ein Organ, ein Tier oder ein Mensch sein kann, vorgenommen wird. Konkret heißt dies, auf der Zell- und Organebene erhalten physikalisch chemische Objekte Bedeutungen, denen zufolge sie als assimilierbar oder nicht assimilierbar "erkannt" werden. Auf der Organismusebene erhalten materielle Objekte die Bedeutung von Nahrung, Freund, Feind, Sexualpartner usw. und werden dann entsprechend dieser Bedeutung vom Organismus in die eigene Umwelt, d. h. das eigene Leben einbezogen. Auf der Ebene des Humanen erhalten die materiellen Zeichenträger einen "Sinn" und werden so zu "Ideen". Wir Menschen interpretieren permanent die Objekte unserer Umgebung, die wir so zu unserer spezifischen Umwelt transponieren und in unsere individuelle Wirklichkeit integrieren. Wir interpretieren z. B. materielle Schriftzeichen oder Schallwellen auf Grund eines bestimmten (z. B. deutschen, englischen, französischen oder anderen) Sprachcodes als sinntragende Worte und Sätze.

MORRIS und CARNAP haben darauf hingewiesen, daß wir neben der PEIRCE-schen Zeichentriade auch drei Dimensionen der Zeichen unterscheiden können, und zwar die syntaktische, die semantische und die pragmatische Dimension der Zeichen. Die syntaktische Dimension umfaßt den materiellen Zeichenträger, die semantische die Bedeutung und die pragmatische gibt uns Handlungsanweisungen. Wenn wir beispielsweise einen Laborwert zeichentheoretisch interpretieren, dann fragen wir auf der syntaktischen Ebene, ob es sich nicht eventuell um einen Laborfehler handelt, auf der semantischen Ebene wird das beispielsweise stark erniedrigte Hb als Zeichen einer Anämie interpretiert und auf der pragmatischen Ebene gibt uns dieses Zeichen Handlungsanweisungen etwas gegen die Blutarmut des Patienten zu tun.

Mit diesem Hinweis auf den ärztlichen Alltag, der uns nur die drei Dimensionen des Zeichens erläutern soll, ist natürlich die Bedeutung der Zeichenlehre für die Heilkunde nur eben angedeutet. Vom fundamentalen Satz ausgehend, den Thure von UEXKÜLL geprägt hat, daß lebende Systeme nicht (passiv) nach den Regeln der Physik und Chemie auf Reize reagieren, sondern aktiv auf Zeichen antworten, wird uns erst die Tragweite der Zeichentheorie für die Biologie und Medizin bewußt. Die Grundkategorien des Lebens, die Fähigkeit zum Stoffwechsel und zur Vermehrung setzen bereits die Fähigkeit von Zellen, Organen und Organismen voraus, Zeichen zu interpretieren und darauf zu antworten.

Für alle lebenden Systeme mit Ausnahme des Menschen, bei dem die Verhältnisse wegen der Befähigung zum Sprechen und Denken komplizierter sind, gibt es zeichentheoretisch nur zwei Kategorien von Objekten: Objekte, die entweder ins eigene Selbst (etwa als Nahrung) oder zumindest ans eigene Selbst assimilierbar und Objekte, die diesem fremd sind. Wir finden hier eine frühe Unterscheidung zwischen *Selbst* und *Nicht-Selbst* und alles, was jenseits dieser Kategorien ist, existiert für das lebende System nicht. Diese Einschränkung auf die Grundkategorien "Selbst" und "Nicht-Selbst" gilt im Prinzip auch für uns Menschen, weil auch unsere Welt durch unsere Merk- und Wirkorgane begrenzt ist, worauf Jakob von UEXKÜLL überzeugend hingewiesen hat. Wir unterscheiden uns allerdings von den anderen lebenden Systemen unter anderem durch zweierlei: Wir vermögen die Reichweite unserer Merk- und Wirkorgane durch technische Hilfsmittel wie z. B. Mikroskope, Fernrohre, Maschinen und Raketen enorm zu erweitern und bilden uns auch über jenen Bereich, der jenseits unserer erweiterten Merk- und Wirkwelt liegt, hypothetische Vorstellungen.

Die Zeichentheorie gibt uns darüber hinaus - und damit wird sie für eine ganzheitliche Heilkunde von nicht wegzudenkender Bedeutung - erstmals die Möglichkeit, das bisher ungelöste und scheinbar unlösbare *Leib-Seele-Problem* in einem neuen Licht zu sehen und einer ganzheitlichen Lösungsmöglichkeit zuzuführen. Bei zeichentheoretischer Betrachtungsweise gehören der materielle Zeichenträger und seine immaterielle Bedeutung untrennbar zusammen. Eine künstliche Trennung in Körper und Seele, in organisch und psychisch bedingte Krankheiten und in der Folge davon in eine Medizin für Körper ohne Seelen und andererseits in eine Heilkunde für Seelen ohne Körper ist aus zeichentheoretischer Sicht unhaltbar. Die großen Erfolge und die Faszination, die vom biotechnischen Modell ausgehen, beruhen aus zeichentheoretischer Sicht darauf, daß die Biotechnik den materiellen Zeichenträger verändert. Der interpretative Aspekt bleibt jedoch unberücksichtigt!

Daß sich zwei Schwerpunkte in der Medizin herausgebildet haben, eine mehr handlungsbezogene und eine mehr wortbezogene Heilkunde hat m. E. ihren Grund nicht - wie fälschlich angenommen wird - in einer existentiellen Trennung zwischen "seelisch" und "körperlich", sondern in der anthropologisch bedingten Tatsache, daß wir unsere Um- und Mitwelt entweder durch Handlungen oder aber durch Worte verändern können. Wenn wir uns an den anthropologischen Existenzialen Hand und Wort orientieren, dann ist es wohl unvermeidlich, daß es einerseits mehr handlungsbezogene und andererseits mehr wortbezogene Therapien gibt. Soweit die pragmatische Auswirkung dieser anthropologischen Grundtatsache. Auf einer höheren Abstraktionsebene müssen wir jedoch erkennen, daß "Hand" und "Wort" auch im konkreten Lebensvollzug untrennbar miteinander verflochten sind. Denn wir können keine sinnvolle Handlung vollziehen, ohne ihren "Sinn", ihr "Ziel", die in Worten ausgedrückt werden können, einzubeziehen und umgekehrt sind auch Worte letztlich Handlungen.

Die vermeintliche größere Sicherheit und sogenannte Exaktheit körperlicher gegenüber seelischen Befunden beruht nicht darauf, daß erstere objektivierbar und letztere nicht objektivierbar sind, sondern daß es Befunde also Zeichen gibt, wie z. B. typische EKG, Röntgen, Labor und histologische Befunde, aber auch bestimmte Wahnvorstellungen und Zwangshandlungen, die gewissermaßen nahezu eindeutige Hinweise auf bestimmte Erkrankungen sind. Andere Krankheitszeichen sind viel weniger eindeutig und nur vergleichbar mit den Indizien der Kriminalistik, die uns erst in größerer Zahl durch Spurensicherung Hinweise auf bestimmte Erkrankungen geben.

Die Tatsache, daß wir uns z. B. bei der Infarktdiagnose beim typischen EKG-Befund sicher, beim Blutdruckabfall wesentlich unsicherer und beim geklagten Retrosternalschmerz sehr unsicher fühlen, beruht nicht darauf, daß ersterer objektivierbar und letzterer nicht objektivierbar ist, sondern hängt mit wahrscheinlichkeitstheoretischen Überlegungen zusammen. Eine erhöhte ST-Strecke im EKG ist nahezu eindeutig und läßt uns fast keinen Spielraum der Interpretation. Beim Blutdruckabfall sind die alternativen Möglichkeiten bereits viel zahlreicher und beim geklagten Retrosternalschmerz natürlich noch viel zahlreicher. Nur deshalb sind diese Zeichen sehr viel unsicherer und nicht deshalb, weil sie nicht objektivierbar sind. Auf das Problem der Objektivierbarkeit, die in der biotechnischen Medizin sehr stark überschätzt wird, kann ich hier leider nicht eingehen.

Sie sehen also, eine zeichentheoretische Betrachtungsweise ist nicht nur den Lebensvorgängen angemessener als eine ausschließlich kausalanalytische, sie ermöglicht uns darüber hinaus auch eine ganzheitliche Betrachtung und Behandlung ohne die fatale Trennung in "seelisch" und "körperlich" vollziehen zu müssen, zumal wir den Körper ohne seelische Funktionen nur an der Leiche studieren können und körperlose Seelen noch nirgends beobachtet wurden. So gesehen ist das leidige "Leib-Seele-Problem" eigentlich ein "Leiche-Seele-Problem", worauf H. WEINER (1986) hingewiesen hat.

Die Forschungsergebnisse sowohl der naturwissenschaftlich-biotechnischen Medizin als auch der psychologischen Medizin bleiben natürlich bestehen. Es kann und muß auch weiterhin auf bestimmten Sektoren methodisch eingeengt und sauber weitergeforscht werden, die *Einordnung* der Forschungsergebnisse in die Anthropologie und Pathologie sollte jedoch zeichentheoretisch erfolgen, weil Lebensvorgänge eben nur zeichentheoretisch hinreichend beschreibbar sind. Mit den kausalanalytischen Methoden der Physik und Chemie können wir die Rätsel des Lebens ebensowenig verstehen, wie die Schönheit eines Gedichtes oder einer Symphonie durch noch so subtile Analysen von Papier, Druckerschwärze und Schallwellen. Jenseits der parallelistischen und reduktionistischen Detailforschung eröffnet uns die zeichentheoretische Betrachtungsweise ein neues integrativ-psychosomatisches Forschungsfeld.

Die Tragweite der zeichentheoretischen Betrachtungsweise läßt sich auch bei der Anwendung physikalischer oder chemischer Methoden sehr gut aufzeigen. Wenn wir den Satz ernst nehmen, daß lebende Systeme nicht nur auf physikalisch-chemische Einwirkungen reagieren, sondern auf Zeichen antworten, dann wird sofort deutlich, wieso Patienten nach einem operativen Eingriff, der technisch einwandfrei und lege artis durchgeführt wurde, so unterschiedlich reagieren. Die veränderten anatomischen Verhältnisse werden eben nicht vom Organismus einfach passiv hingenommen, sondern werden als Zeichen interpretiert und beantwortet. Viele Chronifizierungen und rentenneurotische Entwicklungen könnten vermieden werden, wenn wir Ärzte den zeichentheoretischen also *interpretativen Aspekt* der Behandlung von Anfang an in Rechnung stellen würden. Ähnliches gilt für die Verabreichung von Medikamenten, die nicht nur eine biochemische Wirkung haben, sondern darüber hinaus als Zeichen interpretiert und entsprechend unterschiedlich beantwortet werden. Dies lehren uns die Placebogaben im einfachen und doppelten Blindversuch.

Bevor ich die Ergebnisse unserer Überlegungen zusammenfasse, möchte ich noch kurz auf die Frage eingehen, warum sich integrativ-psychosomatisches Denken und Handeln so schwer in der praktizierten Medizin durchsetzt, obwohl das Konzept im großen und ganzen schlüssig und über weite Strecken hin m. E. sogar zwingend ist. Dies ist wohl vor allem auf die einseitige biotechnische Erziehung und damit Ausrichtung der Ärzte zurückzuführen. Hinzu kommt die faszinierende Effizienz der Biotechnik, insbesondere bei Erkrankungen vorwiegend biologischer Provenienz. Dann die Tatsache, daß sich Institutionen generell schwer verändern und reformieren lassen und schließlich dürfen wir auch nicht die ökonomischen, berufs- und machtpolitischen Gesichtspunkte vergessen. Bei der Erwähnung dieser Faktoren möchte ich aber einen weiteren Gesichtspunkt nicht außer acht lassen. Es liegt zum Teil auch an der Psychosomatik selbst, die in der Vergangenheit schwerpunktmäßig dualistisch ausgerichtet war und sich bemühte, ergänzend zur biotechnischen Medizin auch noch eine psychologische zu entwickeln. Dieser Ansatz führt, obwohl er heute noch immer der gängige ist, in eine Sackgasse. Es muß abgewartet werden, ob unser holistisches Konzept des Situationskreises in Zukunft bessere Durchsetzungschancen hat.

Abschließend möchte ich zusammenfassend darstellen, welche Perspektiven psychosomatisches Denken, das ich hier nur sehr verkürzt und eklektisch wiedergeben konnte, das ärztliche Handeln beeinflußt und in Zukunft, so hoffen wir, auch noch verändern wird:

1. Die Übernahme des Funktionskreises als Grundmodell bringt Arzt und Patient bereits vom theoretischen Ansatz her in eine Position der *gegenseitigen Abhängigkeit*, ja Gleichwertigkeit. Der "mündige Patient" und eine partnerschaftliche Medizin wird so nicht nur zu einer moralischen Forderung, sondern ist bereits durch das Grundkonzept fundiert.
2. Mit dem Aufgeben der Fiktion einer objektiven Realität fällt der Wahrheitsanspruch von Theorien. Dadurch wird die Einstellung des Arztes sowohl zur *individuellen Wirklichkeit* des Patienten als auch zu den theoretischen Positionen anderer Ärzte toleranter. Wir können unvoreingenommen prüfen, welche Theorien und Methoden sich in welchen Situationen am besten bewähren. Theorien und Methoden werden so gesehen zu Werkzeugen, die für manche Situationen besser, für andere schlechter geeignet sind, aber keinen Wahrheitsgehalt an sich beanspruchen können.
3. Durch die zeichentheoretische Betrachtungsweise wird die künstliche Trennung in "körperlich" und "seelisch" obsolet und durch wahrscheinlichkeitstheoretische Überlegungen ersetzt. Die *bio-psycho-soziale Ganzheit* der Persönlichkeit des Patienten bleibt so gewahrt. Das Situationskreiskonzept öffnet auch dem Arzt bereits von der Theorie her einen ganzheitlichen Zugang zum Patienten, der nicht mehr in einem "Körper" und eine "Seele" getrennt wird.
4. Der *psychosomatische Ansatz*, wie er vor allem durch Thure von UEXKÜLL und Mitarbeiter entwickelt wurde, hat eine ausgesprochen integrative Potenz. Er stellt daher eine Gegenkraft gegen den drohenden Zerfall der modernen Medizin in mehr oder weniger unverbunden nebeneinander agierende Spezialdisziplinen dar.
5. Im *Situationskreiskonzept* stehen die kreativen "autopoietischen" Aspekte im Mittelpunkt. Es berücksichtigt deshalb im Gegensatz zum biotechnischen Modell, das ausschließlich pathogenetisch und reparativ ausgerichtet ist, in viel stärkerem Maße auch salutogenetische und präventive Gesichtspunkte.

Es wären sicherlich noch viele Perspektiven psychosomatischen Denkens sowohl im Detail anzuführen als auch konkret in bezug auf die Medizinerausbildung, die Forschung und die medizinischen Institutionen zu beschreiben. Dies kann jedoch wegen der Kürze der mir zur Verfügung stehenden Zeit hier nicht weiter ausgeführt werden. Ich denke jedoch, daß die 5 angeführten Gesichtspunkte die wesentlichsten Perspektiven einer zukünftigen ganzheitlichen bio-psycho-sozialen Medizin beinhalten.

Literatur

Morris, C. W. (1938): Foundations of the theory of signs. Chicago: Univ. of Chicago Press
Peirce, C. S. (1983): Phänomen und Logik der Zeichen (Hrsg. von Helmut Pape). Frankfurt/M.: Suhrkamp
Snow, C. P. (1959): Two Cultures and the Scientific Revolution. The Rede Lecture. Cambridge: University Press (dt. Die zwei Kulturen. Stuttgart: Klett-Cotta)
Uexküll, J. v. (1940): Bedeutungslehre. Leipzig: Barth Verlag (Neudruck, Frankfurt/M.: Fischer Verlag 1970)
Uexküll, Th. v. et al. (1990): Lehrbuch der psychosomatischen Medizin. München, Wien, Berlin: Urban & Schwarzenberg
Uexküll, Th. v./Wesiack, W. (1988): Theorie der Humanmedizin. Grundlagen ärztlichen Denkens und Handelns. München, Wien, Berlin: Urban & Schwarzenberg
Weiner, H. (1986): Die Geschichte der psychosomatischen Medizin und das Leib-Seele-Problem in der Medizin. *Psychother. Psychosom. Med. Psychologie* 36: 361-391
Wesiack, W. (1984): Grundzüge der psychosomatischen Medizin. Berlin, Heidelberg: Springer
Wesiack, W. (1992): Mut zur Angst. Der kreative Umgang mit Krankheit und Krisen. Stuttgart: Thieme

Klaus-Dieter Hüllemann *(München)*

Die Sprache des Einen ist die Beleidigung des Anderen – ein Beitrag zur Überwindung der Sprachbarriere, für mehr Humanität in der Medizin

1. Einleitung

Wer spricht, macht das Spiel. Das ist wie beim Tennis, wer die Angabe hat, hat die Chance. Im Ballwechsel zeigt sich dann, ob wer das Spiel macht, die Chance nutzen kann oder ob es nur die Angabe war.

Sprechen ist immer Sprechen mit anderen; Sprechen ist Dialog. Das gilt auch für den Vortrag im Auditorium. Wer "über die Köpfe hinweg" spricht, hat den (potentiellen) Dialog versäumt.

Der innere Dialog muß zusammenhängend bleiben mit dem Gespräch, bei dem der Andere gegenüber ist. Das Selbstgespräch wird schnell zum Gefängnis. Sprache ist Bestandteil eines breiten Kommunikationsgeschehens Der Sprecher spricht und kratzt sich hinter dem Ohr, wippt von der Ferse auf die Fußspitze, nestelt am Manschettenknopf, senkt die Stimme, kneift die Augen, zeigt die leere Hand. Menschliche Sprache ist untrennbar mit Gestik und Mimik verbunden. In dem gleichen Ausmaß wie die Verbindung von Sprache, Gestik und Mimik stimmig empfunden wird, werden die Worte glaubwürdig empfunden. Ein Wort zu glauben, ist des Wortes Würde. Es gibt auf der einen Seite viele falsche Würdenträger und auf der anderen Seite viele, die ohne Mühe glauben, und das ist gleichbedeutend mit leichtfertig glauben. So haben es die Emotionslügner (R. LEY) leicht, wenn sie die Würde des Wortes durch die begleitende Gestik oder Mimik, durch das Satzgefüge oder die Betonung, wenn Sie also die Würde eines Wortes benutzen, um den Gesprächspartner gefügig zu machen für die eigenen Interessen. Die Emotionslügner reduzieren die Würde (des Wortes) auf einen Appell an die Gefühle. Gefühle haben ihre Schwächen. Würde braucht eine Substanz, die stabiler ist als Gefühle. Würde braucht Sittlichkeit - wer Glaubwürdigkeit beansprucht, verpflichtet sich, die Verantwortung zu übernehmen.

Sprache ist selten so eindeutig, wie im Operationssaal, und dort ist die Eindeutigkeit Folge einer langen Ausbildung und eines langen Trainings - "Skalpell!", und der Chirurg kann mit Sicherheit darauf vertrauen, daß die Operationsschwester ihm mit einem viele hundertmal geübten Handgriff das Skalpell fest in die Hand drückt und nicht die Schere. Dieser unzweideutige Informationsablauf zwischen Operateur und Operationsschwester ist im üblichen kommunikativen Gespräch nicht erreichbar und auch nicht wünschenswert. Sprache ist, von Spezialfällen abgesehen, nicht eindeutig. Das macht den Reiz der Sprache aus, daß sie gerade nicht eindeutig ist. Um so weniger vermittelt werden soll, um so eindeutiger ist die Sprache - "Skalpell!".

Bei der Beschreibung von fachspezifischen Inhalten kann man sich hinlänglich international einigen, z. B. bei der medizinischen Nomenklatur. Dies mag ein Grund sein, warum Fachvertreter eher dazu neigen, sich in ihrer Disziplin zu bewegen und der interdisziplinäre Dialog ihnen schwerfällt.

Bei der Lebendigkeit vermittelnden Sprache, die Menschen miteinander sprechen, ist die Sprache des Einen immer die Interpretation des Anderen. Jeder ist veranlagt, aus den Sprachsignalen, die ein anderer aussendet, sich einen Sinn zu machen, sich einen "Reim" darauf zu machen, eine Vorstellung zu machen. Dieser Sinngebungsprozeß wird von den eigenen Vorstellungen, Erlebnissen, kurz: von der eigenen Biographie erheblich beeinflußt - ein Journalist, der einen Verkehrsunfall für eine Zeitung aufbereitet, wird bei gleichem Sachverhalt einen unterschiedlichen Bericht abfassen, wenn der Journalist selbst ein sorgloser Verkehrsteilnehmer ist (der seine ganze Konzentration darauf verwendet, von der Polizei nicht ertappt zu werden) oder wenn der Journalist ein tiefsitzendes persönliches Erlebnis bei einem Verkehrsunfall hatte (seine Tochter kam bei einem Verkehrsunfall ums Leben). So weist Heinz v. FOERSTER darauf hin, daß die Journalistenregel falsch ist, die heißt: "Sage es so, wie es ist (Tell it as it is)". Denn in Wirklichkeit ist es für den anderen so, wie er es aus den Worten des Journalisten entnimmt ("It is as you tell it").

Sprache ist immer *meine* Sprache, abhängig von *meiner* Biographie und *meiner* Zielsetzung oder Aufgabe. Die folgenden Ausführungen werden von der ärztlichen Aufgabe bestimmt. Es wird auf drei Anwendungsbereiche eingegangen: 2. Arzt-Patienten-Beziehung, 3. Forschung und 4. Lehre.

Die Sprache, um deren Verständlichkeit ich mich bemühe, soll tauglich sein. Sie soll nicht grundsätzlich oder ein für alle mal tauglich sein, sie soll begrenzt tauglich sein, für eine nicht allzu große Aufgabe in einem nicht allzu langen Zeitraum.

2. Arzt-Patienten-Beziehung

Der Arzt ist ein Spezialist, der in einem besonders langen, akademischen Studium ausgebildet wurde mit anschließender 4- bis 10jähriger klinischer Weiterbildung. Der Arzt wird von einer der mächtigsten Standesorganisationen vertreten. Der Arzt genießt von allen Berufsgruppen laut Meinungsumfragen das höchste Ansehen - die Arzt-Patienten-Beziehung ist ungleichwertig. Das drückt sich auch in der Redewendung "mündiger Patient" aus, eine Redewendung aus der Erwachsenenperspektive gegenüber eigentlich noch nicht Mündigen. Die Redewendung "mündiger Patient" kann einen erwachsenen Menschen beleidigen. Es gibt Ärzte, deren höchstes Ziel es ist, den sozialen Sockel zu erklettern, um über den Nachbarn zu stehen. Wer mit einem solchen auf Prestige ausgerichteten Charakter belastet ist, wird immer von oben herab sprechen. Das braucht kein Schaden zu sein, wenn von den typischen fachmännischen Verrichtungen die Rede ist, wie die Versorgung eines Knochenbruchs oder die elektrische Behandlung von Herzkammerflimmern. Die auf Prestige bedachten Ärzte sind glücklicherweise eine Minderzahl.

Für ein zwischenmenschliches Gespräch, als höchste Form der Arzt-Patienten-Beziehung, gleichgültig, ob es sich um ein Gespräch mit oder ohne Worte handelt, ist Gleichberechtigung Voraussetzung. Ich bin überzeugt, die meisten Ärzte wollen im Grunde den menschlich gleichberechtigten Dialog mit allen jenen, die einen Behandlungsvertrag erteilt haben und so im Vertragsrahmen als Patienten behandelt werden möchten. Aber der menschlich gleichberechtigte Dialog gelingt selten, nicht, weil es an gutem Willen mangelte, sondern weil zum einen der lange Weg der Fachausbildung nicht nur eine Wissensdistanz, sondern auch eine Selbsteinschätzungsdistanz aufbaut und zum anderen Patienten begreiflicherweise einen omnipotenten ärztlichen Helfer wünschen. Wenn auch der menschlich gleichberechtigte Dialog zur Erfüllung des Behandlungsauftrages nicht immer nötig ist - für die nicht fremdgesteuerte, sondern selbstgesteuerte Hilfe, für die selbstverantwortliche Therapietreue (Compliance) ist er hilfreich; in manchen Situationen führt das mißlungene Gespräch zum folgenschweren Mißverständnis, in anderen Situationen kränkt es.

2.1. Doppeltblind

Visite bei einem Patienten mit Lungenasthma. Mehrere Krankenhausaufenthalte waren vorausgegangen; dieses Mal ist die Atemnot besonders schlimm. Es besteht ein gutes Vertrauensverhältnis zu den Ärzten, zum Professor nahezu ein Nachbarschaftsverhältnis - er wohnt in der Nähe.

Um den schweren Krankheitszustand zu durchbrechen, soll ein außergewöhnlicher medikamentöser Therapieversuch gemacht werden. Der Professor begründet für den Oberarzt und den Stationsarzt die Wirksamkeit des Medikamentes mit den Worten: "Es wurde in einem Doppeltblind-Versuch[1] getestet." Der Patient lehnt den Einsatz des neuen Medikamentes ab. Alle Erklärungsversuche der Ärzte können ihn nicht umstimmen.

Es gelang mit den üblichen Behandlungsmaßnahmen, den Patienten nach langer Zeit zu entlassen. Viel später traf ihn sein Nachbar, der Professor, auf der Straße und fragte: "Warum haben Sie eigentlich damals so absolut das Medikament abgelehnt? Wir kennen uns doch schon so lange; so etwas habe ich bei Ihnen noch nicht erlebt." Der ehemalige Patient antwortete: "Wissen Sie, Herr Professor, wenn man so schwer krank ist wie ich, kaum Luft bekommt, immer nahe am Ersticken - und dann noch doppeltblind!"

2.2. Sprach-Schminke

Jeder sprachliche Austausch ist auch gefühlsmäßiger Austausch. Sprache ist ein Kleid für Gefühle, vom Gammellook Jugendlicher (der Unsicherheit verbergen soll) über das dezente Grau der Bankleute (Propaganda für Solidität) bis zu den Pfauenfedern wissenschaftlicher Kongreßredner. Das korrekte Eisgrau ist das kälteste. Es entspricht in der Mimik dem Pokerface. Diese fälschende Sprache, die Gefühle eher verkleidet, als schützend und wärmend ankleidet, soll im Folgenden *Sprachschminke* genannt werden.

Die Schminke, dick aufgetragen, ist weniger das Problem als das Tagesmakeup, das ein nahezu unbemerkt sich einprägender Begleiteffekt der Berufsausbildung ist. Das gilt für das Wirtschaftsleben und die Politik wie auch für die Medizin und die ganze Naturwissenschaft. F. NAGER schreibt in "Kardiologischen und kordiologischen Betrachtungen":

> "Leider machen Kardiologen oft einen großen Bogen um die Psyche. Dieses 'Epiphänomen', diesen 'Erdenrest zu tragen', scheint auch uns peinlich zu sein. Wir verstehen wenig von diesen Herzensabgründen."

Die kardiologische Sprache überschminkt die Peinlichkeit, einer Forderung als "Kordiologe" nicht genügen zu können, nämlich

> "als 'Kardiologe' gefordert, neben der Auskultation mit dem Stethoskop auch die höhere Kunst einer tieferen Auskultation zu pflegen, ... die verborgenen Schwingungen und Signale des so abgründigen und angstgeplagten Menschenherzens wahrzunehmen." (NAGER)

Eindeutige Gefühlsäußerungen in drei Worten werden nur in einer Situation von Intimität gesprochen: "Ich liebe dich". Das Gleiche gilt für "ich hasse dich". Öffentlich tut man sich schwer, Gefühle präzise und einfach auszudrükken. Besonders wir Deutschen quälen uns da manchmal sehr verquert. Das trifft auch für die Ärzte zu, die in ihrem Beruf mehr als andere von Gefühlen erregt werden. Bei manchen Gefühlen schickt es sich nicht oder traut man sich nicht, sie beim Namen zu nennen. Das sind die Gefühle, die dem eigenen Vorteil dienen und der Macht - und Gefühle, die die eigene Machtlosigkeit und Hilflosigkeit zeigen. Wenn Gefühle der Macht oder Machtlosigkeit die Luft zum Sprechen sind, wird sich die Zunge Worte von übergeordneteren, neutraleren Gefühlswerten borgen wie Ehrlichkeit und Verständnis.

So benutzte einmal der Sprecher einer sozialen Institution, um Einsparungen bei Stellenbesetzungen zu begründen, die ehrlich gemeinten Worte: "Die Einrichtung will ja auch Geld verdienen." Diese geborgte Ehrlichkeit war billig, denn das war jedem bekannt. Was sich hier die Lippen rot schminkt, ist die Arroganz von Macht. Nur wer sich mit Selbstverständlichkeit in der Machtposition fühlt, kann die Worte so aus dem Mund fallen lassen, wie ihm "der Schnabel gewachsen ist". Wer den anderen Menschen feinfühlig und respektvoll anspricht und dessen Wertvorstellungen berücksichtigt, macht es sich hingegen schwer. Die versäumte Mühe um guten Stil kann wie in diesem Fall einen nachlassenden Leistungswillen am Arbeitsplatz zur Folge haben. Die arrogant vermittelte Macht kann wohl Gefühle verletzen, aber sie zerstört nicht. Der Gekränkte kann sich wehren. Die Professionellen der Macht lassen keine "Spielchen" zu. Es geht dann auch nicht mehr um gekränkte Gefühle, sondern um Funktionieren oder Entlassung und Krankheit.

Wenn Ärzte aufklären sollen und müssen über eine bedrohliche Erkrankung, einen Krebs, neigt die Machtlosigkeit, nicht helfen zu können, zu einer unheimlichen Verwandlung in die scheinbare Macht, Bescheid zu wissen. Dies kann sich belastend auf Patienten auswirken. So werden Patienten, die auf eine bestimmte (Antikrebs-)Behandlung nicht ansprechen, als *Therapieversager* bezeichnet. Wenn aber einer käme und den Spieß umdrehte und den Arzt als *Therapeutenversager* titulierte ...?

Ehrlichkeit bei der Aufklärung über ein schlimmes Leiden ist nicht das oberste Gebot, sondern das oberste Gebot ist Tauglichkeit für Hilfe - was muß ich sagen, um zu helfen? Es liegt eine große Bandbreite zwischen der brutal "ehrlichen" Aufklärung und der stützend "dosierten" Aufklärung bis hin zur sachlichen Unehrlichkeit der "therapeutischen" Lüge "es ist nichts Bösartiges". Die Lüge bleibt; ihre moralische Last muß der Arzt tragen - das ist seine Verantwortung.

2.3. Mitleid und Mitgefühl

Eine junge Ärztin sagt zu einer krebskranken Frau tröstend: "Ich verstehe Sie." Die Frau reagiert empört: "Sie verstehen überhaupt nichts, Sie haben keinen Krebs."
Ähnlich erging es einem Arzt im Querschnittzentrum, der einer verunglückten Sportstudentin auch sagte, er verstehe sie. Die ehemalige Studentin schrie ihn an: "Einen Scheißdreck verstehen Sie, Herr Doktor, Sie haben keinen Querschnitt."

Wie hätte man in beiden Situationen sein Mitgefühl ausdrücken sollen? Besteht nicht die Gefahr, daß jedes Wort das falsche ist? Ist überhaupt Verstehen gefragt - als mehr oder weniger innerpersönlicher Prozeß im Therapeuten? Konkrete Hilfe ist gefordert, Zeit haben und dabei bleiben. Also nicht unbedingt sprechen mit der Formel, die wie die Ehrlichkeitsformel nichts kostet, "ich verstehe Sie".

Eine Möglichkeit für solche schwerkranken Patienten in belastenden Situationen wäre vielleicht, länger als gewöhnlich im Zimmer zu bleiben, sich zu dem Erkrankten setzen, vielleicht auch eine taktvolle Berührung im Sinne des vielzitierten "Händchenhaltens". Wenn die Angst so groß wird, daß kein Sinn mehr zu finden ist, durch keine noch so große intellektuelle Anstrengung, verblaßt jede Psychologie - Solidarität ist gefordert. Diese Mitmenschlichkeit ist eine der größten Leistungen, die ein Arzt, die eine Schwester, die überhaupt ein Mensch zu erbringen vermag. Wenn schwere Krankheit und Sterben die vielleicht größte menschliche Leistung ermöglichen, müßte dann nicht die Todesnähe "Krone des Lebens" heißen? Wer aber kann diese Krone verstehen?
Ein Patient, der von einem berühmten Kardiologen behandelt wurde, zu dem eine gute persönliche Verbindung besteht, u. a. durch frühere Berufsbeziehung, berichtet, daß er von dem Kardiologen eine kurze Auskunft haben wollte, der Kardiologe habe aber abwehrend die Hand gehoben und gesagt: "Gehen Sie zuerst zu meiner Sekretärin:" Der Patient hatte eine klare Vorstellung davon, was der Kardiologe hätte sagen sollen, nämlich: "Bitte nehmen Sie Platz." "Das abwehrende Aufheben der Hand habe ich drohend empfunden." Der Kardiologe habe dann noch gesagt - er sei auf einen Sprung zu einem Kongreß gewesen. "Sie werden gesund, das machen wir, ganz sicher, Sie werden gesund!" Der Kommentar des Patienten: "Wissen Sie, man muß das auch glauben können."

Auch Patienten schminken sich selbst manchmal mit einem anderen Gefühl. So bestätigt die Schweizer Psychotherapeutin Verena KAST, daß bei Personen, die einen Suizidversuch unternommen haben, als Motiv auch Omnipotenzphantasien aufgedeckt werden können. Die Betroffenen fühlen sich (unbewußt) als Herr über Leben und Tod und damit bedeutet Sterben eigentlich nichts. KAST sagt, es sei für diese Patienten manchmal eine aufrüttelnde Mitteilung (ein Abschminken), wenn man ihnen ganz klar sagt: "Damit sind Sie dann aber wirklich tot."

3. Forschung

"Die Deutsche Herz-Kreislauf-Präventionsstudie (DHP) stellt einen wichtigen nationalen und internationalen Beitrag zur Vorbeugung von Herz-Kreislauf-Erkrankungen dar. Mit dieser Studie wurde wissenschaftlich und methodisch Neuland betreten. Ihr Ziel war es, die bekannten Risiken einer Herz-Kreislauf-Erkrankung, ... durch Aufklärung der Bevölkerung zu senken. ... An der DHP-Studie beteiligten sich namhafte Wissenschafter, sie wurde ständig durch einen hochkarätig besetzten wissenschaftlichen Beirat aus dem In- und Ausland begleitet" (WIAD-Wissenschaftliches Institut, Information 3-4/92).

Die DHP als die mit Abstand größte Studie zum Thema Prävention in Deutschland wurde, die Vorphase eingerechnet, nach 12 Jahren am 31.12.1991 abgeschlossen. Die Kosten belaufen sich auf rund 100 Millionen DM. Es ist verständlich, daß eine solche Studie auch Kritik herauslockt. Die heftigste Kritik brachte die ZDF-Sendung "Studie 1" am 18.02.1992. Einen ähnlichen Verriß brachte der *Spiegel* vom 16.03.1992.

Diese Kritiken haben eine Flut von Gegendarstellungen bewirkt. Stellungnahmen an das Forschungsministerium, wissenschaftliche Stellungnahmen, Stellungnahmen in den Medien, u. a. auch eine ausführliche Stellungnahme von Radio Bremen am 24.03.1992. Das positive Fazit muß heißen, die Studie ist für würdig befunden worden, im ZDF und im *SPIEGEL* kritisiert zu werden. Unabhängig davon, wie solide diese Kritiken sind, wäre ohne sie die DHP ein wissenschaftlich abgehobener, vielleicht niemanden interessierender Forschungsauftrag geblieben.

Für das Thema der sprachlichen Verständigung soll hier nur der Vorsitzende des Ärztlichen Kreisverbandes einer Studienregion zitiert werden. Er sagte in der ZDF-Sendung: "Nein, das ist also, glaube ich, im wesentlichen an der Bevölkerung vorbei gegangen und an den Ärzten auch, sowieso, es ist nicht akzeptiert worden. Es waren sogar sehr böse Stimmen da, die sich mehr mit den Dingen befaßt hatten ..."
Aufgrund der ZDF-Sendung erging eine Aufforderung vom Forschungsministerium an die Projektleiter, Stellung zu nehmen, besonders auch zur Frage der Akzeptanz bei der Ärzteschaft.
Als Projektleiter der Gemeindestudie im Landkreis Traunstein/Oberbayern bin ich bei meiner Stellungnahme an das Bundesforschungsministerium zu dem

Begriff *Sprachbarriere* gekommen. Angemerkt sei, daß im Studienverbund der DHP ich der einzige bin, der eine hauptberuflich praktische ärztliche Tätigkeit ausübt und deshalb eher als andere Wissenschaftler in der DHP die "ärztliche Sprache" in ihren Zwischentönen versteht.

Stellungnahme vom 28.02.1992:
"Obwohl Ärzteschaft und DHP prinzipiell dieselben übergeordneten Ziele verfolgen (Gesundheit erhalten, Leiden mildern, Kosten sparen), sind in der Zusammenarbeit Probleme aufgetreten. Die Beschreibung dieser Probleme ist wichtig, weil daraus Entscheidungsträger für künftige Vorhaben einen reibungslosen Ablauf planen können, und Personen, die Vorhaben durchführen, aus diesen Erfahrungen lernen können. Die Beschreibung der Zusammenarbeit zwischen Ärzteschaft und DHP ist deshalb ein praktisch nutzbares Ergebnis der DHP-Studie. ... Um anschaulich zu bleiben, werde ich meine persönlichen Erfahrungen schildern:
Wie bekannt, hat der ... Präsident der ... Ärztekammer, ... nach anfänglicher Duldung der Studie eine Gegenposition bezogen. Vorausgegangen waren unglückliche Entwicklungen in anderen Studienregionen. ... Im Rundschreiben des "medizinischen Fachverbandes" erschien eine kämpferische Publikation, verfaßt vom damaligen Präsidenten des medizinischen Fachverbandes: "... die Blutsaugerbusse sind unterwegs ..." hieß es, gemeint waren die Untersuchungsbusse des Bundesgesundheitsamtes (BGA). Man las "... die sozio-kommunistische Studie ..." und im weiteren Text wurde gewarnt, daß die Projektleiter der DHP das freiheitliche Gesundheitssystem der Bundesrepublik stürzen könnten, Namen wurden genannt, auch der meine ... ... Bei verschiedenen Anlässen konnte ich mich mit Herrn Dr. ... "(der Arzt, der sich als Vorsitzender der Fernsehsendung gegen die DHP ausspielte)" unterhalten. Ich achte seine Haltung und habe Verständnis, daß er sich in der Fernsehsendung so geäußert hat, auch wenn seine Aussage ungünstig wirken mag. Als Repräsentant des Ärztlichen Kreisverbandes muß er übergeordneten Gesichtspunkten Rechnung tragen. ...

... Oben war die "Sprachbarriere" zwischen Ärzten und DHP als Metapher für die Schwierigkeiten im *offiziellen* (sic!) Umgang miteinander angeführt worden. Dazu ein Beispiel: Bitte stellen Sie sich einmal folgende Situation vor. Ein Psychologe (oder ein Sozialwissenschaftler) macht einem praxiserfahrenen niedergelassenen Arzt das Angebot: "Ärztliche Gesprächsführung in der Praxis". - Wenn ich der niedergelassene Arzt wäre, gingen mir vielleicht folgende unschickliche Gedanken durch den Kopf: Was will mir dieser Grünschnabel da sagen? Ich hätte die ganzen Jahre keine guten Gespräche geführt? Hat dieser Mann überhaupt Erfahrung mit Menschen, die konkrete Hilfe brauchen, jetzt? Der kommt von einer Studie, die sich wissenschaftlich nennt. Da wird "schön geschwätzt" und nachts wird man nicht 'rausgeholt, weil eine Frau einen Herzinfarkt erlitten hat'. Eigentlich ist dieser Mann eine Zumutung für mich, wenn ich viele Jahre den verantwortungsvollen und anstrengenden Beruf eines niedergelassenen Arztes ausfüllen muß.

Und wie steht es mit öffentlichen Äußerungen oder Publikationen, aus denen der niedergelassene Arzt leicht herauslesen kann, er habe versagt. Es ist nämlich durchaus nicht so, daß wissenschaftliche Publikationen objektive Darstellungen sind. Auch Zahlenkolonnen sind in ihrer Anordnung Bewertungen. Die Bewertung läuft meist nach dem Modell: mein Glas ist halb voll, dein Glas ist halb leer.

Ärztliches Tun zielt primär auf Erhaltung und Bewahrung, Unterstützung, Konstruktives und Hoffnungsfähigkeit, auch da, wo kaum noch Hoffnung ist. Wissenschaft, die dem Fortschritt dient, hat immer den Hang zur Kritik und auch zur Abwertung des Bisherigen. So erscheint es verständlich, wenn die DHP als wissenschaftliche Studie in ihrer Sichtweise des vorhandenen Gesundheitssystems/Medizinsystems einen "kritischen Fleck" im Auge hat. Der "kritische Fleck" kann wie ein Affront wirken. Kritik muß in Sprache wie in Geschenkpapier eingeschlagen werden, dann wird die Energie für das Konstruktive frei und nicht für Abwehr vergeudet. Das Vokabular mancher DHP-Papiere kann unangenehm empfunden werden. Wenn man die Ärzte unter der Rubrik "Macht- und Einflußträger" wiederfindet, so ist das soziologisch korrekt. Aber selbst für mich klingt "Machtträger" wie eine dialektische Sprachumwertung; das ärgert ... Wie Sie wissen, habe ich schließlich wegen des Komplexes "Sprachbarriere" die persönliche Konsequenz gezogen und bin offiziell aus dem Vorstand der DHP ausgetreten.

Zu der kritisierenden ZDF-Sendung wurde folgender Kommentar abgegeben: "Ein Wissenschaftler, der eine Studie mit Menschen durchführt, dort wo sie 'arbeiten, leben und lieben' (wie es in der Ottawa-Charta der WHO zur Gesundheit heißt), ein solcher Wissenschaftler muß den Mut haben, sich öffentlich kritisieren zu lassen. Er muß diese Kritik im Grunde auch wollen, denn die Absicht, eine Bevölkerung zu mehr Gesundheit zu bewegen, kann mit dem Virus unerträglicher Reglementierung infiziert werden. Wenn ein Wissenschaftler wegen seiner Forschung - um es drastisch zu sagen - 'angepinkelt' wird, darf er nicht in ähnlicher Weise abwerten und beschämen. Er muß um der Sache willen sachlich reagieren."

Das Fazit, welches aus der Problematik zwischen Ärzteschaft und DHP gezogen werden kann, ist nahezu selbstverständlich - man muß die Sprache des anderen lernen. Man muß in der Planungsphase einer Studie wichtige Interessengruppen, vor allen Dingen Interessengruppen, die andere Ziele verfolgen, an einen Tisch bringen. Man muß häufig und lange in einer guten Atmosphäre zusammensitzen. Dies kostet sehr viel Zeit und sehr viel Geld. Aber die Kosten lohnen sich und machen im Endeffekt die Studie nicht teurer, eher preiswerter.

4. Lehre

Kommunikationsstrategien

Nach meiner Erkenntnis ist die Hypnotherapie nach Milton ERICKSON das geeignetste Verfahren, das sich für eine verbesserte ärztliche Gesprächsführung "im Angebot" befindet. Ich habe deshalb bei dem Präsidenten der *Milton Erickson Gesellschaft,* Prof. Dr. D. REVENSTORF, angefragt, ob eine Kommunikationstechnik auf der Grundlage der Ericksonschen Ideen für ein Seminar von Ärzten, die nicht Fachpsychotherapeuten werden wollen, konzipiert werden könne. Die Anregung wurde aufgegriffen und ein erstes Curriculum erstellt. Später kam Herr Prof. Dr. M. FICHTER (psychosomatische Klinik Roseneck in Prien) als Veranstalter hinzu.

Der Ericksonsche Ansatz soll sich im Laufe der Ausbildung wandeln lassen für ein tauglicheres Instrumentarium in der Hand des organmedizinisch behandelnden Arztes. Das ist nämlich das Hauptanliegen: der übliche Arzt in Klinik und Praxis - der Internist, Allgemeinarzt, Orthopäde, Augenarzt - soll lernen, wie ohne zusätzlichen Zeitaufwand der Kontakt zum Patienten effektiver zu gestalten ist. Nicht die Psychiater oder anderweitig psychologisch Vorgeschulten sind die Zielgruppe. Der Bedarf liegt bei den "Unbedarften". Es geht um die psychologisch "Tumben" unter den Ärzten - und das sind die meisten.

(Der folgende Text gibt weitgehend die Formulierungen von D. REVENSTORF wieder.)

Die Ausbildung soll dem Arzt Kommunikationsstrategien vermitteln, die es ihm ermöglichen, in der ihm zur Verfügung stehenden kurzen Zeit auf die verschiedenartigen kommunikativen Strukturen von Arzt-Patient-Kontakten passende Gesprächsangebote zu machen. Das heißt, es geht darum, wie die Diagnosenstellung, Exploration, Anamnesen und Behandlungsvorschläge u. a. zu "verpacken" sind, daß sie vom Patienten gut angenommen werden, maximale Akzeptanz finden. In dem kurzbegrenzten Zeitraum der praktischen ärztlichen Tätigkeit soll darauf hingewirkt werden, daß der Patient die ärztlichen Verordnungen, Empfehlungen und Beratungen versteht, damit einverstanden sein kann, sie annehmen kann und konsequent beibehält. Für dieses Aufgebot an zeitlich begrenzten Kontakten auf Compliance und Rapport hinzuwirken, erscheint im Vergleich der Methoden und Vorgehensweise, die psychologische bzw. psychotherapeutische Schulen zu bieten haben, der Ericksonsche Ansatz besonders geeignet.

Die von ERICKSON gewählten Methoden und Vorgehensweisen, seine Kommunikationsstrategien sind in der Praxis entstanden und sind undogmatisch.

ERICKSON hat wesentlich auf die Entstehung strategisch geplanter Therapieformen, der Kurzzeittherapie und der indirekten Hypnose Einfluß genommen. ERICKSONs geplante Vorgehensweisen zielen subtil auf die Komplexität zwischenmenschlicher Beziehung ab. Gerade weil die zwischenmenschliche Beziehung derart komplex ist, entstehen in der Kommunikation Schwierigkeiten, wodurch die Kommunikation zumeist verhindert wird. Dies muß aber keineswegs so sein. Der Ericksonsche Ansatz zielt darauf hin, gute, d. h. therapeutisch wünschenswerte Kommunikation im Regelfall zu ermöglichen.

Der Ericksonsche Ansatz umfaßt verbale, non-verbale, suggestive und emphatische Anteile. Er ist nicht festgelegt auf Persönlichkeitsmodelle oder ideologische Weltbilder. Die Strategien entsprechen in vieler Hinsicht dem spontan richtigen Empfinden, der Intuition und sind lernbar. Vor allem Ärzten, die organmedizinisch tätig sind, aber auch Psychotherapeuten sollen auf dieser Grundlage Kommunikationsstrategien vermittelt werden, die es gestatten, kontextgerecht auf die verschiedenartigen kommunikativen Strukturen von Arzt-Patient-Gesprächen passende Gesprächsangebote zu machen. Rapport und Compliance werden dadurch in einem individuellen Zugang zum Patienten ermöglicht.

Inhalte der Weiterbildung

Die folgenden Inhalte erfordern ein- bis zweitägliche Trainingseinheiten. Sie bauen nur bedingt aufeinander auf, so daß sie einzeln belegt werden können (Modulformat):

1. Repräsentationssysteme
2. Indirekte Kommunikation
3. Non-verbale Wahrnehmung
4. Entspannte Gesprächssituation
5. Pacing und Leading
6. Bahnung/Einstreutechnik
7. Hypnotische Analgesie
8. Interaktion - Diagnostik
9. Ankern
10. Anschaulichkeit, Metaphern
11. Reframing, Utilisation
12. Paradoxe Kommunikation
13. Submodalitäten
14. Humor
15. Konfusion und Doppelbindung

Für die typischen Situationen der Arzt-Patienten-Beziehung werden spezielle Kommunikationsmuster bearbeitet. Dazu gehören:
Spezielle Krankheitsbilder (Herz-Kreislauf-Erkrankungen, Krebs, rheumatische Erkrankungen); "der schwierige Patient"; Behandlungsbedingungen (Sprechstunde, Rehabilitations- und geriatrische Station, Hausbesuch und Visite, Aufnahme und Entlassung); Kommunikationssituation im Umfeld (weiterbehandelnde Ärzte, Familienangehörige); Arztbrief, typische Klinikstrukturen, die geringfügige Veränderungen in den Kommunikationsmustern erfordern (Verwaltung, Schwestern, Psychologen).

Form der Vermittlung

Die Kursinhalte der Ausbildung und deren Vermittlung sind darauf abgestimmt, daß der Arzt sich nur soweit mit psychologischen Betrachtungsweisen befassen muß, wie für Verständnis und Umsetzung der Kommunikationsstrategien nötig ist. Die Sprache ist unprätentiös und verständlich. Das Programm ist aufs Praktische ausgerichtet, d. h. stellt einen beinahe handwerklichen Zugang dar. Die Inhalte werden daher theoretisch begründet, aber der Schwerpunkt liegt auf der Demonstration (Fallvorstellung, Videobeispiele) sowie in Rollenspielen und praktischen Übungen. Das Programm ist so konzipiert, daß der Teilnehmer damit eine speziell für seine Zwecke zusammengestellte Ausbildung von hohem Niveau erhält (Das bedingt, daß für andere Personengruppen der medizinischen Versorgung ein gesondertes Curriculum in vergleichbarer Weise, aber jeweils auf die speziellen Bedürfnisse abgestimmt, durchgeführt wird.).

Supervision

Neben einem Ausbildungstag pro Monat ist an eine regelmäßige Supervision innerhalb der Klinik mit Bearbeitung praktischer Fälle und Probleme gedacht.

Umfang der Ausbildung

Die Ausbildung entspricht für stationär Tätige etwa zwei Stunden wöchentlich, die zu einem Tag im Monat zusammengefaßt werden können. In den Zeiträumen zwischen den Ausbildungstagen besteht Gelegenheit, die selbständigen Inhalte der Ausbildungstage in die Alltagspraxis einzubeziehen. Es wird Wert auf unmittelbare Umsetzbarkeit gelegt. Die in Modulform vermittelten Lehrinhalte können direkt bei der üblichen Tätigkeit verwendet werden. Eine solche Ausbildung kann, wenn sie vollständig absolviert wird, in zwei Jahren abgeschlossen sein und wird entsprechend zertifiziert.

Träger

Der Veranstalter der Ausbildungsreihe ist die *Milton Erickson Gesellschaft* (München) in Zusammenarbeit mit den Kliniken St. Irmingard und Roseneck (Prien am Chiemsee).

Wenn auch die Hypnotherapie nach M. ERICKSON als das beste psychologische Angebot bezeichnet wurde, das zur Verfügung steht, so bedeutet dies nicht, daß das Konzept nicht weiterentwickelt werden sollte, um für die praktischen ärztlichen Belange noch tauglicher zu werden. Dem Ericksonschen Konzept haftet für den am Patienten tätigen Organmediziner ein ausländischer Akzent an und eine ausländische Satzstellung. Eine Rückwirkung der Weiterbildung in Kommunikationstechniken auf das Milton ERICKSON Konzept sollte sein, daß die Kommunikationsstrategien die ärztlich einheimische Mundart sprechen.

5. Schlußbemerkung

Sprache ist einer unserer Hauptinformationsträger. Als Gebrauchsanweisung ist Sprache hinlänglich tauglich. Aber selbst als Gebrauchsanweisung trägt sie paradoxe Züge - man muß irgendwie schon verstanden haben, um zu verstehen. Dies zeigt die nette Geschichte der Hausfrau, die eine Waschmaschine gekauft hatte und wenige Tage später mit Erleichterung feststellt: "Nachdem ich die Maschine bedienen konnte, habe ich auch die Gebrauchsanweisung verstanden."

Sprache hat viele Ebenen. Jeder Versuch, sich mitzuteilen, kann "nur mit dem Wohlwollen der anderen gelingen", wie Max FRISCH schreibt. Sprache ist abhängig vom Kontext und der Situation. Wenn der Chirurg "Skalpell" sagt, ist das eine Anordnung, die sofort befolgt wird; es ist nicht eine erkennende Benennung, wie bei einem Japaner, der Deutsch lernt: Das ist ein Skalpell."

Der Philosoph Ludwig WITTGENSTEIN vertrat im *Tractatus logico philosophicus* die Auffassung: "Was sich überhaupt sagen läßt, läßt sich klar sagen; und wovon man nicht reden kann, darüber muß man schweigen." Hätte WITTGENSTEIN sich mit dieser Aussage auf den Appell beschränkt, die Sprache mit Bescheidenheit zu benutzen, wäre es ihm im eigenen Leben vielleicht leichter gelungen, übliche Umgangsgewohnheiten mit anderen Leuten zu pflegen. WITTGENSTEIN erhob den Anspruch, philosophische, insbesondere ethische Probleme ein für alle mal geklärt zu haben. Ein solcher Vollkommenheitsanspruch (er hatte selbst einmal auf eine entsprechende Frage geantwortet: "natürlich will ich vollkommen sein") macht blind, unsensibel für menschliches

Kommunikationsgeschehen, welches geradezu vollkommen unvollkommen ist. WITTGENSTEIN war ein Kauz, sein Freund LEVIS nannte ihn einen "in tiefster Seele verstörten Menschen". Seine Russischlehrerin Fami PASCAL sah in ihm einen "Besserwisser", der "allen Leuten wegen des Mißbrauchs der Sprache eine Standpauke hält, ohne sie überhaupt zu Wort kommen zu lassen" (MECHSNER 1992). WITTGENSTEIN vertrat die Auffassung, daß Wörter wie "Gott" und "Freiheit" unsinnig seien und keine Bedeutung hätten. Darin liegt aber gerade der Angelpunkt, daß solche Wörter wie "Gott" und "Freiheit" mit einer Bedeutung versehen werden können - Benennung ist eine kulturelle Leistung in einem historischen Prozeß. Wer sich an die Benennungen und die damit verbundenen Verhaltensweisen nicht hält, der ist ein Ketzer und wird verbrannt. Benennungen haben gesetzgeberischen Charakter.

Im Alten Testament lesen wir bei Jesaja 43,1b: "Ich habe dich bei deinem Namen gerufen und du gehörst mir." Auf der anderen Seite ist es gut, "daß niemand weiß, daß ich Rumpelstilzchen heiß" (Märchen der Gebrüder GRIMM).

Wie das Skalpell in der Hand des Chirurgen so ist das Wort beim Arzt-Patienten-Gespräch ein kritisches Instrument, das mit Zurückhaltung, sehr viel Sachverstand und ruhiger Zunge geführt werden muß. Gesetzlich erfüllt jeder Schnitt mit dem Skalpell, jeder Stich mit der Nadel den Tatbestand der Körperverletzung. Diese Körperverletzung wird nur dann nicht geahndet, wenn der Patient nach Aufklärung und Zeit zum Bedenken seine Einwilligung gegeben hat. Prinzipiell gilt diese Regelung auch für Operationen durch das Wort - der Auftrag ist immer zeitlich und größenordnungsmäßig begrenzt für eine bestimmte Aufgabe, die heißt: Hilfe, die der andere will. Auch WITTGENSTEIN hat wohl diesen mitmenschlichen Auftrag gespürt. WITTGENSTEIN wird danach sehr bescheiden mit dem Ziel seiner Philosophie, nämlich "der Fliege den Ausweg aus dem Fliegenglas zu zeigen".

Wenn wir nun wissen, wie komplex unsere Sprache, das Verstehen und das Mitteilen sind, sollten wir nicht den Kopf hängen lassen, sondern Haltung annehmen, das wunderbare Instrument der Sprache erlernen, mehr noch: zuhören lernen. Wer aber meint, mit einer schlechten Haltung sprechen zu können, der läuft Gefahr, wie der Philosophieprofessor behandelt zu werden, über den Bert BRECHT schreibt:

"Zu Herrn K. kam ein Philosophieprofessor und erzählte ihm von seiner Weisheit. Nach einer Weile sagte Herr K. zu ihm: "Du sitzt unbequem, du redest unbequem, du denkst unbequem." Der Philosophieprofessor wurde zornig und sagte: "Nicht über mich wollte ich etwas wissen, sondern über den Inhalt dessen, was ich sagte." "Es hat keinen Inhalt", sagte Herr K. "Ich sehe dich täppisch gehen, und es ist kein Ziel, das du während ich dich gehen sehe, erreichst. Du redest dunkel und es ist keine Helle, die du während des Redens schaffst. Sehend deine Haltung, interessiert mich dein Ziel nicht."

Was nun die besondere Aufgabe des Arztes betrifft, so soll er bei dem *Rederecht*, das er als die Führungsperson in Therapie und Beratung besitzt, sich vermehrt auf die *Hörerpflicht* besinnen. Wenn der Arzt sprechen muß, so soll er die Wort- und die Bedeutungssprache seines Auftraggebers, des Patienten, sprechen und ihn da abholen, wo er ist.

Anmerkung

1 Doppeltblind-Versuch: Wenn ein Medikament gegeben wird, so hängt die Wirkung nicht nur von der chemischen Wirkung des Medikaments ab, sondern auch von der Farbe, von der Person, die das Medikament darreicht, kurz: von psychologischen Faktoren. Um die Eigenwirkung eines Medikamentes zu testen, versucht man die psychologischen und anderen Fremdeinflüsse durch die Art der Versuchsanordnung auszuschalten. Dies geschieht in einem Doppelblind-Versuch - Versuchsperson und Arzt wissen nicht, was ist Prüfpräparat, was Vergleichssubstanz? Das Beispiel verdanke ich Professor Dr. I. Geisler, Gladbeck.

Literatur

Hüllemann, K.-D., Foerster, H. v.: Der Teil und das Ganze in der Medizin. Quintessenz Berlin. (in Vorber.). Aus diesem Buch wurden viele Gedanken übernommen
Lay, R. (1984): Manipulation durch die Sprache. Rowohlt: Reinbeck
Mechsner, F. (1992): Wovon man nicht sprechen kann, davon muß man Schweigen. GEO WISSEN, Nr. 2, 42-43
Mechsner, F. (1992): Warum versteht mich einer? GEO WISSEN Nr. 2, 24-40
WIAD-Wissenschaftliches Institut der Ärzte Deutschlands e.V. Informationen 3-4/92, 1-19 (1992)

IV.
Gesundheit und Krankheit

Friedrich Vogel *(Heidelberg)*

Vom Gesundsein des Kranken – Auftrag und Grenzen der Humangenetik

1. Medizin als Anweisung zu sachgerechtem Handeln

Der Titel dieses Vortrags - Vom Gesundsein des Kranken - Auftrag und Grenzen der Humangenetik - wurde mir von den Veranstaltern vorgegeben, aber es ist mir ganz recht, daß ich einmal öffentlich über diesen Satz reflektieren darf. Man hätte ihn auch umdrehen und vom Kranksein des Gesunden sprechen können. Beide Versionen deuten auf eine Erfahrung hin, die wir mit der modernen Medizin machen: Die Grenzen zwischen Kranksein und Gesundsein haben sich offenbar verwischt. Zweifellos deutet das auf einen Wandel in der modernen Medizin hin; ob man deswegen gleich von einer Krise sprechen muß, möchte ich dahingestellt sein lassen. Von Krisen in der Medizin redet man ja schon mindestens seit den 20er Jahren dieses Jahrhunderts. Ein Gefühl des Ungenügens ist auch schon viel früher immer wieder artikuliert worden. Daß wir alle alt werden, - daß die meisten von uns für kürze oder längere Zeit krank sind, - und daß wir alle sterben müssen, gehört zur *conditio humana* dazu. Schon daraus ergibt sich, daß der Arzt dem Anspruch, der an ihn gestellt wird - nämlich uns auf unabsehbare Zeit gesund zu erhalten, - eigentlich niemals genügen kann.

Diese allgemeine Unzufriedenheit mit dem, was wir als Ärzte leisten, - ja was wir im besten Falle leisten könnten, - wird im Falle der Humangenetik noch verstärkt durch irrationale Ängste, es geschehe hier etwas Unheimliches, - der Mensch solle in der Tiefe seiner biologischen Existenz gewissermaßen entlarvt und dann manipuliert werden, - wir und unsere Kinder würden zu Opfern geheimer Mächte. Angst hat viele Quellen - eine dieser Quellen ist das Nichtwissen. Was hier not tut, ist also Aufklärung - im vollen Sinne dessen, was dieser Begriff seit dem 18. Jahrhundert im Abendland meint.
Auftrag und Grenzen der Humangenetik in der modernen Medizin: Dieses Thema werde ich in mehreren Schritten abhandeln.

Zuerst werde ich fragen: Welchen Platz hat die Humangenetik unter den wissenschaftlichen Grundlagen der modernen Medizin? Das soll uns zu der zweiten Frage führen: Wie wenden wir humangenetische Kenntnisse in der Medizin praktisch an? Schließlich als drittes: Was bedeutet diese Anwendung im Gesamtkontext unseres Medizinsystems? Wie ordnet sie sich dort ein? Und schließlich: Wie ändert sich unser Medizinsystem unter dem Einfluß genetischer Theorie und Praxis?

Welchen Platz also hat die Humangenetik unter den wissenschaftlichen Grundlagen der modernen Medizin?

Wie Sie alle wissen - und wie die Vorträge dieses Kolloquiums wieder deutlich gemacht haben, - ist Medizin keine Wissenschaft. Nach WIELAND (1984) ist sie "Anleitung zu sachgerechtem Handeln." Um diese Anleitung zu erarbeiten, *bedient* sie sich der Wissenschaften. Dabei ergibt sich im Laufe der historischen Entwicklung, daß verschiedene Wissenschaften in bestimmten Phasen die Führung gewinnen; bis zur zweiten Hälfte des 19. Jahrhunderts war es die Morphologie; sie wurde dann von der Mikrobiologie abgelöst. Heute ist es mehr und mehr die Humangenetik, - mit ihrem Fundament in der Molekularbiologie, - die diese Führungsrolle übernimmt.

Wissenschaftliche Grundlegung - wissenschaftlicher Fortschritt - ist aber längst noch nicht ärztliche Praxis. Dort stehen heute ganz andere Denk-Traditionen im Vordergrund. Medizin ist - wie gesagt - keine Wissenschaft. Sie ist sicher in Manchem weniger, auf der anderen Seite aber auch viel mehr als Wissenschaft. Eine Wissenschaft - auch wenn sie noch so erfolgreich ist - muß sich in das medizinische Gesamtsystem dienend einordnen.

2. Was macht die Humangenetik zur führenden Wissenschaft in Medizin?

Die Humangenetik hat uns in den letzten Jahrzehnten vor allem viele neue Aufschlüsse über Ursache und Pathogenese von Krankheiten gebracht (vgl. VOGEL 1990). Dadurch ist sie in der Lage, die Systematik der Krankheiten - die Nosologie - auf eine neue Grundlage zu stellen. Krankheiten sind Abstraktionen. Was wir konkret vor uns haben, sind kranke Menschen. Das Konstrukt der Krankheit hilft dem Arzt, eine Diagnose zu stellen (vgl. WIELAND 1975), d.h. den Patienten einer Krankheit (oder mehreren) zuzuordnen. Diese Zuordnung macht es ihm möglich, sich der in der Fachliteratur niedergelegten Ergebnisse verschiedener Wissenschaften, aber auch der Erfahrung vieler Generationen von Ärzten auf rationelle Weise zu bedienen.

Daß die Humangenetik diese Führungsrolle übernehmen konnte, verdankt sie der Tatsache, daß sie auf eine erklärungskräftige *Theorie* gegründet ist: Die Theorie des Gens und seiner Wirkung. Folgt eine Krankheit einem Mendel'schen Erbgang, so dürfen wir daraus schließen, daß sie eine einzige Ursache - eine *conditio sine qua non* - hat - und darüber hinaus, daß diese Ursache eine Mutation an einer ganz bestimmten Stelle des Genoms - eine Änderung in der Basensequenz der DNA ist. Das nächste Ziel ist dann die Aufklärung der Pathogenese. Die Frage lautet: Wie macht es diese Veränderung in der Basensequenz, den Phänotyp einer bestimmten Krankheit zu erzeugen? Der "klassische" Weg zur Lösung dieses Problems geht vom Phänotyp aus und zum Gen hin. Man hat ein Krankheitsbild vor sich - sagen wir: Eine Anämie mit bestimmten sichtbaren Veränderungen an den roten Blutkörperchen. Wir stellen fest, daß zu wenig Hämoglobin vorhanden ist, das außerdem noch ungewöhnliche physikalische Eigenschaften hat. Das mag sich dadurch erklären, daß eine der Protein-Ketten - die ß-Kette - nur in unzureichender Menge gebildet wird. Diese Anomalie läßt sich auf einen Defekt in den beiden Allelen eines bestimmten, auf Chromosom 11 gelegenen Gens zurückführen. Wir haben es mit einer sog. ß-Thalassämie zu tun (BUNN, FORGET und RANNEY 1977; vgl. auch VOGEL und MOTULSKY 1986).

Heute beschreitet man mehr und mehr den umgekehrten Analyse-Weg: Wir haben eine Krankheit vor uns - sagen wir, die Cystische Pankreasfibrose (Mucoviscidose). Wie bei der zuvor genannten Thalassämie, ist der Erbgang autosomal-rezessiv; aber niemand konnte sich so recht vorstellen, wie die Veränderung an *einem* Gen so zahlreiche Symptome an verschiedenen Organsystemen verursachen kann. Mit Hilfe von Koppelungsstudien mit DNA-Polymorphismen gelang es zunächst, das Gen auf dem Chromosom 7 zu lokalisieren. Eine Analyse dieses Gens ließ wesentliche Aspekte seines Aufbaus erkennen (KEREM et al. 1989, RIORDAN et al. 1989, ROMMENS et al. 1989). Das machte es möglich, das Genprodukt in den Zellen, wo das Gen exprimiert wird, zu identifizieren; es erwies sich als Kanal-Protein für Elektrolyt-Kanäle (CHEN et al. 1989). Seine Funktionsstörung erklärte dann auch die klinisch beobachteten Ausfallserscheinungen. Man bezeichnet diesen Analysenweg deshalb auch als "Reverse Genetics".

Die Zahl der bekannten Krankheiten mit einfachem Erbgang hat in den letzten Jahren rasch zugenommen. Merkmale mit einfachem Erbgang wurden durch McKUSICK gesammelt und in einem von Jahr zu Jahr ergänzten Katalog publiziert (vgl. McKUSICK 1990). Noch im Jahr 1966 waren es 1487 Merkmale (darunter 574 gesicherte); in der Auflage 1990 sind die Zahlen für alle Merkmale 4937 und 2656 für völlig gesicherte. Diese Zahlen schließen auch normale Merkmale wie z.B. Blutgruppen ein; die große Mehrzahl jedoch sind Krankheiten. Niemand kann diese Fülle von Informationen noch im Kopf behalten; Computer-gestützte Expertensysteme helfen auch dem Spezialisten, im konkreten Fall die richtige Diagnose zu stellen (vgl. Possum, Ossum, Omim, Gene Map und die Londoner Dysmorphie-Data Base).

Jemand könnte nun sagen: Das mag alles ganz interessant sein, aber in der praktischen Medizin spielen doch diese Krankheiten mit einfachem Erbgang nur eine untergeordnete Rolle. Der Arzt bekommt sie in seiner täglichen Arbeit kaum je zu sehen - er hat andere, dringendere Sorgen. - Dem läßt sich entgegenhalten:

1. Das war so bis vor wenigen Jahrzehnten. Aber diese Erbkrankheiten werden zunehmend wichtiger in dem Maße, in dem es uns gelungen ist, der Krankheiten mit äußeren Hauptursachen Herr zu werden. Hier sind natürlich vor allem die Infektionskrankheiten zu nennen, deren Aufklärung die große Erfolgsgeschichte der Medizin um die Jahrhundertwende herum gewesen ist. Nach einiger, aber nicht zu langer Zeit folgte dort der Aufklärung der spezifischen Ursachen die kausale Therapie nach. Diese Therapie - verbunden mit Vorbeugung etwa durch Impfung - sie macht, daß diese Krankheiten bei uns in der Regel nur noch eine geringe Rolle spielen. In der Kinderheilkunde etwa bilden heute schon die genetisch verursachten Krankheiten relativ dazu auch zahlenmäßig eine ganz wesentliche Gruppe (COSTA et al. 1985).

2. Noch viel wichtiger: Die eigentliche Herausforderung für die medizinische Genetik bilden heute die komplex, - oder, wie man auch sagt, "multifaktoriell" verursachten Krankheiten.

3. Komplex verursachte, "multifaktorielle" Krankheiten

Hier mußte der medizinische Genetiker sich bisher oft mit einem Erklärungsmodell zufrieden geben, das eine - nicht näher definierte - in der Bevölkerung normal verteilte genetische Disposition annahm; überschreitet diese Disposition eine bestimmte Schwelle, dann kommt es zur Krankheit (vgl. VOGEL und MOTULSKY 1986). Dieses Modell wirft Fragen auf, anstatt sie zu beantworten: Die Hauptfrage ist die nach der Natur der beteiligten Erbanlagen, ihrem Wirkungsmechanismus, und ihrem Zusammenwirken mit Umweltfaktoren im weitesten Sinne; - von der intrauterinen Umwelt angefangen über die Lebensgewohnheiten in der Familie, die psychologischen Einflüsse von seiten der nächsten Angehörigen wie Eltern und Geschwister, bis hin zu den direkten und indirekten Einwirkungen durch die allgemeinen Lebensbedingungen in der Gesellschaft.

Zur Gruppe dieser "multifaktoriell" verursachten Krankheiten gehört u.a. die koronare Herzerkrankung, - eine der häufigsten Todesursachen in unserer Gesellschaft, - aber auch der Diabetes mellitus, und der rheumatische Formenkreis. Auch die häufigsten psychischen Erkrankungen wie die "Schizophrenien" und die affektiven Psychosen - Depressionen und Manien - sowie viele Formen geistiger Behinderung sind zu dieser Gruppe zu rechnen. Am weitesten ist die medizinisch-genetische und molekularbiologische Analyse fortgeschritten bei den koronaren Herzerkrankungen (UTERMANN 1990, 1991). Trotzdem möchte ich hier ein anderes Beispiel nennen: Den Diabetes mellitus. Denn an ihm läßt sich besonders schön das Zusammenspiel von Erbe und Umwelt bei der Entstehung solcher komplexer Krankheiten verdeutlichen (vgl. VALDHEIM et al. 1990).

Das Problem beginnt schon bei der Frage: Wann diagnostizieren wir eine Diabetes? Früher war das entscheidende Symptom ein süß schmeckender Urin. Dazu kamen weitere Symptome wie Durstgefühl, große Menge von Urin, und allgemeine Krankheitszeichen. Heute ist der Diabetes definiert durch den Blutzuckerspiegel, wobei ein Nüchtern-Blutzucker von 140 eine wichtige Grenze ist. Natürlich ist es aber eine Konvention, daß man die "Krankheit" bei diesem Wert beginnen läßt; sie ist dadurch gerechtfertigt, daß bei dauernden Werten darüber die gefährlichen Komplikationen anfangen - insbesondere die diabetische Mikroangiopathie mit all ihren Folgen.

Diabetes ist durch Insulinmangel verursacht. Dafür gibt es - neben zahlreichen seltenen Ursachen - zwei häufige Hauptursachen: Werden die B-Zellen in den Langerhans'schen Inseln zerstört, - sei es durch Virus-Infektion oder durch Autoimmunprozesse, - dann entsteht der Typ I-Diabetes, auch als juveniler oder Insulin-Abhängiger Diabetes bezeichnet. Werden die B-Zellen chronisch überlastet, so daß die mit der Zeit mehr und mehr versagen, dann kommt es zu dem - nicht-Insulin-Abhängigen - Typ II-Diabetes des mittleren und fortgeschritten Lebensalters. Beim Typ I-Diabetes zeigen Befunde der "klassischen" Humangenetik eher einen geringen Anteil genetischer Faktoren an: Eineiige Zwillinge sind oft diskordant, und das Erkrankungsrisiko naher Verwandter ist nicht sehr hoch. Eine spezifische Assoziation besteht im Bereich der Transplantationsantigene mit den Merkmalen HLA-DR3 und DR4 - ein Zeichen für die Bedeutung individueller Variabilität in der genetisch determinierten Immunantwort.

Ganz anders bei dem Typ II-Diabetes. Für diese Diabetesform sind eineiige Zwillinge ganz vorwiegend konkordant, und das Risiko für nahe Verwandte ist sehr hoch; beides eindeutige Hinweise auf die Bedeutung genetischer Faktoren. Aber diese Diabetesform war bei uns so gut wie ausgestorben gegen Ende des 2. Weltkrieges und in den ersten Jahren danach. Ganz offenbar hängt das mit der knappen Ernährung zusammen; als die Ernährung wieder besser wurde, kehrte auch dieser Diabetes zurück. Heute sind mehrere Prozent der älteren Menschen erkrankt, und man findet eine enge Korrelation mit der Adipositas. Vom Standpunkt des Ernährungswissenschaftlers aus also eine durch die Umwelt, - speziell durch überreichliche Ernährung - verursachte Krankheit.

Schließlich wird uns der Vertreter der psychosomatischen Medizin sicher erklären können, aus welchen Versuchungs- und Versagungssituationen heraus ein Mensch dazu kommt, sich zu reichlich zu ernähren und aus diesen oder anderen Gründen einen Diabetes zu bekommen.

Jeder von den dreien hat von seinem Standpunkt aus recht - keiner sieht das gesamte Ursachengefüge mit gleicher Klarheit vor sich.

Schließlich bin ich Ihnen noch einen weiteren Gesichtspunkt schuldig: Den der Molekularbiologie. Das Insulin-Gen wurde auf dem kurzen Arm des Chromosoms 11 lokalisiert; das Insulin-Molekül ist genau bekannt. Mutationen in diesem Molekül können zum Diabetes führen. Allerdings sind sie selten. Außer einem veränderten Insulin kann aber auch ein fehlender oder veränderter Insulin-Rezeptor an den Effektor-Zellen einen Diabetes zur Folge haben, oder die Verarbeitung des in die Zelle aufgenommenen Insulin kann defekt sein (vgl. RÜDIGER und DREYER 1983); eine Fülle von Möglichkeiten, die sicher in einem oder dem anderen Falle tatsächlich vorliegen werden; die Verbindung zu dem klinischen Auftreten und dem Verlauf des Diabetes wurde für die meisten Fälle noch nicht hergestellt; das dürfte aber kurz bevorstehen.

Insgesamt: Der Diabetes mellitus ist eine - konventionell definierte - Krankheitseinheit. Vom Standpunkt der praktischen Medizin ist die Definition dieser Krankheit überzeugend; den einzelnen Diabetes-Formen ist gemeinsam die pathogenetische Endstrecke - das Versagen der Insulinbildung. Die Ursachen jedoch können sehr verschieden sein; gerade bei der häufigsten Form, dem Typ II-Diabetes, wirken Erbanlagen und Umwelt in enger Verschränkung zusammen.

4. Wie wenden wir humangenetische Kenntnisse in der Medizin an?

Zunächst, wie wir gesehen haben, in der Ursachenforschung. Die Aufklärung von Ätiologie und Pathogenese hilft uns bei der Entwicklung einer spezifischen Prophylaxe und Therapie. Die Regel, wonach erbliche Erkrankungen *ex definitione* nicht wirksam behandelbar seien, gilt längst nicht mehr. Bekannte

Beispiele sind die Vorbeugung der klinischen Folgen der Erbkrankheit Galaktosämie durch Galaktose-freie Ernährung oder die Behandlung der Hämophilie A mit Faktor VIII-Konzentraten. Zugegeben, die Zahl der genetische Erkrankungen, die in dieser Weise einer kausalen Therapie zugänglich sind, ist noch nicht groß; bei der Mehrzahl von ihnen sind die Erfolge noch unbefriedigend (COSTA et al. 1985). Aber das war bei der früher führenden Wissenschaft in der Medizin, der Mikrobiologie, auch nicht anders: Auch damals folgten die großen therapeutischen Erfolge den Erkenntnissen vieler Krankheitsursachen erst in einem Abstand von mehreren Jahrzehnten. Für genetische Erkrankungen erleben wir heute - nach jahrelangen Vorarbeiten - die ersten praktischen Versuche mit somatischer Gentherapie; also die Substitution fehlender oder defekter Gene in somatischen Zellen, in denen diese Gene exprimiert sein sollten (vgl. die Beiträge in der Zeitschrift "*Gene Therapy*").

5. Praktische Anwendung genetischer Beratung und pränataler Diagnostik

Das Hauptanwendungsgebiet genetischer Erkenntnisse in der praktischen Medizin ist jedoch die genetische Familienberatung einschließlich der vorgeburtlichen Diagnostik (vgl. FUHRMANN und VOGEL 1982; SCHROEDER-KURTH 1989). Hier nahm die Nachfrage Ende der 60er, Anfang der 70er Jahre stark zu. Zwei Faktoren wirkten dabei zusammen: Die Reduktion der Kinderzahl durch den "Pillen-Knick", und die verbesserten diagnostischen Möglichkeiten, vor allem in der pränatalen Diagnostik.

Heute stehen in Deutschland für jeweils 1 bis 2 Millionen Einwohner eine relativ gut ausgestattete genetische Beratungsstelle zur Verfügung. Diese Beratungsstellen bieten fast alle die einfacheren Methoden der pränatalen Diagnostik an - vor allem die Chromosomen-Untersuchungen. Diagnostik seltener Stoffwechselkrankheiten und direkte wie indirekte DNA-Diagnostik werden ebenfalls von den meisten Beratungsstellen angeboten; hier besteht ein Diagnostik-Verbund: Institute und Beratungsstellen bearbeiten jeweils nur eine begrenzte Zahl von Krankheiten, aber vielfach von weither. Bei sehr seltenen Krankheiten wird Untersuchungsmaterial teilweise weltweit zugeschickt.

Insgesamt wurden 1987 in den alten Bundesländern über 35000 genetische Beratungen und ca. 32000 pränatale Diagnosen durchgeführt (SCHROEDER-KURTH 1989). Neuere Zahlen für das gesamte Bundesgebiet sind mir nicht bekannt. Wenn auch noch längst nicht alle Familien, denen eine genetische Beratung nutzen könnte, eine solche auch erhalten, so besteht doch das Angebot für alle, - und es hat sich auch weitgehend herumgesprochen, - unter den Ärzten wie in unserer Bevölkerung. In den meisten Staaten Mittel- und Westeuropas sowie Nordamerikas hat sich humangenetische Praxis in gleicher Weise eingebürgert.

Dieses Angebot medizinisch-genetischer Leistungen bringt enorme Chancen mit sich auch für die Vorbeugung genetischer Erkrankungen, aber auch für die den Familien angebotenen Hilfen, mit diesen Krankheiten und Behinderungen fertig zu werden. Als Beispiel nenne ich eine Krankheit, die schon in anderem Zusammenhang erwähnt wurde: Die ß-Thalassämie ist in vielen Mittelmeerländern sehr häufig. Dort bietet man jungen Menschen, die heiraten wollen, eine Untersuchung auf Heterozygotie für diese Krankheit an; Kinder zweier Heterozygote haben ein Risiko von 25%, an der schweren Thalassämia major zu erkranken. Werden beide Partner als Heterozygote diagnostiziert, dann bietet man ihnen vorgeburtliche Diagnostik und eventuell einen darauf folgenden Schwangerschaftsabbruch an; auf diese Weise ist es gelungen, die Zahl der Kinder mit Thalassämia major in Ländern wie Sardinien oder Zypern um 70-80 % zu vermindern. Viel Leid wurde diesen Familien damit erspart.

Dieses Beispiel zeigt aber auch, welche ärztlich-ethischen Probleme mit der praktischen Anwendung genetischer Kenntnisse in der Medizin verbunden sind. Diese Probleme werden heute in der Öffentlichkeit breit diskutiert; die Veranstalter hatten sie wohl im Auge, als sie mir den Auftrag gaben, auch über die Grenzen der Anwendung humangenetischer Erkenntnisse in der Medizin zu sprechen (vgl. dazu u.a. WERTZ und FLETCHER 1989). Ich nenne eine Reihe von Regeln, über die sich die genetischen Berater im Wesentlichen einig sind:

1. Genetische Beratung ist eine umfassende ärztliche Leistung, die außer Fachkenntnissen auf dem Gebiet der medizinischen Genetik auch Kenntnis und Erfahrung in Kommunikation mit Ratsuchenden erfordert.

2. Die Beratung sollte so weit wie möglich nicht-direktiv sein; d.h. der Berater informiert die Ratsuchenden über die sie betreffenden genetischen Probleme. Er zeigt ihnen auch die bestehenden Optionen dafür auf, wie man mit diesen Problemen fertig werden könnte. Er gibt jedoch keine Anweisungen darüber, was in einer bestimmten Situation zu tun oder zu lassen ist.

3. Die Regel der nicht-direktiven Beratung findet dort ihre Grenze, wo der Berater mit seinem eigenen ärztlichen Gewissen in Konflikt gerät. Er soll das Selbstbestimmungsrecht des Ratsuchenden achten und nach Möglichkeit stärken; er darf sich aber nicht bedingungslos zum verlängerten Arm des Willens der Ratsuchenden machen lassen. Das kann z.B. der Fall sein, wenn die Ratsuchenden einen Schwangerschaftsabbruch wünschen, weil bei der pränatalen Diagnostik etwa ein Turner-Syndrom diagnostiziert wurde; und wenn diese Diagnose nach Meinung des Arztes unter dem gegebenen Umständen einen

Abbruch nicht rechtfertigt. Die in solchen Meinungsunterschieden liegende Spannung muß ausgehalten werden.

4. Maßnahmen fortgeschrittener Technik wie etwa pränatale Diagnose durch Chorionzotten-Biopsie oder Amniozentese oder auch DNA-Diagnostik sind sinnvoll nur im Rahmen einer umfassenden genetischen Beratung. Werden sie als isolierte Einzelleistungen angeboten, dann ist die Gefahr zu groß, daß die Technik sich verselbständigt und inhuman wird.

5. Alle medizinisch-genetische Leistungen müssen angeboten werden; ob sie jedoch in Anspruch genommen werden, ist ausschließlich die Sache des Einzelnen. Das Prinzip der Freiwilligkeit ist strikt durchzuhalten. Das gilt insbesondere für Untersuchungen, die mit hoher Wahrscheinlichkeit Voraussagen darüber gestatten, ob eine Person später eine bestimmte Krankheit bekommen wird, - ohne daß man dem Auftreten der Krankheit wirksam vorbeugen kann. Dem Recht des Ratsuchenden auf Wissen steht hier sein Recht auf Nichtwissen gegenüber.

Das sind nur einige der Regeln, die sich für die genetische Beratung herausgebildet haben - im Diskurs der Berater untereinander, sowie im Diskurs mit Theologen, Philosophen, Psychologen, Psychotherapeuten und Vertretern anderer Fachrichtungen. Besonders wichtig war und ist hier der Diskurs mit den Betroffenen und ihren Verbänden. Organisationen wie die Lebenshilfe und die Selbsthilfe-Gruppen, etwa für das Turner-Syndrom, die Chorea Huntington oder die Mucoviscidose haben hier erhebliche Hilfe geleistet. Wir Ärzte tun gut, mit solchen Selbsthilfegruppen zusammenzuarbeiten. Wie schon gesagt: Genetische Krankheiten sind selten; aber es gibt sehr viele von ihnen. Der Arzt - und selbst der Spezialist für medizinische Genetik - kann nicht alle genau kennen. Die Betroffenen aber kennen ihre Krankheit alle ganz genau; sie wissen manchmal besser als wir, wo die Probleme liegen und wie man ihnen abhelfen kann. Diesen Fundus an Wissen können wir nutzen.

6. Genetische Variabilität im "Normbereich" in ihrer Bedeutung für Gesundheit und Krankheit

Der mir vorgegebene Titel dieser Reflexionen lautete: "Vom Gesundsein des Kranken". Ich sagte schon zu Anfang: Man könnte diesen Satz auch umkehren und sagen: Vom Kranksein des Gesunden. Damit soll gesagt sein, daß sich die Grenzen zwischen Gesundheit und Krankheit verwischt haben. Konkret bedeutet das: Nicht jeder Gesunde hat das gleiche Risiko, eine bestimmte Krankheit zu bekommen. Beim Typ II-Diabetes sahen wir, wie überreichliche Ernährung zur Krankheit führen *kann*, aber nicht *muß*. Nicht jeder Mensch unterliegt gleichermaßen diesem Risiko. Eineiige, also erbgleiche Zwillinge sind sehr oft konkordant, und die Krankheit häuft sich in manchen Familien. Genetische Unterschiede im Bereich des "Normalen" haben also unter den Bedingungen zu reichlicher Ernährung bei manchen Menschen die Krankheit Diabetes zur Folge. Beim Typ I-Diabetes - wo die genetische Unterschiede insgesamt einen geringeren Einfluß auf das Krankheitsrisiko haben - kennen wir einige dieser genetischen Varianten: Es sind die HLA-DR-Typen 3 und 4. HLA-Typen spielen eine ganz wesentliche Rolle in der Immunantwort; zahlreiche Krankheiten, bei deren Entstehung Immunreaktionen wichtig sind, zeigen in ähnlicher Weise Assoziationen mit HLA-Typen (TIWARI und TERASAKI 1985). Vor einigen Jahrzehnten war es üblich, Assoziationen zwischen den allbekannten ABO-Blutgruppen und Krankheiten zu untersuchen; zahlreiche solche Assoziationen wurden nachgewiesen (VOGEL und HELMBOLD 1972). Ein anderes Beispiel sind die seltenen Varianten des α-Antitrypsins (FAGERHOL und FOX 1981); sie können zum vorzeitigen Auftreten von Bronchiektasen und Emphysembronchitis führen. Diese Krankheiten treten vor allen dann auf, wenn Träger dieser Varianten an einer chronischen Bronchitis leiden. Besonders gefährdet sind Raucher; gefährlich sind aber auch staubige, zügige Arbeitsplätze.

Das führt zu einem praktischen Problem, das z. Z. in der Öffentlichkeit Kontrovers diskutiert wird: Unter welchen Umständen - und mit welchen Einschränkungen - ist es zulässig oder gar geboten, Arbeitnehmer vor Antritt oder im Laufe eines Beschäftigungsverhältnisses auf genetische Merkmale hin zu untersuchen? (vgl. RÜDIGER und VOGEL 1992; WEISE 1992). Unter der irreführenden Devise "Genom-Analyse bei Arbeitnehmern" ist hier in den letzten Jahren ein Popanz aufgebaut worden; dabei wird nur zu leicht vergessen, daß schon seit langer Zeit im gewissen Umfange genetische Untersuchungen bei bestimmten Gruppen von Arbeitnehmern durchgeführt wurden. Denken Sie nur an die Untersuchungen auf Störungen des Farbensehens bei Kraftfahrern, Lokomotivführern oder Piloten. In ihrem eigenen Interesse wie im Interesse anderer sind Farbenblinde für diese Berufe ungeeignet. In Zukunft wird es wohl in viel größerem Umfange möglich sein, Menschen zu erkennen, die gegenüber den Belastungen bei bestimmten Berufen besonders empfindlich sind, oder bei denen das Risiko besteht, daß sie andere gefährden. Wie bei der genetischen Beratung, so tritt auch hier die Frage auf: Wen und was soll man, wen und was darf man untersuchen? Zweifellos gibt es auch hier ein Recht auf Nichtwissen; aber wo liegen seine Grenzen? Wo sollten die Interessen des Einzelnen und vor allem auch die berechtigten Interessen anderer - beispielsweise von Familienangehörigen, Berufskollegen, Arbeitgebern - geschützt werden, auch wenn der Betroffene das nicht wünscht? Fragen über Fragen, die durch unsere vermehrte Kenntnis genetisch bedingter Gefährdungen innerhalb und am Rande des "Normbereiches" aufgeworfen werden. Und wieder das gleiche Problem: Durch den Fortschritt der Wissenschaft lernen wir mehr über uns selbst - nicht nur über Krankheiten und kranke Menschen, sondern auch über verborgene Gefährdungen des Gesunden. Wie werden wir in Zukunft mit diesem Wissen umgehen?

7. Das Genom-Projekt

Das führt zu einem anderen Thema, das heute in der Öffentlichkeit sehr breit, sehr kontrovers, und - man muß leider sagen - oft inkompetent diskutiert wird: Zu dem sog. "Genom-Projekt". Wissenschaftler aus vielen Ländern, vorwiegend aber aus den U.S.A., haben sich zusammengetan, um die ca. 3 Milliarden Basenpaare des menschlichen Genoms Base für Base zu sequenzieren. Man verspricht sich von der gemeinsamen Organisation und arbeitsteiligen Durchführung dieses riesigen Programms wesentliche Aufschlüsse vor allem über die Lokalisation von Krankheits-Genen, aber auch für die Aufklärung biologischer Grundvorgänge des Lebens. Diese Erwartungen sind im Grunde sicher berechtigt; an sich bedeutet dieses Programm weiter nichts, als eine Koordination und Beschleunigung von Forschungen, die ohnehin durchgeführt werden. Viele Menschen - besonders bei uns in Deutschland - fühlen sich aber dadurch geängstigt; sie befürchten, daß sie nun zu "gläsernen Menschen" würden, und daß unsere eigene biologische Grundlage und vor allem die unserer Kinder und Kindeskinder beliebig manipulierbar würden. Leider haben schon Anfang der 60er Jahre (Ciba-Symposium "Man and his future" 1962) und unglücklicherweise auch noch kürzlich (SHAPIRO 1992) Molekularbiologen ohne ärztliche Ausbildung über Möglichkeiten, die wir angeblich für eine genetische Manipulation des Menschen hätten, so verantwortungslos dahergeredet, daß man sich über die negative Reaktion eines Teils der Öffentlichkeit nicht zu wundern braucht.

8. Zusammenfassung und Ausblick

Die zu Anfang gestellten Fragen möchte ich jetzt, am Ende dieses Vortrages, wie folgt beantworten:
1. Die Humangenetik zusammen mit ihrer molekulargenetischen Basis ist dabei, die führende theoretische Grundlagenwissenschaft der Medizin zu werden; denn sie hilft uns, Ätiologie und Pathogenese von Krankheiten und Krankheits-Dispositionen aufzuklären.
2. Humangenetische Kenntnisse werden - außer in der Forschung - vor allem im Rahmen der genetischen Beratung und pränatalen Diagnostik praktisch angewendet.

3. Forschung über Krankheitsursachen und Pathogenese führt schon heute - und wird in Zukunft noch stärker führen - zu wirksamen Therapie-Konzepten. Darüberhinaus gelingt es so mehr und mehr, dem Auftreten von Krankheiten vorzubeugen.

4. Unser vermehrtes Wissen bringt neue Reflexionen mit sich über das, was wir sollen und dürfen, und wo die Grenzen unseres Handelns liegen sollen. Je mehr wir wissen und können, desto größer wird unsere Verantwortung.

Literatur

Bunn HF, Forget BS, Ranney HM (1977): Human hemoglobins. Philadelphia, London, Toronto: Saunders

Chen JH, Schulman H, Gardner P (1989): A cAMP-related chloride channel in lymphocytes that ist affected in cystic fibrosis. *Science* 243: 657-660

Costa T, Scriver CR, Childs B (1985): The effect of Mendelian disease on human health: A measurement. *Am J Med Genet* 21: 231-242

Fagerhol MK, Lox (1981): The Pi polymorphism: Genetic, Biochemical and clinical aspects of human α -antitrypsin. *Adv in Hum Genet* 11: 1-62

Fuhrmann W, Vogel F (1982): Genetische Familienberatung. 3. Aufl. Berlin etc.: Springer-Verlag

Kerem B-S, Rommens JM, Buchanan JA et al. (1989): Identification of the cystic fibrosis gene: Genetic analysis. *Science* 245: 1073-1080

McKusick VA (1990): Mendelian inheritance in man. (9th ed) Baltimore and London: The Johns Hopkins Univ Press

Riordan JR et al (1989): Identification of the systic fibrosis gene: Cloning and characterization of complementary DNA. *Science* 245: 1059-1065

Rüdiger HW, Dreyer M (1983): Pathogenetic mechanisms of hereditary diabetes mellitus. *Hum Genet* 63: 100-106

Rüdiger HW, Vogel F (1992): Die Bedeutung der genetischen Disposition für Risiken in der Arbeitswelt. *Dtsch Ärzteblatt* 89: 1010-1018

Shapiro R (1992): Der Bauplan des Menschen. Das Genom-Projekt (Übers. von G Kirchberger) Bern, München, Wien: Scherz

Schroeder-Kurth TM (Hrsg.) (1989): Medizinische Genetik in der Bundesrepublik Deutschland. Frankfurt/M: Schweitzer

Schroeder-Kurth TM (199): Medizinische Genetik - Entwicklung und Ausblicke. In: Humangenetik in Heidelberg. Heidelberger Universitätsschriften 45: 56-86

Tiwari JL, Terasaki TP (1986): HLA and disease associations. New York: Springer

Utermann G (1990): Coronary heart disease. In: Principles and practive of medical genetics, pp 1239-1263 (eds AEH Emery/DL Rimoin) Edinburgh: Churchill Livingstone

Utermann G (1991): Apolipprotein (a) alleles, lipoprotein (a) levels, and the risk for coronary heart disease. *Proc 8th Int congr Hum Genet Suppl Vol 49 Am J Hum Genet* Abstract 427

Valdheim CM, Rimoin DL, Rotter JI (1990): Diabetes mellitus. In: Principles and practice of medical genetics, pp 1521-1558 (eds AEH Emery/DL Ramoin) Edinburgh: Churchill Livingstone

Vogel F (1990): Humangenetik und Konzepte der Krankheit. Sitzgsber Heidelb Akad der Wissensch, Math-Naturw Klasse, Jahrg 1990, Nr. 6

Vogel F, Helmbold W (1972): Blutgruppen-Populationsgenetik und Statistik. Humangenetik, ein kurzes Handbuch. Becker PE (Hrsg) Vol I, 4. Stuttgart: Thieme

Vogel F, Motulsky AG (1986): Human Genetics. Problems and approaches. Berlin etc: Springer-Verlag

Weise G (1992): Genetische Analysen an Arbeitnehmern. Zur Frage der Zulässigkeit. *Dtsch Ärzteblatt* 89: 656-663

Wertz DC, Fletcher JC (eds) (1989): Ethics and human genetics. Berlin etc: Springer-Verlag

Wieland W (1975): Diagnose. Berlin: De Gruyter

Wieland W (1984): Erkennen in der Medizin. *Der Allgemeinarzt* 6: 129-132; 244-248

Andreas Kruse *(Heidelberg)*
Krankheiten, Krisen und Konflikte des Menschen als Chancen für psychisches Wachstum?

Ich möchte Sie herzlich zu diesem Vormittag begrüßen und Ihnen für Ihr Interesse an dem Thema danken, welches zwar von einem Gerontologen, d. h. in der Alternsforschung Stehenden, vorgetragen wird, in das aber auch Erkenntnisse aus der onkologischen Pädiatrie einfließen sollen, in der ich nebenberuflich tätig bin. Eine Aussage dieses Vortrags wird dahin gehen, daß uns gerade die Krankheitsverarbeitung bei Kindern sehr viele Hinweise darauf gibt, welche Entwicklungspotentiale auch bei Schwerstkranken bestehen können.

Ich möchte den Vortrag wie folgt aufbauen: Zunächst, als Einstimmung, werde ich auf einen autobiographischen Beitrag eines Schlaganfall-Patienten, nämlich Dieter MENNINGER, eingehen. Er hat im Jahre 1992 in der Fischer Taschenbuchreihe, ein sehr gutes Buch: *"Lernen, Abschied zu nehmen"*, veröffentlicht, m.E. ein für das Verständnis der psychischen Entwicklung bei schweren Krankheiten bedeutsames Buch. In einem zweiten Schritt sollen einige Aussagen getroffen werden zum *Begriff der Krise*. Da hier viel gesagt wurde über Karl JASPERS und Viktor von WEIZSÄCKER, ist es m.E. nicht mehr notwendig, auf diese beiden Wissenschaftler "ausführlich" einzugehen, sondern ich will mich direkt auf das von ihnen erarbeitete psychologische Verständnis von Krise konzentrieren. Bei der Diskussion des Begriffes *Krise* sollen einige Anmerkungen zum Forschungsbereich *"kritische Lebensereignisse"* gemacht werden. Nachdem der Begriff *Krise* diskutiert wurde, soll auf den Begriff *Konflikt* eingegangen werden, weil auch er mir, gerade was die Gerontologie angeht, bedeutsam erscheint. Danach konzentriere ich mich auf *Krankheit als Krise und Konflikt* und stelle die Frage, inwieweit auch bei schwerer Erkrankung psychisches Wachstum möglich ist.

I

Zunächst also ein kurzer Bericht über das Buch: *"Lernen, Abschied zu nehmen"* von Dieter MENNINGER.

Da berichtet ein sehr differenziert denkender Mensch, der vor der Erkrankung im Licht der Öffentlichkeit, nämlich des Fernsehens, gestanden hat, über sein Leben vor dem Schlaganfall, über seine Erlebnisse während des Schlaganfalls, der Intensivbehandlung, der Rehabilitation. Er untergliedert seinen Erfahrungsbericht in kleine, fast als *Briefe* verstandene Abschnitte. Nachdem er seine Berichte gegeben hat, tritt nun seine Frau hinzu und berichtet aus ihrer Perspektive, wie *sie* eigentlich die Erkrankung bzw. die psychische Entwicklung ihres Mannes verstanden hat.

Das erste, was an diesem Buch beeindruckt, ist eine Explikation des Begriffes *Krise*, wie wir ihn in der Schrift *"Der Gestaltkreis"* von Viktor von WEIZSÄKKER (1940) niedergelegt finden. Sie wissen, daß Viktor von WEIZSÄCKER in dieser Schrift die Krankheit als eine *Krise des Subjekts* beschreibt und damit zum Ausdruck bringt, daß das Subjekt *in seiner Einheit gefährdet* sei. Die eigentliche psychische Aufgabe des Patienten sieht Viktor von WEIZSÄCKER in der Wiederherstellung der Einheit, wobei jetzt hier die sehr interessante Formulierung folgt: allerdings in anderen Aspekten. Damit soll zum Ausdruck gebracht werden: wenn eine schwere Krankheit, wie beispielsweise der Schlaganfall, über uns "hereinbricht" (deswegen ja der Begriff des *Schlag*anfalls ein anschaulicher ist, "mit einem Schlag wird alles verändert"), dann kann das Subjekt nicht mehr das gleiche bleiben wie bisher. Dazu ist auch die existentielle Basis viel zu stark getroffen. Die eigentliche Bearbeitungs- und Verarbeitungsleistung liegt darin, daß der Patient zu einer neuen Identität findet, in die das Faktum der Erkrankung und der existentiellen Bedrohung integriert ist, zugleich aber auch andere Bereiche seiner Existenz berücksichtigt sind, die positiv bewertet werden. Dieses Verständnis des Begriffes *Krise* findet man bei Dieter MENNINGER in sehr beeindruckender Weise. Wenn er nämlich schreibt, ihm sei durch die Erkrankung sehr viel genommen worden. Er beschreibt das mit anschaulichen Worten, etwa: "Die früheren Auftritte in den Ministerien, in den öffentlichen Medien, bei Vorträgen, bei Seminaren sind nicht mehr. Mein Radius, der früher 3 000 bis 13 000 Kilometer umfassen konnte, hat sich auf 300 Meter reduziert. Die vielen Menschen, die ich früher gesehen habe, kommen nicht mehr. Beziehungen haben sich reduziert auf zwei gute Freunde, die uns geblieben sind."

Der zweite Punkt, der von MENNINGER in dieser Schrift dargelegt wird: Hinter diesen Abschieden, hinter diesen Grenzen habe er auch Neues gefunden, von dem er vorher nicht wußte. Neues in der Weise, daß er beispielsweise spürte, du bist in der Lage, von vielen Dingen Abschied zu nehmen. Du hängst nicht in der Weise an der Welt, wie du das vielleicht früher angenommen hast. Oder: Es gibt einen Bereich der Beziehung, den du früher nicht verwirklichen konntest, aber heute. Und du kannst dir dein Leben einrichten, auch unter sehr eingeschränkten Lebensbedingungen. Das ist eigentlich die entscheidende Botschaft. Hinter den Abschieden können durchaus auch andere Aspekte unserer Existenz liegen. Das geht sehr schön einher mit dem Prozeß der *Wiederherstellung der Einheit des Subjekts,* wie er von Viktor von WEIZSÄCKER beschrieben worden ist: die Krankheit nicht leugnen, nicht verdrängen, nicht verneinen, aber gleichzeitig auch die Möglichkeiten, die in der Person und in der Situation liegen, wahrnehmen und verwirklichen. Es ist bewegend, daß die Frau dieses Mannes die Krise, die durch die Erkrankung ihres Mannes in ihr ausgelöst worden ist, in ähnlicher Weise beschreibt. Sie betont, die Beziehung habe sich verändert. Sie habe es früher mit einem kompetenten, in der Öffentlichkeit stehenden, selbständigen Mann zu tun gehabt. Heute habe sie es mit einem Menschen zu tun, der in vielerlei Hinsicht unterstützt werden müsse. Aber sie kommt zu einer ganz ähnlichen Formulierung wie ihr Mann. Sie schreibt, daß sie in der Beziehung etwas realisiert habe, was weit über das hinausgehe, was vorher gewesen sei: wir leben beide in Grenzen, wir halten auch in Grenzen zusammen. Dadurch bieten sich viele Möglichkeiten der Lebensgestaltung. Das Buch endet mit der Frage des Mannes an seine Frau: "Was wird denn sein, wenn ich den letzten Abschied nehmen muß?", also der Sorge davor, daß seine Frau vor ihm sterben wird. Sie erwidert: "Wir werden auch lernen, diesen letzten Abschied zu nehmen."

Ich empfehle dieses Buch, weil es uns zum Verständnis der Verarbeitung von schweren Erkrankungen wichtige Anregungen gibt. Es führt zum Phänomen hin, welches uns unter abstrakten Begriffen manchmal verloren zu gehen droht.

Von diesem Buch ausgehend, noch eine kurze Antwort auf die Frage: Was ist unter *psychischem Wachstum* zu verstehen? Man hätte ja den Vortragstitel auch nennen können: Psychische Entwicklung, man hätte sprechen können von Differenzierung und dergleichen mehr. Warum wird eigentlich ein Begriff wie jener des Wachstums verwendet, der ja eigentlich mehr für die Entwicklungspsychologie des Kindes- und Jugendalters steht?

Wir gehen in der Psychologie der Lebensspanne davon aus, daß der Mensch in jedem Lebensabschnitt, von der Kindheit bis zum Alter, und in den verschiedensten Lebenssituationen das *Potential zu weiterer Entwicklung* hat (siehe dazu Arbeiten von BALTES, ERIKSON, LEHR, THOMAE). Wir gehen von einer hohen Veränderbarkeit des Psychischen im ganzen Lebenslauf aus, wobei die Person weiter *wachsen,* neue Bereiche erschließen und verwirklichen kann.

Wachstum soll heißen, daß dem Menschen auch neue Kräfte, neue Möglichkeiten, neue Perspektiven zuwachsen. D. h., daß sich letzten Endes meine Lebensperspektive erweitert, eine umfassendere wird. D. h., daß hier nicht nur die kritischen Aspekte meines Lebens integriert sind, sondern auch *neue*, positive Aspekte, die mir vielleicht erst - und das soll ja der Titel des Vortrags zum Ausdruck bringen - in der Krise erfahrbar werden. Was vielleicht viele von uns schon einmal erlebt haben, wenn wir durch Krisen hindurchgegangen sind, daß wir auch neue Bereiche unserer Person erfahren haben, daß wir den Eindruck haben, es ist uns auch etwas zugewachsen. *Psychisches Wachstum* sei also hier zu definieren als die *Erweiterung einer Perspektive*, nämlich solcher Art, daß sowohl die Krisen und Konflikte bewußt werden, erfahrbar werden, aber auch gleichzeitig die Möglichkeiten, die wir haben, solche Krisen und Konflikte zu verarbeiten. So würden wir vom psychischen Wachstum sprechen, welches auch einem erfahrbar werden kann, der mit schweren chronischen Erkrankungen konfrontiert ist. Wie es einmal sehr schön Erich ROTACKER (1938) in seiner Schrift *"Schichten der Persönlichkeit"* zum Ausdruck gebracht hat, wenn er nämlich sagt: "Im höheren Lebensalter scheinen sich psychologische Wachstumskurve und psychologische Reifungskurve zu kreuzen." Während die physischen Potentiale der Person eher abnehmen, gibt es immer noch Möglichkeiten, daß die psychischen Potentiale des Menschen zunehmen im Sinne des Wachstums. Nicht nur in dem Sinne, daß ich bestimmte Fähigkeiten und Fertigkeiten besser beherrsche, sondern auch in dem Sinne, daß sich mir auch neue Bereiche der Person erschließen. Und dies ist in dem Buch von Dieter MENNINGER sehr gut zum Ausdruck gebracht, wenn er nämlich sagt: "Hinter diesen Grenzen, hinter diesem Abschied liegt auch Neues."

Wir gehen in der Gerontologie davon aus, daß wir ältere Menschen nicht mit jenen Dimensionen erfassen können, die wir für das Kindes-, Jugend- und mittlere Erwachsenenalter entwickelt haben. Wenn ich als Norm die psychischen und intellektuellen Leistungen des Jugendalters oder des mittleren Erwachsenenalters wähle, dann gehe ich möglicherweise an ganz wesentlichen Aspekten psychischer Entwicklung *im Alter* vorbei. Denn wenn ich sage, der Mensch wächst, ihm erschließen sich neue Bereiche der Person, dann soll damit ja zum Ausdruck gebracht werden, daß Entwicklung nicht einfach als ein rein quantitatives, Fähigkeiten erweiterndes oder reduzierendes Geschehen aufzufassen ist, sondern daß Entwicklung auch als ein Prozeß der qualitativen Veränderung aufzufassen ist, nämlich in der Hinsicht, daß sich auch neue Bereiche der Person erschließen können.

II

Nach dieser Einführung nun zum Begriff *Krise*. Wir lehnen uns an einen Krisenbegriff an, der seinen Ursprung hat in der Existenzphilosophie. Hier will ich ausdrücklich Sören KIERKEGAARDs *"Krankheit zum Tode"* nennen. Hier wird ja m. E. das erstemal anthropologisch dargelegt, daß Krisen zu unserer Existenz gehören. Von daher ein Menschenbild falsch wäre - nicht nur unvollständig, sondern falsch -, welches die Existenz von Krisen im Lebenslauf leugnen wollte. Eine Krise wird - und das sehe ich als einen der wichtigsten Beiträge Sören KIERKEGAARDs an, zunächst einmal neutral, also weder positiv noch negativ gedeutet, sondern als Teil unserer Existenz. Jeder von uns gerät in Krisen, u. a. auch deswegen, weil wir mit reflexiver Potenz ausgestattet sind. Ein Mensch, der nachdenkt, der die Lebensoptionen sieht, der abwägen muß, wird irgendwann auch einmal in Krisen kommen. Ein Mensch, der in der Lage ist, retrospektiv zu reflektieren, was er getan hat bzw. was er nicht getan hat, der antizipatorisch sagen kann, wie eigentlich seine Zukunft aussehen soll bzw. welche Zukunftsmöglichkeiten sich nicht verwirklichen können, d.h. also ein Wesen, das mit reflexiver Potenz ausgestattet ist, wird irgendwann einmal in Krisen kommen. Wichtig ist - so KIERKEGAARD -, daß der Mensch diese Krisen nicht einfach verdrängt, leugnet, sondern daß er sich dieser Krisen bewußt wird, sich mit ihnen bewußt auseinandersetzt. "Krankheit zum Tode" heißt ja nicht, daß hier ein Buch über die Physiologie geschrieben wurde, sondern "Krankheit zum Tode" heißt ja Krankheit des Selbst, also Krankheit der Existenz. Die wird vor allem darin gesehen, daß der Mensch den Krisen ausweicht, sich mit den Krisen nicht bewußt auseinandersetzt. Auch wenn eine Tradition innerhalb der Psychologie besteht, die man nennen könnte "Psychologie der Krise", so ist überraschend, daß manche, die sich auf diese Tradition berufen, die existenzphilosophischen Grundlagen des Begriffes Krise ignorieren. Wir haben nur einige Autoren in der Psychologie, die der Tatsache, daß Krisen zu unserem Lebenslauf gehören, daß sich in Krisen etwas differenziert, Rechnung tragen und diese Aspekte in ihre Theorie integrieren. Ein Beispiel für ein derartiges Krisenverständnis ist beispielsweise bei Erik H. ERIKSON (1972) zu finden. Viele von Ihnen werden seine Entwicklungstheorie kennen, sie muß hier nicht expliziert werden, nur der - auch für meinen Vortrag - entscheidende Gedanke soll dargelegt werden. In Krisen findet sich eine Polarität zwischen zwei Entwicklungsrichtungen - nehmen Sie beispielsweise das Jugendalter. Auf der einen Seite *Identitätsfindung*, auf der anderen Seite *Identitätsdiffusion* bzw. *Rollendiffusion*. Wie sich nun der Mensch mit dieser Krise auseinandersetzt, mit dieser Lebensfrage, mit diesem Lebensthema, nämlich Identität, entscheidet mit darüber, wie seine weitere Entwicklung sein wird. Wenn er diese Krise leugnet, (also die Frage der Identität, um bei dem Beispiel zu bleiben, stellt sich bei ihm nicht), dann besteht die Gefahr, daß er in eine völlige Rollendiffusion kommt und vielleicht noch nach 15 bis 20 Jahren nicht weiß, wer er eigentlich ist und welchen Platz er im sozialen Umfeld seines Daseins hat. Oder eine Krise für das Alter ist *Integrität versus Verzweiflung.* Hier wird das Thema wichtig, daß das Leben eine Gestalt bekommt, eine abschließende Gestalt. Auf der einen Seite kann das die Integrität sein, vielleicht gelingt mir das, diese Gestalt herzustellen, und das entspräche einer integrierten Persönlichkeit, oder es kann zur Verzweiflung kommen, weil diese Krise nicht bewältigt worden ist. bei ERIKSON steht im Vordergrund die Tatsache, daß in den einzelnen Lebensabschnitten Themen für uns wichtig werden, daß diese Themen im Sinne einer Krise erfahren werden, weil sich weitere Bereiche der Persönlichkeit differenzieren. Ich erfahre das als Krise, d. h. bei ERIKSON und ganz im Sinne der Existenzphilosophie, meine Person ist infrage gestellt. Es ist also nicht positiv oder negativ. Und in dem Maße, in dem mir dieses In-Frage-gestellt-Sein bewußt wird, in dem ich dieses In-Frage-gestellt-Sein auch als eine Anforderung erlebe, in dem ich mich auseinandersetze mit dieser Krise, kann Weiterentwicklung gelingen. Ein Krisenverständnis, das m. E. auch gewisse Ähnlichkeiten hat mit der *Gefährdung der Einheit des Subjekts,* wie das Viktor von WEIZSÄCKER ausdrückt. Ich komme auf den Krisenbegriff zurück, wenn ich Krankheit noch einmal als Krise beschreiben will.

III

In einem weiteren Schritt soll der Begriff des **Konflikts** behandelt werden. Der Begriff des Konflikts bringt uns mit einer Dimension in Berührung, die bislang überhaupt noch nicht thematisiert worden ist, nämlich dem sozialen Kontext. Bei der Auseinandersetzung mit Krisen wird gern ausschließlich von der Aufgabe der Person gesprochen, aber zu wenig gesehen, in welcher Weise eigentlich die Person beeinflußt ist von den sozialen Rahmenbedingungen, unter denen sie lebt.

Ein Beispiel ist das *historische Experiment* der deutschen Vereinigung. Die Krise, in der viele Menschen stehen, für uns besonders wichtig sind die älteren Menschen, wird auch dadurch beeinflußt, daß es nicht wenige in den westlichen Bundesländern gibt, die auf die östlichen Bundesländer zeigen und sagen, alles, was dort geschaffen worden ist, ist schlecht. Dann stellt sich die Frage: Wie sollen eigentlich Menschen, die mit einem solchen sozialen Umfeld, mit solchen sozialen Bewertungsprozessen konfrontiert werden, zu einer Annahme ihres eigenen Lebens finden? Das ist nur *ein* Beispiel.

Ein anderes Beispiel, und da sehen wir, daß Krankheit auch zum Konflikt werden kann, ist die Art und Weise, wie man schwerkranken Menschen begegnet. Wenn sie versuchen, eine neue Identität herzustellen, versuchen, trotz der bleibenden Einschränkungen auch positive Aspekte ihrer Existenz zu verwirklichen, und sie in einem sozialen Umfeld leben, welches mit Krankheit nur Abbau, Defizit, Unvermögen verbindet, dann wird aus dieser Krise sehr rasch ein Konflikt. Krankheit kann zum Konflikt werden, erstens im Bereich der Beziehungen, nämlich in der Weise, daß sich der erkrankte Mensch gegenüber seiner Familie bzw. gegenüber Freunden und Bekannten in hohem Maße zurückgesetzt fühlt. Die Krankheit kann zu einem intrapsychischen Konflikt werden, da der Mensch nun den Eindruck hat, sein Körperbild und sein Selbstbild verändern zu müssen. So etwas finden wir beispielsweise bei älter werdenden Menschen, wenn sie auf unsere Frage: "Können Sie uns ein Ereignis berichten, das in Ihnen das Gefühl geweckt hat, Sie sind älter geworden?" sagen, "ich schaue in den Spiegel und merke, du bist doch alt geworden. Ich merke es an Veränderungen des Körpers." Ebenso finden wir bei Kranken die Tendenz zur Entwicklung von intrapsychischen Konflikten. "Ich habe den Wunsch, auch nach außen hin unversehrt zu erscheinen, tue es aber nicht, weil ich eben an Einschränkungen leide." Das merken Sie beispielsweise, wenn Sie mit Schlaganfall-Patienten sprechen oder mit Menschen, die an einer Inkontinenz leiden, oder sogar schon bei Menschen, die eine Zahnprothese tragen. Wenn Sie die fragen, was sind eigentlich die wesentlichen Belastungen, die mit der Erkrankung verbunden sind, dann wird sehr rasch genannt: "Daß meine Krankheit nach außen hin sichtbar ist." Das wäre also neben dem Beziehungskonflikt der intrapsychische Konflikt. Und es kommt noch ein dritter, ein Zukunftsperspektiven-Konflikt hinzu, nämlich derart, daß sich der erkrankte Mensch sagen muß: "Du möchtest eigentlich eine offene Zukunft haben, aber diese Zukunft ist dir verstellt durch das Faktum der Krankheit.

IV

Im besonderen Maße aber wird der Aspekt des Konflikts sichtbar in einer Arbeit aus der Philosophie, nämlich in Ernst BLOCHs Buch *"Das Prinzip Hoffnung"*. In diesem Buch wird eine tiefsinnige Analyse des Krankheits- und Gesundheitsverständnisses in unserer Gesellschaft vorgenommen. BLOCH vertritt dort provozierend die Haltung, daß der Patient notwendigerweise in einen Konflikt geraten muß, nämlich mit dem Verständnis des medizinischen Systems. Das Verständnis des medizinischen Systems geht ja dahin, daß die Gesundheit wiederhergestellt werden muß, daß Krankheit, ich darf Ernst BLOCH zitieren, "so etwas sei wie krankes Fleisch, das möglichst früh beseitigt werden muß", daß der Kranke eine minderwertige Funktion hat. Diese minderwertige Funktion kann er erst aufgeben, wenn die Krankheit beseitigt ist; alles ist in der Medizin darauf gerichtet, die Symptome möglichst weit zu lindern, die Krankheit möglichst schnell zu "beseitigen", damit das wiederhergestellt ist, was vorher war. BLOCH übt hier keine einfache Medizinkritik. Er sagt, es ist gut, wenn die medizinische Technik, die medizinische Diagnostik dahin führt, daß Symptome gelindert, Krankheiten aufgehoben werden können. Aber es darf nicht das einzige Ziel sein. Das Ziel nach BLOCH muß auch darin bestehen, daß der Mensch realisiert, daß er nach der Krankheit nicht "derselbe" ist wie er vorher war, daß er neue Aspekte seines Lebens leben muß. Aus diesem Grunde muß er eigentlich in einer Gesellschaft leben, die Krankheit als ein natürliches Phänomen annimmt und ernst nimmt und nicht Krankheit als einen minderwertigen Zustand unseres Organismus beschreibt. So fällt bei BLOCH auch der sehr ernst zu nehmende Satz: "Krankheit ist eine Weise des In-der-Welt-Seins." Damit soll zum Ausdruck gebracht werden, Krankheit ist ein natürliches Phänomen, welches zu unserer Existenz gehört, und keinesfalls darf sie dazu führen, daß der Mensch zu einem Minderwertigen wird. Aber Gesellschaft, so seine Kritik, und letztenendes das Individuum selbst, sind ganz darauf ausgerichtet, die Krankheit zu beseitigen, die Arbeitsfähigkeit wiederherzustellen, die früheren Einschränkungen vergessen zu machen und so zu tun, als könnte man den Zustand, der vorher war, wieder herstellen, was man ja auch häufig in der Behandlung von Patienten in der Rehabilitation hört: das wird schon wieder beseitigt werden: "Sie kriegen wir schon wieder auf die Beine." Das ist der symbolische Begriff des Wiederherstellens, ohne eben zu wissen, daß in dieser Weise eigentlich die ganzen psychischen Aspekte, die mit schwerer Krankheit verbunden sind, auch die konflikthaften Aspekte, unthematisiert bleiben. Von Konflikt ist in diesem Zusammenhang zu sprechen, weil der Patient notwendigerweise nicht nur mit dem engeren sozialen Umfeld, sondern eigentlich auch mit dem gesellschaftlichen und kulturellen Verständnis von Krankheit in Konflikt gerät, nämlich in der Weise, daß er Dinge artikulieren möchte, die er in seinem Umfeld nicht artikulieren kann, daß psychische Seiten nicht thematisiert werden können.

V

Nachdem das nun vorbereitet worden ist - ich darf das zusammenfassen: der Aspekt des psychischen Wachstums, der Krise, des Konflikts, nun einzelne Aussagen zur *Krankheit* und Aussagen zu der Frage, ob eigentlich Krankheit psychisches Wachstum bedeuten *kann*. Ich darf noch einmal die wesentlichen Punkte der eben genannten Aspekte zusammenfassen.
Psychisches Wachstum: darunter verstehe ich Perspektivenerweiterung, d. h. Integration sowohl der Grenzen als auch der verbliebenen Möglichkeiten der Person.
Krise: darunter verstehe ich zunächst einen "wertneutralen" psychischen Zustand, in dem sich Aspekte der Person differenziert haben, sei es aus dem psychischen Wachstum heraus, sei es aufgrund der Konfrontation mit bestimmten Ereignissen; die Person steht nun vor der Aufgabe, sich mit dieser Differenzierung auseinanderzusetzen.

Konflikt: hier soll zum Ausdruck gebracht werden, daß Krankheit zu verschiedenen Konflikten führen kann.

Ich hatte eben schon bei der Eröffnung gesagt, wir lernen, wenn wir uns schwerkranke Kinder anschauen. *Erstens*: Wie können wir die Auseinandersetzung mit einer tödlichen Erkrankung oder mit einer lebensbedrohenden Erkrankung bei Kindern und Jugendlichen fördern? Vor diese Frage ist noch die Frage gestellt, wie können wir eigentlich die Art, wie sich diese Menschen mit der Erkrankung auseinandersetzen, verstehen? Und es gehört noch hinzu: wie können wir eigentlich die Auseinandersetzung mit schwerer Erkrankung, möglicherweise auch mit dem Tod des Patienten, bei den Eltern und den Geschwistern fördern? *Zweitens*: Was ist eigentlich zu tun, damit die Mitarbeiterinnen und Mitarbeiter einer Klinik (darunter sind sowohl Krankenschwestern und Pfleger wie auch Ärztinnen und Ärzte zu verstehen) sich besser mit diesen Grenzsituationen auseinandersetzen können?

Ich will nur kurz bei der ersten Frage bleiben. Zwischen uns besteht Übereinstimmung darin, daß der Großteil der begleiteten Kinder im Laufe der Zeit in die Lage versetzt wird, die vor ihnen liegende Grenzsituation bzw. die Grenzsituation, in der sie schon stehen und die immer bedrohlicher werden wird, zu erkennen, vielleicht auch zu erspüren, hinzunehmen und schlußendlich anzunehmen. Bei dem Großteil der von uns begleiteten, untersuchten Kinder fanden wir im Laufe der Monate eine solche Entwicklungstendenz. Es wurde beispielsweise mehr und mehr über Sterben und Tod gesprochen. Weiterhin wurde mehr und mehr über die Frage gesprochen, ob man eigentlich den Eltern mit dem, was man hat, wehtut. Ebenso wurde im Laufe der Monate bei Kindern, die, als sie in die Klinik eingeliefert worden waren, sehr zurückhaltend gelebt haben, mehr und mehr die Tendenz sichtbar, sich anderen Menschen gegenüber zu öffnen und in ihrer eigenen Art und Weise die erlebte Bedrohung zu thematisieren. Sie suchten bei den Mitarbeiterinnen und Mitarbeitern der Klinik mehr und mehr Schutz, stellten eine sehr intensive Beziehung her. Wir deuten dies als ein Zeichen dafür, daß sie irgendwo spürten, daß sie bedroht waren. Es gab nur eine Gruppe von Kindern, bei denen wir den Eindruck hatten, daß die Auseinandersetzung mit dem herannahenden Tod nicht gelang. Hierbei handelte es sich vor allen Dingen um jene Kinder, bei denen die Eltern massive Schwierigkeiten hatten, sich mit der Tatsache auseinanderzusetzen, daß ihr Kind an einer schweren, möglicherweise sogar todesbedrohlichen Erkrankung litt. Die Eltern dieser Kinder forderten von den behandelnden Ärzten auch in einem späteren Stadium der Krankheit den intensiven Einsatz chemotherapeutischer Verfahren, wollten nicht, daß mit ihren Kindern über die Erkrankung gesprochen wird und waren nicht in der Lage, zu akzeptieren, daß weitere Behandlungserfolge nicht zu erwarten sind. Eine nähere Untersuchung der Aussagen dieser Kinder ergibt auch immer wieder aufs Neue, daß sie den Eindruck haben, mit der schweren Erkrankung, die sie durchlaufen, den Eltern weh zu tun, den Eltern etwas zu nehmen bzw. schlecht zu sein. Wir sagten häufig genug voraus, daß wir bei diesen Kindern mehr und mehr die Funktion der Eltern werden übernehmen müssen, weil den Eltern einfach die Massivität der Gefährdung nicht bewußt war. Und diese Voraussage wurde bestätigt.

Was können wir eigentlich aus diesem kleinen Fallbeispiel lernen? Wir können daraus lernen, daß sich schon in frühen Lebensjahren in Grenzsituationen psychische Potenzen realisieren, der Mensch nicht mehr der gleiche ist, wie er vorher war, sondern sich ihm neue Bereiche erschließen. Bei den Kindern geht es vor allem darum, einerseits die Freuden des Alltags und andererseits die Grenzen ihrer Existenz zusammen sehen, integrieren zu können. Dies erkennt man beispielsweise auch an den Bildern, die von den Kindern gemalt und gezeichnet werden. Weiterhin wird uns deutlich, in welchem Maße wir, wenn schwere Krankheiten auftreten, in einen Beziehungskonflikt geraten: der Konflikt mit den Eltern, die leugnen, daß diese schwere Erkrankung auftrat und die auf diese Art und Weise die Art der Auseinandersetzung mit Erkrankung bei den Kindern in extremer Weise erschweren. Die erste Aussage - in Grenzsituationen verwirklichen sich Potentiale - wird durch eine Studie von Erhard OLBRICH in Erlangen, die sich mit Karzinom- und AIDS-Patienten beschäftigt, die alle im Jugendalter stehen, sehr eindrücklich bestätigt. In seinen Veröffentlichungen, aber auch in seinen Gesprächen, wird immer wieder deutlich, daß sogar AIDS-Patienten oder Krebspatienten häufig genug in einem fortgeschrittenen Stadium ihrer Erkrankung auf einmal ganz neue Interessensgebiete artikulieren bzw. ganz neue Wünsche und Bedürfnisse beispielsweise nach Begegnung mit anderen, nach Auseinandersetzung darüber, warum man eigentlich selbst mit einer solchen Erkrankung konfrontiert worden ist, entwickeln. OLBRICH spricht häufig davon, daß trotz der katastrophalen Gefährdung des Menschen deutlich sichtbar würde, daß die Möglichkeit der psychischen Entwicklung auch in Grenzsituationen besteht. Solche Möglichkeiten aber dann nicht ausgeschöpft werden, wenn die Patienten - vor allem die AIDS-Patienten - stigmatisiert werden und daher massive Beziehungskonflikte auftreten.

Zum Abschluß möchte ich noch auf eine dritte Gruppe zu sprechen kommen, die wir selbst untersucht haben - eine Gruppe chronisch erkrankter Schlaganfall-Patienten. Aus den hier angesprochenen Projekt ist dann eine Untersuchung zur ambulanten Begleitung von sterbenden Patienten hervorgegangen. Ich möchte die Untersuchungsergebnisse in vier Punkte zusammenfassen und auf die Aspekte psychisches Wachstum, Krise und Konflikt noch einmal kurz eingehen.

Zunächst fanden wir sehr verschiedenartige Formen der Auseinandersetzung mit schwerer Erkrankung bzw. den herannahendem Tod, was nicht überraschend ist. Zum zweiten fanden wir, daß die Art wie sich Menschen mit ihrer Erkrankung psychisch auseinandersetzen, im hohen Maße von der Art und Weise wie Angehörige diese Erkrankung bzw. den herannahenden Tod erlebten, beeinflußt war. Die soziale Dimension wurde hier also in hohem Maße sichtbar. Wir hatten sogar einmal in einer Arbeit die These aufgestellt, daß Patienten und Angehörige mehr und mehr zu einer Dyade zusammenwachsen, zudem sie auf sehr ähnliche Weise auf die Krankheit bzw. auf den herannahenden Tod reagieren. Der Patient ist ohne das soziale Umfeld und hier vor allen Dingen ohne die Angehörigen nicht begreifbar. Das dritte Ergebnis war eigentlich eines, welches uns wieder etwas trauriger stimmte: Die Art und Weise wie sich Menschen mit Krankheit auseinandersetzen bzw. die Art und Weise wie psychische Entwicklungsprozesse in der Erkrankung sichtbar werden, ist in hohem Maße von der Schichtzugehörigkeit beeinflußt, also von den sozialen Lebensbedingungen des Menschen. Jene Personen, die unter schlechten Wohnbedingungen leben, geringe finanzielle Möglichkeiten haben, geringen Bildungsstand aufweisen, geringe soziale Netzwerke haben (Kennwerte der unteren sozialen Schicht, leider immer noch in den westlichen Bundesländern) zeigten sehr viel mehr Depression, sehr viel mehr die Überzeugung, daß die Erkrankung bzw. der eigene Zustand in der Erkrankung nicht mehr veränderbar sei, daß einem jede Zukunft genommen sei - letzteres ist nicht sehr überraschend, weil ja zu der eigentlichen Krise, nämlich der Krise des Subjekts in der Erkrankung, noch weitere massive Belastungen hinzutreten. Aus diesem Grunde sollte eine Psychologie, die sehr gern die psychischen Ressourcen des Menschen in der Erkrankung, sehr gern die Frage der Subjektivität, der Identität in der Erkrankung behandelt, keinesfalls so tun, als sei der Mensch ein Mikrokosmos, der von den Makrobedingungen, von den sozialen Lebensbedingungen, völlig losgelöst wäre. Auch die psychologische Intervention in den unteren sozialen Schichten war sehr viel weniger erfolgreich als in mittleren und oberen sozialen Schichten, einfach deswegen weniger erfolgreich, weil überhaupt erst einmal versucht werden mußte, die äußeren Lebensbedingungen (beispielsweise die Wohnbedingungen), und die soziale Integration in einer Weise zu beeinflussen, daß es den Menschen möglich wurde, sich mit der Erkrankung bzw. mit der Gefährdung auseinanderzusetzen.

Zum Abschluß noch eine kritische Formulierung zum Begriff der *kritischen Lebensereignisse*. Wie können wir uns überhaupt dem Verständnis jener Prozesse, die von Viktor von WEIZSÄCKER, von ERIKSON bzw. in der ganzen Krisen- und Konfliktpsychologie beschrieben werden, annähern? Wir sind ja mittlerweile in der Psychologie so weit, daß wir über sehr differenzierte Fragebögen verfügen, mit denen wir einzelne Belastungsfaktoren erheben bzw. daß wir ganze Coping-Listen haben, auf die wir Personen nur noch ankreuzen lassen, wie sie sich eigentlich mit einer Grenzsituation auseinandersetzen. Aber von einem Instrument haben wir völlig abstrahiert, nämlich von dem Instrument der Exploration, der Befragung von Patienten bzw. einer ausführlichen Einzelfallanalyse, die die Voraussetzung einer umfassenderen generalisierenden Aussage sein sollten. In den Forschungsberichten wird zwischen sehr viel Variablen differenziert, Personenvariablen, Situationsvariablen, Ereignisvariablen udgl. mehr. Ich habe den Eindruck, daß der Prozeß der Auseinandersetzung mit Grenzsituationen hier in zahlreiche kleine Komponenten zerlegt wird und damit die Gestalt der Auseinandersetzung verloren geht. Wir müssen zurück zu den Bemühungen, Patienten über einen relativ langen Zeitraum hinweg zu begleiten, sehr ausführlich danach zu befragen, in welchen Aspekten sie eigentlich Erkrankungen bzw. Krisen anderer Art wahrnehmen. Nur in einem solchen *Längsschnitt* können wir Aussagen darüber treffen, inwieweit sich Aspekte, in denen Erkrankung oder andere Krisen wahrgenommen werden, verändern. Gleiches gilt bei der Frage, inwiefern sich die Aspekte, in denen sich der Mensch mit der Grenzsituation auseinandersetzt, verändern. Die schwere Erkrankung mag zunächst als eine Katastrophe erscheinen, auf die der Mensch überhaupt nicht mehr antworten kann. Wenn wir Patienten mehrmals - vielleicht über einen Zeitraum von ein bis zwei Jahren - befragen, wird möglicherweise die Krankheit zu einer *Konstante seines Lebens*, die ihn aber nicht mehr in dem Maße in Verzweiflung stürzt, wie es früher der Fall gewesen ist und es wird uns vielleicht auch erfahrbar, daß neben dieser Konstante Krankheit neue Bereiche der Person, die wir als psychisches Wachstum charakterisieren würden, zuwachsen, Fähigkeit der tiefen Begegnung, Fähigkeiten der Auseinandersetzung mit dem herannahenden Tod bei einer totbedrohlichen Krankheit bzw. Fähigkeiten sich noch an den kleinen Dingen des Alltags zu freuen. Eine solche, ich würde sagen mehr *hermeneutisch* orientierte Analyse darf aber nicht (was leider häufig genug passiert) den sozialen Kontext der Person vernachlässigen. Bei einer sehr starken Betrachtung intrapsychischer Aspekte bleibt uns der soziale Kontext häufig verborgen. Auch er will erfahren sein: Die Hindernisse, die von den Wohnungen ausgehen, die Hindernisse, die von dem geringen Bildungsstand ausgehen, von den geringen finanziellen Möglichkeiten, von der mangelnden sozialen Integration. Ich denke, wenn es uns gelingt, mehr diesen hermeneutischen Weg zu beschreiben und erst dann, wenn wir das getan haben, Verbindungen zwischen den psychischen Entwicklungsprozessen bei verschiedenen Personen zu sehen, dann werden wir auch eher Zeuge von den zahlreichen Aspekten, in denen Krisen wahrgenommen werden, aber auch von den Möglichkeiten und den Grenzen der Person, solche Krisen zu verarbeiten.

Literatur

Baltes, P. (1984): Intelligenz im Alter. *Spektrum der Wissenschaft* 5: 46-60
Bloch, E. (1959): Das Prinzip Hoffnung. Frankfurt/M.: Suhrkamp
Erikson, E. H. (1963): Kindheit und Gesellschaft. Stuttgart: Klett-Cotta
Erikson, E. H. (1972): Jugend und Krise. Stuttgart: Klett-Cotta
Kierkegaard, S. (1849): Die Krankheit zum Tode. Frankfurt/M.: Athenäum 1984
Kruse, A. (1987): Belastungssituationen im Alter und Möglichkeiten ihrer Bewältigung. In: Kruse, A./Lehr, U./Rott, Chr. (Hrsg.) Gerontologie - eine interdisziplinäre Wissenschaft, S. 77-112. Heidelberg: Bayerischer Monatsspiegel
Kruse, A. (1987): Sterben und Tod - Bestandteil unseres Lebens. a.a.O., S. 448-494
Kruse, A. (1989): Psychologie des Alters. In: Kisker, P. et al. (Hrsg.) Alterspsychologie (Psychiatrie der Gegenwart, Bd. 8), S. 1-58. Berlin, Heidelberg, New York: Springer
Lehr, U. (1972): Psychologie des Alterns. Heidelberg: Quelle & Meyer 1984 (5. Aufl.)
Lehr, U./Thomae, H. (Hrsg.) (1987): Formen seelischen Alterns. Stuttgart: Enke
Menninger, D. (1992): Lernen, Abschied zu nehmen. Frankfurt/M.: Fischer
Rothacker, E. (1938): Schichten der Persönlichkeit. Bonn: Bouvier 1968 (5. Aufl.)
Thomae, H. (1968): Das Individuum und seine Welt. Göttingen: Hogrefe 1987 (2. völlig neu bearb. Aufl.)
Thomae, H. (1974): Konflikt, Entscheidung und Verantwortung. Stuttgart: Kohlhammer
Thomae, H. (1983): Altersstile und Altersschicksale. Bern, Stuttgart, Wien: Huber
Weizsäcker, V. v. (1940): Der Gestaltkreis. Theorie der Einheit von Wahrnehmen und Bewegen. Stuttgart: Thieme 1986 (5. Aufl.)

Michael Geyer *(Leipzig)*
Gesundheit und Krankheit im Kontext gesellschaftlicher Veränderungen

1. Einleitung

Gestatten Sie mir eingangs zwei Vorbemerkungen:

Die erste bezieht sich auf den anspruchsvollen Titel dieses Vortrages. Sie werden von mir in 30 Minuten keine erschöpfende Behandlung eines Themas erwarten, dessen theoretische Grundlagen und empirische Fundierung eher bruchstückhaft sind. Derzeitig besteht kein Kanon hinreichend empirisch abgesicherter wissenschaftlicher Erkenntnisse, demzufolge sich subjektive auf gesellschaftliche Strukturen beziehen oder ineinander übersetzen ließen (SPANGENBERG und CLEMENZ 1990).

Insbesondere kann ich nur am Rande auf die Frage eingehen, wie tief die Bruchstellen tatsächlich sind, die innerhalb unserer Kultur den Übergang von der Gesellschaft zum Individuum markieren, also, ob z. B. mit wachsender Vergesellschaftung und immer unübersichtlicheren Formen gesellschaftlicher Arbeitsteilung das Individuum überhaupt noch jene "innere Autonomie" aufweist, die den Bedingungen der "außengeleiteten Gesellschaft" (RIESMAN 1958) etwas entgegenzusetzen hätte. Ich kann und möchte lediglich anhand des gerade erlebbaren großen Feldexperiments der deutsch-deutschen Vereinigung über Befunde spekulieren, die mir im Hinblick auf das Verhältnis Subjekt - Gesellschaft medizinisch, insbesondere unter dem Aspekt meines Faches, der Psychosomatik, interessant erscheinen.

Die zweite Vorbemerkung betrifft eigene ambivalente Gefühle beim Umgehen mit dem Thema.

Wenn ich vom gesellschaftlichen Kontext menschlicher Krankheit rede, liegt die Gefahr sehr nahe, dies allein am Negativ-Beispiel DDR zu exemplifizieren, denn das Thema meines Vortrages erhält seine Attraktivität zweifellos aus den derzeit erlebbaren Auswirkungen sozioökonomischer Umbrüche im Osten auf das Befinden der deutschen Nation.

Jede wissenschaftliche Meinungsäußerung über den Zusammenhang zwischen Gesellschaft und Gesundheitsstörungen kann gezielt mißverstanden werden und wird es meist auch. Dabei läßt sich das Mißverständnis für Rechts und Links gleichermaßen instrumentalisieren: Die schlechte Gesellschaft macht den Menschen krank oder verbiegt doch zumindest den Charakter. Jene Gesellschaftsform, die am weitesten von unseren politischen Grundüberzeugungen entfernt ist, produziert die kränkesten Typen. Für die Regiernden legitimiert sich auf diese Weise der Umgang mit dem Ostdeutschen und dessen Lebensbedingungen als zwar schmerzhafte, aber unausweichliche Heilbehandlung, die umso weniger Ungemach bereitet, je herzhafter und mitleidsloser die notwendigen Schnitte angesetzt werden. Dem Oppositionellen in- und außerhalb der Parlamente liefert der Umstand, daß die gesellschaftlichen Verwerfungen zusammen mit krankheitswertigen Störungen auftreten, wohlfeile Munition im Kampf gegen das Establishment.

2. Individuelle Auswirkungen sozialen Wandels

2.1. Sozialer Wandel interagiert mit charakterlichen Dispositionen

Ungeachtet dieses unausweichlichen Schicksals meiner wissenschaftlichen Bemühungen komme ich zu meiner ersten, empirisch gut gestützten Behauptung: *Gesellschaftlicher Wandel wirkt sich im allgemeinen nicht strukturell schädigend auf die Erwachsenen aus, sondern interagiert mit charakterlichen Dispositionen, die in früheren Zeiten - auch unter dem Einfluß gesellschaftlicher Umstände - in den labilen Entwicklungsperioden der Kindheit entstanden sind.* So kann man heute schon prognostizieren, unter welchen Beldingungen die jetzt durch soziale familiäre Einbrüche in Ostdeutschland geschädigten Gruppen von Kindern in späteren Zeiten Störungen ausbilden. So liegt es beispielsweise im Falle längerer Arbeitslosigkeit der Väter sehr nahe, daß vorwiegend Knaben den sozialen Absturz des Vaters mit einer Art von Frühreife und Aktionismus beantworten, die sie nach allen Ergebnissen soziologischer Forschung besonders anfällig macht gegenüber späteren wirtschaftlichen Krisensituationen. Falls in 15 - 20 Jahren wieder eine wirtschaftliche Krise eintritt, werden die männlichen Erwachsenen dann mehr Probleme haben als ihre weiblichen Altersgenossinnen, deren nicht so störanfällige Beziehungen zu den weniger von außerfamiliären Vorgängen abhängigen Müttern einen gewissen Schutzeffekt hervorbringt. Es wird interessant sein, zu beobachten, ob diese, in westlichen Kulturen mit geringerer Frauenbeschäftigung gewonnenen Resultate im Falle der ehemaligen DDR-Gesellschaft mit einer völlig anderen beruflichen Situation der Mütter konstant bleiben.

Die Frage, welche charakterlichen Auffälligkeiten, die der Bewohner der neuen Bundesländer in seiner DDR-Sozialisation ausgebildet hat, ihn besonders darin behindern, sich mit der neuen gesellschaftlichen Wirklichkeit konstruktiv auseinanderzusetzen, ist vermutlich nicht mit dem Hinweis auf reale Persönlichkeitsunterschiede zwischen Ost- und Westdeutschen zu beantworten. Zwar mag es zutreffen, daß der Ostdeutsche eher in der Bandbreite oraler und analsadistischer, der Westdeutsche eher in der narzißtischer Beziehungsthemen funktioniert. Wenn man bedenkt, daß der Ostdeutsche eher auf Nähe und Wärme angewiesen ist (die Behaglichkeitszimmertemperatur des Ostdeutschen liegt derzeit auch bei hohen Energiepreisen noch um ca. 5 °C höher über der des Westdeutschen) und wesentlich direkter und aggressiver seinen Nächsten berührt (man beachte nur die unterschiedlichen Mensch-zu-Mensch-Abstände in den Schalterschlangen in Ost und West), und daß er wesentlich weniger gelernt hat, der ästhetischen Kultur des westdeutschen Alltags gleichwertiges entgegenzusetzen, wird auch die Vielgestaltigkeit des Anpassungsdruckes verständlich, dem der Ostdeutsche ausgesetzt ist. Das, was sich ändert, wird gleichermaßen kanalisiert und kalibriert unter dem Sog der westlichen Alltagskultur. Es scheint also nicht möglich zu sein, die Anpassungsprobleme des Ostdeutschen auf ein einziges sozialisationsbedingtes Merkmal zurückzuführen. Der Generalnenner mag eher in der Tatsache liegen, daß seine Identität im Rahmen eines Veränderungsprozesses, der eindeutig westliche Lebensart und Beziehungsform anzielt, in Frage gestellt ist.

2.2. Sozialer Wandel und Symptomentstehung

Meine zweite These lautet: *Gesellschaftliche Veränderungen der derzeitigen Intensität lösen rasch progressive und regressive Prozesse auf individueller Ebene aus, führen jedoch erst mit großer Verspätung zu tiefergreifenden Veränderungen der Persönlichkeit.*

Die allgemeine Laienmeinung "Sozialer Wandel schafft Persönlichkeitsveränderungen" ist etwa so zutreffend wie eine Bauernregel über das Wetter. Sozialer Wandel bringt für das Individuum meist eine Gelegenheit und mitunter den Zwang zu Verhaltensänderungen, die mitunter anmuten wie tiefgreifende Veränderungen der Persönlichkeit. Ich erinnere nur an die Studien von PARIN (1978), in denen die erstaunliche Tatsache dokumentiert wurde, daß scheinbar tiefverwurzelte Charakterzüge wie chronische Apathie und dauerhafte Gefügigkeit in politisch unterdrückten Populationen sich in kürzester Zeit auflösen, wenn die politischen Verhältnisse den Individuen erlauben, wieder Verantwortung für sich zu übernehmen und initiativ zu werden.

Wenn Sie so wollen, können derartige Veränderungen des Verhaltens im Alltag der neuen Bundesländer massenhaft beobachtet werden. Viele der ehemals überangepaßt gescholtenen DDR-Bürger sind kaum noch als solche zu erkennen und umgekehrt drückt die Bezeichnung "Wossi" aus, in welch perfekter Weise der im Osten tätige Westdeutsche seine Anpassung an die ostdeutschen Alltagsnormen praktiziert.

Beschäftigen wir uns mit den pathologischen Begleiterscheinungen, mit denen das Individuum mißlingende Bewältigung derartiger Anforderungen ausdrückt, interessieren uns immer zwei Fragen. Erstens: Sind die auftretenden Beschwerden oder Störungen tatsächlich nur situativ veranlaßt und vorübergehend oder sind sie dauerhaft oder schwerwiegend? Die zweite Frage wird immer dann zu stellen sein, wenn Störungen schwerwiegend und nachhaltig das Leben der Betroffenen verändern. Sie lautet: Haben die Dispositionen der Individuen zu derart schwerwiegenden Störungen etwas mit besonderen gesellschaftlichen Bedingungen während der Zeit der Prägung ihrer entsprechenden Persönlichkeiten zu tun? Diese Frage wird gern darauf reduziert, ob beispielsweise in einem Gesellschaftssystem wie dem der DDR überhaupt Menschen aufwachsen konnten, die so "gesund" sind, daß sie den Übergang in ein besseres Gesellschaftssystem ohne Störungen verkraften.

Wenn ich den Versuch wage, meine klinischen Alltagsbeobachtungen in Bezug zu den sozioökonomischen Veränderungen der letzten drei Jahre zu bringen, komme ich zu einer Art Ablaufschema, mit dessen Hilfe die unterschiedlichen Bewältigungsversuche einer gesellschaftlichen Umbruchsituation auf individueller Ebene charakterisiert werden können. Das Bild (Abb. 1) zeigt regressive, progressive und pseudoprogressive Muster. Zunächst zu den akuten und kurzfristigen Reaktionen.

Psychovegetative "Streßreaktionen"
neurotische Reaktionen (depressive, phobische R.)
Dekomprensationen bestehender Krankheiten
"Bilanzsuizide"

    Kontrolle
    Anpassung
    "Über"-Kompensation

        Spätmanifestation früher
        struktureller Störungen

1989   1990   1991

Abb. 1: Ausgewählte Reaktionen auf den sozialen Wandel

Die Vorgänge im Herbst 1989 versetzten die meisten Menschen in eine pernente Erregung. Alle politischen Vorgänge wurden je nach Standpunkt mit freudiger oder ängstlicher Erwartung begleitet. Hin- und hergerissen zwischen Hoffen und Bangen bildete die große Mehrzahl der Menschen zumindest vegetative Symptome aus, die in normalen Zeiten durchaus zu medizinisch bedeutsamen "Symptomen" zu organisieren wären. Nach einer Anfang 1990 publizierten repräsentativen Befragung gaben immerhin ca. 65 % der DDR-Bürger derartige Befindensveränderungen an. Die Ärzte hatten damals jedoch zunehmend weniger zu tun, weil den Menschen offenbar die Politik wichtiger war als ihre psychovegetativen Irritationen. Diejenigen - meist Älteren -, die ihrer Vergangenheit nicht mehr davonlaufen konnten oder deren Lebensplan keine Alternativen vorsah, schlossen die Bilanz ihres Daseins mit einem Suizid ab. Überdurchschnittlich viele trauten sich plötzlich nicht mehr auf die Straße. Die Ärzte nannten das ein merkwürdiges Ansteigen phobischer Verhaltensweisen.

- Auflösung von Strukturen (Schwinden bisheriger Formen der staatlichen Machtausübung hinterlassen Defizite)

- Normen- und Wertekrise, Sinnentleerung, Verlust des Lebenssinnes

- Identitätsstiftende öffentliche und private Beziehungsformen verschwinden bzw. werden desavouiert (der Straßenname, der Gemüsehändler, Parteien, Vereine, Klubs etc.)

- Arbeitslosigkeit

- Defizitäre Bewältigungsmöglichkeiten neuer Alltagsprobleme (mit Banken, Versicherungen, Betrügern, Arbeitsanforderungen etc.)

Abb. 2: Auslösebedingungen akuter Störungen als Folge der Wende

Der gemeinsame Hintergrund dieser Phänomene wird durch die mehr oder weniger gravierend erlebte *Bedrohung der Identität* gestaltet, die solcher Wandel der gesellschaftlichen Umwelt auslöst. Ein Wandel dieser Dimension, der das Oberste zu unterst kehrt, der weder ideelle noch materielle Werte unangetastet läßt, stellt die Identität des Individuums in ihrem Kernbereich in Frage. Das Gefühl der Identität, die Sicherheit man selbst zu sein, ruht bekanntlich auf zwei Säulen. Zum einen auf der eigenen Wahrnehmung dieser Identität in zeitlicher Kontinuität und Gleichheit, zum anderen auf dem Erleben, daß die Umwelt diese Wahrnehmung irgendwie bestätigt (ERIKSON 1959). Die Tabelle (Abb. 2) listet eine Reihe solcher Faktoren auf, die Identität in Frage stellen und damit je nach Situation des Individuums katastrophale Kränkungen - durchaus auch im eigentlichen Wortsinn - auslösen oder aber durch Anpassung und mit Hilfe sozialer Unterstützungsmechanismen bewältigt werden können.

Ob der Einzelne die Bedrohung seiner Identität reflektiert oder nicht, ihre Konsequenz ist eine Störung des bio-psycho-sozialen Gleichgewichts. Deren Ausdrucksform kann körperlich-seelisches Leiden sein. Mindestens so häufig sind jedoch die heftigen sozialen Ausgleichsbewegungen, mit deren Hilfe das Ungleichgewicht ausbalanciert werden soll. Damit sind wir bei jenen Phänomenen, die mit den Begriffen (Über-)Kompensation und (Über-)Anpassung zu fassen sind.

2.3. Sozialer Wandel fordert soziale Anpassung

Nach meinen Beobachtungen war der Höhepunkt akuter körperlicher Reaktionen spätestens Mitte 1990 überschritten. Inzwischen forderte der soziale Wandel Anpassung im großen Maßstab. Eine Fülle mehr oder weniger ehrenrühriger Sprachschöpfungen verweisen auf die moralische Fragwürdigkeit rascher Anpassung: *"Wendehälse"* schließen sich mit anderen *"roten Socken"* zu *"Seilschaften"* zusammen, mit deren Hilfe sie in die Rolle *"frühkapitalistischer Manager"* gelangen. Die schnelle und geschmeidige Wendung in den richtigen Wind hat neben der moralischen jedoch auch eine medizinische Seite.

Vermutlich ruht hier ein Störungspotential, das sich sehr langfristig in einer Steigerung der bekannten Zivilisationskrankheiten in dieser Population entlädt. Die durch einen gewaltigen Anpassungsdruck - wer sich nicht anpaßt, wird ausgegrenzt - erzeugte Verhaltensänderung wird, da nicht durch kontinuierliche Entwicklungsprozesse unterlegt, notgedrungen pathogenetisch bedeutsame Abwehrleistungen wie Spaltung, Verleugnung, Verdrängung in nicht unbeträchtlicher Größenordnung aktivieren, die wir in der Entstehung psychosomatischer Organkrankheiten regelmäßig antreffen. Ich wage die Prognose, daß wir (trotz dann insgesamt deutlich gesunkener Morbidität im Bereich Zivilisationskrankheiten) in dieser Population der neuen Wirtschaftswunderkinder in 10 bis 20 Jahren entsprechende Häufungen antreffen werden.

2.4. Sozialer Wandel konfrontiert mit neuen individuellen Wirklichkeiten

Kommen wir nun zu einem Störungsbild (s. Abb. 1 untere Reihe!), das von der Quantität her nur klinisches Interesse zu beanspruchen hätte, dessen Auftreten jedoch Überlegungen im Rahmen unseres Themas geradezu provoziert. Spätestens seit der staatlichen Vereinigung im Herbst 1990 sehen meine Kollegen und ich in den psychosomatischen Kliniken ein merkwürdiges Phänomen, nämlich die Erstmanifestation einer sogenannten frühen strukturellen, d. h. schweren Persönlichkeitsstörung jenseits des 40. Lebensjahres. Es handelt sich um Menschen mit häufig schweren traumatischen, oft gewalttätigen, mitunter blutrünstigen Erfahrungen in der Kindheit, die kaum die Chance hatten, verläßliche Beziehungen zu erfahren, und die unter dem Eindruck permanenter Unsicherheit einen Zugang zu eigenen aggressiven und sinnlichen Bedürfnissen nicht finden konnten. Sie funktionierten in den alten gesellschaftlichen Strukturen gut und problemlos, waren häufig sehr identifiziert mit der Partei oder dem System, konnten häufig jedoch auch in permanenter Gegnerschaft zum Regime eine z. T. sozial wenig attraktive Nischenposition verteidigen. Ihr Umgang mit eigenen Aggressionen beschränkte sich in ersterem Fall auf die Identifikation mit staatlicher Gewalt und identifikatorischer Teilhabe an repressiver Machtausübung. Im anderen Falle gelang es, durch Einnahme einer Opferhaltung aggressive Impulse außerhalb der eigenen Person an der Gesellschaft festzumachen. Beinahe in allen Fällen führte ein äußerer Einschnitt, entweder der Verlust des Arbeitsplatzes oder aber der Nische, zu Konfrontationen mit eigener Wirklichkeit, die nur mit schweren sog. narzißtischen Depressionen, körperlichen, sog. psychosomatischen Krankheitsbildern, oder psychoseähnlichen Verhaltensauffälligkeiten beantwortet werden konnten.

Auf einen kurzen Nenner gebracht: Unter den jetzigen gesellschaftlichen Umständen wären diese Störungen bereits vor 20 Jahren manifest geworden. Daß sie es nicht getan haben, scheint etwas mit der Gesellschaftsform zu tun zu haben. Offenbar wirkte die DDR-Gesellschaft als ein Stützkorsett, vielleicht aber auch ermöglichte sie ein symptomfreies Leben einer auf Spaltung angewiesenen Persönlichkeit. Daß diese Gesellschaft an der Entstehung des pathologischen Mechanismus maßgeblich beteiligt war, erscheint vielleicht als politisches Argument attraktiv, ist aber eher unwahrscheinlich. Daher möchte ich mich den beiden ersten Vermutungen zuwenden.

Daß eine Gesellschaftsform wie die der DDR wie ein Stützkorsett die Ichschwachen und Konfliktunfähigen umschlossen hat, erscheint zumindest denen, die in ihr gelebt haben von nicht weiter erklärungsbedürftiger Evidenz. Tatsächlich konnte in der DDR derjenige sozial abgesichert in- und außerhalb der vielen sozialen Nischen leben, der nicht aktiv gegen das System handelte, im Strom der Menge unauffällig blieb und seine inneren Probleme mit Hilfe

der Ärzte als Krankheiten organisierte. Hier wirkte der Staat wie eine verwöhnende Mutter, die durch Gratifikation und Nachsicht wenigstens zu verhindern sucht, daß das Kind die häusliche Kalamität und Unfreiheit so satt bekommt, daß es das Haus verläßt. In Wirklichkeit hatte das System jedoch Eigenschaften, die denen gleichen, die - treten sie in einer Familie auf - als besonders schädliche Bedingungen seelischer Fehlentwicklung betrachtet werden. Neben der Verwöhnung oder doch weitgehenden Übernahme individueller Verantwortung durch den Staat hatte dieses Regime eine grausame Note, die sich in rücksichtsloser Bestrafung der ihm anvertrauten politisch andersdenkenden und -handelnden Bürger äußerte. Dieses Nebeneinander von *Verwöhnung* und dazu kontrastierender brutaler *Bestrafung* führt in der familiären Erziehung dadurch zu einer pathologischen Ich-Organisation, daß dem Kind eine Art der Wahrnehmung antrainiert wird, die alle mit der Familiennorm "Mutter und Vater lieben euch über alles" unvereinbaren Gefühle - also Enttäuschung, Wut, Haß, Neid etc. - ausschließt. Dem Kind bleibt nur diese Möglichkeit der Nichtwahrnehmung aggressiver Impulse, um die für es existentiell notwendige gute Beziehung zu den Eltern zu erhalten. Die abgespaltenen negativen Gefühle sind aber nicht verschwunden. Sie werden in andere Richtung kanalisiert. Man richtet sie gegen die Feinde der Familie, schwarze Schafe oder gegen sich selbst. Dann wird man krank, bringt sich um oder stellt sich zum Umbringen anderer zur Verfügung. Genau diese Art der Ich-Organisation, die fehlende Integration aggressiver, vital wichtiger Bedürfnisse in das Selbstbild und diesem Selbstbild entsprechende Verhaltensentwürfe, ist das zentrale Kennzeichen jener Pathologie, die sich jetzt manifestiert, da der Staat eine andere Gestalt annimmt und nicht mehr entweder als gut oder böse hervortritt, sondern vom Bürger verlangt, gleichzeitig gute und böse Aspekte im Bild vom Staat nebeneinander bestehen zu lassen und den damit verbundenen Konflikt auszuhalten.
Ich distanziere mich ausdrücklich von der Vorstellung, eine solche Staatsform wie die DDR habe Persönlichkeiten mit diesen krankheitsträchtigen psychischen Mechanismen in besonderer Häufung produziert. Wir haben die Bilder eher in größerer Häufigkeit im Westen. Worauf ich hinweisen wollte, war der Umstand, daß im Westen solche Störungen spätestens mit Eintritt in das selbständige Erwachsenenleben auftreten, während das Individuum in einer totalitären Gesellschaftsform diese Schwelle zu innerer Konfliktbereitschaft und Autonomie vielleicht noch weniger überschreiten muß als in demokratischen Gesellschaften und damit einer Gefährdung weniger ausgesetzt ist.

3. Zur gesellschaftlichen Manipulierbarkeit der menschlichen Natur

Damit komme ich zu meiner dritten These:

Vermutlich sind es annähernd gleichlaufende strukturelle Veränderungen, die die Persönlichkeit in modernen Industrienationen als Ausdruck tiefgreifender sozioökonomischer Wandlungsprozesse kennzeichnen, denen der Osten halt ein paar Jahre hinterherhinkt. Gemeinsam ist dieser Persönlichkeit die subjektivistische Attitüde. Positiv ausgedrückt bedeutet dies das Streben danach, als Einzelwesen ernstgenommen zu werden und alle mit sich selbst zu machenden Erfahrungen auch zu machen (vgl. v. FERBER und HEIGLEVERS 1989). Dabei stören allerdings die gleichgerichteten Ansprüche der anderen. Single-Kultur und narzißtische Beziehungsformen deuten diese Probleme an. Gleichzeitig wird der Erwachsene in seiner Selbstwertregulation in hohem Maße abhängig von der Bestätigung, die er durch seine Umwelt erfährt. RICHTER (1980) sieht die Gefahr, daß das Individuum sich in ein Spiegelbild der es manipulierenden Umwelt verwandelt.

Wenn also die Abhängigkeit von rasch wechselnden gesellschaftlich vorgegebenen Normen und Mustern an die Stelle von Charakter oder Persönlichkeit tritt, wirft dies die Frage auf: Ist der Mensch eigentlich sozial grenzenlos manipulierbar und zeigen medizinisch relevante Symptome evtl. bestehende Grenzen an? Was kann möglicherweise die Gesellschaft von einer Betrachtensweise medizinischer Symptome profitieren, die diese in den Kontext gesellschaftlicher Verhältnisse stellt?

Zumindestens eines glaube ich, und damit bin ich bei meiner letzten These (- oder ist es eher eine Wunschvorstellung?): *Der Mensch ist kulturell nicht beliebig manipulierbar, zumindest nicht ohne wesentliche Attribute seines Menschsein zu verlieren.* Wir sahen anhand der angedeuteten Schicksale, wie es unter bestimmten Entwicklungsbedingungen nicht gelingt, eine psychische Repräsentanz der biologisch verwurzelten, sozusagen universalen Bedürfnisse und Wünsche auszubilden, die einen großen Teil unserer menschlichen Natur ausmachen (EAGLE 1988). Eine defizitäre Repräsentanz sexueller und sinnlicher Erfahrungen, des natürlichen Strebens nach Bindung bis hin zu aggressiven Wünschen kann einerseits durch Symptome ausgedrückt werden. Dazu gehört aber ein gewisses Maß an Konfliktfähigkeit.

Wenn solche elementaren, auf den anderen gerichteten Bedürfnisse vom bewußten Erleben ausgeschlossen werden, kann sich deren ursprünglicher biologischer Sinn, nämlich Beziehung zu stiften und zu erhalten, nicht erfüllen.

Dann wird der Mensch unter Umständen nicht krank, sondern einfach nur unsozial. Wenn unser Ich bestimmte triebhafte Bedürfnisse aus der körperlichen Sphäre nicht integriert, besteht die Gefahr, daß unsere kulturell geprägten Tugenden wie Vaterlandsliebe, Pflichtbewußtsein oder Loyalität gegenüber der sozialen Gruppe münden dann u. U. in Brutalität und Grausamkeit, indem andere als Objekte behandelt werden können. Ich glaube auch, daß das, was KANT als moralischen Kardinalfehler und größte soziale Gefahr bezeichnete, eine Grundlage darin hat, daß unsere Ideale unabhängig von diesen ganz natürlichen Bedürfnissen, die unsere Spezies biologisch als soziale Wesen kennzeichnen, ein Eigenleben erhalten. Nach meinen Erfahrungen erträgt der Mensch seine Spaltungen nur dann symptomfrei, wenn die Gesellschaft selbst auf dieser Grundlage funktioniert. Solange es gesellschaftlicher oder zumindest Gruppenstandard ist - sei es aus politischen, rassischen oder ökonomischen Gründen -, die elementaren Bedürfnisse nach Bindung und Mitleiden auszuschalten, werden halt Verrat, Gefühlskälte und Brutalität scheinbar symptomfrei lebbar. Trotzdem bleiben die auf andere gerichteten Bedürfnisse - wenn auch bewußtseinsfern - eine menschliche Wirklichkeit, die sich spätestens dann als nicht mehr abweisbar zeigen kann, wenn sich Verhältnisse ändern.

4. Schluß - Die Beschäftigung mit dem Ostdeutschen als Abwehr gesamtdeutscher Konflikte

Wie unsere gegenwärtige Realität zeigt, stellt die Gesellschaft jederzeit Mechanismen zur Verfügung, die der Aufrechterhaltung von Spaltungen dienen und die offenbar auch ohne größere Umstände und Umlernprozeduren benutzt werden können. Möglicherweise führt die Tatsache einer beinahe zwanghaften Beschäftigung mit dem ostdeutschen Wesen auf eine solche Fährte. Es gehört zum Alltag des Psychotherapeuten, darüber nachzudenken, daß ein Teil seines Tuns Bestandteil von Abwehrvorgängen ist, die ihn und seine Interaktionspartner gegen das Bewußtwerden unerträglicher und konfliktträchtiger Bedürfnisse, Wünsche, Vorstellungen etc. schützen sollen.

Welche konfliktträchtigen Vorstellungen und Bedürfnisse wären in der Beschäftigung mit dem ostdeutschen "Unwesen" zu bannen? Die erste Vermutung ist, an den ostdeutschen Verhältnissen läßt sich das in der westdeutschen Öffentlichkeit weitgehend tabuisierte Problem der Vermittlung gesellschaftlicher Gewalt auf eine recht ungefährliche Weise abarbeiten. Motto: *Aggressivität ist Folge einer verständlichen Fehlentwicklung im Osten!* Welches aggressive Potential allein in den bürokratischen Strukturen eines demokratischen Staatswesens verborgen ist, muß weiter nicht beachtet werden. Meine zweite Vermutung bezieht sich auf die Möglichkeit, die narzißtische Grundverfassung des hochzivilisierten Menschen und dessen damit zusammenhängende Verlorenheit und Leere im Kontrast zur verheerenden Unkultur des DDR-Menschen erträglicher zu erleben. Motto: *Nie war die BRD so schön wie im Vergleich mit der DDR!* Die dritte Vermutung betrifft den entlastenden Aspekt des Prozesses, mit Hilfe Ostdeutschlands die peinliche Seite der gemeinsamen Vergangenheit als ostdeutsches Problem zu organisieren. Motto: "*Der häßliche Deutsche ist der DDR-Deutsche*" oder intellektueller: "Der Ostdeutsche ist national (gemeint ist nationalistisch) - der Westdeutsche postnational orientiert".

Wie alle Formen psychosozialer Abwehr trägt auch der Mechanismus des Verschiebens einen entlarvenden Aspekt. Auf eine vertrackte Art verweist er auf diejenigen Probleme, deren Abwehr er eigentlich dient. Insofern trägt jede wirkliche Auseinandersetzung mit der krankheitsträchtigen Realität des Ostdeutschen auch subversive Züge und hilft mit, gesamtdeutsche Realitäten zu erkennen und zu hinterfragen.

Literatur

Eagle, M. N. (1988): Neuere Entwicklungen in der Psychoanalyse. München-Wien: Verlag Internationale Psychoanalyse, S. 270 ff.
Elias, N. (1978): Über den Prozeß der Zivilisation. 2. Bd. Wandlungen der Gesellschaft. Entwurf zu einer Theorie der Zivilisation. 5. Aufl. Frankfurt/M.: Suhrkamp
Erikson, E. H. (1959): Identität und Lebenszyklus. Frankfurt/M.: Suhrkamp, S. 18
Ferber, Chr. v./Heigl-Evers, A. (1989): Aspekte der Weiterentwicklung einer psychosozialen Medizin. In: Heigl-Evers, A./Rosin, U. (Hrsg.): Psychotherapie in der ärztlichen Praxis. Vandenhoeck & Ruprecht. Göttingen, Zürich: Vandenhoeck & Ruprecht
Geyer, M. (1990): Die Psychosoziale Dimension im ganzheitlichen Denken und Handeln in der Heilkunde - absehbare Entwicklungen. Z. Klin. Med. 45: 824 - 826
Parin, P. (1978): Das Mikroskop der vergleichenden Psychoanalyse und die Makrosozialität. In: Widerspruch im Subjekt. Frankfurt/M.: Suhrkamp, S. 55 - 77
Richter, H. E. (1980): Flüchten oder Standhalten. Reinbek: Rowohlt
Riesman, D. et al. (1958): Die einsame Masse. Reinbek Rowohlt
Schelsky, H. (1970): Zur soziologischen Theorie der Institution. In: Schelsky, H. (Hrsg.): Zur Theorie der Institution, Düsseldorf, S. 9 - 26
Spangenberg, N./Clemenz, M. (1990): Die Last der Vergangenheit und der Kampf um die Zukunft. Familienkonflikte und ihre gesellschaftlichen Hintergründe: ein soziasnalytisches Modell. In: Clemenz, M. et al. (Hrsg.): Konfliktstrukturen und Chancen therapeutischer Arbeit bei Multiproblemfamilien. Opladen: Westdeutscher Verlag GmbH, S. 28 - 98

V.
Medizin und Philosophie

Jörg Splett *(Frankfurt/M.)*

Der Mensch als Kranker –
Der Kranke als Mensch

"Krankheit ist kein medizinischer und schon gar kein naturwissenschaftlicher, sondern ein allgemein menschlicher Begriff" (ZIEGLER 1980, 280). Ist also der Mensch wesentlich krank?

1. Der Mensch als Kranker

1.1 Man könnte dafür bis auf die Leitgestalt abendländischen Philosophierens zurückgreifen: auf SOKRATES. In PLATONs (1990) Dialog *Phaidon* wird als sein letztes Wort überliefert (St 118): "Mein Kriton, wir müssen dem Asklepios einen Hahn opfern. Spendet ihn und versäumt es nicht." Romano GUARDINI (1958, S. 190) merkt dazu an, dem Schutzherrn der Ärzte solle "für die Genesung von der Krankheit des Lebens das Dankopfer dargebracht werden."

Des Lebens als Mensch! In diesem Punkt jedenfalls dürfte der große Feind des SOKRATES in der Neuzeit - der heute zunehmend gehörte Friedrich NIETZSCHE - mit ihm einig gehen. Er spricht, z. B. in der *Genealogie der Moral* und im *Antichrist* vom Menschen als dem kränkeren, krankhaften, als dem krankhaftesten Tier (1967ff, 5: § 13, 28; 6: § 14). Und bei Gottfried BENN (1968) etwa denunziert nicht bloß der verletzte Zynismus der frühen Gedichte die "Krone der Schöpfung" (12), in der Sehnsucht des "arme(n) Hirnhund(s) (31) nach dem "Klümpchen Schleim im warmen Moor" (25); auch später ist das Ich ihm grundsätzlich "verloren" (215) und Geist - aus der "schizoiden Katastrophe" der Trennung zwischen Ich und Welt (899) - vom Wesen "Gegenglück" (140). "Leiden heißt am Bewußtsein leiden" (903).

Läßt sich das mit dem Etikett "Nihilismus" abwehren? Prinzipiell metaphysisch hat immerhin schon G. W. F. HEGEL (1927ff) in seiner *Enzyklopädie* den Übergang von der Natur zum Geist sich durch die Krankheit vollziehen lassen. Er bestimmt Krankheit als Unordnung im Organismus. Sie löst jene Sonderordnung auf, in der das Individuum sich gegenüber dem Naturhaft-Allgemeinen abgrenzt. Diese Selbstabgrenzung des Besonderen aber ist für HEGEL "seine ursprüngliche Krankheit und der angeborene Keim des Todes" (§ 375).

In der auflösenden Krankheit nun setzt sich das Allgemeine durch. Und wo dieser Sieg bewußt wird, erscheint als seine Wahrheit (§ 376) der Geist.

1.2 So gesehen wäre Menschsein freilich eine Krankheit bzw. deren Gewinn; doch nicht mehr in jener früheren Bedeutung, daß der Tod davon erlösen sollte. Sondern umgekehrt wäre der Animalzustand von Gesundheit zu überwinden, um der vollen Menschwerdung willen? So wendet sich Georges DUMEZIL entschieden gegen das geläufige Verständnis der letzten Worte des SOKRATES (1989, 113 - 149). Die Krankheit, für deren Überwindung SOKRATES und KRITON ("wir"!) jenes Opfer schulden, sei nicht das Leben des SOKRATES, sondern KRITONs früherer Irrtum gewesen, das Leben als solches zu hoch einzuschätzen (und darum zur unerlaubten Flucht zu raten). Träume schickt als Heilmittel der Gott Asklepios. Und vielleicht war nicht bloß KRITON zu heilen (und mit ihm die Schar der Freunde), sondern auch SOKRATES selbst? Zumindest bestand die "Gefahr" einer Ansteckung (147).

Die Botschaft welche SOKRATES im Traum erhielt -"Am dritten Tage in Phtia" -, wäre dann nicht eigentlich das Todes-Datum, der dritte Tag, worauf die Kommentatoren sich konzentrieren, sondern daß wir - morgen oder übermorgen - jedenfalls sterben (144). Darum sollte uns nicht Panik-Angst die Ruhe zu gewissenhafter Überlegung rauben. Entsprechend hatte das Gespräch mit KRITON auch nicht zu einem Diskussionsergebnis geführt; seinen Abschluß bildete der Hinweis auf den führenden Gott.

In meinen Augen hat das viel für sich. Es paßt obendrein gut zu dem Wort PLATONs aus dem *Staat*, die ständige Sorge um die Gesundheit sei auch eine Krankheit (St 406). Daß dies individuell wie gesellschaftlich gelten könnte, wird uns heute auf neue Weise bewußt. Sind wir doch wohl auch in diesem Betracht ans "Ende der Neuzeit" gekommen.

Neuzeit-Medizin, das besagt den Wechsel von der Lebenskunde im allgemeinen und ausgearbeiteter Kunst im besonderen zur Wissenschaft hin (SCHIPPERGES 1970). Der große Name dafür: Rene DESCARTES. Der Erfolg dieses Paradigmenwechsels war ungeheuer; doch sehen wir nun auch deutlicher seinen Preis: Aus dem Leib wurde das Instrument Körper. Und das instrumentalisierende Zweck-Mittel-Denken blieb nicht auf das Körper-Verhältnis beschränkt. Vielmehr erzwang die Knappheit der Sachen es auf allen Gebieten. So wird individualistisch vom Einzelnen die Gemeinschaft für seine Bedürfnisse, kollektivistisch der Einzelne für die Gemeinschaft instrumentalisiert. Letzteres in zwei Programmen vor allem: in einem evolutionären Biologismus, bis hin zu Züchtungsprogrammen oder in einem revolutionären Sozialismus, der vorwiegend auf Schulung, Bewußtseinsveränderung setzte. In beidem ergeben sich Probleme für den Arzt zwischen Patient und Wissenschaft. Fordert diese nämlich Kontrollgruppen, Blindversuche und dergleichen, so darf er als Arzt den ihn um Hilfe angehenden Patienten nicht als Versuchsobjekt einer Placebo-Gruppe überantworten. Sodann Probleme für den Patienten selbst zwischen Konsumismus und Selbstinstrumentalisierung.

Damit meine ich einerseits ein Anspruchsdenken, das alle technisch-medizinischen Möglichkeiten für sich in Gegenwart und Zukunft beansprucht, statt schicksalhafte Einschränkungen zu akzeptieren (gar in zumutbare Lebensänderungen einzuwilligen). Andererseits "Selbstausbeutung" im Dienst von Beruf und Familie, welche sich unter Umständen schließlich noch im Krankenhaus, auf das Ansinnen medizinischer Wissenschaft hin, fortsetzt.

1.3 Demgegenüber wären Gesundheit und Krankheit als grundsätzlich menschliche Lebensformen zu erkennen. Also, daß wir alle krank sind? In der Tat steht es so, wenn man die Definition der Weltgesundheitsorganisation übernimmt; denn wer wäre schon in einem "Zustand vollständigen physischen, psychischen und sozialen Wohlbefindens"? Damit wird eine Maximal-Bestimmung zum Maßstab gemacht, deren Recht und Hintergrund nähere Untersuchung verdiente. Zu einem ähnlichen Resultat kann man vom fast entgegengesetzten Ausgangspunkt kommen: aus einer humanen, oder besser: humanitären Sorge bzgl. einer "Diskriminierung" der Kranken.[1] Um das Von-gleich-zu-gleich im Umgang zu stützen, erklärt man, wir seien eigentlich alle mehr oder weniger krank und behindert.

Ob so oder so, beides erscheint mir unangebracht, um nicht zu sagen: (objektiv) zynisch. Es verletzt einmal die Pflicht des Gesunden zur Dankbarkeit für seine - wenn auch nicht "vollkommene" - Gesundheit, sodann den Respekt gegenüber den wirklich Kranken und damit auch die wahre Solidarität mit ihnen. Es hilft nicht einmal den Kranken und Behinderten selbst (und ihren Angehörigen), wenn sie sich ihre Situation in dieser Weise deuten. Erst recht nicht in der aggressiveren Form, wonach die "sogenannten Nicht-Behinderten" die eigentlich Behinderten wären. Ein schlichter Test belegt das m. E. unwidersprechlich: wer wünscht dem Menschen, den er liebt, ja überhaupt guten Gewissens jemandem, Behinderung oder Krankheit? Und täte er dies bloß aus Dummheit, Ängstlichkeit, Wehleidigkeit nicht?

Daraus ergibt sich unsere erste These: *Menschsein besagt nicht wesentlich Kranksein.* Der Mensch ist als solcher nicht krank noch sollte er dies etwa sein. Der ärztliche Dienst ist nicht unmenschlich oder antihuman, sondern will helfen, menschlich zu leben. Um aber dieser Aufgabe zu entsprechen, muß er den Kranken als Menschen im Blick haben.

2. Der Kranke als Mensch

Im allgemeinen Bewußtsein erscheint Krankheit heute tatsächlich wohl vordringlich als Funktionsstörung, die von den Fachleuten zu reparieren sei - soweit möglich. Diese Einstellung wird nicht schon dadurch verlassen, daß Menschen der Schulmedizin den Rücken kehren und ihr Heil unter den Alternativ-Angeboten suchen. So wird ja nur die eine Technik durch eine andere ersetzt.

2.1 Doch wie immer der Einzelne und die Gemeinschaft sodann damit umgehen sollten, zunächst steht, wie gesagt, ein ursprünglich menschliches Verständnis von Krankheit an. Im Anschluß an Rudolf BERLINGER (1975, S. 61f) seien dafür die Begriffe *"Weltentfremdung"* und *"Weltverlust"* vorgeschlagen. Hemmung und Störung also auch hier, doch nicht so sehr bestimmter Funktionen als vielmehr des freien Weltumgangs als solchen. Darum greift auch die Herausforderung durch diesen Einbruch tiefer, als es eine reine Funktionsstörung täte. Die Einstellung zu Leben und Menschsein im Ganzen steht zur Diskussion, die Sicht von Gesundheit und Krankheit überhaupt. Da mag ein utopischer "Welthunger" ausbrechen, gar eine Weltsucht, die Gesundheit zum entscheidenden Ideal und Sinnmaßstab erhebt - oder ein tiefes Gekränkt-sein durch die Erkrankung, eine Resignation, die nun die Krankheit zum "Idol" macht, im Herabschauen auf die naiven Gesunden. Beides verzeichnet die Lebens-Gestalten und damit das Leben selbst.

Leben steht ja, mit PLATON gesprochen, im "Zwischen" *(metaxy)* von Macht und Ohnmacht. Balthasar STAEHELIN (1970, S. 158ff) etwa hat den Weltbezug des Gesunden durch (nicht *libido*) Sehnsucht, Mut und Vereinigung (Gemeinsamkeit) umschrieben; die Verlust-Erfahrung dementsprechend als Enthoffnung, Entwurzelung und Vereinzelung. Das aber sagt im Blick auf den Gesunden: die Welt ist ihm keineswegs schlicht verfügbar. (Woher sonst Sehnsucht und wozu Mut? Erst recht bildet Vereinigung das Gegenteil von Tyrannis). Im Blick auf den Kranken sodann: er ist mitnichten zum bloßen Objekt und Bestandstück einer (wessen?) Welt geworden; denn eben er selbst ist es, dem Hoffnung und Selbstand fehlen und der sich verlassen sieht.

Gleichwohl, der Gesunde lebt mehr oder weniger fraglos im Zentrum seiner Perspektiven. Groß erscheint ihm, was *ihm* nahe, klein, was ihm persönlich fern steht. Die Krankheit zerbricht diese naive Egozentrik - und legt dem Menschen nahe, sich umso heftiger daran zu klammern. Mir scheint dies die eigentliche Gefahr und Versuchung der Krankheit: daß der Kranke nun in blanker Schamlosigkeit ausdrücklich und eingestandenermaßen nur noch um sich kreist. Sei es in einem Streben "um jeden Preis" nach Gesundheit, sei es in resignierter Einheimatung - schweigend oder klagreich - in seine Not und Hilflosigkeit. In dieser Thematisierung des Zentrums: der Reduktion des Horizonts auf den Ich-

Punkt bzw. den Schmerzpunkt zeigt sich der *Weltverlust der Krankheit* am klarsten.

2.2 Doch liegt eben hierin das spezifisch Menschliche des Krankseins - und darum auch die Chance dieser Situation. Es gilt nämlich, sich der Gefährdung bewußt zu werden und ihr bewußt zu widerstehen. Es geht also um den Neugewinn der drei von STAEHELIN genannten Momente rechten Weltbezugs: Sehnsucht, Mut und Vereinigung. Vielleicht läßt sich als deren Gemeinsames die *Anteilnahme* (gegenüber Teilnahmslosigkeit) benennen. Im bisherigen Bild würde man wohl von einer willentlichen Ausdehnung des Horizonts sprechen. Aber das trifft es nicht ganz; oder jedenfalls nicht immer. Für sich genommen, beschriebe es nämlich auch eine reaktive Weltsüchtigkeit. Mehr als um Ausweitung ist es um Intensivierung zu tun. Ich meine damit die Entdeckung der Ungreifbarkeit und "Seltenheit" des Gegebenen. Nicht im Sinn von Versagtsein und Knappheit, sondern von Unselbstverständlichkeit und Kostbarkeit. Im Verkosten dieser Kostbarkeit, in der Entdeckung des Zaubers gerade des Kleinen (seines "Kleinod"-Charakters) erscheint die *Vertikal*-Dimension des Gegebenen. Und sie erscheint in der einzigen Weise, die es in der Ebene des Horizontalen für sie gibt: punktuell.

Darauf zielt die früher nicht selten gebrauchte, heute eher vermiedene Rede davon, daß die Krankheit dem Menschen "einen Umschwung von der Äußerlichkeit zur Innerlichkeit" bringen könne und solle (BERLINGER 1975, S. 69). Um sogleich den Kernpunkt anzusprechen: An der Krankheitssituation habe sich nicht zuletzt durch die Errungenschaften der Medizin vieles gewandelt (JORES 1970, S. 130). "An der grundsätzlichen Richtigkeit (aber der) Feststellung, daß hinter jeder Krankheit der Tod steht, hat sich damit nichts geändert." - Unsere zweite These: *Krankheit enthüllt das wesentlich Menschliche: In-der-Welt-Sein, Schicksal, Sterblichkeit.*

Gesundheit als "naives" Leben in der Weltmitte und aus ihr heraus besagt vor allem: vom Heute ins Morgen leben; leben, als sei man unsterblich. Als treffe es stets nur die anderen. Krankheit heißt *Begegnung mit dem eigenen Tod*. Im konkreten Weltentzug, in der Einschränkung des "Wirkungsradius" meldet sich der Ganzverlust. In diesem Sinn wird der Mensch aus seinem üblichen In-der-Welt-Sein entsetzt. Und dies trifft nicht bloß ihn, sondern zugleich seine Umgebung. Krankheit macht Angst. Und aus der Angst reagiert der Mensch, wie wir wissen, zunächst mit Flucht, bei Mißlingen mit Aggression, bei deren Fruchtlosigkeit mit Resignation.

Flucht ist das erste: Absonderung - seitens des Kranken selbst wie seitens der Gesellschaft. Zugleich aber zeigt sich eben hierin nochmals die *Gemeinsamkeit* dieser Situation. Von der Krankheit als menschlicher und vom Menschen als

Menschen zu handeln bedeutet zugleich, die Mit-Menschlichkeit dieser Lebenslage anzusprechen und den Kranken als Mit-Menschen in den Blick zu nehmen.

2.3 Anders gesagt, die Rede vom Kranken als Menschen fragt in einem nach dem Menschsein der Menschen um ihn. Das Fatale der Krankheits-Situation liegt ja darin, daß man eigentlich gesund und sozusagen "auf der Höhe" sein müßte, um dem Tod recht zu begegnen. Eben dies indes ist der Kranke nicht. Das sind - oder sollten sein - die Gesunden um ihn. Also haben sie die Aufgabe und Pflicht, ihm beizustehen. Daß der gebotene Beistand zunächst und vor allem in Pflege und Hilfe zum Gesundwerden besteht, brauchen wir nicht zu erörtern. Aber dabei stehen zu bleiben, charakterisiert genau das neuzeitliche Funktionsstörungs-Modell von Krankheit, das am Anfang angesprochen wurde. Eigens in den Blick gerückt sei darum hier der Auftrag, dem Kranken *in und bei seinem Kranksein* zu helfen. Ihm beizustehen: bei ihm zu stehen und bei ihm zu bleiben, ihm tragen und dulden zu helfen (ein griechisches Wort für Geduld lautet *hypomone*, darunterbleiben). Fällt das dem Menschen an sich schon schwer, dann plausiblerweise nochmals besonders dem Arzt.

Einen entscheidenden Punkt bei dieser Hilfe bildet wohl die Weigerung, dem anderen und insbesondere sich selbst die Situation durch eine falsche Sinngebung zu erleichtern. Die Unheimlichkeit von Schmerz und Krankheit liegt in der Bestreitung der Ordnung und Selbstverständlichkeit des Lebens von innen heraus. Und dieser Bedrohung ist der Mensch versucht durch ein neues Ordnungs-Verständnis dieser Unordnung selbst zu begegnen. Die klassischen Muster: Aufbau eines Tun-Ergehens-Zusammenhangs, sei es eher juristisch im Lohn-Strafe-Modell, sei es mehr natur-kausal in Karma-Vorstellungen. Hier kommt die bedrohte Weltordnung dadurch wieder ins Lot, daß man den Kranken ausgrenzt. Und man findet dabei Unterstützung bei den Kranken selbst. Ich möchte nicht versäumen, auf diese Gefahr gerade auch für eine psychosomatische Sicht von Krankheit hinzuweisen (vgl. SONTAG 1978; SCHMIDBAUER 1986). Selbstverständlich ist gerade religiöse Hilfe von dieser Versuchung bedroht. Aber keineswegs nur sie. Demgegenüber gilt es allererst, die Sinnlosigkeit der Situation ins Auge zu fassen und ihr als solcher standzuhalten. Wie dann - gleichsam auf zweiter Stufe - sinnvoll mit dieser Sinnlosigkeit umzugehen sei, stellt dann den "inneren Ring" der Herausforderung und ihrer spezifischen Menschlichkeit dar. Und hier sei dann auch die Frage erlaubt, wie diese neue Aufgabe der Solidarität a-religiös gelebt werden könnte.
Ich versuche, meine Frage zu verdeutlichen (vgl. VERWEYEN 1987). Wie verhält sich der Helfer, wenn der Kranke "in die äußerste Krise des gegen Gott schreienden Leidens geführt wird" ? (S. 585) Ist es nicht doch, so Hansjürgen VERWEYEN, ein Ausweichen vor dem fragenden Blick des Sterbenden, wenn man bei seinem Urteil bleibt, dieses Leiden sei sinnlos? Sagt man damit nicht

unausgesprochen zu ihm: Du bist jetzt nur noch Objekt und Spielball des Geschicks, während ich als Subjekt und Kämpfer zurückbleibe? Würde festgehaltene Solidarität - auch bis ins äußerste hinein - nicht den Versuch erfordern, selbst diesen letzten Schritt mitzugehen? Dies in einer "Hoffnung wider alle Hoffnung" (Röm 4,18)? Alles kommt hier darauf an, nicht in Wunschdenken zu verfallen. Darum verweise ich statt auf Sinnerwartung und Heilsverlangen auf die erfahrene sittliche Verpflichtung.

Gegen KANT und die *communis opinio* heutiger Religionswissenschaftler wird Religion hier nicht von der Hoffnung her, nicht Sinn und Heil als ihre Grundworte bestimmt. Es geht vielmehr um die Unbedingtheit - und die unbedingte Sinnhaftigkeit - des Anrufs zum *Mit-Sein* in der Krankheits-Situation, ob man sie nun mit Immanuel KANT oder mit Emmanuel LÉVINAS artikuliert (vgl. SPLETT 1991).

Doch sei diese Frage jetzt nicht weiter erörtert. Wie immer man sie persönlich beantworten mag, sie öffnet die Tiefendimension des *Mit-Mensch-Seins,* von dem wir hier handeln. Und sie tut es vor allem auch unter der Rücksicht (die ebenfalls abschließend nur berührt, nicht mehr entfaltet sei), daß sich angesichts dessen die Blickrichtung zum Thema "Hilfe" nochmals umkehrt: Der kranke Mensch bedarf der Solidarität und Hilfe. Aber wenn das eben Bedachte nicht ganz verfehlt ist, dann zeigt er seinerseits sich als Hilfe für den Gesunden. Dessen bewußt zu sein und zu bleiben, macht für den Helfer die Sache zunächst mitnichten leichter; denn wer läßt sich schon gerne helfen? (Auch diese demütigende Lehre hält ja die Krankheit für den Kranken bereit.) Sodann aber und andererseits gibt es der Solidarität eine neue tragende Basis. Der Kranke wäre nicht nur zu achten; ihm hätte der Helfer für diesen Dienst der Herausforderung an sein Menschsein zu danken. Unsere dritte These: ***Krankheit, indem sie indikativisch die menschliche Situation offenbart, evoziert imperativisch das Wesen von Mensch-Sein als Mit-Mensch-Sein*** (SPLETT 1990).

Derart laufen die beiden Aspekte unseres Themas nochmals zusammen: Der Mensch als Kranker - der Kranke als Mensch. Das liest sich anders, sobald man 'Mensch' als 'Mitmensch' schreibt. In eins genommen: "Der Mensch mit dem Menschen in der (gemeinsamen Situation) der Krankheit." Nicht als sollte damit doch, was vorhin abgewiesen wurde, der Unterschied zwischen Gesundheit und Krankheit, zwischen Kranken und Gesunden eingeebnet werden. Doch in der so schmerzlichen wie hilfreichen Differenz soll die Gemeinsamkeit der *condition humaine* aufgehen. Wenn Menschlichkeit heißt, einander helfen zu leben, dann bestätigt und erfüllt sich dies gerade hier.
Und dann gilt namentlich hierfür, daß dazu der Mensch seinerseits nochmals - der Hilfe bedarf. Der Christ mag dazu an Blaise PASCAL erinnern und sein tiefes Gebet "um den heilsamen Gebrauch der Krankheiten".

Anmerkung

1 Zum Unterschied siehe im Staatslexikon (Bd. III) meinen Artikel *Humanität*. - Diskriminieren heißt eigentlich nur: unterscheiden, unterschiedlich behandeln. Unterschiedlichem unterschiedlich zu begegnen, stellt ein Gebot der Gerechtigkeit dar. Da wir aber dazu neigen, Andersheit als Mindersein zu verstehen, von der Geschlechterproblematik bis zur Ausländerfrage belegbar, bekommt 'diskriminieren' dann die Bedeutung: herabsetzen, herabwürdigen.

Literatur

Benn, G. (1968): Ges. Werke (Wellershoff, D.). Wiesbaden: Limes
Berlinger, R. (1975): Krankheit als Welterfahrung. In: ders., Philosophie als Weltwissenschaft. Amsterdam: Rodopi
Dumezil, G. (1989): Der schwarze Mönch in Varennes. Frankfurt/M.: Suhrkamp
Guardini, R. (1958): Der Tod des Sokrates. Hamburg: Rowohlt
Hegel, G. W. F. (1927): Sämtl. Werke (Glockner, H.) Stuttgart: Frommann
Jores, A. (1970): Der Mensch und seine Krankheit. Stuttgart: Klett
Nietzsche, F. (1967ff): Sämtl. Werke (Colli, G./Montinari,M.). München-Berlin: dtv/de Gruyter
Pascal, B. (1938): Vermächtnis eines großen Herzens (Rüttenauer, W.). Leipzig: Dieterich
Pascal, B. (1982): Schriften zur Religion (Balthasar, H.U.v.). Einsiedeln: Johannes
Platon (1990): Werke in acht Bänden (Eigler, G.). Darmstadt: Wiss. Buchgesellschaft
Schipperges, H. (1970): Moderne Medizin im Spiegel der Geschichte. Stuttgart: Thieme
Schmidbauer, W. (1986): Die subjektive Krankheit. Reinbek b. Hamburg: Rowohlt
Sontag, S. (1978): Krankheit als Metapher. München-Wien: Hanser
Splett, J. (1990): Leben als Mit-Sein. Frankfurt/M.: Knecht
Splett, J. (1991): "Wenn es Gott nicht gibt, ist alles erlaubt"? In: Kerber, W. (Hrsg.): Das Absolute in der Ethik. München: Kindt
Staehelin, B. (1970): Die Welt als Du. Zürich: Editio Adacemica
Verweyen, H. (1987): Kants Gottespostulat und das Problem sinnlosen Leidens. *Theologie und Philosophie* 62: 580-587
Ziegler, A. (1980): Die Würde des Menschen und die Fortschritte der Medizin aus katholischer Sicht. *Bull. Schweiz.Akad.Wiss.* 36: 259-321

Reiner Wiehl *(Heidelberg)*

Grenzsituation und pathische Existenz

I

Wenn die Philosophie heutzutage die Gelegenheit erhält, in ein Gespräch mit der Medizin einzutreten, so begibt sie sich zweifellos auf ein unsicheres Terrain, wo es leicht ist, über den wechselweise erzeugten Enttäuschungen falscher Erwartungen auszugleiten. Denn was kann die Medizin von der Philosophie erwarten? Was wird sie von ihr erwarten? Und wie steht es umgekehrt mit der Philosophie? Hat diese überhaupt irgendwelche Erwartungen an ein Gespräch mit der Medizin? Die Antworten auf diese Fragen scheinen auf der Hand zu liegen. Wenn die Medizin Erwartungen oder gar Anforderungen an ein Fachgespräch mit anderen Disziplinen stellt, so wird sie dabei, wenn überhaupt, dann zuletzt an die Philosophie denken. Zunächst haben *Psychologie* und *Soziologie* und auch die *Jurisprudenz* einen uneingeschränkten Vorrang. Selbst die *Theologie* scheint noch einen Vorzug vor der Philosophie zu genießen, die selbst oft genug ihre höhere Nutzlosigkeit gepriesen hat. Die beiden erstgenannten Disziplinen bilden ja in gewisser Hinsicht Bestandteile der Medizin. Sie liefern dieser wichtige Daten und stellen andererseits gewissermaßen notwendig gewordene Erweiterungen des Kanon der klassischen medizinischen Teildisziplin dar. Die *Jurisprudenz* wird für die Medizin immer wichtiger. Sie hat nicht nur die Aufgabe, in einer Zeit sich dramatisch wandelnder medizinischer Möglichkeiten den verbindlichen Rechtsraum medizinischen Handelns immer neu und immer genauer abzustecken. Sie ist darüber hinaus für die allgemeine Rechtsorientierung im gesamten gesellschaftlichen Bereich zuständig, in dem Krankenbehandlung und Krankenbetreuung, Patient- und Arztbeziehung wachsende Bedeutung erlangen. Die *Theologie* schließlich ist - zumindest im heutigen Deutschland - in ihren beiden großen konfessionellen Richtungen als Instanz anerkannt, die für die Wahrung der "höheren Werte" zuständig ist, die jenseits der Wertsphäre des allgemeinen Rechtes beginnen. Diese Zuständigkeit wird ihr auch nicht grundsätzlich bestritten, obwohl die potentiellen und realen Patienten heute in wachsender Zahl ein zunehmend gebrochenes Verhältnis zur Kirche und deren Repräsentanten einnehmen. Und die *Philosophie*? Es mag einige unter den Medizinern geben, die von dieser eine Hilfestellung in methodischer und erkenntnistheoretischer Hinsicht erwarten. Aber gerade solche Erwartungen dürften sich heute schnell als verfehlt erweisen angesichts dessen, daß die Technik der experimentellen Forschung sich aus ihr selbst heraus soweit entwickelt, daß sie der externen Ratschläge durchaus und ohne methodische Einbuße entbehren kann. Also bleibt der Philosophie vielleicht nur die zweifelhafte Aufgabe einer allgemeinen Orientierung? Aber Orientierung in welchem Sinne und in welcher Richtung? Es liegt nahe, der Philosophie die ausgezeichnete Funktion einer ethischen Reflexion zu belassen. Aber eine solche Bestimmung der Aufgabe der Philosophie gegenüber der Medizin ist aus mindestens zwei Gründen heute fragwürdig. Zum einen für die Philosophie selbst und für ihre begrifflichen Standards, für die es nicht überzeugend sein kann, eine ganz freischwebende Ethik zu produzieren; zum anderen wegen der spezifisch medizinischen Sachlagen, die zwar eine ethische Besinnung, und unter Umständen eine ethische Entscheidung des Arztes unvermeidlich machen. Doch auch hier, wo die Philosophie ihre ursprüngliche und ureigenste Domäne hat, im Bereich des Ethischen, scheint die Medizin heute nicht auf die Philosophie und deren Ratschläge angewiesen. Die *medizinische Ethik* hat sich - mit welchem Erfolg auch immer - als ein gegenüber der allgemeinen philosophischen Ethik abgesonderter selbständiger Bereich der Medizin konstituiert. Und wenn es am Ende - wo auch immer - auf eine ethische Entscheidung ankommt, da ist vor einer lange und weitausholenden ethischen Theorie der einzelne Mensch in seinem sittlichen Verantwortungsbewußtsein gefordert.[1]

II

So gesehen scheint es nur zu verständlich, wenn für viele Mediziner, wie im übrigen für sehr viele Wissenschaftler, die Philosophie kein Gegenstand eines möglichen Interesses bildet, nicht wenige ihr sogar mit Mißtrauen begegnen, wo sie Gefahr wittern, daß diese unberechtigterweise in ein ihr fremdes Gebiet hineinredet. Ein solches Mißtrauen bekommen denn auch jene medizinischen Theorien zu spüren, die im Verdacht stehen, ungebührlich philosophisch zu sein. Aber auf der anderen Seite kommt man nicht umhin festzustellen: wie seit altersher in der europäischen Kulturtradition, so haben sich auch in unserem Jahrhundert vielfältige und förderliche Wechselbeziehungen zwischen Philosophie und Medizin entwickelt. Zweifellos haben dabei zunächst Psychopathologie und Psychiatrie eine besondere Rolle als Gesprächsschwerpunkt gespielt. Karl JASPERS ist weniger als Philosoph, denn als Psychopathologe verantwortlich für die weitgespannte theoretische Reflexion des Zusammenhanges zwischen Verstehen und Erklären, der bis heute ein Zentrum wissenschaftstheoretischer und wissenschaftsphilosophischer Besinnungen darstellt. Darüber hinaus haben die maßgeblichen philosophischen Strömungen unseres Jahrhunderts in unserem Bemühen um die Ausarbeitung neuer Erkenntnismethoden nicht zuletzt in vielen Bereichen der Medizin Aufmerksamkeit und gelegentlich auch bewußte methodische Anwendung gefunden. Ich nenne hier die Phänomenologie und die analytische Wissenschaftstheorie, die Existenzialanalyse und die Hermeneutik. Darüber hinaus hat die Philosophie ihre Anziehungskraft als Stifterin einer gewissen Weltorientierung nie ganz für die Medizin verloren. Betrachten wir umgekehrt das Verhältnis der Philosophie zur Medizin, so drängt sich eine entsprechende Gegenrechnung auf.

Die Geschichte des Desinteresses der Philosophie gegenüber der Medizin, vorzüglich in der Philosophie der Neuzeit, wäre erst eigens noch zu schreiben. Es gehört zu den Paradoxa, daß einer der größten philosophischen Köpfe der Neuzeit, einer, der sich in außerordentlicher Weise für den Zusammenhang zwischen Philosophie und Medizin interessiert hat, verantwortlich ist für das verbreitete Desinteresse an diesem Zusammenhang. Ich meine Immanuel KANT, der, indem er die Philosophie auf die transzendentale Fragestellung hin orientierte, den Anschein erzeugte, als ob die Philosophie mit der Empirie der Dinge nichts zu tun habe.[2] Die Geschichte der SCHELLINGschen Bemühungen um die Medizin steht auf einem anderen Blatt[3]. Stellt man sich auf den Boden der Philosophie, so scheint mir eines klar: daß die Philosophie von der Medizin unendlich viel zu lernen habe. Natürlich stellt sich im Falle der Dringlichkeit des Lernens immer die Frage des 'Was' und des 'Wie'. Und natürlich muß sich diese Frage mit besonderer Dringlichkeit stellen angesichts der unsystematischen, um nicht zu sagen chaotischen Produktion immer neuer Massen an wissenschaftlichen Informationen. Andererseits aber kann kein Zweifel bestehen, daß die Medizin für die Philosophie eine Fülle des Wissens bereitstellt, dessen diese für ihre eigene Erkenntnis bedarf: nämlich das Wissen, welches wesentlich zur *Erkenntnis des Menschen* im allgemeinen und besonderen beiträgt. Dabei muß man sich eines allgemeinen Wesenszuges der Erkenntnis erinnern, der schon in den elementarsten Formen des Erkennens auftritt. Wir werden auf etwas aufmerksam, wir vermögen etwas vorzüglich dann zu entdecken, wenn dieses Gegebene die Macht der Gewohnheit durchbricht. Eine Art und Weise, die Macht der Gewohnheit zu durchbrechen ist der Ausfall (gr.: *stéresis*), der unversehens eintretende Mangel im Kontext einer gewohnten Fülle und Erfüllung[4]. Die Erkrankung spielt in sehr vielen Fällen diese Rolle, daß sie als Ausfall der Gesundheit erfahren wird und uns damit nicht nur etwas über den Kranken, und die Krankheit, sondern auch über den Gesunden und die Gesundheit lehrt. In unserem Jahrhundert spielen innerhalb des Kanon medizinischer Disziplinen die Psychopathologie und die Physiologie eine ausgezeichnete Rolle als wissenschaftliche Lehrgegenstände der Philosophie. Die Physiologie hat dabei die Besonderheit, daß sie über den Bereich einer Humanwissenschaft hinaus auf den Bereich der mannigfachen naturwissenschaftlichen Disziplinen im engeren Sinne verweist.

In der europäischen Kulturtradition ist das Gespräch zwischen Philosophie und Medizin fest verankert. Es bildet ein wichtiges Element in dieser Tradition, mag dieses Gespräch nun ein direktes oder ein indirektes gewesen sein. Die

Gestalt des Philosophen-Arztes HIPPOKRATES zeigt sich uns, zumindest im Schattenriß, in PLATOs "*Phaidros*"[5]. Für ARISTOTELES ist die Medizin ein Paradigma für vielfältigen philosophischen Gebrauch. Er demonstriert an ihr nicht nur den Unterschied zwischen Erfahrung und Kunst einerseits und Wissenschaft der ersten Ursachen andererseits. Sie dient ihm oft genug auch dazu, undurchsichtige metaphysische Zusammenhänge zu verdeutlichen, wie zum Beispiel den Unterschied zwischen Stoff und Form oder den zwischen Ansichsein und akzidentellem Sein.[6] Es ist hier nicht meine Aufgabe, einen Beitrag zur Geschichte des Gespräches zwischen Philosophie und Medizin zu geben. Wohl aber ist es für meine folgenden Überlegungen wichtig, auf einige grundsätzliche Gemeinsamkeiten hinzuweisen, die dieses Gespräch direkt oder indirekt immer bestimmt haben. Eine solche Gemeinsamkeit ist zunächst die Frage einer *methodisch gesicherten Erkenntnis* und die Bemühung sich dieser Methode zu vergewissern. Diese Gemeinsamkeit enthält viele Implikationen mit entsprechend gewichtigen Konsequenzen. Unter diesen ist das Phänomen der Ausdifferenzierung der einzelnen Wissenschaften und der Erweiterung der wissenschaftlichen Disziplinen zu nennen. Für Philosophie und Medizin ist die Wissenschaftsentwicklung, wenn auch auf unterschiedliche Weise von großem Gewicht. Die zweite grundlegende Gemeinsamkeit zwischen beiden Disziplinen ist ihre *Sorge um den Menschen*. In unserem Jahrhundert hat Martin HEIDEGGER die Sorge als den Grundzug des Menschen ausgemacht und dabei der neuzeitlichen Bestimmung des Seins des Seienden als Selbsterhaltung eine spezifische Note gegeben. Durch diese Wesensbestimmung des Menschen als Sorge - genauer als Sorge um sein je eigenes Sein - werden Philosophie und Medizin in ihrer gemeinsamen Sorge um den Menschen an eine anthropologische Grundbefindlichkeit zurückgebunden. Aber Sorge ist ein sprachlicher Ausdruck, hinter dem sich eine große und nur schwer überschaubare Vielfalt menschlicher Verhaltensweisen versteckt. Um zwei Extreme im Blick auf ein vielfältiges Spektrum zu benennen. Sorge - das kann sein: reine theoretische Neugier; es kann aber auch praktische Sorge sein: Sorge um sein eigenes Sein ebenso wie Fürsorge für den anderen: Fürsorge um seiner selbst oder um des anderen willen oder sowohl wegen des einen wie auch wegen des anderen.

Die dritte Gemeinschaftlichkeit betrifft den *Bereich der Werte* und die mit der Anerkennung ausgezeichneter Werte verbundene Aufgabe, diese Werte so gut wie möglich zu verwirklichen. Dabei stehen hier wie dort nicht irgendwelche Werte im Blickpunkt, nicht irgendwelche Güter- und Sachwerte, sondern höchste Werte des menschlichen Daseins, Werte, von denen gilt, daß sie allererst das Leben lebenswert machen. Zu diesen Werten zählen Gesundheit und Wohlergehen, Zufriedenheit mit sich selbst und seiner Umwelt etc.

Und auch darin besteht von vornherein eine Übereinstimmung zwischen Philosophie und Medizin, daß diese Werte, um die es beiden in ihrer Sorge um den

Menschen geht, nicht nur höchste Sach- und Güterwerte darstellen, sondern im Grunde die Werte der menschlichen Person sind (um die terminologischen Unterscheidungen der phänomenologischen Wertphilosophie M. SCHELERs und N. HARTMANNs zu benutzen)[7]. Die Beziehung zwischen Philosophie und Medizin haben in dem realen und fiktiven Gespräch, das sie miteinander führen, zahlreiche formale Facetten und Spielarten. Da gibt es einerseits eine Annäherung, die bis zur beinahe vollständigen Identifikation geht hier begegnet in der Geschichte der europäischen Kultur sowohl der Arzt in Personalunion mit dem Philosophen, wie der Philosoph in Personalunion mit dem Arzt. Ich denke zum einen an PARACELSUS, zum anderen an NIETZSCHE, dessen Inszenierung des Wechselspiels der Begriffe von Wahrheit und Gesundheit, von Unwahrheit und Krankheit nicht nur metaphorisch gemeint war[8].

Aber auf der anderen Seite ist der Abstand zwischen Philosophie und Medizin auch weit und die wechselseitige Gleichgültigkeit groß, und diese Art der Beziehungslosigkeit nimmt zweifellos zu mit der wachsenden Ausdifferenzierung und Arbeitsteilung, die die Entwicklung der neuzeitlichen Wissenschaft kennzeichnen. Wichtiger und interessanter als die beiden extremen Beziehungen der Identität und der Beziehungslosigkeit aber sind die mannigfachen Bildungen von Gebietsabgrenzungen und Arbeitsteilungen im Großen und Kleinen, die das Verhältnis zwischen Philosophie und Medizin bestimmen. Besonders bekannte begriffliche Gebietsabgrenzungen hinsichtlich der allgemein beschriebenen Gemeinsamkeiten sind zum Beispiel:
1. Gemäß der aristotelischen Bestimmung gilt für die Medizin, daß sie eine Erfahrung und eine auf Erfahrung basierende Kunst (gr.: *techné*) ist, während es sich bei der Philosophie um reine Theorie oder um eine theoretische Wissenschaft von den ersten Gründen und Ursachen handelt.
2. Was die gemeinsame Sorge um den Menschen betrifft, so scheint die Aufgaben- und Gebietsteilung besonders deutlich: Die Medizin hat es mit dem kranken Menschen und mit der Krankheit, mit Kranksein und Krankheit zu tun, die Philosophie mit dem gesunden Menschen in seiner "alltäglichen Existenz" (HEIDEGGER). Neben dieser Aufgabenteilung begegnen wir aber einer zweiten, die ebenso die Sorge um den Menschen betrifft. Sie wird nicht zu Unrecht in direktem Zusammenhang mit dem modernen cartesischen Dualismus gebracht, obwohl ihr Ursprung in die Antike zurückreicht und bei PLATO und den ihm nahestehenden Philosophen-Schulen zu suchen ist. Diesem Dualismus zufolge, der in erster Linie ein Dualismus von Leib und Seele, von Körper und Geist ist, bemüht sich die Medizin um den Leib, um das leibliche Wohl, die Philosophie dagegen - vorzüglich als Ethik - um das Wohl der menschlichen Seele.
3. Was schließlich die gemeinsame Bemühung der Philosophie und Medizin um die Werte und um deren Realisierung in der Sorge um den Menschen betrifft, so schlägt sich eine Gebiets- und Aufgabenverteilung hier zwangsläufig

in einer Aufteilung des relevanten Wertbereiches nieder. Von all denjenigen Werten, die das menschliche Leben lebenswert machen, hat die Medizin den Wert der Gesundheit an ihre Fahnen geheftet. Die Philosophie dagegen begibt sich auf die Suche nach ursprünglicheren, nach eigentlich menschlichen Werten, nach Werten, die das Mensch-Sein des Menschen konstituieren. Auf diese Weise bildet sich durch die Aufgabenteilung zwischen Medizin und Philosophie die Auffassung aus, daß jene es mit höchsten Güterwerten, diese aber es mit Personenwerten zu tun habe.

III

Die hier gegebene Beschreibung der möglichen Beziehungen und Gebiets- und Aufgabenverteilungen zwischen Philosophie und Medizin, stellt unbestritten eine äußerst grobe Vereinfachung dar. Diese läßt einerseits erkennen, wie schwierig es unter Umständen sein kann, in Worten und Begriffen darzustellen, was in Form des Tatsächlichen und der faktischen Differenz eigentlich vorliegt. Die Beschreibung läßt zugleich aber, ihrer groben Vereinfachung ungeachtet, auch deutlich werden, daß sie so heute nicht stimmt, daß sie so überhaupt nicht stimmen kann und gerade in unserer heutigen Gesellschaft mannigfachen Widerspruch hervorruft. Ein solcher Widerspruch beginnt bereits gegenüber der Unterscheidung zwischen Empirie und Technik einerseits und reiner Theorie und Grundlagenwissenschaft andererseits.

Wissenschaftstheoretiker und Wissenschaftshistoriker stimmen heute weitgehend darin überein, daß Beobachtung und Experiment in der Forschung und überhaupt jegliches Erfahrungswissen von einer Theorie geleitet ist; und daß umgekehrt eine Theorie ihren Sinn und ihre Geltung allererst im Zusammenhang mit anderen Theorien und aufgrund gewisser paradigmatischer Anwendungsmöglichkeiten erhält. Demzufolge ist auch die Medizin, mag immer sie Empirie und Pragmatie sein, auf theoretische Grundlagen und auf Grundlagenwissenschaft angewiesen. Umgekehrt hat sich die Philosophie in ihren maßgeblichen Strömungen in diesem Jahrhundert veranlaßt gesehen, sich dem unendlichen Bereich der Erfahrung zu öffnen, auch wenn ihre Sache nicht das praktische Experiment, sondern nur das Experiment in Gedanken ist. Ähnlich steht es mit den anderen Abgrenzungen. Auch diese sind in gewisser Weise obsolet. So behält der platonisch-cartesische Dualismus sowohl im alltäglichen Verhalten der Menschen als auch in der wissenschaftlichen Praxis zwar seine fortdauernde Plausibilität und empirische Nützlichkeit. Andererseits sprechen zahllose Phänomene für eine echte Interdependenz und Wechselbeziehung zwischen Leib und Seele, zwischen Körper und Geist, auch wenn diese so ausgezeichnete interne Beziehung der theoretischen Reflexion weiterhin Schwierigkeiten aufgibt. Die Gesellschaft hat auf die eindrückliche Sprache jener Phänomene auf ihre Weise reagiert: Die "Psychopathologie des Alltagslebens" ist zu einem wesentlichen Bestandteil des Alltagslebens geworden. Immer mehr Menschen interessieren sich reflektierend und bewußt für ihre eigene seelische Befindlichkeit und beschäftigen sich mit der Interpretation psychosomatischer Interdependenzen an ihnen selbst und an ihren Gesprächspartnern. In eben dem Maße erweitert sich auch in der Medizin der Bereich bedeutsam scheinender psychosomatischer Gegebenheiten. Was die Unterscheidung zwischen Gesundheit und Krankheit betrifft, so bedürfen die Mediziner kaum eines Hinweises auf die mannigfachen Probleme, die mit der Unterscheidung des Gesunden und Kranken verbunden sind. Die Kriterien der Unterscheidung variieren im Allgemeinen ebenso wie im Besonderen und Einzelnen. Sie betreffen sowohl die Symptome und Syndrome in ihrer phänomenalen Gegebenheit als auch die Abweichungen von quantitativen Durchschnittswerten, die die Gesundheit oder besser, das Nicht-Kranksein eines Organs, bzw. einer Funktion "definieren". Was schließlich die Aufteilung der Grundwerte betrifft, die durch die verschiedenen Aufgaben der Philosophie und der Medizin gegeben wird, so sind wir heute in unserer gänzlich säkularisierten Gesellschaft mit einer immer mehr anwachsenden Höher- und Höchstbewertung des Wertes der Gesundheit konfrontiert. Die Menschen fordern mit wachsender Nachdrücklichkeit die Erfüllung der Realisation der Gesundheit, als ob dieser Wert etwas Einklagbares wäre. Gerade weil die Menschen heute die Gesundheit als einen materiellen Güterwert betrachten, auf den sie Anspruch haben, wird auch die Medizin nicht umhin können, in der Sorge um den Menschen immer mehr die Personwerte zu berücksichtigen.

IV

Die hier thematischen Begriffe "*Grenzsituation*" und "*pathische Existenz*" stehen stellvertretend für zwei bedeutsame theoretische Entwürfe, die in diesem Jahrhundert im deutschsprachigen Raum entstanden, beide bewußt einen Zusammenhang zwischen Medizin und Philosophie ins Auge gefaßt haben. Karl JASPERS hat den Begriff der Grenzsituation schon im Zusammenhang seiner großen "Psychopathologie" entwickelt und verwendet denselben als eine Art Brücke zwischen Psychopathologie, Psychologie und Philosophie[9]. Für Viktor von WEIZSÄCKER ist der Begriff der pathischen Existenz in Verbindung mit der Maxime der Einführung des Subjektes in die Biowissenschaften der Grund- und Schlüsselbegriff einer *medizinischen Anthropologie*, die sich als Alternativentwurf zur herkömmlichen naturwissenschaftlichen Medizin versteht, ohne daß dabei grundsätzlich dieser der Boden der Naturwissenschaften entzogen werden soll. Beide Theoretiker verfügten über eine große philosophische Bildung und über eine außerordentliche philosophische Begabung. Ihre jeweiligen historischen Quellen sind sehr verschieden, ebenso ihre theoretischen Ansätze. Bei JASPERS steht die Psychopathologie im Zentrum, bei WEIZSÄCKER die Physiologie und die Innere Medizin. Beide Theoretiker repräsentieren bekanntlich eine extrem unterschiedliche Einstellung zum Verhältnis zwischen Philosophie und Medizin. JASPERS wollte, ungeachtet des nicht bestrittenen Zusammenhanges, das eine von dem anderen aufs strengste getrennt wissen. Die Texte WEIZSÄCKERs hingegen erwecken den Eindruck einer auffälligen Unbekümmertheit hinsichtlich der Sachdifferenz von Philosophie und Medizin. Ich möchte hier nicht diese beiden paradigmatischen Extrempositionen als solche der Kritik unterziehen. Eine solche Kritik liegt angesichts der beiden hier auftretenden Extreme allzu nahe. Wichtiger scheint mir eine Prüfung jener beiden Begriffe, wie provisorisch auch immer, und zwar ob sie irgendeinen Erkenntnisgewinn in dem fraglichen Grenzbereich ermöglichen. Dabei gilt es, eine Gemeinsamkeit der beiden Begriffe hervorzuheben, die ungeachtet des höchst unterschiedlichen theoretischen Hintergrundes festzuhalten ist. Beide Begriffe haben ihre Bedeutung im Blick auf die zuvor beschriebene Bestimmung des Menschen - des Menschen als Menschen, als Patient, als Arzt und als Philosoph: Sie beziehen sich auf die Sorge des Menschen um den Menschen. Der Mensch sorgt sich um den Menschen, um sich selbst und um den anderen, sofern er in Grenzsituationen ist; und er sorgt sich um den Menschen, sofern dieser ein Pathisch-Existierender ist. Pathische Existenz soll nicht heißen, daß der Mensch ständig und ununterbrochen sich im Zustand des Leidens und der Freudlosigkeit befinden müsse und daß ihm die schönen Erfahrungen der Freude und des Glücks prinzipiell versagt wären. Pathische Existenz heißt vielmehr: Der Mensch ist nicht absoluter Herr über Leben und Tod. Seine Macht ist begrenzt: sowohl seine Macht über sich selbst wie über die anderen Menschen, sowohl die Macht über die Natur wie über die Geschichte. Diese Grenzen der menschlichen Macht sind Grenzen des Bewußtseins und der Vernunft, Grenzen des Könnens und des Wollens. Überall und von allen Seiten stößt der Mensch in seiner Erfahrung an seine Grenzen. Auch dies gehört andererseits zur pathischen Existenz: Die Blindheit des Menschen und seine Überheblichkeit, daß er seine Grenzen nicht kennt, sie nicht wahrhaben will, daß er etwas zwingen muß, was sich nicht zwingen läßt, daß er nicht warten und nicht danken kann. Die Wesensbestimmung des Menschen als Sorge und die Bestimmung der pathischen Existenz gehören zusammen. Wären die Menschen allmächtig, so bedürften sie der Sorge nicht; allerdings dies nur dann nicht, wenn zur Allmacht auch die Weisheit gehörte.

Krankheit und Sterblichkeit sind zweifellos ausgezeichnete Seinsweisen der pathischen Existenz des Menschen. Deswegen gehört die Beziehung zwischen Arzt und Patient zu den wichtigsten Beziehungen des pathischen Existierens und der Sorge des Menschen um den Menschen. Nicht nur der Patient, der Kranke, auch der Arzt ist ein pathisch Existierender. Pathische Existenz, WEIZSÄCKER zufolge, ist immer eine *Begegnung* zwischen pathisch-existierenden

Wesen, wie unterschiedlich die jeweilige Befindlichkeit der sich Begegnenden auch sein mag. Ich bringe hier den Begriff der Grenzsituation bewußt in einen direkten methodischen Zusammenhang mit dem Begriff der pathischen Existenz - wohl wissend, daß zwischen den Schöpfern der beiden Begriffe, WEIZSÄCKER und JASPERS, tiefe Gegensätze bestehen. Aber auch der Begriff der Grenzsituation betrifft vorzüglich den Menschen in seiner Endlichkeit. Auch diesem Begriff kommt besondere Bedeutung im Blick auf Krankheit und Sterblichkeit zu. Auch dieser Begriff spielt eine wichtige Rolle im Verständnis der Beziehung zwischen Arzt und Patient. Zunächst ist über den Begriff der Grenzsituation eine Feststellung zu treffen. Er gehört in die Klasse derjenigen philosophischen Begriffe, die sich durch einen eigentümlichen Kontrast auszeichnen. Diese Begriffe sind auf der einen Seite höchst unbestimmt und vieldeutig, entfalten auf der anderen Seite aber eine außerordentliche heuristische Kraft, die vieles besser sehen und verstehen läßt[10]. Alle wichtigen philosophischen Begriffe haben diesen Charakter. Deswegen ist die philosophische Sprache oft so schwer verständlich. Dies hat nicht immer darin seinen Grund, daß einer sich nicht gut ausdrücken kann. Die großen Philosophen waren meistens Meister des Ausdrucks: Eine Grenzsituation ist - um eine versuchsweise Begriffsumschreibung zu geben - eine Situation, in welcher derjenige, der sich in ihr befindet, sich dabei zu seinem Sein, bzw. zu seinem Menschsein verhält. Sich in einer Grenzsituation befinden und sich zu seinem Sein so oder so zu verhalten, dies scheint jener Begriffsbestimmung zufolge, ein untrennbarer Zusammenhang zu sein. Verhält der Mensch sich aber nicht immer zu seinem Sein, - zu seinem Mensch-Sein? Macht nicht dies - zumindest für die Existenzphilosophie - die Besonderheit des Menschen als Menschen aus, daß dieser sich nicht nur zu diesem und jenem in der Welt, auch nicht nur zu sich auf die eine oder andere Weise verhält, sondern daß er sich zum Sein, zu *seinem* Sein, zu seinem Mensch-Sein verhalten kann? Es ist dies eine erste Frage, auf die uns das Begriffsgefüge, das um den Ausdruck "Grenzsituation" gewoben ist, keine definite Antwort gibt, und zwar wie ich meine, aus gutem Grunde. Wir können nicht ausschließen, daß der Mensch - gewissermaßen *per definitionem* - sich immer und notwendig seinem Wesen zufolge in einer Grenzsituation befindet. Das aber muß nicht heißen, daß die Situation, in der er sich befindet, für ihn selbst immer und notwendig eine Grenzsituation ist. Die meisten Situationen sind für den Menschen alltägliche Situationen oder sie werden ihm zu solchen. Er lebt im Beruf und in der Freizeit meistenteils in Formen der Gewohnheit, gelegentlich auch in Formen bewußter Reflexion und Tätigkeit, ohne daß damit prinzipiell der Kreis des Alltäglichen und Vertrauten verlassen würde. Das Ungewöhnliche wird im allgemeinen vor dem Hintergrund des Gewohnten und im Kontrast zu diesem erlebt und erfahren. Es wird entweder dem Gewohnten angeglichen oder bleibt als Kontrasterfahrung in der Erinnerung wohl aufbewahrt. Aber nicht jede ungewöhnliche Situation ist zwangsläufig eine Grenzsituation. Zumindest wird nicht jede ungewöhnliche Situation als Grenzsituation erlebt.

V

Eine *Grenzsituation* muß - ihrem Begriffe zufolge - etwas an sich haben, einen besonderen Charakterzug, aufgrund dessen sie für den in ihr befindlichen Menschen zur Herausforderung wird. Die Grenzsituation muß im Menschen eine Betroffenheit veranlassen, die dazu führt, daß der Betreffende zu einer Auseinandersetzung mit seinem eigenen Sein, seinem Menschsein herausgefordert wird. Der Mensch kann sich in seiner Betroffenheit durch eine Grenzsituation so oder so verhalten. Die Betroffenheit des Menschen durch eine Grenzsituation ist die *Provokation der Freiheit*. Durch die Grenzsituation, in der sich der betroffene Mensch befindet, ist dieser zu seiner eigenen Freiheit provoziert. Wo Menschen gemeinsam in einer Grenzsituation sich befinden, ist die Provokation zur Freiheit eine gemeinsame. Dies gilt auch und insbesondere für die Beziehung zwischen Arzt und Patient, sofern diese in eine gemeinsame Grenzsituation geraten. Hier tut sich nun die zweite Frage auf: Was macht eine Situation zur Grenzsituation? Was macht eine Situation, wie gewöhnlich oder ungewöhnlich auch immer, für den betroffenen Menschen zur Grenzsituation? Auch angesichts dieser zweiten Frage ist JASPERS' Antwort auf eigentümliche Weise unbestimmt und "schwebend". Er nennt *Kampf* und *Leid, Schuld* und *Sterblichkeit* als Charakteristika der Grenzsituation. Man denkt bei diesen Kennzeichnungen unwillkürlich an Extrem- und Konfliktsituationen. Aber ist jede Kampf- und Leidsituation, jede Extrem- und Konfliktsituation eine Grenzsituation? Jeder Konflikt, jegliches Leid und nicht zuletzt jegliche Schuld ist von der anderen verschieden. Konflikt und Leid, Schuld und Krankheit werden von jedem auf andere Weise und von dem je einzelnen in verschiedenen Lebensphasen verschieden erlebt. Selbst wenn wir allgemeine typische Situationsbeschreibungen angeben können, müssen wir hinzufügen, daß die betreffenden Situationen im Einzelfall grundverschieden sind und grundverschieden erlebt werden. Dies gilt ebenso auch für die Erkrankungen und die Krankheiten. Auch diese sind von Fall zu Fall verschieden und werden von Fall zu Fall verschieden erlebt und erfahren. Diese einzigartige Singularität schließt selbstverständlich die Möglichkeit allgemeiner Beschreibungen und Klassifikationen ebensowenig aus wie die Möglichkeit der Kasuistik und der Systembildung. WEIZSÄKKER war hier allerdings der Meinung, daß die einzigartige Singularität des lebensgeschichtlichen Elementes jeder Form der Erkrankung eine *neue* Form der Kasuistik und der Systembildung notwendig mache[11]. Ebenso wie für Angst und Leid, Konflikt und Schuld stellt sich auch für die Krankheit die Frage: Wann und unter welchen Bedingungen wird dem von einer Krankheit Betroffenen seine Situation zur Grenzsituation? Unter welchen Bedingungen wird dem Betroffenen seine Situation zur Provokation seiner Freiheitsmöglichkeiten? Ist es dies, daß er mit dem unvorhergesehenen Herausgerissensein aus dem alltäglichen Lebensrhythmus vor einer schlechthin ungewohnten Situation steht? Ist es die Schwere der Erkrankung? Ist es dies, daß eine Erkrankung allmählich in ein chronisches Leiden übergeht, das ein gänzlich anderes Leben notwendig macht? Ist es die Vorstellung der Unheilbarkeit der eigenen Krankheit? Ist es die drohende Todesangst? Wir wissen es nicht. Wir können auf diese Fragen keine allgemeingültige Antwort geben. Daß wir es nicht können, gehört zur Logik des Begriffes der Grenzsituation. Zu dieser Logik gehört auch, daß das Leben immer wieder einen gnädigen Schleier über die menschliche Grenzsituation zieht, und daß in den extremsten, außergewöhnlichsten Situationen die Alltäglichkeit und die Gewöhnung wieder Einzug halten können und dürfen. Es liegt eine eigentümliche Radikalität im Denken von JASPERS, das dieses mit HEIDEGGER verbindet, wenn hier wie dort dem Ausbruch aus der Alltäglichkeit und dem Einbruch des Betroffenseins durch die Grenzsituation eine Art von säkularisiertem Heilsgewinn zugesprochen wird. Aber die Hervorrufung der menschlichen Freiheit aus ihrer Verborgenheit in ihrem Dasein ist nicht nur Gewinn, sondern auch Last, die zusätzliche Kräfte erfordert. Nicht unter allen Umständen setzt Freiheit Kräfte frei. Unter anderen Bedingungen verbraucht sie auch Kräfte.

Man mag aus meiner sehr freien Darstellung des Begriffes und der Funktion der Grenzsituation den Eindruck gewonnen haben, daß es sich hier um einen spekulativen Begriff der Philosophie handle, mit dem die Medizin als Empirie und Pragmatie wenig anfangen könne. Damit aber wird meine Intention und im übrigen auch die von JASPERS gründlich mißverstanden. Um der Funktion jenes Begriffes gerecht zu werden, muß man sich von dem Vorurteil einer eindeutigen Dichotomie zwischen Empirie und Vernunft trennen. Es gibt viele Begriffe, die einen hybriden Charakter haben, also sowohl empirisch als auch gegenüber der Möglichkeit der Erfahrung transzendent sind. Daß die Möglichkeit solcher hybriden Begriffe der klassischen Dichotomie der KANTischen Begriffslehre widerspricht, ist kein Argument gegen ihre Möglichkeit. Die Freiheit, um die es sich angesichts einer Grenzsituation handelt, muß nicht notwendig den Charakter der moralischen Freiheit haben. Es ist hier zunächst, wie insbesondere in der Beziehung zwischen Arzt und Patient, psychische, oder wenn man lieber will, existentielle Freiheit vorhanden. Diese Freiheit ist - ihrem hybriden Begriffe entsprechend - beides: Gegenstand möglicher Erfahrung und transzendenter Gegenstand jenseits möglicher Erfahrung. In concreto heißt dies: Wir können und dürfen immer mit der Möglichkeit der Freiheit rechnen, der eigenen und der der anderen. Aber ebenso müssen und sollen wir auch die entgegengesetzte Möglichkeit der Unfreiheit, bzw. die Unmöglichkeit der Freiheit berücksichtigen, wenn wir uns selbst und dem anderen gerecht werden wollen. Der *hybride Charakter* der Grenzsituation und der Freiheit bringt es mit sich, daß wir nie im voraus wissen können, wann und wo Freiheit in die Erscheinung tritt, und daß wir, wenn sie es tut, auch nie ganz sicher sein können, ob das, was hier und jetzt in der Erscheinung vorliegt, wirklich und in Wahrheit Freiheit ist. Dies bedeutet aber nicht, daß es die Freiheit in der Erscheinung nicht geben könne. Hier handelt es sich demnach keineswegs wie in KANTs "*Kritik der reinen Vernunft*" um eine spekulative Antinomie der reinen Vernunft, sondern um eine Antinomie der konkreten Erfahrung und eine Antinomie in der Erfahrung. Es ist für den verantwortungsbewußten Arzt in seiner Sorge um den Kranken wichtig, diesen *antinomischen Charakter* der Erfahrung auf beiden Seiten zu bedenken, sowohl im Blick auf die eigene Erfahrung, wie auch im Blick auf die Erfahrung des Kranken. Diesen antinomischen Charakter zu bedenken, bedeutet vor allem, behutsam mit den Möglichkeiten und Unmöglichkeiten der Freiheit des Kranken umzugehen, so wie man es auch mit den eigenen Möglichkeiten und Unmöglichkeiten tut.

VI

Diese beiden Möglichkeiten, die der Freiheit und die der Unfreiheit, sind wie immer und in welcher Gewichtung auch immer, in jeder Erkrankung vorhanden. Selbstverständlich gibt es Erkrankungen, in denen die Freiheitsmöglichkeiten des Kranken sich einem absoluten Minimum nähern. WEIZSÄCKER hat gelegentlich davon gesprochen, daß der Mensch seine Krankheit selbst mache. Dies ist gewiß eine starke und höchst mißverständliche Übertreibung, die aber eine gewisse Berechtigung nicht ausschließt. Zweifellos gibt es unzählige allbekannte Phänomene, die der Redensart von der "Flucht in die Krankheit" ihre Berechtigung geben. Für sehr viele Krankheitsfälle gilt auch, daß der Kranke als solcher in seiner Krankheit er selbst ist und bleibt, vielleicht sogar aufgrund seiner Grenzsituation eigentlich allererst er selbst wird. Aber wie gesagt, dies letztere darf man nicht fälschlicherweise verallgemeinern. Schließlich gehört auch zu den Freiheitsmöglichkeiten des Kranken, daß er seiner Krankheit einen Sinn abzugewinnen vermag. Ich möchte allerdings bezweifeln, ob jede Krankheit ihren Sinn hat. Die Kraft des Menschen zur Sinngebung reicht manchmal weiter als der Sinn der Welt. Und auch hier dürfen wir die Gegenüberlegung nicht aus dem Blick verlieren. So finden wir in WEIZSÄCKERs Entwurf einer medizinischen Anthropologie gleichberechtigt neben dem Sinn den Unsinn und die Sinnlosigkeit. Die merkwürdigen Schlüsselbegriffe seiner "*Pathosophie*", Begriffe wie "Tücke des Objekts" und "Wahn der Materie" sind gewollte Begriffsmischungen, die sich als Verbindungen von Sinn und Sinnlosigkeit konstituieren. Wie gesagt: Es kommt mir hier vor allem auf den *methodischen Zusammenhang* zwischen der Logik des Begriffs der Grenzsituation und der Logik des Begriffs der pathischen Existenz an. WEIZSÄCKER hat die letztere Logik als *Antilogik* bezeichnet, ist aber dabei von der JASPERSschen Logik nicht allzuweit entfernt, dessen Logik an KANTs Antinomienbegriff anknüpft. So wie der Begriff der Grenzsituation, so sind auch die Kategorien der pathischen Existenz in erster Linie Kategorien der Begegnung. WEIZSÄCKER hat den Begriff der *Begegnung* extrem weit und allgemein gefaßt, indem er ihn auf die Natur im Ganzen und auf alles Lebendige in der Natur und sein lebendiges Verhalten angewandt hat. Er war der Auffassung, daß die allgemeine Theorie der Natur mit der Theorie der menschlichen Natur in Einklang stehen müsse und in diesem Einklang zu begreifen sei. Dementsprechend waren ihm die pathischen Kategorien des *Dürfens* und *Wollens*, des *Müssens, Sollens* und *Könnens*, Kategorien organismischen Verhaltens überhaupt und der Begegnung des Lebendigen mit dem Lebendigen. Erst im spezifischen Sinne sind diese pathischen Kategorien auch Kategorien der Begegnung zwischen Menschen und insbesondere der Begegnung zwischen Arzt und Patient[12]. Dabei gilt, daß diese Kategorien - im Unterschied zur traditionellen Ordnungsfunktion der Kategorien - keineswegs von vornherein ein definites Ordnungsgefüge zwischen den Einander-Begegnenden aufbauen. Weder stimmen die verschiedenen Seiten von vornherein in ihrer kategorialen Bestimmtheit überein, noch auch sind die Rollen in der Begegnung den Kategorien entsprechend wohlgeordnet verteilt. Oft sagt der Arzt zu dem Kranken: Du mußt dies tun oder du darfst dies nicht tun, wenn der Kranke sagt: ich will aber nicht oder ich kann nicht. Und wenn einer überhaupt sagt: "ich will" oder "Ich kann nicht", so sagt dies zwar etwas über das aus, was er meint und zum Ausdruck bringen möchte. Aber daraus können wir nicht mit Sicherheit schließen, daß dem auch in Wirklichkeit so ist. So kann es dazu kommen, daß ihm mit Recht entgegnet wird: "Aber du willst doch eigentlich gar nicht" oder: "Du kannst es doch, versuch es doch einmal." So gesehen haben auch die pathischen Kategorien, wie gesagt, ebenso wie die Begriffe der Grenzsituation und der Freiheit hybriden Charakter. (Man kann für diesen Charakter auch andere philosophische Deutungen beibringen. Ich habe die hier vorgelegte Deutung gewählt, weil sie den philosophischen Prämissen der beiden Theoretiker weitgehend entspricht, die in den klassischen Philosophien KANTs und SCHELLINGs ihre maßgeblichen Quellen gesucht haben.)

Für WEIZSÄCKERs Revision der naturwissenschaftlichen Medizin läßt sich eine radikale und eine weniger radikale Deutung geben. Für die radikale Deutung treten die Kategorien der pathischen Existenz an die Stelle der traditionellen "ontischen" Kategorien der Naturwissenschaften. Dies kommt einer Verabschiedung der Kategorien der Kausalität und Funktionalität zugunsten des Erlebens und Erfahrens von Widerständen gleich. Die weniger radikale Deutung geht aus von dem Prinzip der *Komplementarität* zwischen ontischen und pathischen Kategorien. Dieser Komplementarität zufolge bleiben die Kategorien der naturwissenschaftlichen Erkenntnis in Kraft, müssen aber durch entsprechende pathische Existentialien ergänzt werden. Dabei besteht zwischen den beiden kategorialen Ordnungen kein eindeutiges Zuordnungsverhältnis. Wo auf der einen Seite eine kausal veranlaßte und gesetzmäßig verlaufende Krankheit vorhanden ist, da besteht auf der anderen Seite die ganze Fülle menschlicher Seins- und Verhaltensmöglichkeiten, die sich der kausalen Gesetzmäßigkeit überlagert. Es besteht kein Zweifel, daß die weniger radikale Interpretation weitgehend dem gegenwärtigen Zustand der Medizin in Theorie und Praxis entspricht. Radikale Deutungen haben immer einen Vorzug: Sie sagen nicht nur, was der Fall ist, in dem sie eine Fallbeschreibung liefern. Sie vermögen unter Umständen etwas sichtbar zu machen, was über der Macht der Gewohnheit verdeckt bleibt. So wäre eine radikale Deutung des WEIZSÄKKERschen Unternehmens möglich, das dem Sein der Menschheit in ihrer heutigen Grenzsituation vielleicht entspräche.

Anmerkungen

1 Zu den Problemen, die sich mit der Verhältnisbestimmung von Philosophie und ärztlicher Ethik verbinden vgl. auch Wieland, W. (1986): Strukturwandel der Medizin und ärztliche Ethik. Philosophische Überlegungen zu Grundfragen einer praktischen Wissenschaft. Heidelberg: Winter, § 1. Einen kurzen Überblick zur Geschichte der medizinischen Ethik geben z. B. Engelhardt, D.v./Schipperges, H. (1980): Die inneren Verbindungen zwischen Philosophie und Medizin im 20. Jahrhundert. Darmstadt: Wiss. Buchgesellschaft, 82ff.
2 Einschlägig für Kants Interesse am Zusammenhang zwischen Philosophie und Medizin ist vor allem die späte Schrift über den *Streit der Fakultäten* (1798), in der sich Kant ausführlich mit Hufelands *Die Kunst, das menschliche Leben zu verlängern* (1797) auseinandersetzt.
3 Zu Schellings "Konzept einer naturphilosophischen Medizin" sowie zum Hintergrund der romantischen Naturphilosophie insgesamt vgl. Rothschuh, K. (Hrsg.) (1978): Konzepte der Medizin in Vergangenheit und Gegenwart. Stuttgart: Hippokrates, 385ff.
4 Zu den verschiedenen Bedeutungen von *stéresis* bei Aristoteles vgl. *Met.* D 22; zur Krankheit als Privation der Gesundheit z. B. *Met.* 1032 b 3f.; 1044 b 33ff.
5 *Phaidr*. 270 a-e. Die Diskussion über Platos Äußerungen zur Lehre des Hippokrates reicht bis in die Antike zurück; zur neueren Forschung vgl. R. Joly, Die hippokratische Frage und das Zeugnis des 'Phaidros'. In: Flashar, H. (Hrsg.), Antike Medizin. Darmstadt 1971, 52-82.
6 Vgl. etwa *Met.* A 1 zur Unterscheidung zwischen Erfahrung und Kunst am Beispiel der Medizin; *Met.* Z 7 zur Exemplifizierung des Formbegriffs an der Gesundheit; *Met.* G 2 zur Erläuterung der ontologischen Kategorien des Ansichseins und des akzidentellen Seins anhand verschiedener Bestimmungen des Gesunden sowie *Physik* B 1 und 3 zur Explikation der Ursachenlehre im Ausgang von medizinischen Heilungsprozessen. Zur Bedeutung der Medizin für die aristotelische Ethik vgl. Jaeger, W. (1959): Medizin als methodisches Vorbild in der Ethik des Aristoteles. *Zeitschrift für philosophische Forschung* 13: 513-530.
7 Während Heideggers existenziale Daseinsanalyse vor allem in der psychiatrischen Medizin Aufnahme erfahren hat (Binswanger, Boss), ist Schelers Wertphilosophie besonders für die Entwicklung der medizinischen Anthropologie (V. von Weizsäkker, Gebsattel) bedeutsam geworden, vgl. dazu auch die Materialien bei D. Wyss/G.

Huppmann, Die Bedeutung Max Schelers für die medizinische Anthropologie. In: Good, P. (Hrsg.), Max Scheler im Gegenwartsgeschehen der Philosophie. Bern 1975, 215-224.

8 Zu Paracelsus und Nietzsche vgl. Schipperges, H. (1981): Kosmos Anthropos. Entwürfe zu einer Philosophie des Leibes. Stuttgart: Klett-Cotta, 33ff. bzw. 339ff.

9 Zum Begriff der Grenzsituationen vgl. *Psychologie der Weltanschauungen* (1919) München: Piper 1985, 229ff. Zum Zusammenhang von Medizin und Philosophie bei Jaspers vgl. den Sammelband: Karl Jaspers. Philosoph, Arzt, politischer Denker. Symposium zum 100. Geburtstag in Basel und Heidelberg. Hrsg. von J. Hersch, J. M. Lochman und R. Wiehl, München: Piper 1986.

10 In einem gewissen Sinne hat Jaspers mit dem Begriff der Chiffre aus diesem Kontrast auch systematische Konsequenzen gezogen, vgl. *Der philosophische Glaube angesichts der Offenbarung*. München: Piper 1962, 153ff.

11 *Pathosophie*. Göttingen: Vandenhoeck & Ruprecht 1967, 264ff.

12 Zur Analyse der pathischen Kategorien vgl. Wiehl, R. (1990): Ontologie und pathische Existenz. Zur philosophisch-medizinischen Anthropologie Viktor von Weizsäckers. *Zeitschrift für Klinische Psychologie, Psychopathologie und Psychotherapie* 38: 263-288.

Wolfgang Jacob *(München)*

Kunst als Therapie – Wandlung durch Begegnung*

Zu meinem Thema *'Kunst als Therapie'* kann man auf sehr verschiedenen Wegen gelangen. Mir kommt es zunächst darauf an, eine Schwierigkeit aufzudecken, welche der Trend unserer Zeit zu überspielen sucht. Fast jeder Mediziner, an den die Frage *'Kunst als Therapie'* herangetragen wird, macht nämlich aus seinem Herzen kaum eine Mördergrube und wirft alle ursprünglichen Bedenken gegen das Konzept einer Kunst-Therapie rasch über Bord, obwohl im Rahmen der heutigen modernen Medizin (sprich: einer hauptsächlich positivistisch-naturwissenschaftlich ausgerichteten Medizin) eigentlich so etwas wie Kunst-Therapie fast keine Chancen haben kann. Dennoch: Eine so konservative Institution wie z. B. das Psychiatrische Großkrankenhaus in einer bekannten süddeutschen Stadt, hat in den letzten Jahren förmlich Feuer gefangen bei der Frage: Welche Möglichkeiten bietet die Kunst dem Kranken, insbesondere dem psychiatrisch Kranken, ja sogar dem langjährigen Angehörigen einer forensisch-psychiatrischen Station?

Wenn wir uns vorstellen, wie ein therapeutischer Erfolg bei irgendeiner Krankheit durch künstlerisches Tun überhaupt möglich sei, so geraten wir zunächst in denkerische Schwierigkeiten. Die Kunst als *Kunst* kommt in der heutigen Medizin so gut wie gar nicht vor. Es gibt also allenfalls so etwas wie eine Heil*kunde*. Ich muß etwas "wissen", um zu diagnostizieren und zu therapieren. Das ärztlich-medizinische Wissen und Handwerk speist sich so gut wie ganz aus naturwissenschaftlich-technisch erarbeiteten Quellen und Möglichkeiten. Selbst die Heilkunde als Wissenschaft, ein sehr spezifisch naturwissenschaftlich ausgerichtetes Kundigsein des Arztes, um Krankheiten zu bekämpfen oder zu "vertreiben", wird immer weniger umfassend wirksam, wenn wir nicht bereit sind, den heutigen medizinischen Denkgewohnheiten mehr oder weniger blindlings zu vertrauen. Wir betreiben unsere sog. Heilkunde - nämlich das, was wir von ihr wissen und wissenschaftlich zu verstehen suchen, eher als Heil*technik*, kaum aber als Heil*kunst*. Anders formuliert: was die heutige Medizin im Einzelfall zu tun vorgibt, hängt nicht so sehr von den Einfällen des Arztes ab, von seiner 'Intuition', als vielmehr davon, wie weit ein "Wissen" des Arztes bei den verschiedenen Schritten der Diagnostik und Therapie verfügbar ist, ein Wissen,

---

*Frau Professor Traudel Schottenloher aus besonderem Anlaß gewidmet.

auf das er in jedem Fall zurückgreifen kann. Leider befindet sich auch die sichere Verfügbarkeit dieses vor allem positivistisch-technisch konzipierten Wissens auf dem Rückzug: Jeder Mediziner kennt fast nur noch sein engeres Fachgebiet ganz genau und beherrscht es sozusagen souverän. Selbst dieses spezielle Fachwissen aber wird in den Krankenhäusern und in den heutigen ärztlichen Fachpraxen nicht immer befriedigend vermittelt.[1]

Die Frage, wann und wo es in geschichtlichen Zeiten der Medizin je anders gewesen sei, läßt sich mit wenigen Worten kaum beantworten. Wir wissen nicht einmal, worauf diese unsere Medizin als Wissenschaft sich genau begründen läßt. Wir versuchen sie vornehmlich auf naturwissenschaftliche Weise zu begründen, jedoch wird uns von den reinen Naturwissenschaftlern gesagt, sie sei keine Naturwissenschaft im eigentlichen Sinne. Bitten wir aber die Geisteswissenschaftler um Rat, so heißt es, nichts stehe der Medizin so gut an, wie eine gründliche naturwissenschaftliche Basis, eine reine Geisteswissenschaft aber könne sie nicht sein. Und - fragen wir nach ihren *ureigenen* wissenschaftlichen Grundlagen, so bekommen wir ebenfalls keine zureichende Antwort! Selbst die sog. *Psychosomatische Medizin* verfügt nur über ziemlich unzureichende wissenschaftliche Grundlagen, die hier nicht näher zu erörtern sind.

Diejenige Richtung in der Medizin, welche sowohl von der Psychosomatischen Medizin, als auch von der rein körperlichen oder sog. Schulmedizin eingeschlagen werden kann, ohne einen unüberwindlichen Bruch oder eine falsch ausgerichtete ideologische Grundhaltung zu riskieren, bezeichne ich nach meinem Lehrer Viktor v. WEIZSÄCKER als *Anthropologische Medizin*.[2] Was WEIZSÄCKER als Anthropologische Medizin bezeichnet, die nach seiner strengen Auffassung wissenschaftsfähig, also auch naturwissenschaftsfähig sein und bleiben muß, läßt sich in einem einzelnen Satz nur schwer zum Ausdruck bringen. Es genügt nicht, wie in einer Psychosomatischen Medizin das Körperliche durch das Seelische oder *vice versa* das Seelische durch das Körperliche zu 'interpretieren', denn was heißt hier 'interpretieren'? "In der Praxis" - so sagt WEIZSÄCKER - "hat sich dann ein großer Mangel herausgestellt. Mit der Frage nach dem Sinne einer bestimmten Krankheit stellte sich nämlich als Haupthindernis ein, daß wir nicht begreifen können, warum gerade dieses Organ ergriffen, diese Funktion gestört war. ... Man kann nicht sagen, daß da gar kein Fortschritt zu verzeichnen sei; aber befriedigen kann er uns doch nicht, und die Situation ist etwa die eines hoffnungsvollen Anfangs."[3]

Lassen Sie mich noch ein anderes Zitat hier anfügen, welches deutlicher als alles zuvor Gesagte die Anthropologische Medizin WEIZSÄCKERs bestimmt: "Der Weg zum Sinn, der Weg zur Bestimmung wird wirklichkeitsnäher und bestimmter, wenn wir in jeder gegebenen Krankheit eine Modifikation des Weges zum Tode und zum Leben sehen." WEIZSÄCKER warnt an dieser Stelle vor einem falschen Formalismus des Denkens. Es geht also in jedem Falle um "Tod und Leben". Dies ist gemeint, wenn er sich im Kern seiner Überlegungen, um die "Einführung des Subjektes" in die Medizin als Wissenschaft bemüht.[4]

Auch Sigmund FREUD hatte schon früh - nämlich zuerst im Jahre 1915 - den Tod in die Psychoanalyse integriert, und zwar mit dem Satz: "*Si vis vitam, para mortem*".[5] Später - um 1920 - hat er dann das Verhältnis von Leben und Sterben, Leben und Tod zu seinem ureigenen Anliegen gemacht. Dennoch: In der sog. Psychosomatik wurde nach FREUD das Problem des Sterbens und des Todes kaum je direkt angesteuert. Es blieb weiterhin von einem '*Todestrieb*' die Rede, der in allen biologischen Organismen schlummert und letztlich einen körperlichen Verfall initiiert![6] In der späteren Pathologie hat man dann von einem bedingten Alterungsprozeß des Lebewesens gesprochen, der nach einigen Jahrzehnten den Tod herbeiführe.[7] Vermutlich, so FREUD, "wähnt" sich das Unbewußte "unsterblich" und so findet auch der Gedanke und Begriff der 'Unsterblichkeit' in der Psychosomatik seinen Platz.[8] Bei FREUD selbst wird das alles ab 1920 ganz anders: Alles Leben ist vom Tode bedroht und es bleibt nur eine Frage der Zeit, wann sich Lebendes dem Tode unterwirft. Der Todestrieb wird zum Antipoden alles Lebendigen und siegt schließlich doch![9]

Die 'Verdrängung des Todes' aus unserem Leben 'hier und jetzt' läßt sich allenthalben - auch in der Medizin deutlich machen. Selbst die heutige Hospiz-Bewegung enthält eine solche Dialektik. Dennoch, eine Medizin unserer Tage oder eine Medizin der Zukunft kann ohne diesen Widerspruch nicht sein! Und wir haben nicht mehr die Möglichkeit, eine Medizinische Logik als Wissenschaft aufzustellen, in der der Tod nicht vorkommt! So erübrigt sich auch die ziemlich naive wissenschaftliche Meinung, Krankheit sei 'nichts anderes' als ein von der Norm abweichendes körperliches Geschehen.[10] Vielmehr müssen wir uns fragen, ob nicht jegliche Krankheit in uns etwas sei, was von der in uns waltenden "Lebensordnung des Gesunden" abweicht, also dieses Gesundbleiben oder wieder Gesundwerden, aus irgendeinem Grunde nicht mehr zu erreichen vermag. Solche Gründe können geistige, seelische, körperliche, soziale oder ökonomische, also nicht nur rein somatische Gründe sein. Die Aufgabe der *Therapie* wäre es dann, Wege aufzuzeigen, die dem Kranken helfen, seine ihm eigene Lebensordnung neu zu finden oder sie vielleicht neu und erstmalig zu entdecken! Wir hätten hier also - umfassender - von "Ursprüngen menschlicher Lebensordnungen" zu sprechen, anstatt uns auf den sehr schmalen Sektor eines naturwissenschaftlich zu begründenden Kausal-Prinzips einzuschränken.[10]

Darf und kann es derartige Überlegungen in der Medizin überhaupt geben? Machen wir uns klar: Therapie kann in jedem Fall nur einen Aufschub des Todes, nicht aber Unsterblichkeit oder 'ewiges' Leben bedeuten! In jedem Fall also kann Therapie nur ein *zeitlich begrenztes* Geschehen sein, das in irdische

Zeiträume eingreift, 'hier' und 'jetzt'. Man kann durch Therapie den Weg zum Tode zwar verlängern, nicht aber verhindern.

Wenn wir unser Leben betrachten, unseren Alltag, was wir alltäglich tun, so haben derartige Gedanken in einem solchen Alltag meistens keinen Platz. Wir pflanzen lieber Ideologien als Wirklichkeiten vor uns auf. Die Wirklichkeiten des Todes und des Sterbens werden daher aus unserem medizinischen Alltagsleben weitgehend verbannt. Selbst der Arzt, dem doch die Begleitung seiner Patienten bis zum Tode aufgetragen ist, versucht sich auf vielerlei Weise dieser Pflicht zu entledigen und weiß das meistens auch ganz gut zu begründen. Er wendet sich lieber dem, was lebt und krank ist, zu. Eine Krankheitslehre, die das Verhältnis von Leben und Tod anthropologisch - also 'menschengemäß' - untersucht, eine solche Krankheitslehre gibt es in der offiziellen Medizin so gut wie gar nicht.[11] Der eigentlichen ärztlichen Aufgabe gegenüber scheint sie sich als inadäquat zu erweisen. So versuchen wir, aus den Bereichen unserer Medizin den Tod weitgehend auszuklammern, d. h. wir betrachten es vor allem als unsere Pflicht "Lebenden" und nicht "Sterbenden" zu helfen. Es scheint, auch unsere Gesundheitsideologie lasse im Augenblick keine andere Aufgabe zu als jene, daß es dem Menschen gelingen möge, gesund zu bleiben. Doch ich glaube, kein Mensch dieser Erde kann den ideologischen Slogan der WHO vorbehaltlos billigen: "Gesundheit für alle im Jahr 2000". Wohl aber könnte er dem Satz zustimmen: Gesundheit für alle sei bereits im Jahr 2000 zu wünschen, wenngleich ein solcher Wunsch das wahre Verhältnis von gesund und krank völlig verkennt.

Ich möchte nun zu meinem eigentlichen Thema kommen: *Kunst als Therapie - Wandlung durch Begegnung*. Es kann dieses Thema nicht verbindlich abgehandelt werden, ohne es in eben jene Perspektiven einzubetten, die ich Ihnen soeben vorgetragen habe. Auf vielerlei Wegen können wir uns ihm annähern: Als Mediziner, als Künstler, als Patienten, als Therapeuten, oder aber als beliebige andere Vertreter der menschlichen Gesellschaft. Allerdings werden wir abermals vor ein Dilemma gestellt, das uns entscheiden lassen will, ob wir die Wissenschaft (rangmäßig) *vor* die Kunst zu stellen oder ihr nachzuordnen haben. Kann - und das ist unsere eigentliche Frage - angesichts der Medizin als Wissenschaft die Kunst in der Therapie eine ernstzunehmende Hilfe sein? Ich gehe davon aus, daß in der Kunst-Therapie dem Kranken ein eminent künstlerisches Erlebnis nahegebracht werden oder sogar "aufgehen" kann, daß sich also ein künstlerischer Vorgang ereignet, sofern ihn der (wahre) Künstler als Therapeut zu vermitteln vermag. Von diesem "Idealfall" soll hier weiterhin die Rede sein.

In der Tat geschieht in der heutigen Medizin etwas "Neues", wenn Kunst als Therapie zugelassen wird. Therapie (gr.: *therapeia*) heißt ursprünglich helfen, behilflich sein, dienen, *nicht* 'machen' oder gar 'etwas durchsetzen'. Es ist dagegen noch nicht ausgemacht, wem vor allem geholfen wird, ob dem Kranken, dem Künstler oder dem Arzt oder der Gesellschaft, welch letztere schließlich zu entscheiden hat, ob Kunst als Therapie sein soll, sein darf oder nicht! Eigentlich hätten wir *alle* diese Fragen zu untersuchen und in uns zu bewegen. Natürlich bleibt uns auch die Möglichkeit, hier das eine oder das andere erst einmal zu erwägen oder zu erfahren, bevor wir uns entscheiden. Auch methodische Fragen stellen sich ein: Wann und wo entscheide ich mich zur Kunst-Therapie - als Arzt, als Kranker oder als künstlerischer Therapeut? Und schließlich: Wer bezahlt das alles? In dem Dickicht dieser Fragestellung wollen wir das festzuhalten versuchen, was ich schon in meiner Einleitung angedeutet hatte.

Zwischen dem Therapierenden und dem Therapierten ist im Prinzip kein Unterschied. Beide sind sie leidende und leidenschaftliche Menschen, der eine mehr, der andere weniger. Beide können krank werden und sterben. Freilich wird vorausgesetzt, daß der Therapeut für die Zeitspanne der Therapie kundiger sei als der Therapierte, was die Intensität, Erfahrenheit und Dauer einer kunsttherapeutischen Initiative anbetrifft oder jedenfalls die eigene Erfahrung im Umgang mit der Kunst, auch mit den anderen Menschen. Vielleicht ist hier die Kunst ein wesentlicher therapeutischer Teil der zwischenmenschlichen *Begegnung*. Zwar lassen sich auch von der heutigen Psychosomatik für den künstlerischen Umgang mit dem Kranken einige Regeln entlehnen, die in der Kunst-Therapie fast ebenso wichtig geworden sind wie in der Psychotherapie. Vor allem aber läßt sich eine aufrichtig gemeinte und versierte Psychotherapie ebensowenig hierarchisieren wie jegliche künstlerische Therapie! Beide ergeben sich aus einer *Schicksalsgestalt*, welche zwischen dem Kranken und dem Therapierenden sich bildet und beide enthalten oder fördern noch etwas anders als die Absicht, zu therapieren oder therapiert zu werden. Sie sind wie schicksalhafte Gegebenheiten des Lebens *und* des Todes. Es geschieht etwas, was zuvor noch nicht dagewesen war *zwischen* den Begegnenden. Hier ist vor allem das künstlerische Tun und Erleben, das Werdende, das Noch-nicht-Seiende, vielleicht das Heilsame oder jedenfalls etwas sich Entbindendes, welches zwischen den miteinander tätigen Personen dahin oder dorthin drängt.

An dieser Stelle scheint mir eine erläuternde Bemerkung notwendig zu sein, und zwar zu unserem *Zeit-Bewußtsein*! Daß unsere Zeitempfindung nicht einer physikalischen Zeitskala entspricht, sondern ihre eigenen Zeiten entwirft und schafft, ist uns allen mehr oder weniger geläufig. Etwas sei "kurzweilig" oder "langweilig" gewesen, eine solche Feststellung bezeichnet diesen Tatbestand sehr deutlich. Merkwürdige Wirkungen in ähnlicher Richtung erzeugen künstlerische Umgangsarten selbst: Es entsteht plötzlich eine andere Zeitdynamik, wenn wir künstlerisch-therapeutisch tätig werden; sei es, daß ein Einblick in die Lebenszusammenhänge möglich wird, den wir zuvor nicht erleben konnten oder erlebt haben, sei es, daß eine alte "längst vergessene Zeit" wiederkehrt, an die unsere wirklichen Lebensvollzüge anzufügen nun unversehens möglich wird. Nicht ein mehr oder weniger quantitatives, sondern ein *qualitatives* Zeit-Erlebnis bewegt uns und bestimmt unser Tun. Mir scheint ein solches therapeutisch wirksames *Ereignis* mehr einer inneren *Wandlung* als einem von außen kommenden Einfluß zu entsprechen, angestoßen durch die Therapie, wirksam in *beiden* Personen, dem Therapierenden und dem Therapierten. Dieser kreisartige, dynamisch wirksame *Gestalt*-Prozeß enthält so etwas wie die "Gegenseitigkeit des Lebens" und drückt zugleich eine "Solidarität der Tode" aus.[12]

Vielleicht gehen wir einer Zeitepoche entgegen, in der die menschliche und mitmenschliche Existenz im Zentrum aller unserer Lebensfelder steht. Nicht *ich* gestalte *mein* Leben, *meinen* Beruf, *meine* Umwelt oder *meinen* Streit, *meine* Auseinandersetzungen mit Anderen, sondern: *"respondeo, et-si mutabor"* - ich werde verwandelt, indem ich antworte wie es ein Freund WEIZSÄCKERs, Eugen ROSENSTOCK-HUESSY, formulierte.[13] Dieses durch unser Tun, Denken, Handeln, Urteilen und Entscheiden *veränderte* Sein ist nicht nur unserer eigenen Initiative zu verdanken, sondern wir erleiden das alles auch durch Andere. Freilich soll das nicht bedeuten, daß jede Wandlung in der Begegnung wahllos oder gar zufällig verläuft, jedoch überhaupt so etwas wie eine Wandlung in der Begegnung wahrzunehmen oder zu spüren, setzt eine andersartige Lebenseinstellung, ein andersartiges Lebensgefühl und auch eine andersartige Antwort auf die Fragen des Anderen voraus. Ich glaube, in unserer unmittelbaren Zukunft werden derartige Wandlungen immer offenbarer.

Wenn wir über den *Wert* oder *Unwert* unseres und anderer Leben nachdenken, auch über den Wert oder Unwert des kranken Lebens, so stellt sich sehr rasch ein Postulat der Verantwortung und mit ihm der Begriff der *Schuld* ein. Es ist wohl die dominante Tendenz kaum erst vergangener Zeiten gewesen, auf den Wert-Begriff und seine Beachtung im Leben des Einzelnen wie auch des kranken Menschen fast völlig zu verzichten. Vor allem aus dem naturwissenschaftlichen Denken wurde er schon frühzeitig ausgeschlossen. Soziale Gerechtigkeit ist aber nicht ohne ein soziales Wert-Bewußtsein denkbar und individuelles Kranksein nicht ohne die Frage, wie denn seitens der Gesellschaft auf Kranksein und Krankheit geantwortet wird. Daß wir es hier mit negativen Argumenten ebenso zu tun bekommen, wie mit positiven, zeigt uns jeder Tag, vor allem zeigen es die Debatten um die Gesundheitsvorsorge. Nicht zuletzt hat die NS-Ära uns gelehrt, in welche Katastrophen eine rein positivistische Betrachtung und Bewertung der Krankheiten führt, sobald ideologische und nicht menschlich-vernünftige Prinzipien dazu führen, die Gesundheitsvorsorge auf Kosten der Krankenbehandlung, ja man kann sagen "auf dem Rücken der Kranken" durchzusetzen, anstatt zu sehen, daß nichts in der Welt die Komplementarität von Krankheit und Gesundheit auseinanderzureißen vermag. Es gelingt uns nicht, Krankheit und Gesundheit gleichsam in verschiedene Schubladen zu sortieren. Statt dessen öffnen sich mit einer ideologischen Grundlagen-Bestimmung von Gesundheit und Krankheit alle Schleusen einer rein biologischen Betrachtungsweise von Gesund und Krank neu und ihr Wasser ergießt sich uneingeschränkt zugunsten einer ideologischen Gesundheitsethik und oft zu Ungunsten des Kranken.

Eine solche Entwicklung macht auch vor dem Problem des Alterns nicht halt, das ebenfalls dem einseitigen Postulat einer Gesundheitsforderung unterworfen werden soll. Während der Kranke für seine Krankheiten selbst einzustehen hat, wird das Gesundsein und mit ihm ein Gesundheitsideal gepriesen, das einer wirklichen Prüfung nicht standhalten könnte, weil die wahrhaft ausgezeichneten Seiten der menschlichen und mitmenschlichen Existenz sich nicht *jenseits* des Krankseins, sondern nur dann erörtern lassen, wenn die Ausdehnung des Lebens zwischen Geburt und Tod in ihrer *ganzen* Wirklichkeit gesehen wird.

Daher erweist sich der Versuch einen "naturwissenschaftlich vertretbaren Krankheitsbegriff zu entwerfen" als abwegig. So lautet in dem bemerkenswerten Buch *Die Einheit der Natur* die Überschrift eines entsprechenden Kapitels: *"Modelle des Gesunden und Kranken, Guten und Bösen, Wahren und Falschen"*.[14] Der unbekümmerte Leser liest diese Überschrift so, als werde hier das Gesunde mit dem Guten und Wahren, das Kranke mit dem Falschen und dem Bösen gleichgesetzt. Das freilich wäre ein völliger Irrtum, weil der sog. gesunde Mensch sich niemals mit den Eigenschaften des Guten und Wahren, dagegen der Kranke sich mit den Eigenschaften des Bösen und Falschen gleichsetzen ließe. Hier vollzieht sich ein krasser ideologischer Irrtum, der sich vor allem dann als verhängnisvoll erweisen würde, wenn - wie der Autor sagt - eine Anthropologie unter "kybernetischen Gesichtspunkten" geschrieben werden soll, welche ihrerseits einen direkten Anschluß an die objektivierende Wissenschaft erlaube. Es widerspricht aber jeder tiefer lotenden ärztlichen Erfahrung, etwas Gesundes mit dem Wahren und dem Guten zu verknüpfen, während Krankheit, weil sie als etwas Nicht-sein-sollendes schlechthin betrachtet wird, dem Bösen und dem Falschen zuzuordnen wäre. Eine derartige wertende Gleich-Setzung dürfte verheerende Folgen haben, vor allem im gesellschaftlichen Bereich. Auch der sog. "Krankheitsgewinn" der Psychoanalyse, den die Schüler FREUDs eines Tages entdeckt haben, hat zu ähnlichen, weit übertriebenen Deutungen und Folgen geführt.[15]

Demgegenüber aber würde ein Thema wie "Kunst und Krankheit" oder gar ein therapeutischer Ansatz "Kunst als Therapie" fast wie eine Blasphemie erscheinen. So kehren wir noch einmal zurück zu unserem eigentlichen Thema. Hierbei scheint mir, daß die große Chance nicht nur einer "Kunst als Therapie", son-

dern jedweder künstlerischen Begegnung mit dem Kranken darin liegt, daß
1. der Künstler im Kranken Neues anzuregen vermag,
2. der Kranke zu gänzlich neuen Wegen seiner Lebensorientierung angeregt werden kann, die ihm nie zuvor in den Sinn gekommen wären oder ihn vielleicht an sehr fernliegende Lebensepochen wieder anknüpfen lassen,
3. werden auch im sozialen Bereich neue Anknüpfungspunkte für den Kranken möglich, wie zugleich
4. der dem Kranken im künstlerischen Bereich Begegnende selbst erfährt, daß sich ihm neue Welten eröffnen, von denen beide - der Therapeut und der Kranke - zuvor nichts gewußt hatten, und daß schließlich
5. die künstlerische Begegnung in einer "ästhetisch" bezogenen Welt für den Kranken wie für den Therapeuten eine grundsätzliche Wandlung ihrer Kräfte bedeutet, eine Wandlung, die anderen wichtigen Lebensäußerungen des Menschen durchaus entspricht.

Wir lieben heute die künstlerischen Ausdrucksweisen und Bildwerke der sog. 'primitiven' Kulturen. Wir sollten endlich begreifen, daß eine vergleichbare Quelle künstlerischer Ausdrucksweisen auch in uns selber schlummert.

Anmerkungen

1 Zum Versuch, die Kunst als mögliche Quelle eines anderen Wissens vom kranken Menschen neu ins Gespräch zu bringen, vgl. Jacobi, R.-M. E. (1992): Person, Zeit und Dialog - Zur Frage nach Möglichkeit und Struktur eines anderen Wissens vom kranken Menschen. In: Lang, H./Weiß, H. (Hrsg.): Interdisziplinäre Anthropologie, S. 69 - 97. Würzburg: Königshausen & Neumann
2 Neben anderen einschlägigen Werken Viktor von Weizsäckers sei hier besonders auf sein Buch "Der kranke Mensch. Eine Einführung in die medizinische Anthropologie" (Stuttgart: Koehler 1951) verwiesen. Die Zitation erfolgt nach Weizsäcker, V. v.: Gesammelte Schriften, Bd. 9, S. 312 - 641. Frankfurt/M.: Suhrkamp 1988
3 Weizsäcker, V. v.: a.a.O., S. 630f.
4 Weizsäcker, V. v.: a.a.O., S. 631
5 Freud, S. (1915): Zeitgemäßes über Krieg und Tod. In: Gesammelte Werke, Bd. X. S. 355. Frankfurt/M.: Fischer 1946. Vgl. hierzu auch Nitzschke, B. (1991): Freuds Vortrag vor dem Israelitischen Humanitätsverein "Wien": Wir und der Tod (1915). Ein wiedergefundenes Dokument. *Psyche* 45: 97 - 142 (Zitat hier auf S. 142)
6 Freud, S. (1940): Ges. Werke, Bd. XIII, S. 269ff. Frankfurt/M.: Fischer
7 Doerr, W. (1983): Altern - Schicksal oder Krankheit? *Sitzungsberichte der Heidelberger Akademie der Wiss.*, mathem.-naturwiss. Klasse, Nr. 4, 147-165
8 Freud, S. (1915): Zeitgemäßes über Krieg und Tod. a.a.O., S. 350
9 Freud, S. (1920): Jenseits des Lustprinzips. In: Ges. Werke, Bd. XIII, S. 3 - 69. Frankfurt/M.: Fischer 1940
10 Vgl. Weizsäcker, V. v.: a.a.O., S. 637ff.

11 Zur anthropologischen Bestimmung des Verhältnisses von Leben und Tod vgl. Theunissen, M. (1984): Die Gegenwart des Todes im Leben. In: Winau, R./Rosemeier, H. P. (Hrsg.) Tod und Sterben, S. 102-124. Berlin, New York: de Gruyter. Die sog. *"Thanatologie"* bildet einen Versuch, die herkömmliche Krankheitslehre zu erweitern, vgl. hierzu u. a. Kübler-Ross, E. (1982): Interviews mit Sterbenden. Stuttgart: Kreuz Verlag (14. Aufl.)

12 Weizsäcker, V. v.: a.a.O., S. 610ff.; vgl. auch ders.: Pathosophie. Göttingen: Vandenhoeck & Ruprecht 1956, S. 273 - 294

13 Vgl. Rosenstock-Huessy, E. (1958): Die Vollzahl der Zeiten. Soziologie, Bd. 2. Stuttgart: Kohlhammer

14 Weizsäcker, C. F. v. (1971): Die Einheit der Natur, S. 320ff. München: Hanser

15 Zur kritischen Auseinandersetzung mit den Überlegungen C. F. v. Weizsäckers sei auf meine frühere Arbeit "Kranksein und Krankheit. Anthropologische Grundlagen einer Theorie der Medizin" (Heidelberg: Hüthig 1978, S. 68 - 81) verwiesen.

VI.
Der Mensch zwischen Kultur und Medizin

Dorothea Sich *(Heidelberg)*
Der Mensch zwischen Kultur und Medizin

1. Die Kulturabhängigkeit jeglicher Medizinform: Moderne Medizin und Kultur

In der Kulturvergleichenden Medizinischen Anthropologie (KMA) wird jegliche Medizinform, einschließlich die der *modernen* Medizin, einerseits in Beziehung zu der Kultur gesehen, in der sie entstand, und andererseits in Beziehung zu der, in der sie ausgeübt wird. Im Regelfall ist dies ein und dieselbe Kultur. Jedoch ist es wichtig, sich dieses Beziehungsgefüge von Entstehung und Ausübung einer Medizin, oder auch einer medizinischen Technik, eines medizinischen Begriffs oder Konzepts, zu verdeutlichen.

Wenn man wirklich erkennen will, wie *der Mensch* sich zwischen Kultur und Medizin befindet, muß man die ganz konkrete, lebensweltliche Alltagssituation in den Vordergrund der Betrachtung stellen, in der er Gesundheit, Krankheit und *Medizin* erfährt, bevor man sich zu theoretischen Abstraktionen und allgemeingültigen Aussagen über den Menschen zwischen Kultur und Medizin entschließt. Es ist immer eine bestimmte kulturelle Situation, in der mit einer bestimmten medizinischen Maßnahme versucht wird, bestimmte kranke Menschen zu heilen oder gesunden Menschen zu helfen, nicht zu erkranken.

Es ist hilfreich zu erkennen, daß die moderne Medizin wie jede andere Medizinform ein Kulturprodukt ist, in diesem Falle ein Produkt der modernen industriellen Hochkultur. Ihr Denken ist naturwissenschaftlich-mechanistisch begründet, und ihr Handeln ist bestimmten, dieser Kultur inhärenten Sachzwängen unterworfen. Es ist zwar anzunehmen, daß sich das Denken und Handeln in unserer wie in jeder Kultur, über die Zeit hin ändern wird und damit auch die Grundlage für das Denken und Handeln in der modernen Medizin. Doch sind wir gewohnt, unsere gegenwärtigen Erkenntnisse und Handlungsmaximen als absolut zu setzen und als universal, d.h. auch für andere Kulturen als gültig zu erachten. Eine solche *ethnozentristische Haltung* von Kulturteilnehmern scheint eine Voraussetzung zu sein, kulturelle Identität auszubilden, aufgrund derer Kultur überhaupt erst funktionieren kann. Fremdkulturelle Einstellungen erscheinen dadurch als barbarisch, falsch oder im besten Falle eben als fremd. In der KMA wird dennoch diese Haltung in sich selbst solange als wertneutral angesehen, als diese Prämissen nicht *universalisiert* werden, und nicht infolgedessen in fremde kulturelle Entwicklungsprozesse dominierend und kulturblind eingegriffen wird, bzw. andere nicht wegen persönlicher kultureller Einstellungen beeinträchtigt werden. Gerade dies geschieht aber gegenwärtig in großem Ausmaß weltweit, ganz besonders auch durch die moderne Medizin. Im Rahmen der Modernisierung des Gesundheitswesens fremder Kulturen wird modernes Denken und Handeln überall, insbesondere auch in fremden Kulturen, zur Prämisse adäquaten Gesundheitsverhaltens gemacht. Dies geschieht übrigens auch durch Vertreter dieser Kulturen selbst, die die moderne universalistische, also kulturblinde Ausbildung genossen haben. Besonders bedauernswert ist, daß diese Einstellung durch die Weltgesundheitsorganisation gefördert wird und seitens der modernen Wissenschaft Rechtfertigung erfährt.

Ein naturwissenschaftlich-universalistischer Denkansatz allein als Grundlage von Evaluierungen der medizinischen Versorgung in aller Welt kann kein gravierendes Problem, das durch Überfremdung zustandegekommen ist, zutage fördern. Solche Probleme bestehen dennoch. Sie können freilich nicht mit den in unseren Wissenschaften dominierenden Einstellungen nachgewiesen werden. Deshalb wird dieser Sachverhalt ignoriert, solange man nicht mit einem kulturneutralen kulturanthropologischen Ansatz die Folgen solcher Eingriffe bedenkt, untersucht und zur Diskussion stellt.

2. Die Notwendigkeit einer holistischen Kulturbetrachtung: Mensch und Medizin im kulturellen Ökosystem

Der kranke Mensch und die ihm verfügbare Medizin, unabhängig davon, ob sie modern, traditionell, transitionell oder pluralistisch ist, sind immer in ein bestimmtes kulturelles Ökosystem eingebettet, das sich von dem unseren sehr unterscheiden kann. Dieses kulturelle Ökosystem - verstanden als Bedeutungssystem - ist für die Menschen Voraussetzung zur Bewältigung von Erkrankungsprozessen in Alltag und Lebenswelt. Arzt, Patient und andere Betroffene sind für ihren gemeinsamen Umgang mit Erkrankung auf dieses lebensweltliche Bedeutungssystem angewiesen.

Entsprechende Forschung steckt zwar noch in den Kinderschuhen, doch sind z.B. in Ethnologie, Soziologie, Psychologie und nicht zuletzt in der Psychosomatik[1] kulturanthropologisch sehr fruchtbare Ansätze vorhanden, aufgrund derer notwendige Einsichten in die auch medizinisch wirksame funktionale Ganzheit eines bestimmten kulturellen Ökosystems gewonnen werden können. Für eine solche Arbeit sind bei der Datenaufnahme und Interpretation neben den naturwissenschaftlichen Prinzipien der Biomedizin die Prinzipien der *Phänomenologie* und der *Hermeneutik* zu beachten. Erst so kann das kulturelle Bedeutungsnetzwerk mit seiner Wirkung auf den Prozeß der Behandlung und Heilung des Störfaktors, den Krankheit für das Individuum und die Gesellschaft bedeutet, als Ganzes adäquat erfaßt und eingeschätzt werden.

LEVI-STRAUSS (1982) hat beispielsweise in der Strukturalen Anthropologie in zwei Artikeln ("Die Wirksamkeit der Symbole" und "Der Zauberer und seine Magie") für das Studium der kulturellen Bewältigung eines Erkrankungsprozesses wichtige Hinweise gegeben. Er beschreibt die drei ineinandergreifenden Elemente des kulturellen Umfeldes in einer traditionellen Stammesgesellschaft, die nach seinem Dafürhalten für Heilung wesentlich sind: 1. der Heiler mit seiner Überzeugung, daß er heilen kann, 2. der ihn konsultierende Kranke mit seiner Überzeugung, daß der Heiler ihm helfen kann, und 3. die beide tragende Gemeinschaft mit ihrer Überzeugung, daß dergestalt Heilung zustandekommt.

Diese drei Elemente sind nicht nur für die Analyse medizinischer Vorgänge in einer traditionellen Stammesgesellschaft, sondern in jeder Gesellschaft von heuristischem Wert. Mit ihnen können - auch in unserer Gesellschaft - medizinische Vorgänge auf ihre kulturellen Konnotationen hin untersucht werden. Vor allem aber geben sie eine Grundlage für Kulturvergleiche, die in ihren Aussagen über die Bedeutung der Medizin für den Menschen nicht allein auf modern-medizinischen Prämissen beruhen, sondern kulturneutral sind.

Das kulturelle Ökosystem ist im Zusammenspiel dieser Elemente verbindende Grundlage in jeder Gesellschaft für Mensch *und* Medizin in ihrem Alltag und in ihrer Lebenswelt. Erst auf seiner Grundlage kann *Heilung* zustandekommen.

3. Die Kulturblindheit in den modernen Gesundheitswissenschaften und ethnographische Einzelfallstudien zur Erschließung der kulturellen Ökologie

Die modernen Gesundheitswissenschaften übersehen zur Zeit noch, daß nicht allein die Qualität des medizinischen Wissens, der medizinischen Technik und ihrer Verfügbarkeit den Wert einer Medizin oder medizinischen Maßnahme für einen Menschen oder eine Menschengruppe bestimmen. Sie übersehen, daß die Fähigkeit der Menschen - Kranke, Therapeuten wie Sozialgruppe - zur gemeinsamen Integration des Erkrankungs- und Heilungsprozesses in den Alltag und den Kulturprozeß der Wirkung jeglicher Therapie, auch der der modernen Medizin, vorangestellt ist. Die allen gemeinsame Grundlage ist das kulturelle Ökosystem. Wenn die Eindeutigkeit dieses Systems z.B. durch Überfremdung, gestört ist, fällt manchmal zwar auf, daß "irgendetwas" die Wirksamkeit der modernen Medizin behindert und daß dies mit Kultur zu tun haben könnte. Die Probleme selbst aber fallen modernen Gesundheitsarbeitern nur als *irrationale* gesundheitliche Verhaltensweisen fremdkultureller Individuen ins Auge. Wo dem aber so ist, ist es gleichzeitig gewöhnlich auch Ausdruck einer gestörten kulturellen Ökologie. Zu dieser Störung kann der moderne Gesundheitsarbeiter durchaus selbst beigetragen haben.

Eine gestörte kulturelle Ökologie schlägt sich z.b. nieder in Problemen, die Migranten aus anderen Gesellschaften mit unserer Medizin haben, und in Problemen, die unsere Medizin mit Migranten hat. Sie äußert sich auch in Problemen, die traditionelle Menschen in fremden Kulturen mit der modernen Medizin haben, und in Problemen, die die moderne Medizin mit Menschen in fremden Kulturen hat. Die moderne Medizin erkennt dann, daß ihre Kosten-Nutzen-Relation nicht stimmt und will dies ändern. Sie versucht dies jedoch allein nach Prämissen der modernen Medizin und ohne ein geeignetes *kulturanthropologisches Denkmodell*, mit dem der *fremd*kulturelle Faktor auf angemessene Weise gegenüber der modernen medizinischen Dominanzkultur ins Gesichtsfeld treten und eingeschätzt werden kann.

Dazu müssen die Prämissen erkannt werden, die das lebensweltliche Verhalten der Kulturteilnehmer in ihrem Umgang mit Erkrankung bestimmen. Diese sind gewöhnlich nicht bekannt und müssen erst untersucht werden. Wo sie allerdings vorliegen, sieht man sich gewöhnlich vor Problemen, die nicht nur das Verhalten der Kulturteilnehmer gegenüber der modernen Medizin, sondern auch das der modernen Medizin gegenüber den Kulturteilnehmern der wissenschaftlichen Reflexion wert erscheinen lassen. Die Denkmodelle und die vorhandenen Forschungsparameter der modernen Gesundheitswissenschaften (bzw. die, die eingesetzt und finanziell gefördert werden), reichen wie gesagt z.Z. nicht aus, dem tatsächlichen Sachverhalt auf den Grund zu gehen. Es bedarf dazu einer holistischen Betrachtung und Analyse des jeweiligen kulturellen Ökosystems. Diese muß die reduktionistisch-universalistischen Gedankengänge und Schlüsse der modernen Gesundheitsforschung am jeweiligen Ort ergänzen.

Die erforderlichen Grundlagen gibt es bisher in keiner einzigen Wissenschaft allein. Auch wurden sie bislang in kaum einer Kultur erarbeitet. Sie müssen für das Studium der Medizin und ihrer Beziehung zum Menschen im Kulturkontext erst aus den Grundlagen verschiedener Disziplinen - interdisziplinär - geschaffen werden.

Geeignet für einen Einblick in das kulturelle Ökosystem der Erkrankung, der ergänzende Einsichten bringen kann, sind Einzelfallstudien, die sozusagen als "Senklot" in den Alltag und seine Abläufe dienen. Solche Einzelfallstudien sind aufwendig. Sie müssen eine Verhaltensinventur bei allen relevanten Individuen im Umfeld eines Erkrankungsprozesses einschließlich Erkranktem, Familie, Gruppe, Arbeitswelt, modernen medizinischen Personal und anderen beteiligten Individuen und Institutionen zugrundelegen. Sie müssen in einem bestimmten kulturellen Umfeld oft genug wiederholt werden, damit kulturtypische Phänomene von zufälligen individuellen Einstellungen ausreichend abgegrenzt werden können. Das gewonnene Material muß ethnologisch wie medizinisch gleichermaßen kompetent beurteilt werden. Ethnologische und medizinische

Gesichtspunkte der Beurteilung müssen auf nachvollziehbare, kulturanthropologisch adäquate Weise zueinander ins Verhältnis gesetzt werden.

4. Konzeptuelle Grundlagen für eine notwendige interdisziplinäre Forschungsarbeit

Für kulturvergleichende Erforschung der kulturellen Wirkung moderner Medizin sind interdisziplinär verbindliche, konzeptuelle Grundlagen erforderlich. Diese sind de facto nicht vorhanden. Die Folge ist, daß verschiedene Disziplinen mit verschiedenen wissenschaftlichen Ansätzen die angesprochenen Phänomene von verschiedenen Gesichtspunkten her aufgegriffen haben. Sie kommen jedoch nicht ins Gespräch darüber und dadurch nicht dem Problem näher, sondern verlieren sich in abstrakte Diskussionen über Widersprüche ihrer theoretischen Ansätze. Es sollen jetzt einige, am *Institut für Tropenhygiene* in Heidelberg erarbeitete Konzepte vorgestellt werden, mit denen versucht wird, den Anforderungen für einen sachlichen interdisziplinären Dialog zu genügen. Sie sind durchaus vorläufig und offen für Diskussionen zu angemessenen Korrekturen. Sie stehen miteinander in Zusammenhang und werden verwendet, um Einzelfallstudien der vorgeschlagenen Art zu planen, durchzuführen, zu interpretieren und im Zusammenhang mit dem modernen medizinischen Ansatz zu diskutieren:

1. Der *Kulturbegriff*, einschließlich des Konzepts kultureller Funktionssysteme und in Zusammenhang damit, der Begriff der Lebenswelt.
2. Das Konzept der Medizin als einem *kulturellen Funktionssystem*, wie es Sprache, Religion und Familie sind.
3. Das Konzept von unterschiedlichen *Ebenen* der wissenschaftlichen Dokumentation, Analyse und Interpretation medizinischer Probleme.
4. Die kulturelle Vieldeutigkeit des *Krankheitsbegriffs* und die Bedeutung von Kranksein in der KMA.
5. *Heilen* als übergeordnete Funktion kultureller Medizinsysteme und als kultureller Prozeß. *Coping* als adaptives Verhalten.
6. *Kulturelle Dissoziation*, die in Folge des Medizintransfers auftreten kann.

5. Der Kulturbegriff als Grundlage für transkulturell vergleichende medizinische Untersuchungen (Konzept Nr.1)

Als erstes soll der *Kulturbegriff*, mit dem in der KMA gearbeitet wird, vorgestellt werden. *Kultur* wird für den genannten Zweck nach Clifford GEERTZ als ein historisch überliefertes System von Bedeutungen betrachtet, mit dem die Menschen ihr Wissen vom Leben und ihre Einstellungen zum Leben einander mitteilen, tradieren und weiterentwickeln (vgl. GEERTZ 1987, S. 46). Es handelt sich also um ein semiotisches Kulturkonzept: Kultur wird als Zeichensystem betrachtet, anhand dessen der gesellschaftliche Austausch, die Speicherung und Verarbeitung von Informationen untersucht und interpretiert werden kann.

Dies bedeutet: Kulturen sind intersubjektive Symbolsysteme, die die Wirklichkeit und die Lebensprozesse in einer kulturellen Gemeinschaft strukturieren. Es sind Muster, nach denen Menschen ihr Leben einerseits ausrichten und andererseits den Alltag mit seinen Problemen in der Gemeinschaft bewältigen. Die Kulturmuster liegen dem öffentlichen Verhalten zugrunde. In diesem Sinne kann *Kultur* eine Ethnie sein, aber auch eine Statusgruppe, eine Dorfgemeinschaft, eine 'Peer-group' o.ä. Im konkreten Fall eines Individuums oder einer Gruppe wird der Begriff *Lebenswelt* verwendet. Es ist der Bereich in dem *wir* uns begegnen und die Vorgaben für die gemeinsame Bewältigung des Alltags und seiner Probleme finden. Dazu gehört auch das Phänomen *Krankheit*, was immer Kulturteilnehmer darunter verstehen.

Der Begriff der Lebenswelt ist der phänomenologischen Soziologie entnommen und bezeichnet den Bereich des selbstverständlichen alltäglichen Wissens, des vorwissenschaftlichen Raums und der menschlichen Erfahrungswelt, aus dem wir unsere Primärerfahrungen ziehen (vgl. LAMNEK et al. 1991, STAGL 1981). Es ist eine zusammenfassende Bezeichnung für alle Formen vorwissenschaftlicher Welterfahrung in Abgrenzung zur theoretisch bestimmten wissenschaftlichen Weltsicht. Die Lebenswelt ist die konkrete Umwelt, auf die jeder Mensch durch Tun und Leiden bezogen ist.

Kulturelle Systeme bzw. Kulturmuster sind nach GEERTZ extrinsische (äußerliche) Informationsquellen, die mit dem genetischen Code verglichen werden können. Gene sind intrinsische (innerliche) Informationsquellen. Kulturelle Codes hingegen sind extrinsische Informationsquellen. Sie bestehen außerhalb der Grenzen des Individuums im zwischenmenschlichen Raum. Der Vergleich und das Herausarbeiten der Unterschiede zum sozialen Verhalten der Tiere, das weitgehend genetisch bestimmt ist, wird hier wichtig. Nach GEERTZ (1987, S. 51) "...besteht tatsächlich eine substantielle Beziehung: grade weil beim Menschen die durch Gene programmierten Prozesse im Vergleich zu den niederen Tieren so unspezifisch sind, sind die durch die Kultur programmierten so wich-

tig; grade weil das menschliche Verhalten nur wenig durch intrinsische Informationsquellen determiniert ist, sind die extrinsischen Quellen so wesentlich."
GEERTZ (1987, S. 51) beschreibt den Unterschied von genetischen Codes und kulturellen Codes, indem er deutlich macht, daß letztere im Vergleich Symbolsysteme sind: "Ein Biber benötigt zum Bau eines Dammes nur den richtigen Platz und die geeigneten Materialien - seine Vorgehensweise ist durch seine Physiologie bestimmt." Die Gene enthalten also das verhaltensbestimmende "Modell für" den Dammbau. Dem wird nun die Grundlage menschlichen Verhaltens beim Dammbau gegenübergestellt: "Der Mensch aber, dessen Gene bei baulichen Aktivitäten nichts zu sagen haben, benötigt dazu noch eine Vorstellung davon, was es heißt, einen Damm zu bauen; eine Vorstellung, die er nur aus einer symbolischen Quelle beziehen kann - einem Bauplan, einem Lehrbuch oder aus verschiedenen Äußerungen von jemandem, der bereits weiß, wie man Dämme baut - oder natürlich daraus, daß er graphische und sprachliche Elemente so bearbeitet, daß er eine Vorstellung davon entwickeln kann, was Dämme sind und wie sie gebaut werden." Die den Menschen zum Zweck des Dammbaus verfügbaren Verhaltenscodes sind also gleichzeitig "Modell von" Verhalten und "Modell für" Verhalten, und ihre Anwendung setzt auch Vorstellungsvermögen voraus. Genetische Codes sind nur Modell "für etwas". Kulturmuster aber sind umfassende Symbolsysteme, nach denen menschliches Verhalten (vorwiegend im Sozialisationsprozeß) erlernt und strukturiert wird, und in die individuelle Vorstellungswelt als Modell für Alltagsverhalten integriert sind.
Kulturelle Gemeinschaften unterscheiden sich nach ihren kulturellen Codes, die die individuelle Vorstellungswelt beherrschen und nach denen die Kulturteilnehmer miteinander und mit ihren Problemen, auch der Krankheit, was immer sie darunter verstehen - habituell und unhinterfragt - umgehen. Dies geschieht auf eine in das Bedeutungssystem der entsprechenden Kultur enkodierte, von anderen Kulturen unterschiedene Weise.

6. Medizin als kulturelles System (Konzept Nr.2)

Wie A. KLEINMAN (1980) überzeugend gezeigt hat, ist Medizin ein wichtiges Funktionssystem in jeder Kultur, wie Sprache, Religion, Familie etc. Es hat die Funktion, Erkrankung in den Alltag und in den kulturellen Prozeß so zu integrieren, daß diese nach Möglichkeit unbeeinträchtigt von dieser Störung ablaufen. Das kulturelle Bedeutungssystem enthält für Individuen und Gemeinschaft, Spezialisten und Laien gleichermaßen Information über Ursachen, Charakter, Verhütung, Verlauf, Behandlungsmaßnahmen und Folgen von Erkrankung. Ebenso ist es die Quelle von Informationen über verfügbare Ressourcen, Institutionen, Rollen, Interaktionsmuster, Normen, Werte etc. für den Umgang mit und in der Bewältigung von Krankheit. Es ist *die* Weise, wie in *dieser* Kultur der individuelle und kulturelle Prozeß von Krankheit mit dem individuellen und kulturellen Prozeß von Heilung verbunden wird. Dieses System ermöglicht Heilung und den Umgang mit Störungen, die mit Erkrankung verbunden sind, im Alltag für die verschiedenen Beteiligten: dem Individuum, der Familie, der Gruppe und dem Sozialwesen. Es schließt das Wissen darüber ein, welche Erkrankungen schwer sind und welche nicht, wie lange eine Selbstbehandlung in der Familie angemessen ist und wann ein Spezialist eingreifen muß. Es schließt Wissen über verfügbare ökonomische Ressourcen und deren Gebrauch, über den Status des erkrankten Individuums und dessen Bedeutung (beispielsweise im Sozial- oder Verwandtschaftssystem - ob Großvater, ältester Sohn, Ehefrau, kleine Tochter) wie auch über die zur Verfügung stehenden Heilinstanzen und deren Wertigkeit ein. Es informiert über Rollenverteilung im Krankheitsfall: über Rechte und Pflichten des Erkrankten, der Personen, die seine Pflichten übernehmen, derjenigen, die für ihn sorgen oder ihn behandeln und auch derer, die die finanziellen Lasten tragen. Dieses *Wissen* ist nicht Angelegenheit von Zweifel, Kritik und öffentlicher Diskussion. Es wurde weitgehend habituell erworben, bleibt unhinterfragt und ist im Alltag selbstverständlich. Der Alltag kann nur bewältigt werden, wenn diese *Selbstverständlichkeiten* in ausreichendem Maß für die Gemeinschaft Selbstverständlichkeiten bleiben. Werden sie außer Kraft gesetzt, entsteht Anomie (Gesetzlosigkeit)[2] im kulturellen medizinischen System.

Ein kulturelles Medizinsystem ist effizient, wenn der kulturelle Alltag vom Phänomen Erkrankung möglichst unbeeinträchtigt abläuft, in emotionaler, sozialer wie ökonomischer Hinsicht - auf der Ebene des Individuums, der des Sozialwesens (Familie, Gruppe Gemeinwesen) und der Ebene der ganzen kulturellen Gemeinschaft. Das kulturelle Medizinsystem enthält die Verhaltensnormen für den Erkrankungsfall. Jedes kulturelle Medizinsystem unterscheidet sich jedoch von jedem anderen im Hinblick auf Besonderheiten der genannten Charakteristika.

7. Ebenen der wissenschaftlichen Wahrnehmung, Analyse und Interpretation medizinischer Probleme (Konzept Nr.3)

Krankheit ist ein Störfaktor für das Leben des Individuums, seiner Gruppe und der sozialen Gemeinschaft. Sie verläuft als Prozeß, der in der Medizin üblicherweise auf drei verschiedenen Ebenen wissenschaftlich erfaßt und untersucht wird: auf der Ebene des *Körpers*, auf der Ebene der *Psyche* und auf der Ebene des *Sozialwesens*. Ein Krankheitsgeschehen verläuft jedoch als Prozeß auf all diesen Ebenen gleichzeitig. Die Beurteilung der lebensweltlichen Fähigkeit zum kulturellen Heilen, zum individuellen, sozialen und kulturellen Coping, sowie auch die Beurteilung transkultureller medizinischer Probleme setzt die Heranziehung einer übergreifenden vierten Ebene voraus, die die Ebenen verbindet: die Ebene der *kulturellen Bedeutungen*.

1. **Die biologische Ebene**: Dies ist die *Ebene des Körpers und seiner Prozesse*.

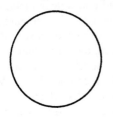

   Sie sind weltweit in allen Kulturen von gleicher Natur. Es ist die Ebene der Tätigkeit einer Biomedizin, die von kulturellen Einflüssen auf Erkrankung und Heilung in der wissenschaftlichen Auseinandersetzung absieht. Jedoch beeinflussen kulturelle Faktoren die biologischen Prozesse auf eine von dieser Medizin wissenschaftlich nicht ausreichend kontrollierbaren Weise.

2. **Die psychologische Ebene**: Dies ist die *Ebene der individuellen Erfahrung*.

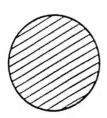

   Die Erfahrung von Patient und relevanten anderen, einschließlich des modernen Gesundheitspersonals, sind *nicht weltweit in allen Kulturen von gleicher Natur*. Sie hängen von der (weitgehend unbewußten, da habituellen) kulturellen Interpretation des Individuums ab. Es ist die Handlungsebene einer (in dieser Kompetenz noch entwicklungsbedürftigen) *kulturell sensiblen und informierten psychosomatischen Medizin*.

3. **Die soziologische Ebene**: Dies ist die *Ebene, auf der Individuen in gemeinsamem Handeln Erfahrungen teilen* und daraus

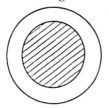

   (weitgehend unbewußt, da habituell) kulturspezifisches Wissen und Regeln für individuellen und gemeinsamen Umgang mit Gesundheitsproblemen ableiten. Es ist die Handlungsebene einer (in dieser Kompetenz noch entwicklungsbedürftigen) *Sozial- oder auch "Dritte Welt"-Medizin*.

4. **Die kulturelle Ebene**: Dies ist die *Ebene, die Einblick in das kulturelle Bedeutungssystem vermittelt,* von dem Kulturteil-

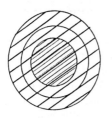

   nehmer habituell Gebrauch machen, wenn sie (individuell oder gemeinsam) Erkrankungsprobleme im Alltag und Kulturprozeß bewältigen. Die in dieser Ebene enthaltenen Bedeutungen transzendieren alle anderen Ebenen. Sie ist also eine Metaebene, von der aus transkulturelle Probleme auf den anderen Ebenen interpretiert werden müssen. Es ist die Handlungsebene einer *angewandten kulturvergleichenden medizinischen Anthropologie* (applied medical anthropology).

Die von den modernen Gesundheitswissenschaften hauptsächlich beachteten drei Ebenen des Körpers, der Psyche und des Sozialwesens haben jeweils ihr eigenes Zeichensystem, das die Bedürfnisse und ihre Befriedigung zwischen den Elementen innerhalb dieser Ebene vermittelt, und auf das ein Therapeut zur Behandlung von Erkrankung auf dieser Ebene zurückgreift. Zum Beispiel werden bei Störungen im biologischen System des Körpers biologisch wirksame Medikamente eingesetzt. Bei Störungen der Psyche werden psychologische Behandlungsmaßnahmen ergriffen. Bei Gesundheitsproblemen im Sozialwesen sind sozialmedizinische Maßnahmen wie Sanierung der Umwelt, Impfkampagnen, Gesundheitserziehung u.ä.m. üblich.

Diese Ebenen medizinischer Wahrnehmung, Analyse und Interpretation werden verwendet, um Fallmaterial von Gesundheitsproblemen in Bezug auf ihre kulturelle Konnotation zu analysiern und zu interpretieren. Indem dies getan wird, wird deutlich, daß *kulturelle Bedeutungen* die Ebenen auf medizinisch beachtenswerte Weise miteinander verbinden. Es kann eingesehen werden, wie in jedem Prozeß von Erkrankung bei medizinischen Transaktionen aufeinander bezogene kulturelle Bedeutungen zum Kommunikationsmedium zwischen den Ebenen werden.

8. Die kulturelle Vieldeutigkeit des Krankheitsbegriffs und die Bedeutung von Kranksein (Konzept Nr.4)

Krankheit, im Sinne wie Kulturteilnehmer dieses Phänomen verstehen, ist das zentrale strukturierende Element für den Umgang mit Gesundheitsproblemen in Alltag und Lebenswelt. Damit wird der *Krankheitsbegriff* zentral, und gleichzeitig wird er vieldeutig.

Der moderne Krankheitsbegriff im gängigen Wissenschaftsverständnis hat eine biologistische, keine kulturelle Grundlage. Kulturelle Bedeutungssysteme beinhalten jedoch völlig anders fundierte Krankheitstaxonomien und Nosologien. Erst diese kulturellen Konstrukte geben dem *Alltagsproblem Krankheit* Konturen, sodaß es erkannt, eingeordnet und bewältigt werden kann.

Krankheit als Begriff, wie er in der KMA Verwendung findet, bedeutet deshalb zunächst und vor allem das kulturell unterschiedliche Konstrukt Krankheit wie es in das Bedeutungssystem verschiedener Kulturen kodiert ist. Krankheit kann demnach für Menschen einer anderen Kultur eine ganz andere Realität haben, als es das moderne Gesundheitspersonal überhaupt für möglich hält. Ein erstes Beispiel dafür gab die Untersuchung von Gerhard HELLER (1972) bei den Tamang in Cautara/Nepal.[3] Seine Untersuchung zeigte, daß bereits die Wahrnehmung der Art und Häufigkeit von Symptomen von der Art von Krankheiten abhängig ist, die die Kulturteilnehmer kennen, also von dem *kulturellen Kon-*

strukt "Krankheit". Schon diese Wahrnehmung der Art von Symptomen, die Häufigkeit ihres Auftretens, ihrer Nennung und Bewertung ist von der Art der in dieser Kultur als Krankheit betrachteten Konstrukte abhängig. Dies kann den Erwartungen des modernen Arztes völlig widersprechen.
In der Kulturvergleichenden Medizinischen Anthropologie (KMA) verdient darüberhinaus die folgende Begriffskonstellation Aufmerksamkeit, die sowohl in der angelsächsischen *medical anthropology* wie in der deutschen Sozialmedizin gebildet wurde: die Differenzierung von *sickness* in *disease* und *illness*, bzw. deren deutschsprachige Entsprechung von *Erkrankung* in *Krankheit* und *Kranksein*. Auf dem Hintergrund und unter Vorbehalt der eben thematisierten kulturellen Vieldeutigkeit des Krankheitsbegriffs, werden diese Unterscheidungen auch für die KMA wichtig. Dabei wird vor allem dem Konzept von *Kranksein* (*illness*) Bedeutung beigemessen. Kranksein bezieht sich immer auf ein einzelnes Krankheitsgeschehen. Es ist die persönliche, soziale und kulturelle Antwort auf Erkrankung. Es ist somit auch Reaktion aus dem Raum der kulturellen Symbole, Normen und Werte. Das Kranksein gibt dem Geschehen Bedeutung, macht es erklär- und behandelbar. Im kulturellen Kontext ist diese Strukturierung der Erfahrung bereits Teil der Behandlung. Sie verweist auf die kulturelle Nosologie, die immer auch einer anderen kulturellen Taxonomie entspricht als in der Biomedizin und in der Kultur der modernen Industrienationen vorausgesetzt wird.
Daraus folgt die außerordentlich wichtige Tatsache, daß eine ethnographische Verhaltensinventur bei allen relevanten Individuen und Institutionen im Verlaufe eines Erkrankungsprozesses, die auf phänomenologischer Grundlage mit hermeneutischen Prinzipien für die Interpretation durchgeführt wird, tiefen Einblick in das kulturelle Funktionssystem und seine wichtigsten Zusammenhänge geben kann. Untersucht man in mehreren Fällen diesen Prozeß von Kranksein *(illness)*, lassen sich für das Setting auch die für den Umgang mit Krankheit typischen Schlüsselbedeutungen und Verhaltensstrukturen identifizieren, ebenso wie unter Akkulturationsdruck auftretende typische Störungen. Bisher wurden nur wenige Untersuchungen dieser Art unternommen, und noch seltener wurden sie für diesen Zweck ausgewertet.

9. Geburt in Korea: Ein Fallbeispiel

Eine Fallstudie zur Geburt in Südkorea soll nun einige der geschilderten Gesichtspunkte veranschaulichen.
Der Charakter der Studie, dem dieser Fall entnommen wurde, sei kurz geschildert: Im Jahre 1978 wurde auf der Insel Kang-Wha, Südkorea, eine ethnographische Untersuchung zur Mutterschaft gemacht. In einem Einzugsgebiet von 15.000 Einwohnern wurden alle Frauen, die in einem Zeitraum von drei Monaten schwanger geworden waren, in die Untersuchung einbezogen. Die Dauer

der Datenaufnahme dauerte mindestens bis zum Wochenbett all dieser Frauen. Einbezogen waren 30 Frauen und damit 50% aller der in diesem Zeitraum in diesem Gebiet schwanger gewordenen Frauen überhaupt. Sie lebten in 18 von den 20 Dörfern des Zielgebiets. Die Studie bezweckte eine Verhaltensinventur bei allen relevanten Individuen um eine Schwangerschaft während des Verlaufs bis in die nachgeburtliche Zeit. Es sei darauf verwiesen, daß diese Studie nach phänomenologischen und hermeneutischen Gesichtspunkten in der Datenaufnahme und Interpretation durchgeführt wurde. Das gewonnene umfangreiche Datenmaterial drängte drei Interpretationslinien auf: 1. Rekonstruktion des traditionellen geburtshilflichen Ökosystems - beeindruckend in seiner Wärme und der Sinnhaftigkeit im Kulturkontext. 2. Die geburtshilfliche Pathologie nach Maßstäben der modernen Medizin und der lebensweltliche wie modernmedizinische Umgang mit dieser Pathologie. 3. Die Interaktion des traditonellen und des modernen geburtshilflichen Systems im Erleben der Probanden.

In allen 30 Fällen zeichnete sich aufgrund der Widersprüche zwischen dem traditionellen und dem modernen System eine gestörte Situation im kulturellen Ökosystem ab, die den lebensweltlichen Umgang mit den Problemen der Geburt erschwerte.[4] Aus dem Material wurde das Erleben der Probanden im lebensweltlichen Kontext rekonstruiert. Damit trat eine bunte Fülle von bis dahin unbekannten Informationen und Zusammenhängen in Erscheinung, die eine Fallgeschichte verdeutlichen wird (vgl. SICH 1982).

Es handelte sich um eine junge Erstschwangere mit einigen geburtshilflichen Risiken und einer traditionellen Schwiegermutter, die zunächst, wie im traditionellen System üblich, ihr bei der Geburt beistehen wollte. Großmutter zu werden war im traditionellen und ist im modernen Korea noch immer, die höchstmögliche Rollenerwartung einer Frau. Sie ist verbunden mit Rechten und Pflichten, zu der die Einführung der jungen Schwiegertochter in die Frauen- und Mutterrolle gehört, einschließlich des Beistands bei der Geburt. All das steht noch weitgehend in Zusammenhang mit der Volksreligion und der Geburtsgottheit *Samshin*, der die werdende Großmutter in dieser Zeit dient. Die Geburt war und ist kulturell ein zentrales Ereignis im Lebenszyklus der Frau und auch im Lebenszyklus der Familie ihres Mannes. Die Geburt integriert beide und ist in dieser Funktion kulturell vorgegeben. Sie ist kulturell nicht als medizinisches Ereignis definiert. Eine Frau war nie gesünder, als als werdende Mutter. In diesem Fall, aufgrund der Besorgnisse, die in der modernen Schwangerenfürsorge vom Personal geäußert wurden, war die Schwiegermutter wider Willen und nach eigenen Urteilsmaßstäben, schließlich bereit, den Forderungen des modernen Systems Folge zu leisten. Was Fragen der Geburt anbetrifft, ist sie im tradionellen System höchste Autorität und nicht ohne weiteres willig, sich ihrer traditionellen Würde zu enäußern.

Das koreanische geburtshilfliche System, befindet sich bereits in Transition, und modernes Gesundheitspersonal ist verfügbar. Die Tradition ist damit allerdings nicht außer Kraft gesetzt. Die moderne lokale Hebamme schlug vor, daß die Autorin (als moderne Frauenfachärztin) die Schwangere zuhause untersuche. Die Befunde der Hebamme konnten bestätigt werden: Steißlage, enges Becken, großes Kind und damit eine für die Hausgeburt gefährliche Situation. Die Familie beriet und entschied sich, die berühmteste Kapazität für Geburtshilfe zu konsultieren, die sie ausfindig machen konnte. Dies war der Chef der geburtshilflichen Abteilung der katholischen Universität in Seoul. Inzwischen hatte die Hebamme erfolgreich eine äußere Wendung durchgeführt. Der Professor sprach somit nicht mehr von einer Steißlage. Er sprach aber auch nicht von einem engen Becken, obgleich er dies offenbar ebenfalls diagnostiziert hatte, sondern vielmehr von einem sehr großen Kopf des Kindes. Er tat dies offenbar, um die junge Frau nicht vor ihrer Familie als unfähig zu einer normalen Geburt zu diskreditieren. Nichtsdestoweniger empfahl er einen Kaiserschnitt. Die Familie fragte nach dem Grund und er erklärte, daß es für die Mutter leichter wäre. Die Familie erfragte noch den Preis (etwa 200 Dollar) und traf dann ihre eigene Entscheidung aufgrund folgender Überlegung: Kinder zu gebären ist auf dem Lande nie mit Kosten verbunden. Zu keiner Zeit im Jahr hat eine Bauernfamilie 200 Dollar in bar verfügbar. Die Geburt ist immer mit Schmerzen verbunden. Ein Kaiserschnitt für die *Bequemlichkeit* der Schwiegertochter ist deshalb undenkbar. Dennoch war man inzwischen sehr beunruhigt. Man konsultierte deshalb auch noch den Arzt der geburtshilflichen Klinik im nahen Kreisstädtchen. Der sprach weder von Steißlage, noch von engem Becken noch von großem Kopf. Er redete jedoch von einer etwas engen Gebärmutter.

Höchst eindrucksvoll wird bei dieser Art der Datenaufnahme ersichtlich, wie die Familie im Verlauf der Ereignisse von drei verschiedenen modernen Fachleuten für ein und dieselbe Situation, die von allen offenbar in der Art und als Geburtsrisiko gleich eingeschätzt wurde, drei sich widersprechende Informationen bekam.

Folgender Hinweis sei hier eingefügt: Ein stabiles Geburtssystem, ob modern oder traditionell, wird von allen Beteiligten als *richtig* und das bestmögliche überhaupt empfunden (vgl. JORDAN 1978). Es vermittelt Vertrauen, daß alles seine Richtigkeit hat, daß der Prozeß von Schwangerschaft und Geburt seinen normalen Lauf nimmt, und daß Komplikationen, wenn sie auftreten, sicher bewältigt werden, soweit dies überhaupt möglich ist. In diesem kulturellen Ökosystem, das sich im schnellen Kulturwandel befindet, war das nicht mehr der Fall. Es wurden widersprechende Informationen aus dem als überlegen geltenden modernen System vermittelt, mit der Folge von Unsicherheit, Angst und Mißtrauen.

Als die Wehen einsetzten, brachte die Familie die Gebärende in die Geburtsklinik im Kreisstädtchen, wo sie mit Schwiegermutter in ein eigenes Zimmer einzog. Sie war zunächst erwartungsvoll und wohlgemut. Die Schwester aber sagte ihr gleich: "Warten Sie's nur ab, Sie werden's schon noch fühlen!" Und sie bekam es in der Tat zu fühlen. Sie hatte Schmerzen bis zur Unerträglichkeit, so daß sie vor Angst in Panik geriet und dachte, sie würde sterben. Sie schrie und schrie. Und gleichzeitig hörte sie von Arzt und Schwester, daß sie eine leichte Geburt habe und daß sie sich nur anstelle, So wurde sie obendrein vor ihrer Schwiegermutter gedemütigt. Man muß wissen, daß in Korea zur traditionellen Geburt gehört, daß eine Frau nach Möglichkeit ihren Schmerzen so wenig als möglich Ausdruck gibt. Dazu war sie unter diesen Umständen nicht mehr in der Lage. Jedoch hatte sie in der Tat ein enges Becken und sie hatte in der Tat ein großes Kind. Unter den Umständen schritt die Geburt in der Tat nicht zufriedenstellend voran, und nun wurde das Klinikpersonal seinerseits unruhig und ängstlich. Man überlegte, und das auch wieder in ihrer Gegenwart, daß die Geburt möglicherweise doch durch Kaiserschnitt beendet werden müsse, und da das im Hause nicht ginge, Verlegung nach Seoul notwendig würde. Man machte allerdings noch einen Versuch, legte ihr einen Tropf mit wehenfördernden Mitteln an und war schließlich doch in der Lage, die Geburt mit dem Vakuumextraktor auf natürlichem Wege zu beenden. Das Kind war ein gesunder Junge und die Schwiegermutter war - zum Glück für die junge Frau - zufriedengestellt. Bei jedem anderen Ausgang hätte sie ihr das Verhalten unter der Geburt kaum verziehen.

10. Die übergeordnete Funktion kultureller Medizinsysteme: *Heilen* als kultureller Prozeß und die Fähigkeit zum Coping (Konzept Nr.5)

Diesem Fallbeispiel sollen nun einige Überlegungen zum *Heilen* folgen. *Heilen* wird in diesem Zusammenhang als übergeordnete Funktion kultureller Medizinsysteme verstanden. Für die KMA sind die Beziehungen zwischen den in Konzept Nr.3 dargestellten Ebenen von größtem Interesse. Die zufriedenstellende Vermittlung von Bedürfnissen und deren Beantwortung zwischen ihnen ist Voraussetzung zur erfolgreichen lebensweltlichen Bewältigung des Erkrankungsprozesses - oder wie in dem dargestellten Fall, einer Geburt.
Das Resultat einer einzelnen Erkrankung kann dabei eine *restitutio ad integrarum*, Versagen einer Behandlung, chronisches Leiden, Behinderung und sogar Tod beinhalten. Jedes dieser Resultate wirkt auf der somatischen, auf der psychischen und auf der sozialen Ebene. Diese Ebenen sind durch die Tatsache, daß alle Betroffenen und Beteiligten gewöhnlich Angehörige einer Kultur sind, durch ein ausreichend eindeutiges Bedeutungssystem als Kommunikationsmedium miteinander verbunden.
Heilen wird in diesem Zusammenhang zu einer Funktion kultureller Medizinsysteme als Ganzem. Die Benennung bzw. Einordnung der Erkrankung ist bereits ein Aspekt der Heilung. Der traditionelle Heiler wie der moderne Arzt wirken durch das Medium kultureller Symbolik. Die soziokulturellen Zusammen-

hänge sind der allgemein gültige Bezugsrahmen für die kulturspezifische Symbolik des Heilens, deren Wirksamkeit wiederum allgemeingültige Gesetzmäßigkeiten zugrundeliegen, wie sie in der Verhaltenstherapie, Sozialpsychologie oder Tiefenpsychologie herausgearbeitet wurden.

Nach solcher Definition von Heilen wird jeder Ausgang einer gesundheitlichen Krise akzeptierbar, wenn er die gestörte Ordnung für Individuen und Gesellschaft wiederherstellt. In diesem Verständnis von Heilen ist die Verarbeitung eines Erkrankungsprozesses und seiner Resultate auf allen Ebenen für alle eingeschlossen. Es beinhaltet ein Ordnen von Empfindungen und Emotionen und ein Sich-Beruhigen, ein Wieder-Vertrauen, ein Bejahen und Aufnehmen des nicht normalen Geschehens in den Alltag auf allen Ebenen für die Betroffenen und ihre soziale Gemeinschaft.

Voraussetzung für dieses Heilen ist eine ausreichende Eindeutigkeit des kulturellen Bedeutungssystems, das die genannten Ebenen transzendiert und verbindet. Diese Tatsache wird einsichtig, wenn die kulturelle Dimension um einen Erkrankungsfall, oder wie in diesem Falle einer Geburt, während des Prozeßgeschehens ethnographisch aufgenommen wird. Sie enthält den (ja weitgehend unbewußten, da habituell erworbenen und angewandten) kulturellen Code bzw. das kulturelle Bedeutungssystem, nach dem Individuen und Gemeinschaft ihr soziales Handeln ausrichten. Es dient als Grundlage der Regeln, nach der Behandeln und Heilen erfolgt. Das von der modernen medizinischen Wissenschaft mit *Plazebo* bezeichnete Phänomen ist ein wichtiger Ausdruck dieser auch dem modernen Gesundheitssystem in großem Maße innewohnenden Heilkraft der kulturellen Bedeutungszusammenhänge. Dies soll unten noch ausgeführt werden.

Hier kommt auch dem Begriff des *Coping* Bedeutung zu. Er kommt aus der Streßforschung und bezeichnet die Möglichkeit zu adaptivem Verhalten, wie z.B. mit einer Gefahr umgehen zu können.[5] In der KMA bezeichnet Coping die Fähigkeit zu adaptivem Verhalten bei Individuen, Gruppen und Gemeinwesen einer Kultur. Es bedeutet die erfolgreiche Übersetzung von Bedürfnissen und deren Beantwortung zwischen den Ebenen des Körpers, der Psyche und des Sozialwesens. Coping wird dadurch heilsam und zur Voraussetzung für *kulturelles Heilen*. Dabei wird klar, daß die *Codes* für diese Übersetzung durch das jeweilige kulturelle Bedeutungssystem gekennzeichnet sind. Eine beschreibende Einschätzung von Coping für die Effizienz der kulturellen Behandlung von Erkrankung eignet sich zur Erfassung der Ursachen von Kommunikationsstörungen und ihrer Wirkungen zwischen den Ebenen. Damit eignet sich Coping auch zur beschreibenden Einschätzung der Qualität von kulturellem Heilen insgesamt. Der geschilderte Fall einer Geburt in Korea verdeutlicht, daß hier die kulturelle Ökologie in einer wichtigen Hinsicht gestört ist. Ohne auf die Art der Störung näher einzugehen, läßt sich feststellen, daß es sich um eine Kommunikationsstörung handelt, die aufgrund kulturfremder Begrifflichkeiten zustandekam, die durch die moderne Medizin eingebracht wurden. Und es läßt sich auch feststellen, daß dies - bei allem Wissen und aller technischen Leistungsfähigkeit des modernen Versorgungsangebotes - für die Fähigkeit zum Coping in der Bevölkerung auch abträgliche Folgen haben kann.

11. Kulturelle Dissoziation in Folge des Medizintransfers (Konzept Nr.6)

Forcierter Kulturwandel kann durch neue Begriffe, technische Innovationen, neue Institutionen, kulturblinde Gesundheitserziehung, Migration etc. die Integrität kultureller Syteme beeinträchtigen. Das bedeutet, daß die Fähigkeit zum lebensweltlichen Coping mit Krankheit und die Grundlage für den Heilprozeß ebenfalls betroffen sein können.
Kulturelle Bedeutungssysteme haben, wie oben geschildert wurde, teilweise völlig andere Krankheitskonstruktionen, als die *International Classification of Disease (ICD)* beinhaltet. Dieses Instrument der WHO ist seit Jahrzehnten weltweit im Einsatz als Grundlage für die Beurteilung medizinischer Probleme, für Erfolgskontrolle moderner Gesundheitskampagnen und für deren transnationalen Vergleich. Sie wurde dadurch auch zum Instrument einer Umerziehung der Weltbevölkerung zu einem einheitlichen modernen Verständnis von Krankheit und Medizin. Die Existenz lebensweltlicher kultureller Medizinsysteme in ihrer Bedeutung für den Umgang mit Erkrankung wurde dabei ignoriert. Der moderne Medizintransfer schließt den Transfer der modernen Nosologie ein, sogar mit dem unausgesprochenen, aber zwingenden Anspruch, daß diese zur Verhaltensgrundlage wird. Nur mit intensiver moderner Gesundheitserziehung, so die bisherige Meinung und Strategie, werden Investitionen in den modernen Gesundheitssektor effizient. Dies kann durchaus auch schädlich sein. Die moderne Nosologie - und das ist diesen Institutionen nicht bekannt - ist nicht ohne weiteres in den Kontext eines jeden traditionellen kulturellen Ökosystems übersetzbar. Der geschilderte Fall sollte diesen Sachverhalt veranschaulichen. Die Zusammenhänge und möglichen Folgen sind in den Gesundheitswissenschaften noch nicht ausreichend bewußt.
Die psychosoziale und die soziokulturelle Fähigkeit zum Coping gegenüber Krankheit entwickelte sich anhand der kulturellen Realität von Krankheit und entstand nicht in Zusammenhang mit der *International Classification of Disease (ICD)*. Diese Tatsache ist die häufigste Ursache von Problemen der transkulturellen Kommunikation. Dies wird anhand von weltweit beobachtbaren medizinisch-kulturellen Kommunikationsstörungen in der modernen Gesundheitsversorgung, z.B. in der Sprechstunde oder bei *flächendeckenden Maßnahmen* (Impfkampgnen, Gesundheitserziehungsprogramme etc.) in Entwicklungsländern auch offensichtlich. Die Kommunikationsstörungen, die der modernen Medizin als Hemmnis ihrer Effizienz auffallen, haben jedoch eine lebenswelt-

liche Entsprechung, deren Bedeutung für die Gesundheit einer Bevölkerung gravierend sein kann. Die Vermischung von Krankheitskonzepten traditioneller und moderner Genese mit ihren oft unvereinbaren Verhaltensvorgaben kann Coping und kulturelles Heilen für eine Bevölkerung insgesamt beeinträchtigen. Die wissenschaftlichen Kriterien, die zur Zeit zur Beurteilung medizinischer Entwicklungsmaßnahmen herangezogen werden, können dies, wie oben geschildert, nicht erfassen, da sie kulturreduktionistisch sind. Sie sehen kulturelle Probleme der Gesundheitsversorgung nur im Sinne von *kulturellen Barrieren* gegenüber der Effizienz des modernen Systems. Die lebensweltliche Dimension dieser Probleme bleibt unerkannt. Obgleich diese Effizienzstörungen auch ein Indikator für Störungen von Coping und kulturellem Heilen ganzer kultureller Systeme sind, bleibt weiterer Überfremdung, auch angesichts ihrer Schädlichkeit, Tür und Tor geöffnet.

Im folgenden Ebenendiagramm wird der, die Ebenen verbindende, kulturelle Code als Pfeil eingefügt. Die Störung der Eindeutigkeit des kulturellen Codes wird durch Unterbrechung des Pfeiles verdeutlicht und als *kulturelle Dissoziation* bezeichnet.

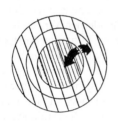

Kulturelle Dissoziation mit Folgen für Coping und kulturelles Heilen kann im Akkulturationsprozeß aus verschiedenen Ursachen auftreten. Was der vorgetragene Fall in typischer Weise demonstrierte, ist: die Vermischung des traditionellen und des modernen geburtshilflichen Bedeutungssystems im kulturellen Ökosystem. Diese Vermischung ist in vieler Hinsicht dysfunktional. Die Schwiegermutter ergriff, motiviert durch die Hebamme, die Initiative. Auf ihre Veranlassung konsultierte die Familie mit der jungen Frau, wie im traditionellen System üblich, gleich mehrere moderne Spezialisten. Alle drei Spezialisten sind hinsichtlich der Diagnostik offenbar einer Meinung (enges Becken, großes Kind, zu großes Risiko für eine Hausgeburt). Jeder von ihnen spricht koreanisch. Doch es gibt keine etablierten Übersetzungsmodi für medizinische Probleme aus dem modernen in den traditionellen Kontext. Jeder benutzt andere Umschreibungen, um seinen Befund in den Verständniskontext des traditionellen Klientels zu übersetzen. Und jeder hat einen anderen Behandlungsvorschlag. Dieser Ablauf ist in der Erfahrung der Bevölkerung die Regel. Das Resultat ist eine Konfusion der Konzepte und Begriffe in Alltag und Lebenswelt, die Verwirrung, Angst und Mißtrauen bei der jungen Mutter und ihrer Gruppe auslösen. Die Betroffenen erfahren, daß sie sich nicht auf die Aussagen der Spezialisten verlassen können. Sie fühlen sich gezwungen, sich ihr eigenes Bild von der Schwere des Zustands und den ihnen zur Verfügung stehenden Behandlungsalternativen zu machen. Der Fall veranschaulicht, wie das moderne System in für die Situation koreanischer Frauen typischer Weise, eine mehrfache Fehlleistung in der Interaktion mit dem weitgehend traditionell funktionierenden lebensweltlichen System, zum Nachteil der Gebärenden, vollbringt. Das Bemühen der Bevölkerung mit den im traditionellen System adäquaten *Coping-Strategien* sich auch des modernen Apparates zu bedienen (nämlich *healer-shopping*), ist ebenfalls dysfunktional. Der Fall kann veranschaulichen, worauf oben mit der Gefahr des Verlusts der *Coping Capacity* im Akkulturationsprozeß hingewiesen wurde.

An diesem Einzelfall einer Geburt in Korea wird das Problem der Begriffsverwirrung, der Unübersetzbarkeit von im Sinne der *International Classification of Disease (ICD)* definierten Erkrankungen und Ansätzen der modernen Medizin in die Erfahrungswelt vom Menschen in anderen Lebenswelten einsichtig. Solche sprachlichen Probleme des Übergangs sind z.Z. in allen Kulturen gegeben. Ihre Folgen betreffen vor allem die *Coping Capacity* der Bevölkerung im Krankheitsfall, da sie sich an alten Standards nicht mehr orientieren kann, und noch nicht gelernt hat, dies an den neuen zu tun. Das Neue kann nicht zu einem Allgemeingut werden, wenn nicht die ganze Kultur sich in diesem Sinne wandelt.

12. Medizinische Versorgung: Der Mensch zwischen moderner Medizin und Kultur

Es ist möglich, daß in vielen Kulturen in solchen Übergangssituationen ein sehr großes, wenn nicht gar das größte unerkannte Problem medizinischer Versorgung der Menschen verborgen ist. Denn das Vermögen zum Coping ist an das kulturelle medizinische Funktionssystem gebunden. Dieses System ist ursprünglich eine historische Leistung jeder Kultur. Es hat die Funktion Erkrankung zu vermeiden, oder, wo immer sie auftritt, sie so zu integrieren, daß der Alltag nach Möglichkeit davon unbeeinträchtigt abläuft. Die dafür unabdingbare Voraussetzung ist das *kulturelle Wissen* davon, was Erkrankung und was die Ursache von Erkrankung ist. Dieses kulturelle Wissen ist keinesfalls identisch mit dem der modernen Medizin, und es ist darüberhinaus in jeder Kultur ein *anderes*. Es ist gebunden an das kulturelle Ökosystem. Auf kulturell vielfältige Weise unterscheidet sich, was Menschen im Falle von Erkrankung zu erwarten und zu tun haben. Z.B. in Hinblick darauf, wem welche Rolle mit welchen Rechten und Pflichten zufällt: dem Erkrankten, denen die ihn pflegen, denen die ihn behandeln, denen die die ökonomische Belastung tragen, denen, die seine Rolle in der Arbeitswelt übernehmen etc. In seiner Gesamtheit vermittelt das kulturelle Ökosystem den Kulturteilnehmern die Fähigkeit, im Alltag mit Erkrankung so umzugehen, daß ihr störender Einfluß möglichst gering bleibt. Es ist die Grundlage für die individuelle und gemeinsame Fähigkeit zum Coping mit Krankheit.

All das ist in unterschiedlichen Kulturkontexten unterschiedlich, und es ist auf holistische Weise untrennbar mit allen anderen kulturellen Lebensvoraussetzungen und -vorgängen verknüpft. Wenn an einem Punkt eine Änderung eingefügt wird, werden sich alle Zusammenhänge ändern müssen, auch solche, die insgesamt kulturell heilsam waren und die normalerweise bei *Gesundheitsevaluierungen* nicht erfaßt werden.

Es ist anzunehen, das eine bestimmte Qualität des kulturellen Geflechts von Bedeutungen die Fähigkeit zum Coping einer Bevölkerung bestimmt. Es ist wenig über diese Zusammenhänge bekannt. Doch sind sie augenfällig. Es bietet sich an, diese im Hinblick auf das sog. *Plazebophänomen* zu betrachten. Wir wissen, daß 30 -40% der Behandlungserfolge von Medikamenten wie chirurgischen Maßnahmen bei uns dem Plazebophänomen zugeordnet werden müssen. Hinter dem, was sich an der Tablette und dem Eingriff kulturell manifestiert, steht die kulturelle Mobilisierung der heilenden Kraft der Hoffnung. In unserer Kultur wurde sie als Teil der Wirkung von Tabletten und chirurgischen Eingriffen unter der Bezeichnung *Plazebo* nachgewiesen. Doch die Mobilisierung der kulturellen Kraft der Hoffnung in einem kulturellen Ökosystem erschöpft sich mit Sicherheit nicht hierin. Wie weit sie geht, ist auch volkswirtschaftlich gesehen mit Sicherheit von sehr großer Bedeutung. Doch wir wissen so gut wie nichts über sie, außer daß sie an das kulturelle Bedeutungssystem gebunden ist. Es ist der Mühe wert, sich Gedanken über dieses medizinische Potential, dessen Wirkung offenbar groß ist, und seine kulturelle Grundlage zu machen. Es ist eine Leistung, die jede Kultur auf ihre Weise geschaffen hat und die sie nachfolgenden Generationen zur Verfügung stellt. Sie ist an die kulturelle Vorstellungswelt der Menschen gebunden. Wie andere ökologische Ressourcen, ist sie nicht in unbegrenztem Maße verfügbar und das Vorhandene ist zerstörbar. Damit aber geht möglicherweise auch volkswirtschaftlich mehr verloren als eine bessere *Compliance* mit modernen Gesundheitsprogrammen rechtfertigen könnte. Solche Zusammenhänge sind es wert, in Überlegungen zur modernen Medizin auf dieser Tagung einbezogen zu werden.

Anmerkungen

1 Thure v. Uexküll oder auch Viktor von Weizsäcker, soweit sie wissenschaftstheoretisch auf kybernetische und semiotische Grundlagen rückführbar sind.
2 Von É. Durkheim geprägter Begriff für einen sozialen Zustand, in dem die Verhaltensnormen in einer Gesellschaft nicht mehr eindeutig erkennbar sind.
3 Im Rahmen dieser Untersuchung entstand eine Dissertation, die HELLER am Institut für Tropenhygiene verfaßt hat.
4 Die Informationen zu den 30 Fällen kamen in 222 Interviews mit 109 Gesprächspartnern und durch begleitende wie miterlebende Beobachtung über ca. 1 Jahr hin zusammen. Sie wurden wöchentlich bis 14tägig einem interdisziplinären Team von Fachleuten zur inhaltlichen Beratung und zum Justieren der Interviewtechnik vor-

getragen. Dazu gehörten eine koreanische und eine amerikanische Ethnologin, und neben der deutschen Autorin weitere Koreaner, unter ihnen ein Professor für Gynäkologie, der Public Health-Arzt des Kang-Wha-Distrikts, ein Hochschullehrer für Soziologie und die Interviewerinnen.
5 Er wurde so von Lazarus verwendet. Thure von Uexküll arbeitet in seinem "Lehrbuch der Psychosomatischen Medizin" die historischen und wissenschaftstheoretischen Hintergründe zur Psychophysiologie heraus (Uexküll et al. 1981: 93-131) und stellt dabei ausführlich den Kontext dar, in dem dieser Begriff formuliert wurde. Es steht dahinter ein lerntheoretisches Konzept, in dem neben den Emotionen auch Abwehrmechanismen der Psychoanalyse eine Rolle spielen.

Literatur

Geertz, C. (1987): Dichte Beschreibung. Frankfurt/M.
Heller G. (1977): Die kulturspezifische Organisation körperlicher Störungen bei den Tamang von Cautara/Nepal. In: Rudnitzki, G. et al. (Hrsg.), Ethnomedizin. Ethnologische Abhandlungen Nr. 1. Barmstedt.
Jordan, B. (1978): Birth in four cultures. Montreal, Quebec, Vermont.
Kleinman, A. (1980): Patients and Healers in the Context of Culture. Berkeley, Los Angeles.
Lamnek, F. et al. (1991): Soziologie-Lexikon. München
Levi-Strauss, C. (1972): Strukturale Anthropologie. Frankfurt/Main.
Sich, D. (1982): Mutterschaft und Geburt im Kulturwandel. Frankfurt/M.
Stagl, J. (1981): Scientistische, hermeneutische und phänomenologische Grundlagen der Ethnologie. In: Stagl, J. et al. (Hrsg.): Grundfragen der Ethnologie. Berlin.

Annette M. Stroß *(Berlin)*

Zur Wirksamkeit ärztlicher Transitionsleistungen am Beispiel der Schwangerenbetreuung
(Projektmitteilung)

Beginnen möchte ich meine Ausführungen mit einem Zitat aus einem mittlerweile zum Klassiker avancierten Buch: *"Der Arzt, sein Patient und die Krankheit"* von MICHAEL BALINT:

> "In keinem Lehrbuch steht etwas über die Dosierung, in welcher der Arzt sich selbst verschreiben soll; nichts über Form und Häufigkeit, nichts über heilende oder erhaltende Dosen ...", so BALINT 1957 (S. 15).

Tatsächlich erscheint der Hinweis auf die vielfältigen Funktionen des Arztes spätestens seit BALINTs Studien über die psychologischen Probleme innerhalb der medizinischen Praxis heute beinahe als Allgemeinplatz. Gleichwohl ist der Alltag in Arztpraxen und Krankenhäusern - die ökonomischen Zwänge sind bekannt! - keineswegs geprägt vom Wissen um die vielfältigen Funktionen des Arztes. Sie beschreibt BALINT - etwas sentimental - wie folgt:

> "Hauptsächlich infolge der Verstädterung haben große Bevölkerungsteile ihre Wurzeln und ihren Zusammenhalt verloren, die Großfamilie mit ihren intim verflochtenen Bindungen verschwindet, und der Mensch lebt mehr und mehr vereinzelt, ja einsam. Wenn ihn etwas bedrückt, so hat er kaum noch jemanden, an den er sich um Rat, um Trost oder auch nur um eine erleichternde Aussprache wenden kann. Er ist mehr und mehr auf seine eigenen Hilfsquellen angewiesen ... In solchen Notzuständen wachsender Spannung findet der betreffende Mensch dann mitunter den Weg zu seinem Arzt, um zu klagen ... [und] gerade in diesem Augenblick, in dieser ersten, noch 'unorganisierten' Phase der Krankheit kann die Kunst des Arztes, sich selbst zu verschreiben, von entscheidender Bedeutung sein." (BALINT 1957, S. 16f.)

Nun geht es mir im folgenden weniger um die hier dargebotene historische Analyse, als vielmehr um die - so bezeichnete - *Kunst* des Arztes, sich selbst zu verschreiben. Genauer gesagt: Es geht um die Analyse einer spezifischen nichtmedizinischen Funktion ärztlichen Handelns, um die Analyse der - hier zu erläuternden - *Transitionsfunktion*. Untersucht wird diese Funktion hier anhand eines ebenso spezifischen Bereichs, nämlich der ärztlichen Betreuung schwangerer Frauen.

Das Projekt, das ich in diesem Zusammenhang vorstellen möchte, ist am Arbeitsbereich Philosophie der Erziehung, Fachbereich 12 der Freien Universität Berlin entwickelt worden und befindet sich in weiten Teilen noch in der Entwicklungsphase[1]. Es untergliedert sich in einen theoretischen, hier im wesentlichen historisch-kulturvergleichenden, und einen empirischen Teil. Auf beide möchte ich in der hier gebotenen Kürze eingehen.

Um die dem Projekt zugrundeliegende Fragestellung zu verdeutlichen, habe ich verschiedene - theoretische - Zugänge gewählt, die die Gesamtthematik zumindest facettenartig zu beleuchten.

Tatsächlich reicht die Frage nach der Transitionsfunktion ärztlichen Handelns in verschiedene Wissenschaftsbereiche hinein, so etwa die Ethnologie, Psychologie und die Kulturtheorie. Im vorliegenden Fall scheint der interdisziplinäre Blick denn auch in besonderem Maße geeignet zu sein, einen komplexen Zugang zur Thematik zu gewährleisten. Gleichwohl muß ich mich für eine Darstellung in diesem Rahmen auf *einige* der möglichen und relevanten Aspekte beschränken. So möchte ich mich:

– aus ethnologischer Sicht dem Phänomen von Schwangerschaft und Geburt unter dem Aspekt der Überführungsriten widmen;
– aus sozialpsychologischer Sicht an die Definition von Schwangerschaft als "kritisches Lebensereignis" erinnern;
– und ich möchte schließlich aus einer kulturtheoretischen Perspektive den Zusammenhang zwischen dem bewußten Erleben von Lebensphasen und dem Umgang des Menschen mit seiner eigenen Sterblichkeit verdeutlichen.

1. Transition in ethnologischer Perspektive

In ethnologischen Zusammenhängen ist der Transitionsbegriff geläufig: Er meint hier die - in der Regel individuelle - Überführung von einer Lebensphase in eine andere, so zum Beispiel die Überführung des Jungen zum Mann in der sogenannten Pubertätstransition oder auch die Überführung von der schwangeren Frau zur Mutter. Solche und weitere Transitionen sind begleitet von verschiedenen Ritualen wie zum Beispiel der Exilierung des Betreffenden, also der vorübergehenden Ausschließung aus der Gemeinschaft; sie sind des weiteren begleitet von spezifischen Ver- und Geboten, etwa Nahrungsverboten, Kleidungsvorschriften und ähnlichem. Welche Teilaspekte eine solche Transition in Stammeskulturen beinhaltet, läßt sich am Beispiel einer - idealtypisierten - Schwangerschaftstransition demonstrieren (Abb. 1)

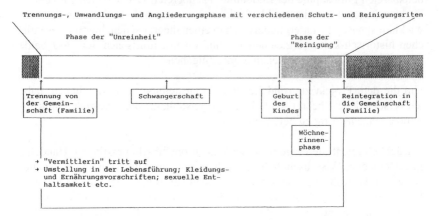

Wie man dem Schema entnehmen kann, untergliedern sich Schwangerschaft und Geburt in eine Trennungs-, eine Umwandlungs- und eine Angliederungsphase. Die Trennung von der Gemeinschaft, der Familie, manchmal auch von den männlichen Stammesmitgliedern findet in der Regel zwischen dem 3. und dem 5. Monat statt. Bei den Toda in Indien stellt sich dieser Ablauf z.B. wie folgt dar:

" 1. Mit Beginn einer Schwangerschaft darf eine Frau keine Dörfer oder heiligen Orte mehr betreten.
2. Im fünften Monat wird eine Zeremonie abgehalten, die 'Verlassen des Dorfs' genannt wird: die Schwangere zieht in eine besondere Hütte um und wird rituell von der Milchherstellung getrennt, einer sakralen Tätigkeit, die eine zentrale Rolle im sozialen Leben der Toda spielt.
3. Sie ruft zwei Gottheiten, Pirn und Piri, an.
4. Sie verbrennt sich beide Hände an zwei Stellen.
5. Eine Zeremonie markiert das Verlassen der besonderen Hütte; die Schwangere trinkt heilige Milch.
6. Sie zieht in ihr Haus zurück und verbringt dort die Zeit bis zum siebten Monat ..." (GENNEP 1986, S. 48).

Im hier geschilderten Fall wird die Trennung von der Gemeinschaft also bereits vor der Geburt des Kindes wieder aufgehoben. Zwei oder drei Tage nach der Geburt des Kindes beginnt eine zweite Exilierung, diesmal unter Anwesenheit des Vaters:

" Während Mutter, Vater und Kind in der Seklusionshütte leben, sind sie von der *ichchil* genannten Unreinheit befallen ... Zeremonien werden ausgeführt, die sie vor dem bösen Geist *keirt* schützen sollen. Die Rückkehr zum normalen Leben vollziehen sie schließlich durch das Trinken heiliger Milch." (GENNEP 1986, S. 49)

Soweit zu diesem Beispiel. Im Fall der Separierung von der Gemeinschaft tritt zusätzlich häufig eine sog. Vermittlerin auf (so etwa bei den Fox, einem in Nordamerika ansässigen Indianerstamm; vgl. GENNEP 1986, S. 50). Nach der Geburt des Kindes erfolgt die allmähliche Reintegration der Mutter in die Gemeinschaft. Nur in Ausnahmefällen bleibt die Seklusion auch nach der Geburt noch für längere Zeit erhalten. So darf die Mutter, die Zwillinge geboren hat, etwa bei den Soko im Kongo ihre Hütte bis zum vollendeten sechsten Lebensjahr der Kinder nicht verlassen; lediglich ihre Eltern haben das Recht, ihre Hütte zu betreten (vgl. GENNEP 1986, S. 52f.). Darüber hinaus gelten bestimmte Ernährungs- und Kleidungsvorschriften, die historisch auch für Nord- und Mitteleuropa nachweisbar sind, so z.B. in Frankreich im 18. Jahrhundert. In ärztlichen Ratgebern heißt es hierzu:

"Schwangere Frauen müssen sich des übermäßigen Gebrauchs 'scharfer und austrocknender' Speisen und Getränke enthalten, die 'das Blut melancholisch und dick' machen können." Ebenfalls gewarnt wird vor "'Salzkost' und stark gewürzten Speisen", weil "'eine schwangere Frau, die zu stark gesalzenes Fleisch ißt, ein Kind ohne Nägel gebären wird, was ein Zeichen ist, daß es nicht lange leben wird.'" (GÉLIS 1989, S. 136)

Zur Leibpflege wird etwa das Tragen von Binden und Gürteln empfohlen (vgl. GÉLIS 1989, S. 133). "Andere treten dafür ein, die Kleider anders zu befestigen, ' indem man die Röcke an über die Schultern geführten Bändern festmacht ... Einig sind sich die Ärzte auch in ihrem Kampf gegen 'Schuhe mit hohen Absätzen, die den Körper aus dem Gleichgewicht bringen und zu Verspannungen führen'." (GÉLIS 1989, S. 133) usw.

Wenngleich die zuletzt genannten Vorschriften zunächst im Kontext einer sich entwickelnden naturwissenschaftlichen Medizin sowie der damals einsetzenden Hygienebewegung zu sehen sind, so beinhalten sie doch zugleich versteckte ritualische Funktionen, die der mentalen und sozialen Akzeptanz der Schwangerschaft dienen. Ethnologen haben in diesem Zusammenhang häufig auf die sinn- und sicherheitsstiftenden sowie integrativen Funktionen von Ritualen hingewiesen (vgl. z.B. PICKERING 1974).

2. Transition in der medizinischen Gesellschaft

Für das vorliegende Projekt - und ich werde mich im folgenden um eine grobe Verknüpfung zwischen empirisch relevanten Variablen und der theoretischen Fragestellung bemühen - läßt sich mithin als Ausgangsfrage formulieren, ob - und wenn ja: in welcher Form und in welchem Umfang - hochkomplexe Gesellschaften wie unsere noch über - möglicherweise ritualisierte - Umgangsformen und Praktiken verfügen, die den Übergang (oder die Transition) von der schwangeren Frau zur Mutter befördern. Denkbar sind verschiedene - z.T. prozessuale - Akte, die im Verlauf der Schwangerschaft die Möglichkeit einer Transition anzeigen. So kann etwa von Bedeutung sein:
– auf welchem Wege die Frau von ihrer Schwangerschaft erfährt;
– welche Institutionen und/oder Medien sie nutzt, um sich über Schwangerschaft und Geburt zu informieren;
– ob und in welchem Umfang sie sich in ärztliche Betreuung begibt;
und schließlich:
– ob eine Haus- oder Klinikgeburt durchgeführt oder eine sonstige Alternative gewählt wird.
Diese Variablen sind wiederum unter dem Aspekt ihres transitorischen Charakters zu betrachten, und zwar:

a) der fehlenden Transition (so z.B. im Fall der fehlenden "Exilierung" der Schwangeren durch eine Hausentbindung);
b) der Selbsttransition (etwa im Falle eines selbst durchgeführten Schwangerschaftstests) oder
c) der Transition durch Dritte (so z.B. im Fall der "Verkündigung" der Schwangerschaft durch den Arzt).

Im Bereich der Lebensereignisforschung werden Schwangerschaft und Geburt bereits seit längerem als ein sogenanntes kritisches Lebensereignis behandelt. Tatsächlich scheint diese Sichtweise geeignet, den ethnologischen Blick auf Schwangerschafts- und Geburtsrituale zu ergänzen. Und zwar aus folgenden Gründen:

Erstens wird der Lebenslauf hier gleichfalls nicht als linear, sondern vielmehr als durch Brüche gekennzeichnet betrachtet;
zweitens wird davon ausgegangen, daß kritische Lebensereignisse Änderungen des Selbstkonzeptes nach sich ziehen (vgl. MUMMENDEY 1990) und daß der Variable "soziale Unterstützung" eine zentrale Bedeutung für die erfolgreiche Bewältigung des krisenhaften Ereignisses zukommt (so hat sich beispielsweise gezeigt, daß Frauen mit einer reichen Erfahrungsgeschichte und hoher sozialer Unterstützung weitaus seltener Schwangerschaftskomplikationen aufweisen als Frauen mit einer reichen Erfahrungsgeschichte und nur geringer sozialer

Unterstützung; vgl. hierzu NUCKOLLS et al. 1972);
drittens schließlich werden kritische Lebensereignisse - wie im Bereich der Streßforschung lange Zeit üblich - hier nicht in erster Linie unter dem Blickwinkel ihrer potentiell pathogenen Folgen gesehen. Vielmehr wird die Entwicklungsmöglichkeit des Menschen durch Krisen in den Vordergrund gestellt, wenngleich die Subjektkomponente auch hier häufig nicht hinreichend herausgearbeitet worden ist.

In Bezug auf unser Projekt erhalten wir damit zugleich weitere wichtige Variablen,
– das Selbstkonzept der Frau sowie
– Selbstkonzeptänderungen und
– die unterstützende oder begleitende Funktion relevanter Bezugspersonen betreffend.

Von Bedeutung sind hier der (Ehe-)Partner, Freunde, Verwandte, vielleicht auch die eigenen Eltern. Als professionelle Begleiterin von Schwangerschaft und Geburt jedoch spielte vor allem die Hebamme lange Zeit eine entscheidende Rolle; ihre Funktionen sind heute weitgehend vom Arzt übernommen worden (vgl. BÖHME 1980). Deshalb richtet sich der Fokus des vorliegenden Projekts primär auf Ärztinnen und Ärzte, die im Bereich der perinatalen Medizin und der Geburtshilfe tätig sind.

Zu untersuchen wäre also, welche - auch nichtmedizinischen - Funktionen der Arzt beim Übergang von der schwangeren Frau zur Mutter erfüllt. Oder, anders gefragt: Lassen sich für den ärztlichen Umgang mit der schwangeren Frau Elemente herausfiltern, die auf eine Transitionsfunktion hindeuten. Eine solche Analyse wiederum hätte verschiedene Ebenen zu berücksichtigen, nämlich:

1. die Ebene der Betreuung und/oder Behandlung an sich, wobei Art und Anzahl der Behandlungen eine Rolle spielen dürften;
2. die Ebene der Exilation, etwa im Falle einer stationären Aufnahme vor oder zur Geburt; und schließlich:
3. die Interaktion zwischen Arzt und Patientin während der Beratungs- und/ oder Untersuchungssituationen.

Um der Komplexität des Gegenstandes gerecht zu werden, ist eine Multi-Methoden-Untersuchung vorgesehen. Eine Fragebogenerhebung, diskursive und fokussierte Interviews, teilnehmende Beobachtung sowie Sekundär-Analysen werden durchgeführt.

3. Transitorische Wirkungen in kulturtheoretischer Perspektive

In seinen umfangreichen Studien über die *"Geschichte des Todes"* hat ARIES (1991) darauf hingewiesen, daß die Vorstellungen sowie der Umgang mit dem Tod kulturellen und kulturgeschichtlichen Differenzen unterliegt. Gerade für das 20. Jahrhundert stellt er den "ins Gegenteil verdrängten Tod" als typisierend dar. Dieses Vorstellungsmuster, das - laut ARIES - in den "am stärksten industrialisierten, am weitesten urbanisierten und technisierten Bereichen" (ARIES 1991, S. 716) hervorgetreten ist, zeichnet sich dadurch aus, daß der Tod aus der Gesellschaft ausgeklammert und gleichsam getan wird, als gäbe es ihn nicht: er wird als - individuelles und technisches - Versagen erlebt, man reagiert mit Scham und Verdrängung (vgl. auch ELIAS 1984).

Betrachten wir aus dieser Perspektive die hier zu untersuchenden transitorischen Leistungen, so wird deutlich, daß Transitionen, in Stammeskulturen zumindest, immer auch die Funktion besaßen, dem einzelnen "Sterben" und "Wiedergeborenwerden" am eigenen Leibe zu verdeutlichen. Also: der Mensch der Lebensphase X wird - symbolisch - getötet und als Mensch der Lebensphase Y (oder X+1) wiedergeboren.

Sollten sich für das ärztliche Handeln, vielleicht sogar in anderen Bereichen als dem hier untersuchten, tatsächlich transitionsstiftende Elemente entdecken lassen, so ließe sich die These einer nahezu völligen Verdrängung des Todes in unserer Kultur wohl nicht mehr halten. Denn immerhin impliziert die bewußte und transitorische Gestaltung von Lebenskrisen eine Auseinandersetzung mit dem Tod und der eigenen Sterblichkeit. Sollten sich entsprechende transitorische Funktionen nicht oder in nur unerheblichem Maße wiederfinden lassen - vielleicht erfüllen etwa Formen der "Selbsttransition" diesen Zweck ja nicht oder nur unzureichend -, so wären immerhin noch verschiedene Zielperspektiven vorstellbar, in die die vorliegende Untersuchung einmünden könnte:

1. Man beschränkt sich darauf, die vorliegenden Analyseergebnisse zu präsentieren und verzichtet auf normative Aussagen etwa über die Notwendigkeit transitorischer Leistungen.

Oder: 2. Man kommt zu dem Schluß, daß es sinnvoll sei, der - in diesem Fall analysierten - mangelhaften Gestaltung von Übergängen im Lebenslauf und der damit einhergehenden Verdrängung der Todestatsache durch bewußte und professionelle Transitionen entgegenzuwirken. Die anwendungsorientierte Forschung könnte hier z.B. an eine Berücksichtigung der vorgelegten Analyseergebnisse bei der Mediziner-Ausbildung denken. Bezogen auf das hier vorgelegte Projekt ließe sich auch fragen, ob die Überführung von der schwangeren Frau zur Mutter tatsächlich primär in den Händen des Arztes liegen sollte oder ob beispielsweise eine Delegation an andere Personen oder Institutionen - vielleicht auch unter ökonomischen Gesichtspunkten - sinnvoll wäre.

Anmerkung

1 Projektleitung: Prof. Dr. Dieter Lenzen (Berlin); Dr. Annette Stroß (Berlin), Freie Universität Berlin, Fachbereich Erziehungs- und Unterrichtswissenschaften, WE 01, Arnimallee 10, W-1000 Berlin 33

Literatur

Ariès, P. (1991): Geschichte des Todes. München: Deutscher Taschenbuch Verlag.
Balint, M. (1957): Der Arzt, sein Patient und die Krankheit. Stuttgart: Klett Verlag.
Böhme, G. (1980): Wissenschaftliches und lebensweltliches Wissen am Beispiel der Verwissenschaftlichung der Geburtshilfe. In: Ders.: Alternativen der Wissenschaft. Frankfurt a.M.: Suhrkamp Verlag: 27-53.
Elias, N. (1984): Über die Einsamkeit der Sterbenden in unseren Tagen. Frankfurt a.M.: Suhrkamp Verlag.
Gélis, J. (1989): Die Geburt. Volksglaube, Rituale und Praktiken von 1500-1900. München: Eugen Diederichs Verlag.
Gennep, A. van (1986): Übergangsriten. Frankfurt a.M.: Campus Verlag.
Mummendey, H.D. (1990): Selbstkonzept-Änderungen nach kritischen Lebensereignissen. In: Filipp, S.-H. (Hrsg.): Kritische Lebensereignisse. München: Psychologie Verlags Union: 252-269.
Nuckolls, K.B./Cassell, J./Kaplan, B. (1972): Psychosocial assets, life crisis, and the prognosis of pregnancy. *American Journal of Epidemiology* 95: 431-441.
Pickering, W.S.F. (1974): The Persistence of Rites of Passage: Towards an Explanation. *British Journal of Sociology* 25: 63-78.

Antje Haag *(Hamburg)*
Über Normalität und medikalisiertes Leiden[1]

In meiner täglichen Arbeit als Hochschullehrerin im Fache Psychosomatik und Psychotherapie gibt es kaum einen Begriff, der mir so widerstrebt wie das Wort "normal". Wenn ich Patienten vor Studenten interviewe und anschließend nach dem Eindruck, den sie hinterlassen haben, frage, bekomme ich fast regelmäßig, wenngleich nicht immer ohne Erstaunen, die Antwort, daß dieser doch "ganz normal" sei. Wenn ich nach den Gefühlen frage, die die Lebensgeschichte der Patienten ausgelöst haben, zucken die Studenten die Achseln und sagen "normal", vielleicht auch "neutral". Auch die Patienten, die ich befrage, wie sie Verluste oder Krisen erlebt haben, geben meistens die Antwort, daß dieses "ganz normal" gewesen sei.

Ich möchte dieser Normalität, hinter der jegliches Individuelle verloren geht, mit einigen Gedanken nachgehen und möchte versuchen zu zeigen, daß Störungen - und hier beziehe ich mich vorrangig auf solche, mit denen ich als Psychosomatikerin konfrontiert werde - paradoxerweise wirklich "ganz normal" sind. Daß sie nämlich Anpassungsversuche an sozial vorgeschriebene Modelle sind, weil jede Kultur, wie DEVEREUX (1974) es eindrücklich gezeigt hat, die ihr eigenen Konflikte und Abwehrmechanismen produziert.

Schließlich werde ich darauf eingehen, wie die moderne Medizin Mittel bereitstellt, die mit psychischen Einbrüchen, die sich somatisch manifestieren, eine Kollusion eingehen, die sowohl die individuelle als auch die kulturelle Pathologie maskiert.

In den 60er und 70er Jahren wurden in der psychosomatischen Forschung zwei psychopathologische Konstrukte entwickelt, die dann breit diskutiert wurden. Auch wenn es um sie inzwischen wieder etwas ruhiger geworden ist, weil sie gleichsam assimiliert wurden, möchte ich sie zur Verdeutlichung der These, daß es sich hier um quasi "normale" Phänomene handelt, zum Ausgangspunkt meiner Skizze machen. Ich meine:
1. das Alexithymiekonzept und
2. das Konzept der Typ-A-Persönlichkeit.
Zum ersten ein kleines Beispiel: Neulich wurde mir auf einer internistischen Station eine 35jährige Patientin vorgestellt, bei der trotz ausführlicher und auch invasiver Diagnostik, die sie mit großer Geduld ertragen hatte, kein organpa-

thologischer Grund für ihre Darmbeschwerden gefunden worden war. Die Patientin, eine sehr gepflegte, gesund aussehende Frau, saß mir mit gleichsam amüsierter Abwehr gegenüber. Sie wolle sich "der Vollständigkeit halber" nicht meinem Gespräch entziehen, gleichwohl wisse sie genau, daß eine seelische Beeinflussung ihrer Beschwerden ausgeschlossen sei. Sie sei überzeugt, daß ihr Darm krank sei. Sie habe keinerlei Probleme. Im Gespräch berichtete sie unbeteiligt, daß sie in den beiden letzten Jahren vor Beginn der Symptomatik ihre zweite Scheidung hinter sich gebracht hatte und beide Eltern, deren einziges Kind sie gewesen war, verloren hatte. Schließlich hatte sie, während sie schon ihre Beschwerden hatte, wegen langer Fehlzeiten ihren Arbeitsplatz als Sekretärin, in dem sie, wie sie sagte "mit Leib und Seele aufgegangen war", verloren. - Diese Patientin zeigt Merkmale, die in den 70er Jahren in Boston und Hannover "Alexithymie", in Paris "Operatives Denken", in Ulm "Psychosomatisches Phänomen" und in Heidelberg "Pinocchio-Syndrom" genannt wurden und die vorrangig für Patienten mit psychosomatischen Erkrankungen als charakteristisch angesehen wurden. Diese Patienten galten für nicht oder kaum psychotherapierbar, ihre Störungen wurden auf irreparable frühe Entwicklungsdefizite, von einigen sogar als Symptome zerebraler Läsionen zurückgeführt. Alexithyme Menschen, so die Wissenschaftler, seien unfähig, ihre Gefühle wahrzunehmen, sie hätten keine Phantasien, ihr Denken sei konkretistisch und ohne Selbstreflexion, ihre Beziehungen leer und funktionalistisch.

In der Tat ist es oft außerordentlich schwer, zu diesen Menschen - und es sind nicht nur Patienten, die diese Merkmale haben - Zugang zu bekommen. Wie bei meiner Patientin liegt ihnen ein tiefes Mißtrauen zugrunde sowie eine fundamentale Angst vor dem Wahrnehmen seelischer Schmerzen, von denen sie nicht mehr hoffen, daß sie auf Anteilnahme oder Verständnis stoßen. Über einer existentiellen Verängstigung liegt eine verzweifelte Problemlosigkeit, oder - wie McDOUGALL (1985, S. 461) es ausdrückt - hat sich "die eisige Dusche der Normalisierung" ausgebreitet, die, wenngleich um den Preis einer Körpersymptomatik, das psychische Überleben garantiert, auch wenn dieses verarmt, vielleicht sogar entleert ist.

AHRENS et al. (1980) haben sich in ihren Untersuchungen kritisch mit der Alexithymie auseinandergesetzt und ihre Symptome als instrumentelle Orientierung bezeichnet, als Ausdruck der Anpassung im Sinne einer Identifizierung des Individuums mit dem instrumentellen Charakter eines Rollenangebots, das durch die Zweckmittelperspektive bestimmt wird. Subjektivität verflüchtet sich in einem Normgefüge, in dem Berechenbarkeit und rein zielgerichtetes Handeln dominieren.

In seinen ethnopsychoanalytischen Untersuchungen hat DEVEREUX (1974, a.a.O.) typische Merkmale beschrieben, die in der modernen Zivilisation hoch bewertet sind. Ich greife drei der von ihm beobachteten Eigenschaften heraus, die gleichsam alexithym sind und die er für exemplarisch in unserer Gesellschaft hält: Desinteresse, Reserve und Hyporeaktivität.

Er schreibt:

> "Heutzutage kann man nur unter der Bedingung der Achtung der anderen gewinnen und seinen Weg in der Gesellschaft machen, daß man sich kühl, unpersönlich und objektiv gibt, das Ich verachtet, die erste Person singular vermeidet, sich jeder Bekundung von Feinfühligkeit enthält, nil admirari zum Motto erkürt, wobei man sich an das Ideal der Leidenschaftslosigkeit des Diplomaten, des geschickten Pokerspielers oder des Administrators hält, der der Welt ein steinernes Gesicht zeigt. Kühle Unempfindlichkeit hat so ein hohes Prestige, daß sogar wirklich sensible, wirklich feinfühlige Menschen tiefe Verachtung für die Feinfühligkeit bei anderen heucheln ... Die meisten Patienten, die wir psychoanalytisch behandeln, sind unfähig zu lieben und noch weniger von ihnen können es ertragen, geliebt zu werden ... Hinter dieser Maske souveräner Indifferenz verbirgt sich immer ein tiefes Gefühl der Unsicherheit und Selbstverachtung" (S. 240).

Auch andere Wissenschaftler haben dieses beschrieben, so z. B. S. ZEPF (1993) mit seinen sozialpsychoanalytischen Studien über die Gleichgültigkeit - sowie über das Scheitern moderner Liebesbeziehungen "aus unstillbarer Sehnsucht ausgekühlter Herzen". Die Ablehnung emotionalen Engagements ist zu einem Kriterium für den Beziehungsstil in unserer Kultur geworden.

Nun zu dem zweiten Konstrukt: In den 60er Jahren beschrieben amerikanische Forscher einen bestimmten Persönlichkeitstyp, den sie für den Herzinfarkt prädisponiert hielten, den sog. Typ A: Es handele sich um den ehrgeizigen, konkurrierenden, ständig unter Zeitdruck stehenden Menschen, der völlig unfähig zur Entspannung sei. Sie schreiben "das Wappen des Typ-A-Individuums kann sehr gut eine geballte Faust darstellen, die eine Stoppuhr hält" (ROSEMAN, FRIEDMAN 1974, S. 96). Nach außenhin stark und erfolgsorientiert, verbirgt sich auch bei diesen Menschen hinter der Fassade meist eine tiefe Existenzangst bei äußerst unsicherem Selbstgefühl, das nur durch Allmachtsphantasien aufrecht erhalten werden kann. Diese treiben den Menschen dazu an, sich immer mehr Arbeiten aufzuladen und immer neue Belastungen in immer kürzerer Zeit zu bestehen. Nicht der sog. Streß an sich, sondern gerade diese Ängste sind die Ursache, die zugunsten einer unerbittlichen Ideologie des Leistungszwanges benutzt werden.[2] G. ANDERS (1980) hat diesen Aspekt in seiner Abhandlung über *"Die Seele im Zeitalter der zweiten industriellen Revolution"*, wie der Untertitel der "Antiquitiertheit des Menschen" heißt, ebenso bitter wie eindrucksvoll dargestellt. Er beschreibt die "Desertation des Menschen ins Lager der Geräte" über das "Human Engeneering", eines Trainings physischer Grenzsituationen, das den Menschen in seiner Leistungsfähigkeit apparateähnlicher macht und die Perfektions-Differenz zwischen Mensch und Maschine reduziert. Wenn das Herz der Typ-A-Individuen - als Symbol des Menschlichen - hier kapituliert, so ist das nur folgerichtig. Apparate können, ja müssen auf das Herz, dem Organ, in dem seit Urzeiten die Gefühle angesiedelt werden, verzichten. Funktionalität und Gefühle passen schlecht zusammen.

Beide beschriebenen psychosomatischen Konstrukte sind Abwehrformationen, d. h. schützende Barrieren gegen seelischen Schmerz aus unterschiedlichen Quellen: Enttäuschenden Beziehungen oder dem Gefühl der Wertlosigkeit und Ohnmacht. Ihre Wurzeln liegen in tief vergrabenen, nicht mehr erlebbaren depressiven Ängsten oder einer defezitären Entwicklung des Selbstgefühls.

Wenn diese psychosomatischen Modelle an Patienten entwickelt wurden, so liegt dies wahrscheinlich daran, daß diese Gruppe häufiger beforscht wird als Menschen, die keine Symptome vorzuweisen haben. Das Symptom Körperkrankheit steht für eine somatische Dekompensation in einer Gesellschaft, in der "jede psychische Schwäche wie die bitterste Demütigung empfunden wird und zwar in sozialer wie in subjektiver Hinsicht" (DEVEREUX, a.a.O., S. 277). Die Symptomatologie wird zu einer Scheinlösung, die Individuen die Demütigung des Ausgeschlossenseins aus der Gemeinschaft der Starken, "Autonomen" und Leistungsfähigen auf quasi anständige Art erspart. Sie wird gleichsam zur "konformistischen Art, deviant zu sein" (NATHAN, 1979, S. 15). Psychisches Leiden wird nicht erlebt - die "Devianz" wird medikalisiert, bzw. abgespalten - und kaum hinterfragt.
Von allen narzißtischen Charakterstörungen, so McDOUGALL (1985, a.a.O., S. 458), die der Mensch sich zulegen könne, sei das Gefühl, normal zu sein dasjenige, das den größtmöglichen Gewinn abgebe. BECKMANN et al. (1991) sind dieser Normalität bei ihrer Neustandardisierung des Gießentests an einer repräsentativen Stichprobe von Nicht-Patienten nachgegangen. Sie fanden im Vergleich zu Voruntersuchungen eine stärkere Ich-Bezogenheit, forciertes Streben, sich kämpferisch in der Konkurrenz gegen andere durchzusetzen, eine Verminderung des sozialen Mitfühlens, d. h. des Sich-Sorgens um andere Menschen und einen Rückgang der introspektiven Reflexion. Es handelt sich also bei den beiden psychosomatischen Figuren, der Alexithymie und dem Typ-A-Verhalten um "ethnische Störungen" (DEVEREUX, a.a.O.), also um Phänomene, die durch den Einfluß von kulturellen Merkmalen herbeigeführt werden. Psychosomatische Störungen sind die Spitzen von Eisbergen. Unter der Oberfläche liegen die gleichen Konflikte wie sie die Mehrzahl derjenigen aufweisen, die keine manifesten Symptome aufweisen: "Der Patient ist wie jedermann, nur ist er es intensiver als jedermann" (DEVEREUX, a.a.O., S. 234).

Wenn bei psychosomatisch Kranken das einzige Nicht-Normale die körperliche Symptomatik wird, so muß dieses zur Chiffre in einem diagnostischen Prozeß werden, in dem soziale bzw. kulturimmanente Aspekte mitreflektiert werden müssen. Dieses wird insofern zur unmöglichen Aufgabe, als auch wie Ärzte und Therapeuten hinsichtlich der pathogenen Einflüsse unserer eigenen Kultur mit Blindheit geschlagen sind.

So gelingt es auch am besten Kennern anderer Kulturen, uns die Augen für die eigene und die ihr eigentümlichen Störungen zu öffnen. So Iwan ILLICH (1987), der der modernen Medizin vorwirft, den Menschen einen wichtigen Aspekt der conditio humana vorzuenthalten, nämlich die Kunst des Leidens, in der Kategorien menschlichen Verhaltens subsumiert werden, die mit kulturell bestimmten Einstellungen zu Schmerz, Krankheit, Schwäche und Tod zu tun haben: "Die Medikalisierung ist ein wucherndes bürokratisches Programm, das auf der Leugnung der menschlichen Notwendigkeit beruht, sich mit Schmerz, Tod und Krankheit auseinanderzusetzen. (S. 155)".

ILLICH (a.a.O.) prangert die Abtötung des Schmerzes als Abtötung einer fundamentalen, jeweils kulturspezifischen Leidenserfahrung und Ausdrucksform von Leben schlechthin an. Es ist in diesem Zusammenhang interessant, daß es in den vielen modernen Schmerzkliniken und -praxen, die sich in den letzten Jahren boomartig etabliert haben, immer mehr Patienten finden, die mit ihren chronischen Körperschmerzen erfolglos behandelt werden. Und auch wenn wir Psychosomatiker diese als Ausdruck *seelischer* Schmerzen verstehen können, so können wir den wenigsten helfen. Und was bedeutet die Zunahme selbstzerstörerischer Handlungen insbesondere bei jungen Menschen? Ist dieses Sich-selbst-Schmerz-Zufügen eine Möglichkeit, sich überhaupt lebendig zu fühlen in einer Welt sinnentleerten materiellen Überangebots und großer Vereinsamung?

Handelt es sich in beiden Fällen - den therapieresistenten und den selbstinduzierten Schmerzen um eine Form der Sabotage von Werten und Normen einer alexithymogenen Kultur?

Der amerikanische Ethnopsychiater KLEINMAN (1988) hat in einem leidenschaftlichen Ansatz darauf hingewiesen, wie Leidenserfahrungen, die sich nach extremen Belastungen, wie z. B. dem Holocaust in Kambodscha oder der chinesischen Kulturrevolution in körperlichen Symptomen zeigen, z. B. durch Etiketts wie "post traumatic stress disorder" medikalisiert und dadurch trivialisiert und entwertet werden. Wenn menschenverachtende, zerstörerische Politik zu persönlichen Tragödien führt, die mit medizinischen Diagnosen versehen werden, verliere sich die moralische und politische Bedeutung des individuellen Leidens.

Die Zuwendung, die die heutige Medizin *körperlichen* Störungen gibt, ist grenzenlos. OVERBECK (1984, S. 33) fragt, "ob die zunehmende Häufigkeit psychosomatischer Störungen auch eine Anpassung des Patienten an eine Medizin darstellt, in der nur körperliche Krankheit zählt, seelische Störungen aber keinen Platz finden". Der Körper stellt sich für die Maskierung psychischen Leidens bereitwillig zur Verfügung und die Symptome werden dem herrschenden Krankheitsverständnis entsprechend gestaltet. "Das garantiert einen akzeptierten Krankenstatus, gibt zuverlässig soziale Sicherheit und verweist nicht auf die Seele, sondern auf den Körper, sofern die Produktion von Symptomen der nosologischen Kategorie einer medizinischen Disziplin entspricht" (MOERSCH 1978, S. 408). Dabei liegt das Interesse der Gesellschaft am psychosomatischen Beschwerdeangebot - wie beim Individuum selbst - in der Verschleierung der tatsächlichen Krankheitsursachen. "Durch die Verschiebung der Ursachenforschung von der psychosozialen auf die körperliche Ebene eignen sich psychosomatische Störungen sogar in idealer Weise dazu, bestehende familiäre, institutionelle und gesellschaftliche Systeme zu stabilisieren" (OVERBECK a.a.O., S. 137). So gehen der individuelle Krankheitsgewinn, nämlich die Kaschierung des seelischen Konfliktes mit dem kollektiven einer sprachlosen Medizin Hand in Hand.

Ob der neue Facharzt für psychotherapeutische Medizin hier Abhilfe schafft oder - auf einer anderen Ebene - die Abspaltung weiter verstärkt, wird sich erst ereweisen müssen. So positiv die Förderung einer "zuwendungsorientierten Medizin" durch Etablierung einer eigenen Gebietsbezeichnung auch sein mag, so birgt dieses - angesichts der derzeitigen Machtverhältnisse in der Medizin - auch die Gefahr, daß sie zum Alibi verkommt. Eine wirkliche Rehumanisierung der Medizin wird wahrscheinlich nur möglich sein, wenn die Beschaffenheit der kulturellen Matrix als Grundlage psychosomatischer (und psychiatrischer) Störungen stärker als bisher mitreflektiert wird.

Die sprachlose Medizin der Maschinen eignet sich geradezu ideal zur Abwehr emotionaler Inhalte (JORDAN, KRAUSE-GIRTH, 1986) nicht nur bei den sog. alexithymen Patienten, sondern auch bei den Ärzten, die über dem Primat eines objektiven pathologisch anatomischen Befundes nicht mehr die Pathologie, die Sprache des Leidens verstehen können, weil sie in unserer Kultur nicht mehr gesprochen wird.

Anmerkungen

1 Abdruck erfolgt mit freundlicher Genehmigung der F.K. Schattauer Verlagsgesellschaft mbH Stuttgart - New York
2 In diesem Zusammenhang ist interessant, daß in einem weniger konkurrenzorientier-

ten, sozialistischen Gesellschaftssystem wie der DDR die Prävalenzraten des Typ-A-Verhaltens insgesamt geringer waren als in Untersuchungen, die in den USA und Westeuropa durchgeführt wurden. Bei Frauen in der DDR hingegen fanden sich im Vergleich zu anderen Studien höhere Prävalenzraten, was die Autoren auf den hohen Beschäftigungsgrad und das andere Rollenverständnis in der sozialistischen Gesellschaftsordnung zurückführen (WEISS et al. 1987)

Literatur

Ahrens, St.; V. Gyldenfeldt, H.; Runde, P. (1979): Alexithymie, psychosomatische Krankheit und instrumentale Orientierung. Z. f. *Psychotherapie und Medizinische Psychologie* 29, 173.

Anders, G. (1980): Die Antiquiertheit des Menschen. Bd. 1, München: Beck.

Beckmann, D.; Brähler, E.; Richter, H. E. (1991): Handbuch zum Gießentest, 4. Aufl., Bern: Huber.

Devereux, G. (1974): Normal und Anormal. Frankfurt: Suhrkamp.

Haag, A. (1989): Körpersymptome - Sprache des Widerstandes. Argument Sonderband, 162.

Illich, I. (1987): Die Nemesis der Medizin. Reinbek: Rowohlt.

Jordan, J.; Krause-Girth, C. (1986): Technologische Entwicklung der Medizin aus psychosomatischer Sicht. In: Technologie und Medizin, Argument Sonderband, 141.

Kleinman, A. (1988): The Experience of Suffering and its Professional Transformation: Somatization and Human Tragedy. Vortrag auf der Hamburger Tagung "Anthropologies of Medicine: A Colloquium on West European and North American Perspectives".

McDougall, J. (1985): Playdoyer für eine gewisse Anormalität. Frankfurt: Suhrkamp.

Moersch, E. (1978): Sozialpsychologische Reflexionen zum Symptomwandel psychischer Störungen. *Psyche* 22, 403-419.

Nathan, T. (1979): Ideologie, Sexualität und Neurose. Frankfurt: Suhrkamp.

Overbeck, G. (1984): Krankheit als Anpassung, Frankfurt, Suhrkamp

Richter, H. E. (1991): Ein neues Denken in der Psychosomatik. In: Richter, H. E.; Wirsching, M. (Hrsg.): Neues Denken in der Psychosomatik. Frankfurt: Fischer.

Rosemann, R. H.; Friedman, M. (1974): The Central Nervous System and Coronary Heart Disease. In: Insel, P. M.; R. H. Moos (eds.): Health and the Social Environment 93, Lexington, Toronto, London, 1974.

Weiss, M.; Heinemann, L.; Heine, H. (1987): Empirische Untersuchungen zum Typ-A-Verhalten in der DDR. Z. Klin. Med. 48, 15, 1293-1297.

Zepf, S. (1993): Über die Gleichgültigkeit - einige Anmerkungen aus der Sicht einer analytischen Sozialpsychologie. In Zepf, S. (Hrsg.): Die Erkundung des Irrationalen. Bausteine einer analytischen Sozialpsychologie nebst einigen Kulturanalysen. Göttingen: Vandenhoek u. Ruprecht.

Zepf, S. (1993): Liebesbeziehungen und was sie heute sind - Oder "Die unstillbare Sehnsucht ausgekühlter Herzen". In: Zepf, S. (Hrsg.): Die Erkundung des Irrationalen. Bausteine einer analytischen Sozialpsychologie nebst einigen Kulturanalysen. Göttingen: Vandenhoek u. Ruprecht.

Ralf Borlinghaus *(Heidelberg)*

Schulmedizin im interkulturellen Kontext. Notwendigkeit und Bedingung zum Verstehen fremder Medizinsysteme

I

Thema ist die *"Schulmedizin im interkulturellen Kontext"*. Anlaß für diese Überlegungen sind meine Erfahrungen am Institut für Tropenhygiene in Heidelberg, also in einem Bereich, wo im Aufeinanderprallen von westlicher Schulmedizin auf der einen Seite und den je besonderen Medizinsystemen der "Drittweltländer" andererseits das Fragen nach Kultur überhaupt, also nach dem allen menschlichen Kulturen Gemeinsamen und Verbindenden wie nach dem je Besonderen der Kulturen aktuelle Brisanz gewinnt. Aufmerksam wird man dort auf diese Frage, weil man bei der gutgemeinten Absicht, die "rückständigen" Länder an dem Fortschritt der westlichen Medizin teilhaben zu lassen, auf Probleme stößt, die die Effizienz mancher in Gang gebrachter Projekte erheblich beeinträchtigen. Diese Ineffizienz ist nun nicht allein auf Mängel in Planung und Organisation zurückzuführen, sondern gründet auch und gerade auf einem inadäquaten Kulturverständnis, von dem aus sich der Medizintransfer in andere Kulturen gestaltet. So kann die angekündigte Problematik: Das Verhältnis der Schulmedizin zu anderen Medizinsystemen, an der Frage nach dem der Wissenschaft im Allgemeinen und der Medizin im Besonderen zugrundeliegenden Kulturbegriff erhellt werden. An ihm lassen sich die Bedingungen für ein Verständnis anderer Medizinsysteme entwickeln.

II

Die Überlegungen sollen ihren Ausgang nehmen von einem weitgefaßten und somit schwachen Kulturbegriff, der jedoch jeder weiteren Differenzierung zugrunde liegt und von Sir Edward Burnett TYLOR, dem Begründer der wissenschaftlichen Ethnologie im angelsächsischen Raum 1871 so formuliert wurde:

> "Kultur... ist jenes komplexe Ganze, das Wissen, Glauben, Kunst, Moral, Recht, Sitte, Brauch und alle anderen Fähigkeiten und Gewohnheiten umfaßt, die der Mensch als Mitglied einer Gesellschaft erworben hat."

Bei den genannten Aspekten handelt es sich um spezifisch menschliche Hervorbringungen, die den Menschen *als* Menschen über das hinausheben, was ihm als *Natur* entgegensteht. Sie versetzen ihn in die Lage, sich in dem jeweils Vorgefundenen als dem Natürlichen zurechtzufinden oder sich ihm verändernd entgegenzustämmen. Von außen bedrängt ihn eine zunächst fremde Umwelt, von innen sein eigenes Naturell. Das reflektierte Ergreifen dieser inneren Natur wird ihm zur sittlichen Handlung, der Wille aber, sich der äußeren Natur gegenüber zu behaupten, führt zur Ausbildung von Technik, wobei ich hier unter äußerer Natur jedwede Form von Umgebung verstehe. Beides nun, die Wendung gegen die äußere wie gegen die innere Natur ist Ausdruck spezifisch menschlicher Kulturfähigkeit, ist *Kultur*. Kultur zeigt sich demnach nicht als etwas, worin man sich als in etwas Erreichtem aufhält. Stattdessen erweist sich Kultur als eine der Natur entgegenwirkende Kraft, die nur solange Kultur ist, wie sie als Kraft wirklich ist. Es ist so von selbst klar, daß, wo von Kultur die Rede ist, Natur immer schon mitgedacht ist.

Nun wird der Kulturbegriff in den verschiedenen Schulen der Ethnologie gewöhnlich in drei Richtungen gedacht.[1] Die älteste dieser drei Richtungen ist der aus der Aufklärung herreichende Entwicklungsgedanke, der *Evolutionismus* des 19.Jhts. Das einflußreichste Entwicklungsschema entwarf der amerikanische Ethnologe Lewis Henry MORGAN in seinem Buch *Ancient Society*. Dort befindet sich die Kulturentwicklung in drei Hauptphasen unterteilt: Wildheit, Barberei und Zivilisation. Diese Phasen hatten bereits in den Entwicklungsmodellen des 16.Jahrhunderts eine Rolle gespielt, MORGAN unterteilte sie jedoch weiter und füllte sie mit mehr Einzelheiten und ethnographischen Daten aus. Der Sozialdarwinismus wie auch der Marxistische Evolutionismus sind je eigene Spielarten jener Idee eines Kulturevolutionismus. Diesen Theorien lagen im 19.Jahrhundert, mit Ausnahme der marxistischen, die Annahme zugrunde, daß sich die Kulturen in Verbindung mit der biologischen Evolution des Menschen entwickelten. Zugleich aber war auch die Auffassung gemein, daß die eigene, d.h. westliche Kultur den Kulminationspunkt der jeweilig skizzierten Entwicklung darstellt.

Als Gegenbewegung zu dieser zum Ethnozentrismus neigenden kulturevolutionistischen Grundhaltung entstand der *Kulturrelativismus* oder auch *historischer Partikularismus*. Dieser betont die Einzigartigkeit jeder Kultur und leugnet die Möglichkeit einer generalisierenden Kulturwissenschaft. Gegenüber der Theoriebildung vom "Lehnstuhl" aus betonte Franz BOAS[2] und seine Schüler die Wichtigkeit ethnographischer Feldforschung, die erst die Komplexität und Eigenständigkeit der "primitiven" Kulturen ans Licht bringt. Dadurch, daß BOAS zeigen konnte, daß Rasse, Sprache und Kultur unabhängige Faktoren des Menschen sind, indem sich bei Menschen derselben Rasse sowohl ähnliche wie unähnliche Kulturen und Sprachen finden, war der sozialdarwinistischen Vorstellung, die biologische und kulturelle Entwicklung sei Teil eines *einzigen* Prozesses, die Grundlage entzogen. Intention der partikularistischen Ansätze ist es, die emischen Verhaltensaspekte der verschiedenen Kulturen - ihre Weltanschauungen, Symbole, Werte, Religionen und Bedeutungssysteme - um ihrer selbst willen im Sinne humanistischer Aufklärung zu erforschen.[3]

Eine dritte Weise der Kulturbetrachtung ist der *Funktionalismus* bzw. *Strukturfunktionalismus* als die vorherrschende Forschungsstrategie zu Beginn des 20. Jahrhunderts. Nach funktionalistischer Auffassung besteht die Hauptaufgabe der Ethnologe in der Beschreibung der Funktionen von Bräuchen und Institutionen und nicht in der Erklärung der Ursprünge kultureller Unterschiede und Ähnlichkeiten. Borislaw MALINOWSKI[4], einer der führenden Funktionalisten, sah in den Kulturelementen je einen Beitrag zum biologischen und psychologischen Wohlbefinden der Menschen, wogegen RADCLIFFE-BROWN[5] und die Strukturfunktionalisten das systemerhaltende Moment der Kultur in den Vordergrund rückten.

Will man diese drei Grundhaltungen pointiert gegeneinander absetzen, dann entsteht folgendes Bild: Der *Evolutionismus* fragt nach dem Zusammenhang der einzelnen Kulturen, nach Sinn und Bedeutung von Kultur überhaupt, nach dem *telos* einer für den diachronischen oder historischen Blick offensichtlichen Entwicklungslinie zwischen den Kulturen. Der *Funktionalismus* und seine Varianten wenden sich dagegen der Funktion der je einzelnen Kultur zu, wobei in der synchronen, also zeitgleichen Betrachtung die Kulturen zu variierenden Mitteln eines universellen Zwecks werden, wird dieser nun als menschliches Wohlbefinden und Glück oder als Systemerhalt gefaßt. Beide Blickrichtungen suchen nach Gesetzmäßigkeiten: die einen in der diachronischen Perspektive nach solchen, die die Beziehungen zwischen den Kulturen aufdecken, die anderen in synchroner Perspektive nach solchen, die das Funktionieren nebeneinander existierender Kulturen auf einheitliche Schemata zurückführen. Man sieht, daß diese Positionen *einen* Ansatz in zwei Richtungen hin verwirklichen. Einen völlig anderen Zugang versucht sich nun der *Kulturrelativismus* zum Verstehen von Kulturphänomenen zu verschaffen. Die einzelne Kultur wird als Individualität gesehen, bei der die Frage nach der Gesetzmäßigkeit, sofern sie im Vordergrund steht, das Ziel immer verfehlen muß. Solange eine Kultur nach dem Allgemeinen befragt wird, hat man das je besondere der Kultur nicht erfaßt.

III

Was bedeutet dieses Ergebnis in Hinblick auf unsere Frage nach der Medizin? Ein in der Forschung einseitig betriebener *Kulturevolutionismus* läuft Gefahr, in Ethnozentrismus umzuschlagen: Diejenige Kultur, die am Kulminationspunkt einer aufgezeigten Entwicklung steht, sähe sich vor der Aufgabe, die zurückgebliebene und damit für den allgemeinen Fortschritt wertlos gewordene Kultur ohne Rüchsicht auf ihren möglichen Eigenwert auf das aktuelle zivilisatorische Niveau zu heben. Werden andererseits Kulturen lediglich auf ihr Funktionieren in Hinblick auf möglicherweise unvollständig und subjektiv angegebene universelle Zwecke hin untersucht, dann besteht wiederum die Gefahr, daß im synchronen Kulturvergleich bzw. im Wettbewerb zwischen den Kulturen diejenige Kultur in der Praxis die andere schlicht dominieren würde, die sich in Hinblick auf die willkürlich *gesetzten* Zwecke als die effizienteste in der Gegenwart erweist. Eine solche Dominanz wäre nicht nur ethisch fragwürdig in Bezug auf den Umgang mit Andersartigem, sondern zeitigt gerade in Hinblick auf den medizinischen Kulturtransfer jene Ineffizienz, die äußerlich als mangelnde Akzeptanz bei denjenigen in Erscheinung tritt, denen geholfen werden soll, auf inhaltlicher Ebene jedoch sich zeigt als ein Verfehlen des jeweiligen Problemkerns. Wird nun eine Kultur andererseits ausschließlich als ein in sich abgeschlossenes individuelles Bedeutungsgefüge gesehen, in das sich jeder Eingriff von außen wie von selbst verbietet, wird außer Acht gelassen, daß selbst da, wo Kultur als individueller Organismus betrachtet wird, dieser zugleich als offen, in Verbindung mit der kulturellen Umgebung gedacht werden muß. Da sich die offenkundliche medizinische Hilfebedürftigkeit vieler Kulturen vielfach aus dem Kontakt zur kulturellen Umwelt heraus ergeben hat, muß ebenso interkulturelle Hilfestellung möglich sein.

Jeder der drei Gesichtspunkte hat also seine Berechtigung, birgt aber, wenn er sich nicht auch zugleich mit den anderen verbindet, die Gefahr, als alleinige Grundlage Ursache eines Inadäquaten Umgangs mit anderen Kulturen zu werden.

IV

Wo ist nun auf diesem Hintergrund das Selbstverständnis der westlichen Schulmedizin in Bezug auf andere Medizinsysteme einzuordnen? In welchem Sinne versteht sie sich selbst als kulturelles System? Inwieweit liegen hier Mißverständnisse vor?

Es ist bekannt, daß die moderne Medizin ein Produkt jener kulturellen Entwicklung ist, die von der Neuzeit her mit der allmählichen Entwicklung des empirisch-rationalen Paradigmas ihren Ausgang genommen hat. Insofern wäre sie also spezifischer Ausdruck westlichen Denkens. Der Grund dafür, daß dieses kulturspezifische Medizinsystem in Hinblick auf Krankheit und Gesundheit seine Zuständigkeit auch auf andere Kulturen ausdehnt liegt in folgendem: Die Schulmedizin hat das Schema einer Entwicklung hin zu immer sichererem

Wissen verinnerlicht, als deren Vorreiter sie sich im Vergleich zu anderen Medizinsystemen versteht, was mit der Meinung, ein universell gültiges, intersubjektiv verbindliches Wissen zu besitzen, das überall in gleicher Weise zur Anwedung kommen kann, die Grundlage für das interkulturelle Engagement bietet (von dem ansonsten gewichtigen poltischen Kontext kann in diesem Sinnzusamenhang abgesehen werden).

Es zeigt sich jedoch bei näherem Hinsehen, daß mit jenem Fortschreiten ein Reduktionismus verbunden ist und mit der Sicherheit des Wissens eine Einschränkung verbunden ist:

Ulf LIND bemerkt in seiner Untersuchung der Medizin bei Naturvölkern[6], daß bei diesen zwar ein großes Übergewicht des Magisch-Religiösen bestehe, das jeweils die physiologischen und pathophysiologischen Vorstellungen prägt, daß aber nirgends ganz eine natürlich-empirische Betrachtungsweise von Kranksein und Heilkunst fehle. Zudem erweisen sich nach LIND die magisch-religiösen Handlungsweisen häufig als wirksam und richtig.

"Bei der Betrachtung naturvölkischer Heilmethoden fällt auf, daß diese überwiegend kausal, seltener symptomatisch ausgerichtet sind, d.h. man versucht, entsprechend den Krankheitskonzepten auf logische Weise die Krankheit meist durch 'magischreligiöse' Mittel zu beheben, indem man die Ursache der Krankheit beseitigt. Die symptomatische Therapie, welche die Auswirkung der Krankheit mildern soll, hat dabei meist nur eine begleitende Funktion..."[7]

Nach LIND kommen also in der Medizin der Naturvölker schon alle Prinzipien von Krankheitskonzeptionen und -behandlungen vor. Der Fortschritt der modernen Medizin demgegenüber besteht allein in der Erweiterung des Wissens über Physiologie und Pathologie, über Heilmittel und Praktiken sowie in der weiteren Entwicklung und systematischen Anwendung von schon bei Naturvölkern vorhandenen Techniken der Erfahrungssammlung wie Experiment und Statistik, welche den gewöhnlichen Techniken passiver Beobachtung und intuitiver kasuistischer Statistik überlegen sind[8], wenn auch die Weise der Aneignung dieser Techniken sich von derjenigen der modernen Naturwissenschaft unterscheidet. Erst nach und nach ist seit der Neuzeit in den verschiedenen Schulen das Streben zu erkennen, ausschließlich reale, der vollbewußten Empirie zugängliche Tatsachen in der Medizin heranzuziehen. Nur ein jederzeit durch das Experiment rekonstruierbares Wissen soll nunmehr zur Anwendung kommen. Die Medizin wird "entzaubert", wie übrigens alle übrige Wissenschaft auch. Dabei mischen sich jedoch immer dort, wo das nachprüfbare Wissen seine augenblicklichen Grenzen hat, "Momente philosophischer Weltsicht"[9] ein.

Im *synchronen*, gleichzeitigen Blick auf die Kulturen läßt sich somit in der medizinischen *Praxis* allein eine unterschiedliche Gewichtung des "Magisch-Religiösen" und des "Realen" feststellen. Medizinischem Handeln muß in beiden Seinsbereichen (sofern man sich den Ergebnissen der Lindschen Studie anschließt) Wirksamkeit zuerkannt werden. Der auf "magisch-religiöse" Weise Heilende geht von der Krankheitsursache aus, die er zumeist nicht im Physiologischen ortet, sondern im Bereich des Psychosomatischen, wo er auch im Ritual unmittelbar den Defekt zu beheben versucht. Nebenbei lindert er die physiologischen Symptome, die nun - ist die Krankheitsursache einmal erkannt - zur Nebensache werden, mit Hilfe von stofflichen Heilmitteln und zuweilen auch chirurgischen Eingriffen[10]. Dem im Bereich des "Realen" tätigen Schulmediziner sind die in der Hauptsache physiologischen Symptome Handlungsmaßstab. Anhand der Symptome umgrenzt er ihre physiologische Ursache, die er durch Verabreichung von Medikamenten oder durch chirurgische Eingriffe behebt. Verschwinden die Symptome, weiß er die Krankheit beseitigt.

Erst die *diachronischen*, historische Betrachtung läßt es zu, von Entwicklung zu sprechen: Nämlich weg vom träumerisch-ekstatisch Erfahrenem hin zum bewußt Erkannten. Damit einher geht die Entwicklung von einer psychosomatischen Krankheitsvorstellung hin zu einer materialistisch-physiologischen Auffassung von Krankheit. An dieser Stelle ist es wichtig, genau zu unterscheiden, worin der Fortschritt liegt: Liegt er in der Wandlung des Verständnisses von Kranksein und der Entwicklung von Techniken zur Überwindung einer Krankheit? Oder aber liegt er im Grad der Bewußtheit, in dem die Begriffe gebildet und die Maßnahmen ergriffen werden? Wenn aber das wesentliche Moment der neuzeitlichen Entwicklung auf allen Ebenen darin besteht, daß sich das Subjekt aus der Unmündigkeit befreit und bei klarem Bewußtsein durchsichtig zu denken und handeln *beginnt*, dann kann der materialisierte Krankheitsbegriff als eine zwar notwendige, aber defizitäre Begleiterscheinung gesehen werden: Das bewußte Denken ist *zunächst* erkauft mit einer Einschränkung des Gesichtsfeldes auf das unmittelbar den Sinnen vorliegende. Das "zunächst" eröffnet nun die Möglichkeit, jene Entwicklung, an deren Kulminationspunkt die westliche Medizin sich glaubt, weiterzudenken. Indem sich die Klarheit des Bewußtseins als Maßstab der Entwicklung zeigt, wird die Krankheitsvorstellung der Schulmedizin zur Variable. Zeigt einerseits der Blick auf die zeitgenössischen naturvölkischen Kulturen, daß die Einbeziehung der Psychosomatik zu hilfreichen Ergebnissen führt (unabhängig davon *wie* diese Einsichten gewonnen werden), andererseits, daß sich die Schulmedizin außer Stande befindet, in ihrem Wirkungsbereich auf die erkrankte Individualität und auf die in Verbindung mit ihr jeweilige Einzigartigkeit der Erkrankung einzugehen, dann deutet dies auf die Notwendigkeit einer Revision der schulmedizinischen Vorstellung von Krankheit in jenem horizonterweiterndem Sinne. Maßstab für ein solches Fortschreiten bleibt jedoch die Klarheit des sich an ihm entwickelnden Denkens.

Zugleich aber mit dem Einblick in die eigene Beschränktheit würde die westliche Medizin behutsamer werden im Umgang mit anderen Medizinsystemen, indem sie neben aller Kenntnisse, die sie ins Feld führen kann, sich selbst wieder als Lernende wissen würde.

V

Zuletzt muß sich die Aufmerksamkeit dem anfangs thematisierten Kulturbegriff wieder zuwenden. Es wurde im *synchronen* Blick festgestellt, daß jede Kultur Anteile "magisch-religiösen" und "empirisch-realen" Denkens besitzt, daß diese Anteile jedoch je nach Kultur verschieden stark vertreten sind. Die *diachronische* Betrachtung deutete vorhin auf die Entwicklung eines sich klärenden Denkens und Handelns. Mit dieser Entwicklung einer geht die sukzessiv fortschreitende Verdunkelung des ursprünglich magisch-religiösen Bewußtseins. Muß zu Beginn der Entwicklung der "real-empirische" Anteil des menschlichen Bewußtseins von der überwiegenden "magisch-religiösen" Komponente zugleich stark durchdrungen gedacht werden, so ist für die Gegenwart von einer Umwandlung und Färbung des "Magisch-Religiösen" durch das empirisch-rationale Paradigma auszugehen. Man vergleiche etwa einen gläubigen Theologen mit einem Medizin verabreichenden Schamanen: Magisch-religiöses Moment und Ratio sind in beiden nicht nur je unterschiedlich stark vertreten, sondern sind von verschiedener Qualität. Entsprechend können so die entsprechenden Anteile der jeweiligen Kulturen nicht *unmittelbar* gegeneinander gehalten werden. Der Vergleich muß erst vermittelt werden durch besondere Formen und Methoden des Kennenlernens und Verstehens der jeweils fremden Kultur. Es stehen sich also in den westlichen und den naturvölkischen nicht Kulturen mit allein unterschiedlichen rational-magischen Mischungsverhältnissen gegenüber, sondern durchaus *qualitativ* verschiedene Gebilde.

Diese qualitativen Momente gilt es jetzt am Ende zu unterscheiden. Dies ist mit der Kennzeichnung des jeweiligen Verhältnisses der Kulturen zur Natur möglich: Als das alle Kulturen gemeinsam bestimmende Moment wurde anfangs auf die Notwendigkeit für Menschengruppen wie für den Einzelnen gedeutet, sich in einem je Vorgefundenen als dem Natürlichen bewußt zurechtfinden zu müssen. Nun lassen sich zwei Quellen einer Bewältigung des je Natürlichen aufzeigen: In dem einen Fall wird die als magisch-religiös durchwoben wahrgenommene Natur selbst zur maßgebenden Quelle. Aus ihr sprechen zum Menschen die Gottheiten, von denen er die Normen seines Denkens und Handelns bezieht. Der Kulturangehörige verweist hier zur Begründung seines Handelns immer auf eine außer ihm befindliche normgebende Instanz. Die sich solchermaßen zur Natur verhaltende Kultur befindet sich noch wesentlich ganz *innerhalb* der Natur. In dem anderen Fall ist die normgebende Quelle allein *im* Menschen zu suchen. Das Verhältnis zur Natur bestimmt sich hier im autonomen Denkakt. Denkakt bedeutet: *aus dem Zentrum des Menschen originär*

Hervorbringen. Der Mensch weiß so sein Wissen als sein Eigentum. Die Kultur schöpft so ihre Handlungsnormen aus dem Innersten ihrer Träger, die nur solange Norm bleiben, wie sie dem *Denken* der Kulturangehörigen im Nachvollzug verbindlich sind. Erst hier befindet sich die Kultur im eigentlichen Gegensatz zur natürlichen Umgebung, befindet sich *außerhalb* der Natur. Es lassen sich also die Kulturen, die sich je an einem Ende des solchermaßen gespannten Bogens befinden, als *Kultur in der Natur* einerseits und als *Kultur über der Natur* andererseits charakterisieren. Der diachronische Gesichtspunkt zeigt nun den sukzessiven Gang der Kulturen von einem Ende des Bogens zum anderen.

Wo aber befindet sich die moderne westliche Wissenschaftskultur im allgemeinen und die Schulmedizin im besonderen innerhalb dieses Spannungsbogens? Keineswegs, und darüber mag sie sich in falscher Selbsteinschätzung befinden, am Ende. Vielmehr igendwo mitten darin auf dem Weg zu einer vollkommen klaren Durchdringung des Vorhandenen, "Natürlichen". So gilt es im Bereich der Medizin des im Laufe der Entwicklung verloren gegangenen Bewußtseins für die psychosomatische Seite von Kranksein und Krankheit in klaren Akten des Denkens wieder habhaft zu werden. Es zeigt sich mehr und mehr, daß die gegenwärtige westliche Kultur als Kultur *gegen* die Natur sich manifestiert hat, wobei jenes "gegen" resultiert aus der einseitig materialistisch-mechanistischen Durchdringung der Natur, womit verbunden ist jener Verlust des Bewußtseins für psychosomatische Zusammenhänge. Es gilt also vorerst noch immer, die *ganze* Natur zu kultivieren, damit nicht die bislang gewonnene Klarheit nicht in Halbwahrheit und Illusionismus verkehrt, der darin besteht, das Halbe bereits für das Ganze zu halten.

Anmerkungen

1. Vgl. für das Folgende: M. Harris: Kulturanthropologie. Ein Lehrbuch. Aus dem Amerik. von S.M. Schomburg-Scherff, Frankfurta.M./New York 1989, S.436-451.
2. F. Boas: The Mind of Primitiv Man, New York [1]1911, [2]1938.
3. Vgl. M.Harris, a.a.O., S.446.
4. B. Malinowski: Eine wissenschaftliche Theorie der Kultur. Und andere Aufsätze, Frankfurt 1975. Ders., Magic, Science, and Religion, Garden City 1954.
5. A.R.Radcliffe-Brown: Structure and Funktion in Primitive Society, London 1952.
6. U. Lind: Medizin bei Naturvölkern, in: Krankheit, Heilkunst, Heilen, hrsg.v. H. Schipperges u.a., Freiburg/München 1978.
7. U. Lind, A.a.O., S.78.
8. Ebda.
9. Ebda S.79.
10. Vgl. das Phänomen der seit der Urgeschichte nachweisbaren Trepanation, d.h. der Entfernung eines Scheidenförmigen Knochenstücks aus dem Schädeldach (vgl. K. J.Narr: Urgeschichtliche Marginalien, in: Krankheit, Heilkunst, Heilen, hrsg.v. H. Schipperges u.a., Freiburg/München 1978, S.21-32). Hinweise zu chirurgischen Eingriffen (u.a. auch Trepanation) bei Naturvölkern sind zu finden bei U.Lind, a.a.O., S.65.

Michael Mortag *(Berlin)*
Zum Verhältnis von Alchemie und Medizin

Die Alchemie gehört mit ihrer rund zweitausendjährigen Geschichte zweifellos zu den Vorläufern der modernen Medizin, wenngleich sie selbst mehrere Denkrevolutionen nur halbherzig vollzog und schließlich derjenigen der Renaissance folgerichtig zum Opfer fiel. Es wäre in der Kürze unangebracht, einen umfassenden historischen Aufriß zu geben. Deshalb soll eine Eingrenzung auf wenige Charakteristika erfolgen, wohl wissend, daß wir als Menschen diejenigen Türen, die wir im Laufe der Entwicklung hinter uns zugeschlagen haben, nicht wieder öffnen können. Es gibt keinen simplen Weg zurück zur Natur, auch keinen zu einem archaischen, magischen oder mythischen Weltverständnis, deren Elemente in der Alchemie auftreten. Wir können die gewonnene Rationalität nicht abstreifen wie eine Schlange ihre Haut, sondern nur auf ihr aufbauen. Geschichte der Wissenschaften sollte andererseits nicht nur eine Geschichte der Sieger sein, ein unkritischer Nachvollzug dessen, wie wir zu unseren heutigen Anschauungen gelangt sind. Sie vermag auch Anregungen für unser Denken zu geben, wenn sie sich nicht in einer reinen Faktologie verirrt.

Die Alchemie wurde während ihrer gesamten Existenz vielfach von Heilkundigen bzw. Ärzten betrieben, das betrifft besonders ihre ca. vom 8. Jahrhundert bis zum 12. Jahrhundert während islamische Periode. Hier wäre etwa AR RAZI (865 - 925) zu nennen. Aber auch im lateinischen Mittelalter und stärker noch in der Renaissance treffen wir auf Mediziner, insbesondere Iatrochemiker, die sich mit der Alchemie befaßten: PARACELSUS (1483 - 1541), Leonard THURNEISSER (1530 - 1591), Heinrich KUNRATH (1560 - 1605) oder van HELMONT (1577 -1644) und viele andere. Es gab auch Alchemisten, die Apotheker waren, so Johann Kunckel von LÖWENSTERN (1630 -1702) oder Johann Friedrich BÖTTGER (1682 - 1719).

Wenn wir von der These ausgehen, daß bei aller Verschiedenheit der Alchemie über den langen historischen Zeitraum von etwa 2000 Jahren einige Gemeinsamkeiten erhalten blieben, die uns das Recht geben, von Alchemie zu sprechen, so will ich mich auf solche begrenzen, die mit der Heilkunst in Verbindung standen, gleichsam ihre Begründung abgaben.

Beginnen wir mit einem kleinen Ausflug in die chinesische Alchemie. Deren Grundcharakteristik läßt sich in verknappter Form mit dem Ziel der lebensverlängernden Medizin angeben. Und deshalb versuchten die chinesischen Alchemisten Gold zu gewinnen, also nicht des Reichtumes wegen, nicht aufgrund des Wertes und Glanzes des edlen Metalles. Bestrebungen nach lebensverlängernden Medizinen sollen bereits 1000 Jahre v.u.Z. nachweislich gewesen sein (J.C. COUPER, 1980, S. 17). Im europäischen Mittelalter treffen wir analoge Vorstellungen, die mit dem *aurum potabile* verbunden sind. Allerdings waren sie nur schwach repräsentiert, was keinesfalls verwundern kann, weil in der abendländischen Tradition die Schicksalhaftigkeit des Lebens eine wesentlich größere Rolle spielte als in der oft taoistisch begründeten chinesischen Alchemie. Die Begründung der Lebensverlängerung wurde damals aus den herrschenden Lehren abgeleitet. Heute stehen die Ärzte, immer wieder vor solchen Problemen. Und wir geben Antworten, die entweder auf der christlichen Mythologie oder unserem rationalisierten Weltverständnis begründet sind, und das Weiterfunktionieren des Organismus garantieren sollen. Gleichsam zur Entlastung der Mediziner möchte ich fragen, ob eine 'Lebensverlängerung' heute nicht ganz anders angegangen werden muß, und zwar in Einheit von gesundem *und* sinnerfülltem Leben. Durch das höchst subjektive Empfinden von Zeit kann man wohl sagen, daß das formale Alter zweier Gleichgeborener in einem sehr unterschiedenen Verhältnis zu deren subjektiver Empfindung vergangener Zeit steht. Um ein Beispiel zu nennen: Viele Männer haben erfahren, wie der Zeithorizont einer gleichförmig verlaufenden Wehrpflichtzeit auf ein Minimum in der Erinnerung schrumpfen kann. Gleichförmigkeit bedeutet verlorene Zeit.

Die alchemistische Auffassung von Heilung, wie sie in Europa vertreten wurde, stand in enger Verbindung zur altorientalischen und griechischen Heilkunst und dem mythischen Weltbild des Mittelalters, bevor dessen Ketten von der Rationalität gesprengt wurden, was zugleich den allmählichen Untergang der alchimistischen Lehren bedeutete.
Einige Worte zu diesen Quellen: Die assyrisch-babylonische Heilkunde sah die Ursache der Krankheit vorwiegend in der sittlichen Verfehlung, also in einer befleckten kultischen oder moralischen Reinheit. Folglich war die Heilung sehr eng mit Reinigungskulten und Sühneriten verbunden. Da aber die Krankheit, so sie auch selbst verschuldet war, von übernatürlicher Ursache herrührte, konnte sie auch nur auf eine analoge Art, also in Verbindung mit Magie geheilt werden. Sowohl der Krankheit als auch der Therapie kam so eine eigenständige Existenz zu, die nur im akuten Falle an den Organismus gebunden war. Krankheit wurde als Wille und Strafe der Götter interpretiert.

Dies unterscheidet sich von der griechischen Auffassung, wie wir sie etwa aus dem *Corpus Hippokraticum* kennen, das etwa zwischen 410 v.u.Z und dem ersten nachchristlichen Jahrhundert entstand. Demzufolge wurde der Krankheit keine übernatürliche Verursachung zugeordnet, sondern sie vielmehr auf die Überschreitung natürlicher Maße, etwa beim Essen, zurückgeführt. Folglich hatte die Krankheit auch keine Existenz außerhalb des Körpers, sondern war an ihn gebunden. (Näheres siehe: D. GOLTZ, 1974, S. 1 ff.) Dennoch gibt es zwischen beiden so stark differerierenden Auffassungen Analogien, die uns unmittelbar zur Alchemie hinführen:

1. Die Harmonielehre, verbunden mit Reinheitsauffassungen, weshalb auch in beiden Heilkunden kathartische Reinigungsbäder neben den Pharmaka eine wichtige therapeutische Bedeutung besaßen. Allerdings handelte es sich bei den Griechen um eine vorwiegend somatische Reinigung, während die Babylonier eine überwiegend psychische Reinigung bzw. eine religiös-soziale Reinigung im Auge hatten. Das griechische Denken leitete unverkennbar in die Moderne über, da die somatische Betrachtung die Überhand gewann und viel später in La METTRIEs Maschinen-Menschen gipfelte. Aber zurück nach Babylon. Dort dominierten noch die magischen Beschwörungen bis hin zu exorzistischen Praktiken. Eine wohl für uns nicht annehmbare Alternative. Und viele Alchemisten standen dieser magischen Auffassung näher als der rationalen griechischen. Der Alchemist hatte sich oft der Katharsis zu unterziehen und zwar auch, oft sogar bevorzugt, einer geistigen Reinigung, um so in Harmonie zu seinem Mikrokosmos in der Retorte zu gelangen, einem Mikrokosmos, der in voller Entsprechung zum Makrokosmos stand.

Die harmonikalen Lehren finden wir in fast allen Kulturen vor dem Beginn der Neuzeit. Ich erinnere hier nur an die chinesischen Uressenzen *Yin* und *Yang*. Wenn deren Harmonie, deren Fluß durch den Organismus gestört ist, wird das Nervengeflecht an dafür geeigneten Stellen gereizt, um die Ordnung im menschlichen Mikrokosmos wieder zur harmonisieren (vgl. BIEDERMANN 1978, S. 13 f.). Denken wir heute noch genügend an Harmonie? Verstehen wir einen aus dem östlichen Kulturkreis stammenden Patienten, bei dem 'die Mitte verschoben' ist?

2. Die Ausdehnung der Harmonielehre aufs Weltganze, was sich am ehesten mit dem griechischen *kosmos* beschreiben läßt, also eine harmonische Einheit von Mikrokosmos und Makrokosmos. Gemäß der griechischen Auffassung war eine Störung des Säftegleichgewichtes im Körper zugleich eine Störung der kosmischen Ordnung im umfassenden Sinne. Solcherart harmonikale Systeme mit entsprechenden Ordungsmustern, bei denen sowohl die Bestandteile des Mikrokosmos als auch meist diejenigen des Makrokosmos in Beziehung gesetzt werden, waren relativ zeitlos und territorial kaum begrenzt, zumindest bis sich die neuzeitliche Wissenschaft durchsetzte. Wir finden sie im abendländischen Denken von der hippokratisch-galenischen Medizin, bis hin zu den Rosenkreuzern des 17. Jahrhunderts.

Als ein Beispiel der harmonikalen Auffassung von Heilkunde kann der Rosenkreuzer, Arzt und Alchemist Robert FLUDD (1574-1637) gelten. Er ist in der Medizingeschichte insbesondere durch seine sauberen anatomischen Darstellungen bekannt, aber er entwarf zugleich große Lehrtafeln, die das Walten kosmischer Harmonien im menschlichen Organismus nachweisen sollten, also die Herrschaft des Makrokosmos im Mikrokosmos.

3. Handelt es sich in beiden Lehrsystemen, ob dem babylonisch-assyrischen oder dem griechischen um die Wiederherstellung eines quasi natürlichen Zustandes. Wenn einer der Körpersäfte im Überschuß auftrat, konnte gemäß der griechischen Medizin die Heilung nicht durch Kompensation des Überschusses herbeigeführt werden, sondern durch die Reduzierung des zuviel Vorhandenen.

Das trifft sich in hohem Maße mit dem Anliegen der Alchemisten. Vielfach wird ausdrücklich betont, daß es Aufgabe des Adepten sei, die Natur nachzuahmen, also nicht die Konstruktion von wirklich Neuem vorzunehmen:

"Die Natur erfreut sich an der [anderen] Natur,
die Natur besiegt die [andere] Natur.
die Natur beherrscht die [andere] Natur."

heißt es in der *Physika kai Mystika* des Bolos von MENDE, der vermutlich im 2. Jh. v.u.Z. lebte.

Auch PARACELSUS faßt den Begriff Alchemie in ebendiesem Sinne, als er darunter die Veredlung alles Naturgegebenen auffaßt, und zwar genau im Sinne der Natur: Die Alchemie ist ihm die "Vollendung der Natur." Er meint: "..was aus der natur wachst dem menschen zu nutz, derselbige der es dahin bringt, dahin es verordnet wird von der natur, der ist alchimist" (HUSER II: Buch Paragranum, Alchemie. Sudhoff VIII, 185, 125).

Diese und andere Momente waren es, die später Johann Wolfgang von GOETHE anregten, sich mit der Alchemie zu befassen, seinen Faust in die Spur zu schikken, um zu ergründen, was die Welt im Innersten zusammenhält. Und auch Martin LUTHER war von der alchemistischen Lehre begeistert:

"Die rechte Kunst der Alchemie ist wahrhaftig die Philosophie der alten Weisen, die mir sehr wohl gefället, nich alleine um ihres vielen Nutzens willen, den sie mitbringen, die Metalle zu schmelzen, zu scheiden, auszusieden und zuzurichten; item auch um der Allegorieen und heimlichen Deutung willen, die überaus schön ist, nämlich die Auferstehung der Todten am jüngsten Tag. Denn gleichwie in einem Brennofen das Feuer aus der Materie zeucht und scheidet, was am besten ist, ja den Spiritum, Geist, Leben, den Saft und Kraft, führets in die Höhe, daß das Oberste am Helm einnimmt, dran haftet und dann herabfleusst... eben dergleichen wird Gott auch thun durch den jüngsten Tag und das letzte Gericht;

damit wird er, als durch eine Feuer, abscheiden, absondern, abtheilen die Gerechten von den Gottlosen. Die Christen und Gerechten werden über sich in Himmel fahren und darinnen ewig leben aber die Gottlosen und Verdammten werden als die Grundsuppe und Hefe in der Hölle bleiben und darinnen verdammt seyn und im Todte ewig bleiben."

Wir haben seither Revolutionen in der Denkart, im Weltbild durchgemacht. Wir sind von dem magischen Weltbild, welches in der Alchemie konserviert wurde, und dem mythischen des Mittelalters, zu dem instrumentell-technischen der Moderne übergegangen. Es hat einer langen Wegstrecke bedurft, um in diesem Prozeß zur Relativierung der *Wahrheit* zu gelangen oder gar Abstand von einem solchen Terminus zu nehmen. Das war einer der großen Gewinne. Zudem hat uns die partikularisierende, intervenierende und generalisierende Wissenschaft *Wissen* an die Hand gegeben. Am *Verstehen* darf man indes zweifeln, weil alles Wissen nur gültig ist im Rahmen existierender Theorien. Aber wir mußten auch Verluste hinnehmen, die in Bezug auf die Medizin bereits Walter PAGEL, Medizin- und Wissenschaftshistoriker, 1930 beklagte:

"Die heutige Lage der Medizin gründet ... in einer gewissen Technisierung. Es droht ein Zerfall in Spzialdisziplinen, die Entfernung von der Ganzheit der Person bei Überbewertung ihrer atomisierten leblosen Bestandteile. Eine Vernachlässigung des Psychischen, die Entbehrung geistig-kultureller Nuancen und ihr Ersatz durch selbstsicheren, mit den Problemen des Lebendigen rasch fertigen, oft pseudoexakten Mechanismus ist stellenweise unverkennbar..." (Pagel 1930)

Haben wir diese Mängel überwunden? Zwar sind die Bestrebungen unverkennbar, zwar geben uns seither neue Theorien, so die mathematische Theorie der Fraktale die Möglichkeit, wieder Mikro- und zumindest Mesokosmos in gewisser Weise zusammenzudenken. Und doch sind wir noch tief im mechanistischen Zeitalter verhaftet, worauf auch in diesem Band Thure von UEXKÜLL verweist.

Wohin könnten unsere Überlegungen gehen?

1. Harmonikales Denkens finden wir auch heute, etwa in den Theorien der *Selbstorganisation*, wie sie in der Physik diskutiert werden, in der bereits erwähnten Theorie der Fraktale, in der auf dem radikalen Konstruktivismus beruhenden Psychologie und selbstverständlich in der Medizin, so die Therapie als Wiederherstellung natürlichen Gleichgewichts begriffen wird, und zwar unter Einsatz eines Minimums an medikamentös-instrumenteller Intervention.

2. Harmonikales Denken steht selbstverständlich im Gegensatz zur weitverbreiteten 'Weltveränderungswut'. Wir könnten über die alchemistische Anschauung lächeln, daß Mikro- und Makrokosmos in untrennbarem Zusammenhang

stehen. Aber sind wir als Menschen nicht gerade im Begriffe, diese auf eine selbstzerstörerische Art zu beweisen? Der Ausweg wäre, von der Weltveränderung zur Selbstveränderung überzugehen und dies auch als prophylaktische Prinzip in Bezug auf die Gesundheit.

3. Dies scheint auch angebracht, weil globales Denken durch aneinanderfügen unseres partikulären Wissens wohl nur höchst bedingt möglich ist. Wenn wir nicht die ganze Welt wissen können und auch nicht den ganzen Patienten, so sollte das Wissen durch Verstehen ergänzt werden. Krankheitssymptome, Erreger etc. können wir wissen, den Patienten hingegen nur verstehen in seinem Fühlen und Wollen, seinem Leiden und Hoffen.

4. Überprüfen wir auch dahingehend unsere Sprache, gerade wir zur Metaphysik neigenden Deutschen. Wie oft wird über den Menschen gesprochen, nicht anders als im Realismus des Mittelalters. Aber wem von uns ist dieser abstrakte Mensch je begegnet? Allgemeinheiten kann man nur über Allgemeinheiten aussagen. Generalisieren darf man wohl eine Krankheit, aber nicht das Leiden, nicht einmal das konkrete Krankheitsbild eines einzelnen Menschen. Das und insbesondere die Gefühle sind je individuell.

Ich hoffe der Ausflug in die Geschichte war nicht nutzlos, so fragmentarisch er auch bleiben mußte. Aber ich hege die Hoffnung, daß nach dem magischen, dem mythischen und dem instrumentell technisch rationalisierten Weltbild der Moderne ein integrales Weltbild der Zukunft folgt.

Literatur

Couper J. C.(1980): Chinese Alchemy. Wellinborough
Goltz, D. (1974): Studien zur altorientalischen und griechischen Heilkunde. Therapie, Arzneibereitung, Rezeptstruktur. Sudhoffs Archiv $\underline{16}$, Wiesbaden
Biedermann, H. (1978): Medicina magica. 2. Aufl. Graz
Luther, M. (1912-1921): Tischreden, Weimarer Ausgabe, Bd. I. Nr. 1149, 566. Weimar
Pagel, W. (1930): Johann Baptist van Helmont. Berlin

Frank Naumann *(Berlin)*
Kommunikationsaspekte der modernen Medizin

Die auf unserer Konferenz bereits im Generalthema benannte Krise der modernen Medizin drückt sinnfällig aus, daß der Mensch in der Art und Weise seines Umganges mit sich selbst, der Natur, der Technik und gesellschaftlichen Mächten in eine Sackgasse geraten ist. Auch andere Wissenschaften spüren, daß die Probleme unserer Zeit mit den tradierten Modellen eines in Körper, Geist und Gesellschaft separierten Menschen nicht mehr zu lösen sind. Für die Medizin, die in unserer Kultur heute das Bild eines hochtechnisierten Dienstleistungsbereichs bietet, in dem arbeitsteilige Spezialisten Reparaturarbeiten an der hochempfindlichen biologischen Maschine Mensch durchführen, ist ohne Rückkehr zur *biopsychosozialen Einheit Mensch* sicherlich kein Aufbruch zu neuen Ufern möglich. Wie aber soll dieser Aufbruch gelingen? Zwingt die Komplexität des Menschen mit all ihren biophysischen, psychischen, ethischen und kulturellen Verzweigungen nicht unvermeidlich den praktisch tätigen Arzt zur Reduktion? Dahinter scheint sich ein ewiger Konflikt zu verbergen, und dennoch zeichnet sich in den letzten Jahren im interdisziplinären Diskurs vieler Wissenschaften eine Veränderung ab, die auch etliche der in der Medizin ungelösten Fragen betrifft: ich meine die *kommunikationsorientierte* Wende in den Humanwissenschaften.

Ursprünglich war die Kommunikationstheorie eine Spezialdisziplin, die sich mit dem sprachlichen Austausch quantifizierbarer Informationseinheiten befaßte, die in *Bit* gemessen wurden. Seit den sechziger Jahren wurde erkannt, daß Kommunikation die Daseinsweise interindividueller Beziehungen überhaupt ist, wodurch sich zwei zentrale Veränderungen ergaben, die wesentliche Prämissen der Humanwissenschaften beeinflußten. Erstens verbindet Kommunikation körperliche, geistige und soziale Vorgänge unter einem einheitlichen Prinzip. Der Mensch kommuniziert auf allen drei Ebenen, zum Teil getrennt, aber zum Teil auch, indem er diese Bereiche durch geeignete Signalsysteme miteinander verbindet. Ein kommunikationsorientierter Ansatz kommt ohne den Körper-Geist-Dualismus aus. Zweitens gibt es in den Kommunikationswissenschaften einen fließenden Übergang zwischen "harter" und "weicher" Theorie. Es gibt ein sehr exaktes Grundmodell der Kommunikation, welches auf mathematischen Formeln beruht und verhindert, daß sich das Ganze in einem Streit von Ansichten erschöpft. Je weiter man aber in Anwendungsbereiche kultureller Entwicklungen vorstößt, desto flexibler wird die Theorie angewendet, aber immer bleibt das Grundmodell die verbindende Klammer. Außerdem setzt die Kommunikationsforschung die ursprüngliche Eingebundenheit des Menschen in einen größeren Kontext als Grundprinzip voraus. Das isolierte Individuum, die übliche Ausgangsbedingung medizinischer Praxis, erscheint nunmehr als Sonderfall, dessen Bedingungen man ziemlich genau angeben kann. Nicht zuletzt sind einige Bereiche in das Blickfeld geraten, die bei traditionellen Forschungsprogrammen als eine Art Verschmutzungseffekt, das heißt als bloße Reibungsverluste des Regelfalles unter den Tisch fielen.

Ich will einige nennen. Woran sicher jeder zuerst denkt, wenn er das Wort Kommunikation in der Medizin hört, das mag neben der Kommunikationstechnik der *Dialog zwischen Arzt und Patient* sein. Der Mediziner benötigt nicht nur wissenschaftliche und technische Fertigkeiten, sondern auch Mitgefühl, Weisheit, die Fähigkeit, Trost und Beruhigung zu vermitteln, Sensibilität für die emotionalen Aspekte der Krankheit und therapeutische Fähigkeiten beim Umgang mit den psychischen Aspekten der Erkrankung. Diagnose und Therapie kommen selten ohne Befragung und Gespräch aus. Daß die heutigen Absolventen medizinischer Ausbildung dafür ungenügend gerüstet sind, ist allgemein bekannt. Allerdings ist es schon einseitig, die Verantwortung für diese Art von Kommunikation allein dem Mediziner zuzuschieben. Das passiert nur solange, wie die Klinik als Dienstleistungsbetrieb angesehen wird. Die Entmündigung des Patienten, teils durch die technischen Bedingungen moderner Medizin, teils durch das Verhalten der Patienten selbst, die die Verantwortung für ihre Gesundheit an einen Reparaturbetrieb delegieren, beruht auf einer verfehlten Beziehungsdefinition zwischen Arzt und Patient. Sie ist in unserer stark auf Arbeitsteilung gegründeten Kultur historisch gewachsen und hat die Stellung von Arzt und Patient zu institutionalisierten Rollen verfestigt. Das bedeutet, ihr wechselseitiges Verhalten und ihre Kommunikation sind von kulturell vorgeschriebenen Funktionen geprägt und stark ritualisiert. Sie treffen als Rollenträger aufeinander, nicht als Personen. Der Patient kommt zum Arzt, um eine subjektiv empfundene Störung an sich selbst reparieren zu lassen. Der Arzt objektiviert nach bestimmten erlernten Schemata das subjektive Befinden seines Klienten; nicht, indem er die Krankheit in den Gesamtkontext des Patienten einordnet, sondern indem er im Gegenteil die Störung auf einen lokalen Punkt eingrenzt, z.B. Halsschmerzen auf die Mandeln, Bauchschmerzen auf den Wurmfortsatz des Blinddarms oder Zahnschmerzen auf "Oben links, Römisch Fünf". Das Beheben der Störung kann daher gezielt auf einen lokalen Eingriff eingegrenzt werden.

Die Begrenztheit eines solchen Ansatzes erweist sich bei den modernen Zivilisationskrankheiten, wo eine eingegrenzte Lokalisierung meist nicht möglich ist und die Ärzte deshalb die Störung in Teilbereiche aufgliedern, an deren Behebung dann unterschiedliche Spezialisten arbeiten, denen das Gesamtphänomen notwendigerweise entgeht. Dadurch steigen die Kosten des Gesundheitswesens weiter, ohne daß sich der durchschnittliche Gesundheitszustand der Bevölkerung verbessert. Die Begrenztheit zeigt sich aber auch beim Aufeinandertreffen verschiedener Kulturen und ihren unterschiedlichen Auffassungen von Krankheit, Gesundheit und Medizin. Wir erleben dies zum einen in einer zunehmenden Hinwendung zu alternativen, z.b. fernöstlichen Heilkonzepten, die eine Rückkehr zur Ganzheitlichkeit des Menschen versprechen. Zum anderen werden unsere Ärzte zunehmend in ihren Sprechstunden mit den Angehörigen anderer Kulturen konfrontiert. Normalerweise teilen Arzt und Patient das gleiche tradierte kulturelle Hintergrundwissen, d. h. eine Reihe von Sprachgewohnheiten, selbstverständlich erscheinenden Normen und Grundauffassungen über die sie umgebende Welt, wodurch trotz eines stark funktionalisierten Medizinbetriebes eine erfolgreiche Kommunikation über Diagnose und Therapie möglich wird. Dies entfällt zum großen Teil, wenn das kulturelle Hintergrundwissen der Kommunikationsteilnehmer differiert. Dann ist ohne Austausch über diese Differenzen eine medizinische Behandlung gar nicht möglich. Wenn eine weibliche Patientin eines islamischen Landes die Behandlung bestimmter Leiden durch einen männlichen Arzt verweigert, mag das noch als kulturelle Rückständigkeit eingeordnet werden. Wenn aber ein Lateinamerikaner in einer Klinik stationär behandelt wird und erwartet, daß ihn seine Verwandten begleiten, um ihn zu pflegen und zu umsorgen, fällt es schwer, in unserer sterilen Krankenhaussituation, die wildfremde Menschen mit ganz unterschiedlichen Leiden an einem Ort zusammenführt, eine kulturelle Überlegenheit zu erblicken. Daß jeder in der Klinik mit seiner Krankengeschichte und seinen Befürchtungen allein bleibt, daß die Kommunikation auf das funktionale Minimum täglicher Visiten und Tabletteneinnahmen beschränkt bleibt, erscheint den Menschen dieser Kulturen als höchst frustrierend und verstärkt das Leiden eher noch, als daß sie gesund werden.

Kommunikationsaspekte in der Medizin betreffen aber nicht nur das Verhältnis von Arzt und Patient und deren kulturellen Kontext. Wenigstens zwei Probleme möchte ich kurz hinzufügen. Das eine ist die *Kommunikation des Menschen mit sich selbst,* wie sie in alternativen Medizinen, aber auch im autogenen Training praktiziert wird, das andere ist die *Krankheit als Kommunikation.* Es gibt ja eine Anzahl medizinischer und quasimedizinischer Verfahren, die bestimmte Formen von Kommunikation für ihre Zwecke nutzen. Dazu gehören eine Reihe psychologischer und psychiatrischer Verfahren wie Verhaltens- und Gruppentherapie, Psychoanalyse, Gesprächstherapie oder Hypnose, die allesamt nicht nur bei geistigen Störungen im engeren Sinne, sondern auch bei psychosomatischen Krankheiten und begleitend bei hauptsächlich körperlichen Leiden wie Krebs, Herzinfarkt usw. eingesetzt werden. Daß eine Kommunikation mit dem Betroffenen dessen Heilungschancen verbessert und häufig gar erst möglich macht, ist in meinen Augen der schlagendste Beweis dafür, daß immer weniger Krankheiten lokal eingrenzbar und besiegbar sind. Häufig geht es auch gar nicht darum, eine Krankheit zu besiegen, sondern einem Menschen mit einem bestimmten permanenten Defekt ein sinnvolles Leben zu ermöglichen, d.h.

auch das Therapieziel selbst unterliegt der Kommunikation. Beim autogenen Training, das aus der Hypnose, also einer Arzt-Patient-Kommunikation entwickelt wurde, werden der Informationsaustausch und die Interaktion nach innen verlagert. Eine Reihe von Kommunikationsprinzipien kommen in dieser und anderen ähnlich gelagerten Therapien zur Anwendung, z.B. die Stärkung der Selbstkongruenz, das Wiederholungsprinzip und das Negationsverbot.[1] Meines Wissens gibt es aber für solche Therapien keine systematischen Kommunikationsanalysen, d.h. Überprüfungen, wie weit insgesamt die bekannten Prinzipien optimaler Kommunikation Eingang fanden.

Zuletzt möchte ich auf den oft übersehenen Aspekt hinweisen, daß Krankheiten häufig selbst Kommunikationscharakter haben. Wir wissen, daß vor allem psychosomatische Krankheiten Alarmzeichen für Ungleichgewichte im Umfeld des Patienten sind. Mit der Krankheit kommuniziert der Patient, in der Regel für sich selbst unbewußt, seine konfliktgeladene Situation. Die Flucht in die Krankheit ermöglicht ihm, in eine neue Rolle, die des Kranken, Hilfsbedürftigen zu flüchten und Klärungen von Konfliktsituationen auszuweichen. Neben der Krankheitsdiagnose ist hier eine *Kommunikationsdiagnose* erforderlich, d.h. die Feststellung, welche Beziehungs-, Selbstdarstellungs- und Appellbotschaften der Betroffene mit seiner Krankheit an sein Umfeld übermittelt. Erfahrene Ärzte, insbesondere Hausärzte, die die Situation des Patienten kennen, lassen solche Diagnosen intuitiv in ihre Behandlung einfließen. Was bisher fehlt, ist die gezielte Integration kommunikativer Aspekte in die Medizin. Deshalb stehen heute die von mir benannten Probleme, sofern sie überhaupt zur Kenntnis genommen werden, isoliert nebeneinander, obwohl sie doch, da sie Kommunikationsprobleme sind, eine gemeinsame Grundstruktur aufweisen. Ein kommunikationsorientiertes Herangehen kann traditionelle Methoden nicht ersetzen, liefert aber notwendige Ergänzungen für eine Versöhnung von Medizin und Kultur im Interesse des Menschen. Hoffen wir, daß wir bald genauso häufig und selbstverständlich von einer medizinischen Kultur sprechen können, wie wir heute von einer medizinischen Technik reden.

Anmerkung

1 Unter Stärkung der Selbstkongruenz verstehen wir das Bemühen jedes Kommunikationsteilnehmers, Informationen so aufzunehmen und zu verarbeiten, daß sie bisherige Grundwerte, -kenntnisse usw. so wenig wie möglich erschüttern. Das Wiederholungsprinzip besagt, daß Informationen um so wirksamer sind, je öfter sie wiederholt werden (bis zu einem bestimmten Optimum). Das Negationsverbot besagt, daß nur positive Aussagen die Kommunikation befördern, daher sind Drohungen, Vorwürfe und rein negative Kritik soweit wie möglich zu vermeiden. Im autogenen Training sind ebenfalls negative Formeln zu vermeiden. "Ich rauche nicht mehr" bleibt wirkungslos, da es das Bild des Rauchens assoziiert, deshalb muß es heißen: "Zigaretten ganz gleichgültig."

Cornelius Borck *(Berlin)*
Leiden an der Unübersichtlichkeit der modernen Medizin

"Wer an das Krankenbett tritt, ohne die Sinne darauf eingeübt zu haben, mit denen er beobachten soll, wem der Organismus eine Maschine ist, die er nicht kennt, und die er in ihren Veränderungen und Störungen zu erforschen nie Bedürfnis gefühlt hat, wer immer nur in Worten sich bewegt, auf Worte gebaut, mit Worten sich beruhigt hat - wie kann der in den verwickelten Zuständen sich zurecht finden, wie sie der erkrankte Organismus bietet?"

Mit diesen Worten forderten Wilhelm ROSER und Carl August WUNDERLICH 1842 in ihrem Eröffnungsartikel zum *"Archiv für physiologische Heilkunde"* das Maschinen-Paradigma für die Medizin.

Die Zeit ist noch gar nicht so lange vorbei, da eine solche technische Medizin in hohem und höchstem Ansehen stand, als Krankheiten noch "ausgerottet" wurden, die "Eiserne Lunge" zum Einsatz kam und das "Künstliche Herz" auf dem Reißbrett entstand. Im Westen wurden dabei die Ärzte zu "Halbgöttern in weiß" und nicht nur dort waren beinahe alle lebenswichtigen Entscheidungen an die Medizin und ihre Repräsentanten delegiert.

Nicht erst die Konfrontation mit der neuen und unheilbaren Krankheit AIDS hat diese Technikeuphorie und Wissenschaftsgläubigkeit verfliegen lassen. Heute überwiegen häufig so sehr Skepsis und Zweifel an der modernen Medizin, daß es verlockend scheint, noch einmal neu "über die Nothwendigkeit einer entschieden wissenschaftlichen Richtung in derselben" nachzudenken, wie ROSER und WUNDERLICH etwas umständlich im Titel formulierten - freilich auch gegen ihre Vorstellungen von Wissenschaftlichkeit.

Es ist sicher anmaßend, daß ausgerechnet einer, der noch gar nicht den medizinischen Alltag kennt, zum "Leiden an der Unübersichtlichkeit der modernen Medizin" sprechen will. Was sollte anders gemeint sein, als der Stoßseufzer eines Studenten, dem sein Fach zu groß geworden ist?

Ich möchte mit der gebotenen Pointierung hier die These zur Diskussion stellen, daß die besondere Brisanz der gegenwärtigen Krise der Medizin, die uns hier versammelt, um über Konzepte des Wandels nachzudenken, im Auseinanderdriften zweier Modernisierungsbewegungen liegt, nämlich der Entwicklungsdynamik der Medizin einerseits und Umorientierungen im postmodernen gesellschaftlichen Kontext andererseits. Meines Erachtens sind diese strukturellen Probleme gegenwärtig gewichtiger als die Probleme der medizinischen Verfahrensweise selbst.

Zunächst will ich versuchen, die Medizin gegen ihre Liebhaber als einen modernen Dienstleistungsbetrieb zu verteidigen, der vielfach besser ist als sein Ruf.

Die moderne Medizin ist trotz ihrer Orientierung an Wissenschaft und Technik von einer überraschend großen methodischen Offenheit geprägt. Als besonders auffälliges Indiz sei hier der allerorts eingekehrte *therapeutische Pluralismus* genannt: Alte Streitigkeiten zwischen den Vertretern orthodoxer Richtungen sind weitgehend verdrängt. Herzinfarktspezialisten lassen psychotherapeutische Techniken erproben und Chirurgen diskutieren differentielle Arzneimitteltherapien, Internisten operieren endoskopisch und Sozialpsychiater verordnen Neuroleptika. (Ich zähle diese Punkte nicht im Hinblick auf Vollständigkeit oder Repräsentativität auf, sondern mir geht es um Indizien und Ansatzpunkte für ein Modell, das ich gleich noch argumentativ rechtfertigen werde.)

Gerade der Ruf nach "kausaler Therapie" hat nicht unwesentlich zur Diversifikation des medizinischen Angebots beigetragen und damit paradoxerweise zur Selbstaufhebung dieses Konzeptes: Der mit der Forderung nach kausaler Therapie angestoßene naturwissenschaftliche Forschungsprozeß hat die jeweils gesuchte Ursache in ein ganzes Geflecht von Wirkmomenten und Reaktionsketten aufgelöst. Gleich an mehreren Punkten ist jetzt ein Krankheitsbild "kausal" therapierbar. Und folgerichtig ist an die Stelle der Kausalität bei der Einschätzung eines therapeutischen Verfahrens allein der Wirksamkeitsnachweis getreten. Die Erfolgsquote entscheidet über ein Verfahren - sein theoretischer und weltanschaulicher Zusammenhang tritt in den Hintergrund.

Auf diese Weise wird die Medizin zur *praktischen Wissenschaft,* die selbständig neben den Natur-, Psycho- und Sozialwissenschaften steht und deren Einsichten sie jeweils nach Maßgabe ihrer eigenen Problemstellungen ausnutzt und verwertet. Für die Beeinflussung beeinträchtigender Zustände in eine für den Patienten günstige Richtung kann im Einzelfall ein genaues Wissen naturwissenschaftlicher Krankheitsursachen oder ebenso eine intensive Kenntnis der individuellen Lebensgeschichte unersetzlich sein, insofern sich daraus therapeutische Konsequenzen ergeben. Aber die Medizin ist weder an tieferen Einsichten in das Wesen des Menschen, noch an letzten Ursachen einer Krankheit interessiert, sondern allein an einer eindeutigen Befunderhebung im Hinblick auf das therapeutisch Mögliche. Die Ausdifferenzierung der medizinischen Spezialdisziplinen, die Konkurrenz der Konzepte und das Fehlen einer vereinheitlichenden Theorie wird dabei zum Zeichen der Kreativität und Stärke einer Medizin als praktischer Wissenschaft.

Neben die Pluralisierung der Therapiekonzepte tritt ihre Individualisierung, so daß schließlich jeder Patient anders behandelt wird. Gewissermaßen ist die Forderung von Ludolf von KREHL und Viktor von WEIZSÄCKER, das Subjekt in die Medizin einzuführen, so mittlerweile von der Intensivmedizin ratifiziert worden. Freilich bedeutet *Individualisierung der Therapie* im Falle der Intensivmedizin gerade das Fehlen eines fest umrissenen Menschenbildes, die methodische Offenheit wird zur funktionalen Leerstelle; in die therapeutische Vorschläge jedweder Couleur eingetragen werden können.

Die moderne Medizin wird spezieller, individueller, offener und insgesamt unübersichtlicher. Die "neue Unübersichtlichkeit" der Medizin ist Ausdruck ihrer Leistungsfähigkeit.

Die besondere Brisanz der "Krise der Medizin" liegt nun m. E. daran, daß dieser medizinische Ausdifferenzierungsprozeß in einer Gesellschaft stattfindet, in der ein allgemeiner Konsens über Werte und Ziele längst zugunsten individueller Lebensstile zerbrochen ist. Im Gesundheitsbereich zeigt sich dies besonders drastisch am Aufblühen der verschiedensten, oft auch irrationalen Alternativmedizinen. Die wissenschaftliche Medizin ist aus der Sicht ihrer Patienten längst zu einem Angebot unter vielen geworden und genau damit beweisen sie ihre Mündigkeit.

Gerade aus dem Wandel der Medizin entstehen aber zusätzliche Hindernisse für ihre gesellschaftliche Akzeptanz. Eine Medizin, die ein ganzes Spektrum therapeutischer Vorgehensweisen anbietet und kombinieren läßt, erzeugt das Problem der Entscheidungsfindung in völlig neuer Qualität, weil nicht mehr allein aus medizinisch-wissenschaftlichen Gründen die Therapie-Entscheidung getroffen werden kann. Die Aufgabe des Therapeuten wird immer mehr darin bestehen, im Irrgarten therapeutischer Angebote zwischen den individuellen Wünschen und Lebensvorstellungen des Klienten/Patienten und dem medizinisch Sinnvollen zu vermitteln und so ihren Klienten die Kompetenz zur Entscheidungsfindung zu geben. Die Unübersichtlichkeit der Medizin versagt den Patienten oft eine Vielzahl der Antworten und Befriedigungen, auf die sich andere Gesundheitslehren spezialisiert haben.

Nun ist es fraglich, ob die Kluft zwischen Medizin und Gesellschaft überhaupt überbrückbar ist.

Durch eine Rückführung technischer Mittel und eine Vereinheitlichung der medizinischen Theoriebildung wird es kaum gelingen, wieder zu einem gemeinsamen "Haus der Medizin" zu kommen, und das ist aus den oben genannten Gründen auch gar nicht wünschenswert. Das Schicksal der Psychosomatischen Medizin zeigt die besondere Hartnäckigkeit des medizinischen Systems: Obwohl die Psychosomatik eine integrierende Theorie anbietet, ist sie selbst längst zu einer Spezialdisziplin unter vielen anderen gemacht worden.

Es kann aber auch nicht darauf gehofft werden, von einem einheitlichen Menschenbild her einen verbindlichen Kanon ärztlichen Tuns abzuleiten: Die Vielzahl persönlicher Vorlieben gerät spätestens dann in unlösbare Konflikte mit den medizinischen Vorstellungen, wenn medizinisch gesundheitsschädliches Verhalten gewählt oder lebenswichtige Untersuchungen verweigert werden.

Wolfgang WIELAND kam 1975 in seinem wissenschaftstheoretischen Buch *"Diagnose - Überlegungen zur Medizintheorie"* aus einer philosophischen Kritik der Medizin zur Forderung einer "Medizin als Praktischer Wissenschaft", für die ich oben Anzeichen ihrer postmodernen Realisierung skizziert habe. Eine Rekonstruktion der Medizin, wie sie WIELAND vorschlägt, führt nun gerade nicht zu einer Kritik sozusagen "von oben", von einer idealen Utopie, sondern als Reflexion auf immanente Strukturen zur Kritik von ihrem eigenen, medizinischen Standard her und kann so Potential zur Kritik inhumaner Verhältnisse und ungerechtfertigter Bornierungen im medizinischen Betrieb freisetzen.

Wenn die angestellte Zeitdiagnose einige Momente für sich hat, folgt aus ihr z.B. ein ganz anderer Stellenwert der politischen Willensbildung in der Medizin, denn sie ist dann nicht mehr quasi naturwüchsiges Forschungs-Folgeprodukt, sondern Ergebnis gesellschaftlicher Entscheidungsprozesse, in denen aus dem therapeutisch Möglichen, volkswirtschaftlich Tragbaren und öffentlich Eingeforderten eine Schnittmenge gebildet wird.

Eric Schmitt *(Heidelberg)*

Holocaust und biographische Verarbeitung: Zusammenhänge zwischen dem Holocaust und der sozialen Identität jüdischer Emigranten

Unsere Forschungsarbeiten zur Emigration jüdischer Emigranten stehen unter einer klaren Prämisse: Für ein Verstehen dieser speziellen Personengruppe ist die Frage nach Identität entscheidend. Einerseits geht es um die Frage, inwiefern es als Jude möglich ist, wieder in Deutschland zu leben, die nicht nur von ehemals in Deutschland lebenden Juden, sondern gerade auch in Israel gestellt wird, das heißt, es gibt hier ein gewisses Unverständnis von Juden in anderen Staaten gegenüber den (wieder) in Deutschland lebenden Juden (SELIGMAN 1991). Andererseits findet man bei deutschen Nichtjuden nicht selten die Auffassung, die "eigentliche Heimat" der deutschen Juden sei Israel. In diesem Zusammenhang soll hier nur der Besuch von Ignatz BUBIS (Vorsitzender des Zentralrates der Juden in Deutschland) in der Rostocker Bürgerschaft Ende 1992 erwähnt werden. Aus der deutsch-jüdischen Geschichte ergibt sich ein potentieller Identitätskonflikt, der die Lebenssituation wesentlich beeinflußt.

1. Die Theorie der sozialen Identität

Die Theorie der sozialen Identität (TAJFEL 1978, 1981; TAJFEL und TURNER, 1979) besteht in ihrem Kern aus vier miteinander verbundenen psychischen Prozessen: Soziale Kategorisierung, soziale Identität, sozialer Vergleich und soziale Distinktheit.

1.1. Soziale Kategorisierung

Da die menschliche Informationsverarbeitungskapazität begrenzt ist, sind wir in der Erfahrung unserer Umwelt auf die Kategorisierung ihrer Gegenstände angewiesen. Kategorisierung bezeichnet den Prozeß, "in dem die Umwelt nach Kategorien, also Personen, Objekten und Ereignissen (oder deren ausgewählten Attributen) geordnet wird, die in Bezug auf ihre Relevanz für die Handlungen, Absichten oder Einstellungen eines Individuums ähnlich oder äquivalent sind" (TAJFEL 1975). Durch die Wahrnehmung in Kategorien reduzieren wir die Komplexität unserer Umwelt; wir reagieren auf Personen und Objekte unter dem Aspekt ihrer Vergleichbarkeit mit Personen und Objekten, mit denen wir bereits Erfahrungen gemacht haben. Die Einteilung der Gegenstände unserer Umwelt in abgrenzbare Klassen oder Kategorien ist als notwendiger Ordnungsprozess zunächst wertneutral. Soziale Kategorisierungen - d.h. Kategorisierungen der sozialen Umwelt (Personen, Gruppen, Parteien etc.) - sind im Unterschied zu nicht-sozialen Kategorisierungen häufig mit wertbesetzten Dimensionen assoziiert. Gerade im Zusammenhang mit der Kategorisierung von Personen als "jüdisch" findet man nicht selten auch eine Abwertung und Ablehnung dieser Personen (etwa als habgierig, berechnend, einflußreich, konspirativ etc.). In diesem Zusammenhang ist noch darauf hinzuweisen, daß die Einteilung in Kategorien Auswirkungen auf die Urteile und das Verhalten gegenüber Einheiten bzw. Mitgliedern dieser Kategorien hat. Unterschiede zwischen Kategorien werden ebenso akzentuiert wie Ähnlichkeiten innerhalb von Kategorien.

Derartige Urteilsverzerrungen scheinen sich noch zu verstärken, wenn Kategorien mit Wertdimensionen assoziiert sind (MUMMENDEY 1985). Letzteres Ergebnis führt TAJFEL (1975) auf ein Bedürfnis nach der Erhaltung wertbesetzter Kategorisierungen zurück.

1.2. Soziale Identität und sozialer Vergleich

Durch die Zugehörigkeit zu sozialen Gruppen und die Beziehungen dieser Gruppen zu anderen bestimmt sich die soziale Identität. Soziale Identität ist definiert als "der Teil des Selbstkonzeptes eines Individuums, der aus dessen Wissen über seine Zugehörigkeit zu einer sozialen Gruppe (oder Gruppen) verbunden mit dem Wert und der emotionalen Bedeutung, die dieser Gruppenmitgliedschaft beigemessen werden, erwächst" (TAJFEL 1978, S. 63). Im Unterschied dazu konstituieren die eher idiosynkratischen Aspekte einer Person einen zweiten Teil ihres Selbstkonzeptes, ihre persönliche Identität. Inwieweit das Verhalten von Personen durch ihre soziale und/oder persönliche Identität bestimmt wird, ist eine Frage der Situation.

Man unterscheidet Situationen, in denen sich Personen als Individuen verhalten, von Situationen, in denen sie sich als Mitglieder bestimmter sozialer Gruppen, die wiederum in bestimmten Beziehungen zueinander stehen, verhalten. Situationen variieren auf einem Kontinuum zwischen eindeutig interpersonellem und eindeutig intergruppalem Verhalten (vgl. MUMMENDEY 1985).

Informationen über die eigene soziale Identität gewinnen Personen durch soziale Vergleiche zwischen der eigenen Gruppe und anderen Gruppen auf unterschiedlichen Merkmalsdimensionen. Soziale Identität konstituiert sich aus einer Vielzahl von Dimensionen, die in unterschiedlichen Kontexten für Personen unterschiedliche Bedeutung haben. Ein Beispiel: Wichtige Vergleichsgruppen für die deutschen Juden waren vor 1933 das deutsche Bildungsbürgertum und die aus dem Osten Europas zuwandernden Ostjuden. Die Emanzipation der Juden in Deutschland ist in ihrem Wesen "Verbürgerlichung", der soziale Aufstieg ist Verbunden mit einer Assimilation an die Werte des sich neu formierenden deutschen Bildungsbürgertums und damit gleichbedeutend mit einer "Dissimilation" von einer traditionellen Auffassung des Judentums, wie es gerade durch die Ostjuden repräsentiert wird. Mit der Veränderung der gesellschaftlichen Verhältnisse im "Dritten Reich" war das deutsche Bildungsbürgertum keine realistische Vergleichsgruppe mehr (vgl. etwa das sog. "Reichsbürgergesetz"), das gemeinsame Schicksal homogenisierte Ost- und Westjuden weitgehend, die Ostjuden stellten keine Vergleichsgruppe mehr da sondern gehörten zur selben Gruppe. Die Zugehörigkeit zur sozialen Kategorie "Jude" wird bedeutsam (bzw. "salient"), die Orientierung an den Werten des deutschen Bildungsbürgertums tritt in ihrer Bedeutung für soziale Vergleiche zurück. Das Beispiel verdeutlicht, daß die Auswahl von Vergleichsgruppen nicht willkürlich erfolgt, sondern durch die gesellschaftlichen Rahmenbedingungen mitbestimmt ist. Die Relevanz von Gruppenvergleichen für die soziale Identität hängt von der Wichtigkeit der Vergleichsdimension und der Vergleichbarkeit der Vergleichsgruppe (hinsichtlich anderer Vergleichsdimensionen) ab. Für die Vergleichbarkeit anderer Gruppen ist weiterhin wichtig, inwieweit Unterschiede auf einer relevanten Merkmalsdimension als stabil oder instabil wahrgenommen werden. So kann es zwischen zwei Gruppen mit sehr großem Statusunterschiede dennoch zu "sozialem Wettbewerb" kommen, wenn Unterschiede als instabil - und das bedeutet als prinzipiell veränderbar - wahrgenommen werden. In unserem Beispiel verringern sich die bestehenden Statusunterschied zwischen Ost- und Westjuden ebenso, wie zwischen jenen deutschen Juden, die bis 1933 dem deutschen Bildungs-Bürgertum zuzurechnen waren und ihren ehemaligen nichtjüdischen Standesgenossen neue Statusunterschiede entstehen, die sich im "Dritten Reich" als ausgesprochen stabil und unveränderbar erweisen.

1.3. Soziale Distinktheit und Strategien zur Herstellung positiver sozialer Identität

Die Theorie postuliert ein Bedürfnis nach positiver sozialer Identität. Voraussetzung für positive soziale Identität ist, daß soziale Vergleiche zugunsten der eigenen Gruppe ausfallen. Mit positiver Distinktheit bezeichnet man die Überlegenheit der eigenen Gruppe auf relevanten Vergleichsdimensionen, negative Distinktheit liegt vor, wenn die Vergleiche mit anderen Gruppen ungünstig ausfallen. Um positive Distinktheit zu erreichen, können Menschen unterschiedliche Strategien einsetzen. Wichtige Strategien sind soziale Mobilität, sozialer Wettbewerb und soziale Kreativität. Soziale Mobilität meint in diesem Zusammenhang das Verlassen einer (statusniedrigeren) Gruppe und die Verbesserung der sozialen Identität durch die Mitgliedschaft einer statushöheren Gruppe. Unter sozialer Mobilität kann man individuelle "Aufsteiger"- oder "Assimilationsstrategien" zusammenfassen (vgl. MUMMENDEY 1985), die Beziehungen zwischen Gruppen werden hierbei nicht berührt. Der Wechsel der Gruppenzugehörigkeit durch den Übertritt zum Christentum bildete für Juden in Deutschland historisch eine wesentliche (wenn nicht die wesentliche) Strategie der Verbesserung ihrer gesellschaftlichen Lage. Solange sich Judenfeindschaft in Deutschland als religiös motivierter Antijudaismus manifestiert ist die ingroup-outgroup-Differenzierung "Christen vs. Juden" keine endgültige, das heißt die Mitgliedschaft in einer der beiden Gruppen kann im Prinzip individuell gewählt werden. Im Gegensatz zu sozialer Mobilität zielen Strategien der sozialen Veränderung auf die Relation zwischen Gruppen. Hierbei kann unterschieden werden zwischen sozialem Wettbewerb auf bestehenden Vergleichsdimensionen und sozialer Kreativität im Sinne einer Neudefinition der Vergleichssituation. Die Bemühungen jüdischer Organisationen wie des "Centralvereins deutscher Staatsbürger jüdischen Glaubens" oder des "Reichsbundes jüdischer Frontsoldaten" können als Versuch der Abwehr antisemitischer Angriffe durch sozialen Wettbewerb interpretiert werden. Noch in den ersten Jahren des Nationalsozialismus versuchte man mit Hinweisen auf die kulturellen Leistungen oder den Patriotismus der deutschen Juden, die Ähnlichkeiten und Gemeinsamkeiten zwischen jüdischen und nichtjüdischen Deutschen zu belegen. Komplementär zu diesen Bemühungen betonte die nationalsozialistische Propaganda die grundsätzliche Verschiedenheit (bzw. Gegensätzlichkeit und Unterlegenheit) "der Juden" auf diesen Dimensionen. Es braucht an dieser Stelle nicht gesondert darauf hingewiesen zu werden, daß für die deutschen Juden im "Dritten Reich" der soziale Wettbewerb keine adäquate oder erfolgversprechende Strategie zur Herstellung positiver sozialer Identität darstellt. Soziale Kreativität zielt im Unterschied zu sozialem Wettbewerb weniger auf die Veränderung real gegebener gesellschaftlicher Verhältnisse, sondern stärker auf die Deutung dieser Verhältnisse. Man kann prinzipiell unterscheiden zwischen dem Wechseln von Vergleichsdimensionen, der Uminterpretation von Vergleichsdimensionen und dem Wechseln von Vergleichsgruppen. Als Beispiel für den Wechsel von Vergleichsdimensionen können die Interpretationsmuster von Teilen der heutigen rechtsradikalen Gruppierungen angeführt werden: Der Vergleich mit anderen "Deutschen" wird auf der "neuen" (gleichzeitig aber alten) Dimension einer gemeinsamen Bedrohung und/oder Überforderung durch Menschen anderer ethnischer Herkunft geführt. Mit dieser Definition der Vergleichssituation entfällt weitgehend die realistische Auseinandersetzung mit der eigenen sozialen Situation. Sozial unterprivelegiert zu sein hat weniger mit der Person als mit der gesellschaftlichen Situation zu tun. Als Beispiel für die Uminterpretation - im Sinne einer neuen Gewichtung bestehender Unterschiede - soll an dieser Stelle nur die stärkere Hinwendung zur jüdischen Religion erwähnt werden, die man bei vielen Personen als Reaktion auf die Zurückweisung ihrer Selbstsicht als "deutsche Staatsbürger jüdischen Glaubens". Während sich vor 1933 die Mehrzahl der deutschen Juden als zunächst "deutsch" und dann, von geringerer Wichtigkeit, "jüdisch" verstand, erfolgt mit der nationalsozialistischen Bedrohung und dem gemeinsamen Schicksal eine Rückbesinnung (bzw. Neubesinnung) auf die Werte des Judentums. Gleichzeitig verliert der Wert des Attributes "deutsch" (sofern dieses überhaupt noch akzeptiert wird) an Bedeutung (vgl. hierzu auch die Bezeichnung "Zentralrat der Juden in Deutschland"). Der Wechsel von Vergleichsgruppen kann durch die Veränderung sozialer Kategorisierungen oder durch das verlassen des sozialen Feldes realisiert werden. In unserem Zusammenhang kann etwa die Kategorie "deutsch" weiter ausdifferenziert werden, indem etwa die politische Einstellung oder das Alter - im Sinne einer Beziehung zur Geschichte im Nationalsozialismus - für die Konstituierung von Untergruppen herangezogen werden. Die Emigration kann nur bei jenen Personen, die in den ersten Jahren des Nationalsozialismus Deutschland freiwillig verlassen haben, als Strategie zur Herstellung positiver sozialer Identität angesehen werden. Diese Personen entschieden sich bewußt für eine Veränderung des sozialen Umfeldes.

2. Jüdische Emigration und soziale Identität

Seit 1987 ist am Institut für Gerontologie der Universität Heidelberg ein Forschungsschwerpunkt zur psychischen und sozialen Situation von Überlebenden des Holocaust eingerichtet worden. In einer bereits abgeschlossenen Studie haben wir uns mit der Lebenssituation ehemaliger Häftlinge von Konzentrations- und Vernichtungslagern beschäftigt. Zur Zeit gilt unser Forschungsinteresse dem Lebensrückblick und Zukunftsperspektiven jüdischer Emigranten.

Die Stichprobe des Projektes umfaßt 40 jüdische Mitbürger, die zwischen 1933 und 1945 emigriert und zu einem späteren Zeitpunkt wieder nach Deutschland zurückgekommen sind. Die Personen sind zwischen 1900 und 1919 geboren, das Durchschnittsalter beträgt 82 Jahre. Zum Zeitpunkt der Emigration waren die Untersuchungsteilnehmer zwischen 15 und 35 Jahre alt, bei der Rückkehr zwischen 48 und 82 Jahren. Das Durchschnittsalter zum Zeitpunkt der Emigration lag bei 26,6 Jahren, bei der Rückkehr bei 71,5 Jahren, die Emigration dauerte zwischen 13 und 55 Jahren, im Durchschnitt 44,8 Jahre. Die Untersuchungsteilnehmer leben im Durchschnitt seit 10,6 Jahren wieder in Deutschland, etwa ein Drittel ist erst in den letzten 5 Jahren zurückgekehrt. Zwei Drittel der befragten Personen verbrachten die Emigrationszeit im selben Land, etwa ein Drittel verbrachte die Zeit der Emigration in bis zu 5 unterschiedlichen

Emigrationsländern. Etwa 70% der befragten Personen emigrierten in Südamerikanische Staaten - vor allem nach Argentinien, Brasilien und Bolivien - etwa 25% in die USA und nach Südafrika, zwei Personen kehrten aus Israel zurück. 20% unserer Gesprächspartner verließen Deutschland vor 1935, 40% zwischen 1935 und 1938, weitere 40% ab 1938.

Die Methode unseres Forschungsvorhabens läßt sich am besten als offene, biographische Exploration kennzeichnen (vgl. KRUSE 1985). Mit den Teilnehmern der Untersuchung werden Gespräche mit einer Dauer von 1,5 bis 2 Stunden geführt. Für die Gesprächspartner besteht hierbei die Möglichkeit, den Verlauf des Gesprächs weitgehend selbst zu bestimmen und insbesondere selbst zu entscheiden, wie detailliert auf einzelne Abschnitte der Biographie eingegangen wird. Nach unseren bisherigen Erfahrungen besteht bei jüdischen Emigranten in aller Regel ein starkes Bedürfnis, die eigene Geschichte weiterzugeben und über Hoffnungen, Sorgen, Ängste und Probleme, die sich aus der momentanen Lebenssituation ergeben, zu sprechen. Die Akzeptanz unserer Methode ist im allgemeinen außerordentlich hoch.

Soziale Identität läßt sich beschreiben als das Ergebnis sozialer Vergleiche zwischen Gruppen, denen man selbst angehört, und solchen, denen man nicht angehört, das heißt zwischen Ingroup und Outgroup. Die Differenzierung zwischen Ingroup und Outgroup ist eine von Personen in einer spezifischen Situation auf einem spezifischen Abstraktionsniveau vorgenommene Kategorisierung. So können sich die Teilnehmer an unserer Studie prinzipiell als Juden, deutsche Juden, jüdische Emigranten, nach Deutschland zurückgekehrte jüdische Emigranten etc. mit anderen Personen vergleichen. Die Frage nach der sozialen Identität ist immer eine Frage nach sozialen Vergleichen auf näher zu bestimmenden Analyseebenen.

In unserer Studie berücksichtigen wir drei thematische Bereiche der sozialen Identität:

2.1. Das Emigrationsland

Die Mehrzahl der Teilnehmer an unserer Studie hat den größeren Teil ihres Lebens in der Emigration verbracht und ist erst im Alter nach Deutschland zurückgekehrt. Die Identifikation mit der beruflichen Entwicklung ist gerade wegen der großen Startschwierigkeiten, die die Emigration in ein fremdes Land notwendigerweise mit sich bringt, sehr hoch. Die berufliche Entwicklung und die letztlich erreichte berufliche Position sind ein wesentlicher Bestandteil der sozialen Identität. Die berufliche Karriere ermöglicht nicht nur Rückschlüsse auf den sozialen Status der Personen, sie liefert auch Informationen über soziale Kategorisierungen - das heißt über Gruppen, denen sich Personen zugehörig fühlen, und solche, die einen relevanten Vergleichsmaßstab herstellen (Ingroup-Outgroup-Differenzierung) - und über die Ergebnisse sozialer Vergleiche, das heißt die soziale Distinktheit.

Zur Bedeutung des jeweiligen Emigrationslandes ist anzumerken, daß mit dem Fortschreiten nationalsozialistischer Politik die Möglichkeit, das Land zu verlassen, ebenso abnimmt wie die Anzahl potentieller Einreiseländer. Für viele blieb nur noch die Emigration in Länder unbekannter Sprache, für Europäer unverträglichen Klimas und ungewohnter Mentalität der Bevölkerung. Mit der Emigration stellt sich die Aufgabe der Eingewöhnung in ein neuartiges soziales Umfeld, für viele zunächst auch vorwiegend das Problem des Lebensunterhalts. Die Emigration in südamerikanische Staaten stellte andere Anforderungen als die Emigration in die USA, nach England oder nach Südafrika. Sprachbarrieren, kulturelle und klimatische Unterschiede erschwerten die soziale Integration in unterschiedlichem Ausmaß. Die Schwierigkeiten der Integration führten in südamerikanischen Staaten bei der ersten Generation von Emigranten zu einem starken Gefühl der Zusammengehörigkeit, das sich in den sozialen Beziehungen der Personen wiederspiegelt und eine Bindung an die deutsche Sprache und Kultur bestehenbleiben läßt. Insofern kann in diesem Zusammenhang von einer gewissen Kontinuität sozialer Identität gesprochen werden. Zu einer Kontinuität des Selbstverständnisses als "deutsch" trug weiterhin bei, daß jüdische Emigranten in südamerikanischen Ländern auch von der einheimischen Bevölkerung als "deutsch" identifiziert wurden.

Für die berufliche Entwicklung ist wichtig, daß die fehlende Vertrautheit mit Sprache und Mentalität des Gastlandes ebenso wie die fehlenden finanziellen Mittel dazu beiträgt, daß die berufliche Entwicklung verzögert wird und in den ersten Jahren die vorhandenen Kräfte der Personen fast ausschließlich beansprucht. Den bislang befragten Personen gelang es, eine relativ gute berufliche Position zu erreichen, die meisten Personen machten Karriere als selbständige Unternehmer. Der berufliche Aufstieg, als erfolgreiche Auseinandersetzung mit den anfangs ungünstigen Rahmenbedingungen, ist ein entscheidender Bestandteil des Selbstkonzepts. Die eigene Leistungsfähigkeit und Anpassungsfähigkeit - viele Personen haben in einem anderen als dem in Deutschland ursprünglich ausgeübten, erlernten oder angetrebten Beruf Karriere gemacht - als wichtige Vergleichsdimensionen führen in sozialen Vergleichen zu positiver Distinktheit und damit zu einer positiven sozialen Identität.
Die Verzögerung der berufliche Entwicklung, die Anfangsschwierigkeiten und die damit verbundene Unsicherheit des Lebensunterhalts, beeinflußt auch die familiäre Entwicklung. Die unsichere Zukunft steht im Zusammenhang mit dem Verzicht auf Nachkommenschaft. Auffällig ist, daß Ehen in der Emigration ausschließlich mit jüdischen Partnern, die ebenfalls aus Deutschland emigriert

sind, geschlossen wurden. Dies ist um so wichtiger, als die befragten Personen zum Zeitpunkt ihrer Emigration zum weit überwiegenden Teil dem liberalen Judentum zuzuordnen sind, das heißt keine starken religiösen Bindungen hatten. Das gemeinsame Schicksal führt zu einem starken Gefühl der Zusammengehörigkeit, zu einer stärkeren Identifikation mit dem Judentum.

2.2. Deutschland und die Deutschen

Wichtig für das Verständnis der sozialen Identität jüdischer Emigranten sind zunächst die Gründe für die Rückkehr nach Deutschland. Mit der Rückkehr nach Deutschland ändert sich abermals das soziale Umfeld. Die Rückkehr nach Deutschland bedeutet die Rückkehr in das Land nationalsozialistischer Verfolgung, das heißt die Entscheidung, unter Menschen zu leben, die potentiell Verantwortung für Entwicklungen im Nationalsozialismus tragen. Eine deutsche Identität jüdischer Mitbürger kann nicht unabhängig davon sein, wie die Entstehung des Nationalsozialismus rekonstruiert wird und wie Verantwortung und Schuld zugewiesen wird. Die soziale Identität jüdischer Emigranten ist mitgeprägt durch die Wahrnehmung von Deutschland und den Deutschen, wobei durch den Holocaust Dimensionen des sozialen Vergleichs normativ vorgegeben sind. Anhand von Themen wie "Kollektivschuld" und "Gnade der späten Geburt" ist zu klären, wie differenziert die deutsche Bevölkerung wahrgenommen wird. Von Interesse ist weiterhin, welche Bedeutung manifesten und latenten antisemitischen Tendenzen (vgl. SILBERMANN 1982) in der Gegenwart beigemessen wird. In diesem Zusammenhang stellt sich auch die Frage nach persönlichen Erfahrungen von Antisemitismus nach der Rückkehr nach Deutschland und deren Verarbeitung.

Für die Rückkehr nach Deutschland wurden folgende Gründe genannt:

a). die Notwendigkeit, einen Altersruhesitz zu suchen (40%)
Wie bereits erwähnt sind viele Ehen, die in der Emigration geschlossen wurden, kinderlos geblieben. Der Hilfebedarf im Alter, sei es auch nur der Wunsch nach der Möglichkeit zu betreutem Wohnen, ist ein nicht zu unterschätzender Anlaß für die Rückkehr nach Deutschland. Da die Möglichkeit familiärer Versorgung nicht gegeben ist, sind die Personen auf andere Institutionen (Wohnstifte, Altenheime) angewiesen, die im Emigrationsland entweder nicht zur Verfügung stehen oder deren Qualität als nicht ausreichend beurteilt wird.
Als erste Alternative wird typischerweise die Schweiz in Betracht gezogen. Da eine Aufenthaltsgenehmigung in der Schweiz für Ausländer nur gegen einen relativ hohen finanziellen Aufwand zu bekommen ist - den die Mehrzahl der Personen gar nicht leisten kann - erfolgt die Entscheidung für Deutschland aus praktischen Gründen.

b). in Deutschland lebende Verwandte (10%)
Diese Begründung wurde ebenfalls im Zusammenhang mit der Versorgung im Alter relevant.

c). gesundheitliche Probleme und die Möglichkeit einer besseren medizinischen Versorgung (20%)
Der Standard der medizinischen Versorgung in den Emigrationsländern liegt zum Teil erheblich unter dem der Bundesrepublik. Ein zusätzliches Problem liegt in der Verträglichkeit der klimatischen Verhältnisse (z.b. das tropische Klima in Bolivien oder Ekuador).

d). die unsichere soziale und politische Lage im Emigrationsland (20%)
Ein wichtiger Grund für die Rückkehr nach Deutschland war die hohe Inflation in südamerikanischen Staaten, die die finanzielle Absicherung des Alters in Frage stellt. Weitere Gründe waren die hohe Kriminalitätsrate in Großstädten wie Buenos Aires oder Rio de Janeiro und die Unruhen in Südafrika.

e). die in Deutschland verbrachte Kindheit und Jugend (10%)
Einigen Personen war es wichtig, ihren Lebensabend in jenem Land zu verbringen, in dem sie geboren sind. Diese Begründung für die Rückkehr nach Deutschland ist nach unseren bisherigen Erfahrungen von untergeordneter Bedeutung.

Nur zwei der befragten Personen bezeichnen sich heute uneingeschränkt als "deutsch". Für die klare Mehrheit ist insbesondere die Kommunikation mit Angehörigen ihrer Altersgruppe problematisch. Wenn auch die Existenz einer Kollektivschuld bestritten wird und positive persönliche Erfahrungen mit Nichtjuden im "Dritten Reich" ebenso berichtet werden wie Schicksale verfolgter Nichtjuden, so besteht heute gegenüber unbekannten oder wenig bekannten Personen zunächst grundsätzliche Skepsis aufgrund der ungeklärten Rolle dieser Personen im Nationalsozialismus. Das Verhältnis zu den Folgegenerationen ist nach Auskunft der befragten Personen dagegen nicht durch den Holocaust belastet. Deutschland wird heute durchaus als demokratischer Staat gesehen. Es ist allerdings darauf hinzuweisen, daß rechtsextremistische Tendenzen nicht nur mit Sorge beobachtet, sondern darüber hinaus auch mit dem Beginn des Nationalsozialismus verglichen werden. Fremdenfeindlichkeit und Intoleranz gegenüber Minderheiten erscheinen durchaus als reale Bedrohung, Antisemitismus wird dagegen als weniger bedrohlich erlebt.
Die meisten Personen gaben an, seit ihrer Rückkehr nach Deutschland nicht persönlich Opfer von Antisemitismus geworden, das heißt als Jude diskriminiert worden zu sein. Es muß allerdings darauf hingewiesen werden, daß das Ausmaß der Sensibilität für Antisemitismus sehr unterschiedlich ausgeprägt ist. Die Existenz antisemitischen Gedankenguts im sozialen Umfeld - vor allem

bei der älteren Generation - wird von fast allen der befragten Personen wahrgenommen, die persönliche Betroffenheit ist dagegen sehr unterschiedlich. So wird etwa wahrgenommen, daß persönlich erfahrene Beleidigungen im Zusammenhang mit Judenfeindschaft stehen, wegen möglicher Konsequenzen aber nicht als antisemitische Beschimpfung geäußert werden. Bei anderen wird Antisemitismus zu "Menschenfeindlichkeit" verallgemeinert, womit die besondere Betroffenheit als Jude entfällt. In einem anderen Deutungsmuster wird Antisemitismus zu einem Problem des Auftretens der Opfer. Sofern man sich in seinem Auftreten nicht von anderen Deutschen unterscheidet wird man auch nicht als Jude diskriminiert. Das Vorhandensein von Antisemitismus wird nicht als problematisch für das Leben als Jude in Deutschland angesehen.

Die Beschäftigung der Deutschen mit ihrer Vergangenheit wird als unzureichend und einseitig erlebt. Die Mehrheit der Gesprächspartner war der Ansicht, daß das Schicksal der Juden im "Dritten Reich" nur unzureichend erinnert und berücksichtigt wird, wogegen etwa dem Leiden der Zivilbevölkerung zu großes Gewicht beigemessen wird. Die Bombardierung deutscher Städte im zweiten Weltkrieg und die Vertreibung der Zivilbevölkerung aus den "Ostgebieten" wird ebenso unter Ausklammern der Ursachen diskutiert wie die Entbehrungen der Nachkriegszeit und die deutsche Teilung.

2.3. Die jüdische Religion und der Staat Israel

Bei einigen Gesprächspartnern ergab sich mit dem Fortschreiten nationalsozialistischer Politik und Verfolgung eine stärkere Hinwendung zum Judentum. Das gemeinsame Schicksal und die gegenseitige Unterstützung (wichtig wird hier auch die Bedeutung jüdischer Organisationen in der Emigration) führten zu einer Rückbesinnung und Neubesinnung auf die Werte des Judentums.

Die Verbundenheit der befragten Personen mit dem Staat Israel war sehr groß. Wenn auch nicht alle Gesprächspartner persönlich in Israel gewesen sind oder dort Verwandte haben, so besteht doch eine hohe Identifikation mit den Leistungen beim Aufbau des Staates und darüber hinaus auch mit israelischer (Siedlungs-)Politik. Dem Staat Israel scheint bei der Mehrzahl der bislang befragten Personen eine größere Bedeutung für die soziale Identität von Juden in Deutschland zuzukommen, als der jüdischen Religion. In diesem Zusammenhang muß darauf hingewiesen werden, daß die befragten Personen in der Zeit vor 1933 in der Regel keine starke Bindung an die jüdische Religion berichten, sondern größtenteils dem liberalen Judentum zuzuordnen sind, der Grad der Assimilation relativ hoch ist.

3. Diskussion

Nach unseren bisherigen Erfahrungen ist es nicht zulässig, von der Rückkehr jüdischer Emigranten auf eine Identifikation mit Deutschland oder ein Selbstverständnis als "Deutscher" zu schließen. Die Rückkehr jüdischer Emigranten erklärt sich in unserer Studie in der Mehrzahl der Fälle durch soziale und politische Gegebenheiten im Emigrationsland oder durch die gesundheitliche und familiäre Situation.

Die Integration jüdischer Emigranten in Deutschland stößt auf drei grundsätzliche Probleme:

a). *Vorbehalte gegenüber der älteren Generation.*
Soziale Beziehungen zu Angehörigen der eigenen Altersgruppe sind ohne Kenntnis deren individueller Geschichte im Nationalsozialismus problematisch. Wenn auch die Rolle der deutschen Bevölkerung im Nationalsozialismus differenziert gesehen wird, positive persönliche Erfahrungen mit Nichtjuden im "Dritten Reich" ebenso bewußt sind wie Schicksale verfolgter Nichtjuden, so bleibt dennoch eine grundsätzliche Skepsis, die nur schwer aufzulösen ist, da man nicht davon ausgehen kann, daß die persönliche Rolle im Nationalsozialismus wahrheitsgemäß berichtet wird. Für jüdische Emigranten sind Interaktionen mit nichtjüdischen Angehörigen ihrer Altersgruppe zunächst als Situationen intergruppalen Verhaltens gekennzeichnet, das heißt sie verhalten sich in diesen Situationen zunächst primär als Juden gegenüber Nichtjuden, die Gruppenzugehörigkeit ist in diesen Situationen in hohem Maße salient, Nationalsozialismus und Holocaust sind thematisch vorgegeben.
Die Kommunikationsschwierigkeiten mit Angehörigen der älteren Generation sind für eine Integration jüdischer Emigranten besonders problematisch, da bei vielen der Wunsch nach institutioneller Versorgung für die Rückkehr nach Deutschland ausschlaggebend ist. Die Rückkehr nach Deutschland führt dann zu einem sozialen Umfeld, zu dem nur schwer befriedigende Kontakte herzustellen sind und in dem Holocaust und Nationalsozialismus in hohem Maße salient sind. Die mögliche Folge sind Selbstzweifel, Schuldgefühle und Isolation.

b). *Die Beschäftigung der Deutschen mit ihrer Vergangenheit.* Die Beschäftigung der Deutschen mit ihrer Vergangenheit wird als unzureichend und einseitig erlebt. Das Schicksal der jüdischen Bevölkerung im "Dritten Reich" ist nicht zu einem integrierten Bestandteil der deutschen Geschichte geworden. Das Leiden der Zivilbevölkerung im 2. Weltkrieg, die Zerstörung deutscher Städte, Entbehrungen der Nachkriegszeit, die deutsche Teilung etc. werden losgelöst von den Ursachen und ohne den Vergleich mit dem Schicksal der Juden diskutiert, das Schicksal der Juden steht nicht im Zusammenhang mit dem

Leiden der deutschen Bevölkerung, die Beschäftigung der Deutschen mit ihrer Geschichte wird als egozentrisch erfahren.

c). *Antisemitismus und Fremdenfeindlichkeit.*
Die Teilnehmer an unserer Studie sahen zwar alle die Existenz antisemitischer Tendenzen in Deutschland, eine ernsthafte Bedrohung wurde aber nur in Einzelfällen erlebt. Als weit bedrohlicher wurde die zunehmende Intoleranz und Fremdenfeindlichkeit erlebt, die sich derzeit gegen Asylanten richtet. Ängste bestehen weniger aufgrund manifester judenfeindlicher Tendenzen in der Bevölkerung, als aufgrund einer allgemeinen Stimmung in der Bevölkerung, die von politischer Seite stärker toleriert wird.

Der vorliegende Bericht bezieht sich auf eine sehr spezielle Gruppe jüdischer Emigranten. Die befragten Personen sind erst im Alter nach Deutschland zurückgekehrt - obwohl der Zeitpunkt der Rückkehr kein Kriterium für die Zusammenstellung der Stichprobe bildet - und liegen vom sozialen Status her deutlich über dem Durchschnitt der Bevölkerung. Dies gilt sowohl für den Bildungsstand, als auch für die finanzielle Situation. Durch die Auswahl der Stichprobe ergibt sich eine weitere Gemeinsamkeit: Die Erfahrungen unserer Studie beziehen sich zunächst nur auf Befragungen von Personen in Wohnstiften, die keine Verbindungen zu jüdischen Gemeinden unterhalten und in denen nur eine kleine Anzahl von Juden lebt, die mehrheitlich einem liberalen Judentum zuzurechnen sind.

Für die Einordnung der berichteten Erfahrungen erscheint der Vergleich mit Institutionen, die stärker mit jüdischen Gemeinden assoziiert sind, sinnvoll. Hierdurch werden Hypothesen zum Einfluß der religiösen Überzeugung und der Möglichkeiten von intensiveren sozialen Kontakten zu anderen deutschen Juden möglich.

Eine weitere wichtige Vergleichsgruppe bilden jüdische Emigranten, die nicht nach Deutschland zurückgekehrt sind. Von Interesse sind insbesondere die Wahrnehmung von Deutschland und den Deutschen, Sichtweisen der politischen Lage und antisemitischer Tendenzen. Für das Verständnis der Personen, die nach Deutschland zurückkehren ist es hilfreich, die Perspektiven jener zu kennen, die nicht zurückkehren. Der Vergleich mit Juden, die nicht nach Deutschland zurückgekehrt sind ist notwendig, wenn man allgemeinere Aussagen über die Auswirkungen des Holocaust auf die soziale Identität jüdischer Emigranten und über die Problematik der Integration in ein neues soziales Umfeld - die immer mit Emigration verbunden ist - treffen will.

Literatur

Kruse, A.(1987): Biographische Methode und Exploration. In G. Jüttemann und H. Thomae (Hrsg.): Biographie und Psychologie. Berlin

Mummendey, A.(1985): Verhalten zwischen sozialen Gruppen: Die Theorie der sozialen Identität. In D. Frey & M. Irle (Hrsg.) : Theorien der Sozialpsychologie. Bd. 2, Gruppen und Lerntheorien. Bern, Stuttgart, Toronto

Silberman, A. (1982): Sind wir Antisemiten? Ausmaß und Wirkung eines sozialen Vorurteils in der Bundesrepublik Deutschland. Köln

Tajfel, H. (1975): Soziales Kategorisieren.In: S. Moscovici (Hrsg.): Forschungsgebiete der Sozialpsychologie. Frankfurt/Main

Tajfel, H. (1978): Differentiation between social groups. London

Tajfel, H. (1981): Human groups and social categories. Cambridge 1981

Tajfel, H. & Turner, J. C. (1979): An integrative theory of intergroup conflict. In W. G. Austin & S. Worchel (Eds.): The social psychology of intergroup relations. Monterey

VII.
Medizin zwischen Rationalität und Verantwortung

Ulrich Eibach *(Bonn)*

Medizin zwischen Rationalität und Verantwortung – Der Tod und die Krise der Ziele in der Medizin

Die Medizin der Neuzeit ist angetreten, Krankheiten mittels naturwissenschaftlicher Methoden zu erklären und zu bekämpfen. Der Glaube, daß dies um so besser gelingen wird, je konsequenter man die naturwissenschaftlichen Methoden und technischen Errungenschaften in der Medizin anwendet, führte zu der heute herrschenden Form von technisierter Medizin. Unbestreitbar ist diese Medizin sehr erfolgreich gewesen, und wird es dadurch, daß sie die Erklärung von Lebensvorgängen auf die molekulare und genetische Ebene vorantreibt, wahrscheinlich in Zukunft weiter sein. Einerseits richtet sich auf die Fortschritte dieser Medizin nach wie vor ein großes Vertrauen der Menschen, andererseits ist diese Art von Medizin auch zunehmend der Kritik ausgesetzt. Als angewandte Wissenschaft ist die Medizin mitbedingt und abhängig von gesellschaftlichen Interessen, und wirkt sie zugleich auf diese zurück, insbesondere auf die Einstellung zu Krankheit, Sterben und Tod. Diese verändern sich nicht zuletzt auch aufgrund der Erfolge der Medizin in der Bekämpfung von Krankheiten.

1. Tod und Unheilbarkeit als Anfrage an die Ziele der Medizin

Bis in die Neuzeit hinein wurde das irdische Leben mit seinen Leiden als Vorbereitung zum "ewigen" Leben und der Tod als Übergang in das ewige Leben betrachtet. Seit der Aufklärung entwickelt sich immer mehr ein Verständnis vom Tod, in dem dieser als das absolute Ende eines einmaligen Lebens gilt, in dem also die radikale Diesseitigkeit und mit ihr zugleich die "verzweifelte Liebe" zu diesem Leben herrschend wird. Dies hat nicht dazu geführt, daß der Mensch seine Bedürfnisse nach einem leidfreien, möglichst ungebrochen glücklichen Leben, dessen Erfüllung er ehedem vom ewigen Leben erwartete, preisgibt, sondern dazu, daß er sie nun in diesem irdischen Leben zu befriedigen sucht. Von der Medizin erwartet man die Herstellung eines von Krankheiten und Entsagung freien Lebens, Alterns und Sterbens oder gar die Besiegung des Todes. Vor dem Hintergrund dieser durch die Erfolge der Medizin begünstigten oder teils erst ausgelösten Wandlungen in der Einstellung zu Krankheit und Tod wird verständlich, wieso die Erhaltung des irdischen Lebens zur obersten und einzigen allgemeinverbindlichen Norm nicht nur medizinischen Handelns wird, zumal Krankheiten nicht nur das Individuum, sondern auch das Kollektiv am höchstmöglichen Wohlstand hindern. Die industrielle Gesellschaft hat daher die Erhaltung von Gesundheit zu den mit größter Geltung ausgestatteten Zielen erklärt.

Da jede Krankheit mehr oder weniger als Vorbote des Todes betrachtet werden kann, wird mit der Krankheit gleichsam immer auch der Tod bekämpft. Die Medizintechnik kann also als Anstrengung verstanden werden, den Tod zu bekämpfen. Sie ist damit zugleich auch Ausdruck einer gesellschaftlichen *Leugnung des Todes*. Schon zu Beginn des Siegeszuges der modernen Medizin hat der Arzt Chr. W. HUFELAND (1762 - 1836) die Aufgabe der Medizin darin gesehen, immer Leben zu erhalten und den Tod bis zuletzt zu bekämpfen. "Den Tod verkünden, heißt, den Tod geben, und das kann niemals ärztliche Aufgabe sein." Dieser Ratschlag HUFELANDs galt bei Generationen von Medizinern als Dogma. Er entsprach gänzlich der in dieser Zeit anhebenden Leugnung des Todes in bürgerlichen Kreisen. Die ärztliche Leugnung des Todes ist also nur eine Widerspiegelung der Unfähigkeit des Menschen, mit dem Tod zu leben, und dieses ist wiederum auch eine Folge der radikalen Verdiesseitigung des Lebens, seiner Verabsolutierung als letztes und einziges allgemeinverbindliches Gut. Lebenserhaltung um jeden Preis, da "Hoffnung" machen, wo keine Hoffnung auf Gesundheit und Besiegung des Todes besteht, ist eine Folge der Medizin, die ihre Aufgabe ausschließlich im Kampf gegen Krankheit und sogar den Tod an sich sieht, auf den hin sie in einseitiger Weise organisiert ist. Wenn diese Zielsetzung nicht aufrechtzuerhalten ist, wenn Krankheit unheilbar und der Tod unabwendbar wird, wenn also medizintechnisch nichts mehr "zu machen" ist, dann stürzt diese Erkenntnis oft nicht nur den Patienten, sondern auch die Ärzte und Pflegenden in eine tiefe Verunsicherung, die allzuoft mit einem recht zweifelhaften "Machen" überspielt wird. Damit wird nur die Tatsache verdrängt, daß letztlich nicht die Macht der Medizin, sondern die Macht des Todes siegt. Wo Patienten, Angehörige, Ärzte und Schwestern sich dieser Tatsache nicht stellen, folgt daraus nicht nur die Verleugnung einer unausweichlichen Wirklichkeit, sondern wird medizinisches Handeln ethisch blind, folgt nur der organisierten Routine und macht alles Machbare und wird so allzuoft den wahren Bedürfnissen von Menschen nicht gerecht.

In der modernen technischen Zivilisation hat sich die Vorstellung von der *Machbarkeit der Gesundheit* durchgesetzt und damit die Leugnung der Notwendigkeit, Krankheiten und den Tod auch anzunehmen und anders zu bewältigen als durch eine "technische" Bekämpfung. Erst das moderne Medizinsystem ist auf das Ziel hin organisiert, allen Schmerz zu beseitigen, die Krankheiten auszutilgen. Besonders das Krankenhaus ist diejenige Einrichtung, in der die Gesellschaft ihre Erwartung der "Machbarkeit" von Gesundheit institutionalisiert hat. Mitbedingt durch die Erfolge der Medizin ist die Auffassung verbreitet, daß die Krankheit um so schneller und besser beseitigt wird, je konsequenter man technische und chemische Errungenschaften in der Medizin einsetzt. Damit besteht die Gefahr, daß der kranke Mensch zu einem Objekt medizinischer Spezialisation und damit zum Objekt einer von seinen ganzheitlich-menschlichen Bedüfnissen absehenden Maschinerie wird. Vor allem wird denen menschenwürdige Hilfe versagt, bei denen eine erfolgreiche Bekämpfung der Krankheit nicht mehr möglich ist; denn mit fortschreitender Krankheit wandeln sich die Bedürfnisse der Person und decken sich immer weniger mit den Zielen, auf die hin das Krankenhaus organisiert ist: die technische Bekämpfung von Krankheit und Tod. Anders ausgedrückt: Je ernsthafter eine Krankheit, je geringer die Chance der Wiederherstellung und je unaufhaltsamer das Gefälle auf den Tod hin ist, um so mehr hat der Patient auch Bedürfnisse, die mit dem medizinischen Instrumentarium und den davon her bestimmten Verhaltensweisen des Personals nicht befriedigt werden können. In der Organisationsstruktur des Krankenhauses sind der Tod und die damit verbundenen tiefen seelischen Konflikte kaum eingeplant. Weil das Krankenhaus einseitig auf die Bekämpfung von Krankheit und Tod hin organisiert ist, wird auch der unheilbar Kranke meist bis zuletzt mit dem ganzen technischen Instrumentarium so behandelt, als ob seine Krankheit nicht zum Tode führe. *Das Krankenhaus ist auf Macht über den Tod hin organisiert, der Verzicht auf technische Machtausübung, erst recht das Aufkommen des Gefühls der Hilflosigkeit und Ohnmacht sind strukturell nicht vorgesehen.* Derartiges kann nur gegen die dem System immanente Struktur durchgesetzt werden, aber auch nur dann, wenn man über eine entsprechende Machtposition verfügt und wenn man sich als Arzt zum Beispiel das Gefühl der Ohnmacht erlauben und es gegenüber Mitarbeitern und Patienten zeigen kann und darf.

Eine Medizin, die sich allein die Bekämpfung von Krankheiten und gar des Todes zum Ziel setzt, kann unter dieser Voraussetzung dem technisch Machbaren und ökonomisch Finanzierbaren folgen, ohne weitere ethische Entscheidungen zu treffen. Dieser Art von Medizin wird heute oft ein inhumanes Handeln nachgesagt. Das Ziel, Krankheiten und den Tod zu bekämpfen, erweist sich tatsächlich angesichts der heutigen technischen Möglichkeiten als unzureichnd. Die Bekämpfung des Todes an sich kann inhuman werden, sie kann und darf kein Ziel der Medizin werden, denn die Sterblichkeit des Menschen läßt sich nicht mit der technischen Rationalität besiegen. Die Überwindung des Todes bleibt aus christlicher Sicht allein Sache Gottes, der den Menschen als irdisches Wesen sterblich geschaffen und doch zugleich auch zum ewigen Leben bestimmt hat, das sich nicht in der Verlängerung der irdischen Zeitachse, der Lebenstage, einstellt, sondern eine Raum und Zeit transzendierende neue

Schöpfung meint. Nicht in der Verlängerung der Lebenstage, sondern in dieser neuen Schöpfung Gottes ist das Heil, die wahre Zukunft angesichts des Todes zu suchen.

Daraus folgt auch, daß der Mensch die Efüllung seines Lebens nicht in der Verlängerung seiner Lebenstage, sondern allein in der in diesem Leben beginnenden und auch im Tode nicht zerstörenden GEmeinschaft mit Gott findet, die zugleich in die Gemeinschaft mit den Mitmenschen hineinführt. In diesen Lebensbeziehungen auf Gott und den Mitmenschen hin findet das Leben Tiefe, Sinn, Wert und Erfüllung, die nicht unbedingt von der Quantität der Lebenstage abhängig sind. Daher müßte es nicht so sein, daß der Mensch seine "notwendige Endlichkeit" als ein "existentielles Übel" ansieht. Aus der notwendigen Endlichkeit des Daseins ergibt sich, daß jeder Mensch sterben *muß*, mithin auch sterben *darf*. Dies ist ein Recht, das eigentlich nicht als solches gefordert werden müßte, wenn der Tod als Grenze des irdischen Lebens notwendig zum Leben gehört. Aus dieser Betrachtungsweise des Todes kann man folgern: Die Bekämpfung des Todes an sich ist *keine* Aufgabe der Medizin.

Weil Gesundheit und ein beschwerdenfreies und langes Leben Voraussetzungen für Leistung, Genuß und Glück des Lebens sind, richten sich die Hoffnungen der rein diesseitig orientierten Menschen auf die Medizin. Der Mediziner rückt in die Rolle des "Priesters", dem Macht über den Tod zugesprochen wird und auf den sich das Vertrauen der Menschen richtet. Dem Sog dieser Verleugnung der Endlichkeit und des Todes kann der Arzt (und auch die Pflegenden) erliegen, indem er sich als Kämpfer gegen den Tod versteht, indem er die Tatsache des Todes verleugnet, indem er der ihm zugesprochenen Macht über den Tod nicht widersteht, zumal sie ihm selbst eine herausgehobene Machtposition in der Gesellschaft sichert. Dabei handelt es sich aber um eine Verleugnung der eigenen Endlichkeit, der Tatsache, daß letztlich der Tod und nicht der Mensch und seine Medizin siegen. Der christliche Glaube eines Arztes hätte sich zunächst darin ethisch zu bewähren, daß er seine Endlichkeit, seine letztlich bleibende Hilflosigkeit gegenüber dem Tod so realisiert, daß er allen ihm von außen her zugetragenen und von innen her aufsteigenden Allmachtphantasien zum Trotz demütig Gott als den alleinigen Herr über Leben und Tod bekennt, und *christliche Ethik* hätte dafür einzutreten, daß die Ärzte, die Pflegenden, überhaupt die Menschen unserer Zeit der verführerischen Täuschung einer Leugnung des Todes nicht verfallen. Anders ausgedrückt heißt das, daß ein christliches Verständnis des Todes für die christliche Ethik die Konsequenz hat, daß Ethik *Lehre von der Endlichkeit* des menschlichen Wissens, Könnens, von menschlicher Macht und von den nicht zu überschreitenden Grenzen des menschlichen Handelns ist, deren Überschreitung das Elend der Menschen nur vermehrt. Eine Ethik, die den Tod so realisiert, ist eine Ethik menschlicher Selbstbescheidung, die das Herr-Sein Gottes und die Unverfügbarkeit des Lebens und Todes anerkennt.

Um einen anderen Umgang mit Unheilbarkeit und dem Tod in der Medizin, insbesondere im Krankenhaus, zu ermöglichen, reicht es aber offensichtlich nicht aus, daß der Arzt in sich selbst die Fähigkeit vereinigt, einerseits Kämpfer gegen Krankheit und Tod zu sein und entsprechenden Optimismus auszustrahlen, andererseits sich aber auch die Übermacht des Todes und die Niederlagen im Kampf gegen den Tod eingestehen zu können. Schon dies erfordert menschliche Größe und viel psychische Kraft zur Verarbeitung. Die daraus resultierenden Erkenntnisse nun aber auch noch gegen die Organisationsstruktur einer Klinik durchzusetzen, ist selbst denjenigen selten möglich, die in der Krankenhaushierarchie eine herausgehobene Machtposition haben. Es bedürfte schon einer grundlegenden Änderung der Einstellung zu Krankheit und Tod bei sehr vielen Ärzten und Mitarbeitern, um die Organisationsstruktur zu verändern. Aber dies wird letztlich nur möglich sein können, wenn sich auch in der Gesellschaft entsprechende Wandlungen vollziehen, wenn sich also die *Erwartungshaltungen* der Menschen gegenüber der Medizin ändern.

2. Das mechanistische Modell von "Leben" in der Krise?

Eine Analyse des Medizinsystems muß notwendig auf die Frage stoßen, inwieweit die einseitig technisch ausgerichtete Medizin eine notwendige Folge ihrer ausschließlichen Orientierung an naturwissenschaftlicher Methodik ist, der ein mechanistisches Verständnis von Leben entspricht, wie es endgültig im 19. Jh. zum die Medizin beherrschenden Paradigma geworden ist: Krankheit wird als Defekt der "Körpermaschine" betrachtet, die durch chemische und technische Eingriffe zu "reparieren" ist. Nicht die Frage, *warum* Krankheiten, sondern *wie* sie auf der Ebene der kleinsten Bausteine des Lebens entstehen und zu therapieren sind, beherrscht die Medizin. Die Zusammenhänge zwischen der Person, ihrer Umwelt und ihrer Krankheit werden weitgehend ausgeblendet. Die von L. KREHL begründete Heidelberger internistische Schule hat zwar zu Beginn des 20. Jh.'s nochmals versucht, einer ganzheitlichen Betrachtung des Menschen in der Medizin Geltung zu verschaffen und viele Krankheiten aus der Biographie der Person als Störung der "Lebensordnung" zu verstehen, doch ist dieser Versuch, den Menschen damit auch wieder als Person in eine ihn zum Objekt machenden Medizin einzuführen, in der Praxis des klinischen Alltags gescheitert. Vielmehr haben das analytische Erklärungsmodell und entsprechende Behandlungen dadurch großen Auftrieb erlangt, daß man zu den nunmehr bekannten kleinsten Bausteinen des Lebens, den Genen und Makromolekülen vordringt und Krankheiten zunehmend von diesen Ebenen her erklärt und auf ihnen zu therapieren versucht, bis hin zu psychischen Krankheiten. Versuche, den kranken Menschen ganzheitlich zu sehen, leben außerhalb der Schulmedizin in Außenseitermethoden weiter, die diese Sicht teilweise in unhaltbarer Weise dahingehend verabsolutieren, daß alle Krankheiten Folge und Ausdruck seelischen Geschehens sind. Gegen jeden Anspruch, man könne den Menschen in seiner Krankheit als Ganzheit verstehen, erfassen und therapieren, sind freilich ebensolche Bedenken geltend zu machen, wie gegen die Behauptung, das naturwissenschaftliche Erklärungsmodell könne allein Anspruch auf Wahrheit geltend machen. Demgegenüber ist festzuhalten, daß auch dieses Erklärungsmodell nur ein Aspekt des vielfältigen Lebens ist. Dem entspricht, daß selbst medizinisch gebildete Menschen, die die naturwissenschaftliche Erklärung ihrer Krankheit verstehen, doch danach fragen, wie die Krankheit mit ihrem Leben und ihrer Lebensführung im Zusammenhang steht. Man muß aber nicht von einer grundsätzlichen Krise des naturwissenschaftlichen Erklärungsmodells von Krankheit sprechen, solange dieses Modell keinen Totalitätsanspruch erhebt.

3. Zur Krise der Ziele aus sozialethischer Sicht – Oder: Ist Gesundheit das höchste Gut?

Die Erfolge der technischen Medizin haben mit dazu beigetragen, daß die Lebenserwartung deutlich angestiegen ist und daß unheilbare Krankheiten immer mehr auf das Alter verlagert werden, so daß der weitaus größte Teil der Kosten im Gesundheitswesen durch die Behandlung alter Menschen entsteht. Wenn es - etwa auf der Basis der zunehmenden Entschlüsselung genetischer Vorgänge - gelingen sollte (und dafür spricht vieles), die großen "Killer", z. B. die Krebskrankheiten, zu besiegen, so würde sich allein dadurch die durchschnittliche Lebenserwartung um ca. 12 Jahre erhöhen, eine Aussicht, die jedem Sozialpolitiker Alpträume verursacht und die Menschen einen bisher undenkbar hohen Prozentsatz ihres Einkommens für Alters-, Gesundheits-, und Pflegeversicherung kosten würde. Das kann freilich kein Grund sein, auf eine möglicherweise erfolgreiche Bekämpfung von Krebs zu verzichten. Um die Frage zu entscheiden, ob dies ein wirklich humaner Erfolg wäre, müßte man aber z. B. prüfen, ob es für den Menschen unwürdiger und qualvoller ist, an Krebs zu sterben, als als hochbetagter Mensch einsam, wahrscheinlich abgeschoben in ein Pflegeheim und mit zahlreichen körperlichen Gebrechen und vielleicht einem verwirrten Geist jahrelang dahinzusiechen.

Das ethisch so hochstehende und scheinbar unproblematische Ziel, den Krebs aus der Welt zu schaffen, erweist sich, wenn der Erfolg eintritt, als sozial und moralisch äußerst zwiespältig. Gerade die Realisierung guter, aber bisher utopischer Ziele wird damit zum ethischen Problem und macht uns - wenn auch in anderer Weise als in der bisherigen, auf das Individuum zentrierten technischen

Medizin - aufmerksam auf das Böse unter dem Deckmantel des Guten, führt bisher unbestritten gute Ziele in eine ethische Krise. Solange sie nicht realisierbare Utopien waren, erschienen sie ethisch unproblematisch. In dem Moment, wo sie realisierbar werden, werfen sie kaum lösbare ethische Probleme auf. Diese grundsätzliche Problematik kann auch in anderen Bereichen, wie z. B. dem der Organtransplantationen, zutage treten. Wenn es etwa gelingt, durch die Fortschritte im Bereich der Genetik und Immunologie die Abstoßreaktionen von Organen zu beherrschen und in Tieren genügend geeignete Spenderorgane zu züchten, dann stehen wir vor der Frage, ob man geschädigte Organe nicht rechtzeitig - gegebenenfalls auch mehrmals - "austauschen" muß. Die soziale und sozialethische Problematik löst sich nicht durch weitere Fortschritte der technischen Medizin auf, etwa dadurch, daß man auch die Alterskrankheiten auf der Basis genetischer Kenntnisse versteht, beherrscht und besiegt, die Menschen dann vielleicht bis zum 80. Lebensjahr arbeiten und bis zum 100. Lebensjahr geistig rege sind. Denn welchen Grund sollte es für einen 100jährigen rüstigen Greis geben, nicht mehr leben zu wollen und zu dürfen?

Das Ziel, alle Krankheiten oder gar den Tod zu besiegen, erweist sich als absurd und letztlich auch als inhuman, denn es ist mehr als zweifelhaft, daß wir mit den Folgen eines solchen Fortschritts werden in humaner Weise umgehen können. Wir werden dieses Problem dann wahrscheinlich mit einer instrumentellen Vernunft auch "technisch" lösen, indem wir uns etwa auf die Möglichkeit der gesellschaftlich verordneten "Euthanasie" besinnen, zunächst derer, die unheilbar sind und deren Leben angeblich für sie selbst, bestimmt aber für andere und die Gesellschaft nur eine Last darstellt, also angeblich nur zu einer Minderung oder gar Bedrohung des Wohlstands und der Lebensqualität derjenigen führt, die sich gesund fühlen und mit ihren Leistungen zum Erhalt kranken Lebens aufkommen müssen. Zunehmend stoßen auch in Deutschland wieder utilitaristische Überlegungen auf Gehör, in denen der Lebenswert der unheilbaren und pflegebedürftigen Menschen nach den Kosten ihrer Behandlung und Pflege "berechnet" wird und deshalb der Lebenswert auch in Verlust geraten kann, wenn ein Menschenleben für die Gesellschaft zu einem dauernden (ökonomischen) Schaden wird. (vgl. BASTIAN 1990) Dieser utilitaristische Denkansatz entspricht der naturwissenschaftlichen und vor allem der ökonomischen Rationalität. Der ungeheure Kampf für die Gesundheit einerseits und die Vernichtung der Unheilbaren andererseits sind - wie V. v. WEIZSÄCKER (1947) es in seiner Analyse der NS-Medizin dargelegt hat - nur die zwei Seiten ein- und derselben Medaille, nämlich der Verabsolutierung der Gesundheit und des diesseitigen Lebens als höchstes Gut, man könnte auch sagen, einer verfehlten Einstellung zum Leben, die die Dimension der Unheilbarkeit und des Todes ausblendet. Schon in der Antike war - neben der Bemessung des Wertes des Lebens am Nutzen für die Polis - die Verherrlichung von Gesundheit, Schönheit und jugendlicher Kraft (Athlet) sowie der Vernunft (Philosoph) der Hauptgrund für die von PLATON, ARISTOTELES u. a. propagierten und in der ganzen Antike praktizierten eugenischen Programme und die Ausmerzung der Behinderten. Eine solche Glorifizierung des Starken und "vernünftigen" Menschen lag - nicht zuletzt mitbestimmt durch das idealistische Menschenbild und durch Fr. NIETZSCHEs Traum vom "Machtmenschen" - auch dem sozialdarwinistischen und nationalsozialistischen Gedankengut zugrunde, das die Vernichtung der "Unheilbaren" geistig vorbereitete.

Die Verabsolutierung der Gesundheit und des irdischen Lebens und die Leugnung der Unausweichlichkeit von Krankheit und Tod in der heutigen Wohlstandsgesellschaft lassen die Menschen immer unfähiger werden, Krankheiten und Leiden anders als durch technische Bekämpfung zu verarbeiten und zu bewältigen. Dieser *"Zwang zur Gesundheit"* kann im Grenzfall auch die Form der Vernichtung derer annehmen, die die sichtbaren Zeugen des Scheiterns der Fiktion von der Machbarkeit einer von Krankheiten und Behinderungen freien Welt sind. Zunächst wird dies dadurch geschehen, daß man denjenigen die Fortpflanzung verweigert, die das genetische Risiko für die Zeugung behinderten Lebens in ihrem Genom tragen, und daß man diejenigen möglichst weitgehend vorgeburtlich "selektiert" (vorgeburtliche "Euthanasie"), die den gesellschaftlichen Vorstellungen von einem gesunden Leben nicht entsprechen.

Wie die auch bei uns auf zunehmende Akzeptanz stoßenden Vorschläge des Philosophen Peter SINGER (1984) zeigen, wird man dabei wahrscheinlich nicht stehenbleiben, sondern auch Selektionsmechanismen für das endende Leben entwickeln, sobald der soziale und ökonomische Druck durch die stetig wachsende Zahl pflegebedürftiger Menschen so groß wird, daß dadurch der Wohlstand der "Gesunden" stark beeinträchtigt wird, und die Kräfte zu ihrer Pflege fehlen. Wenn die Gesellschaft gemäß der technischen und ökonomischen Rationalität auch weiterhin in die Behandlung derer, deren Gesundheit durch eine "High-Tech-Medizin" wiederherstellbar ist oder die wenigstens so rehabilitierbar sind, daß sie der Gesellschaft dadurch Kosten sparen, riesige Mittel investiert, so besagt dies keinesfalls, daß nicht gerade bei denen Mittel und Personal eingespart wird oder Personal aufgrund der unvergleichlich schweren Arbeit in diesen Bereichen fehlt, bei denen im Sinne der gesellschaftlich gewünschten Ziele "nichts mehr zu machen" ist. Schon allein die verhältnismäßig geringen Investitionen in diese Bereiche und das Fehlen von Pflegepersonal stellt bereits heute eine Bedrohung der Menschenwürde, des Rechts auf menschenwürdige Behandlung dar und führt nicht selten zu groben Menschenrechtsverletzungen - bis hin zur Tötung. Ohne eine Umwertung der Werte, also eine Höherbewertung der Pflegeleistungen bei chronisch kranken Menschen - und das heißt heute immer auch eine höhere Bezahlung - wird sich daran nichts Entscheidendes ändern.

Die Achtung der Menschenwürde - insbesondere der unheilbaren und pflegebedürftigen Menschen - ist ein mindestens ebenso hochrangiges, wenn nicht gar ein höherrangiges Gut als die Gesundheit. Wo der "Zwang zur Gesundheit" sich zur Bedrohung der Menschenwürde und des Lebensrechts unheilbarer und behinderter Menschen auszuwachsen droht, müssen wir bereit sein, um der Wahrung der Menschenwürde willen auch auf therapeutische Fortschritte zu *verzichten*. Die Humanität einer Gesellschaft zeigt sich weniger an den technischen Fortschritten in der Bekämpfung von Krankheiten, als vielmehr daran, wie sie mit denen umgeht, die unheilbar krank, behindert oder pflegebedürftig und deshalb ins gesellschaftliche Abseits geraten sind. Ohne eine Bereitschaft zum Verzicht auf therapeutische Möglichkeiten - und zwar bereits im Vorfeld ihrer Anwendungsmöglichkeit in der Medizin, also in der Forschung - wird eine Steuerung des medizin-technischen "Fortschritts" nach ethischen Gesichtspunkten nicht gelingen können. Das bedeutet auch, daß die Gesellschaft herausgefordert ist, ein *anderes* Verhältnis zu Krankheiten und vor allem zum Tod zu entwickeln. Erst dann wird sie wieder erkennen, daß es neben der technischen Bekämpfung auch andere Formen des Umgangs mit Krankheit und Tod geben kann und muß, die - wenigstens dann, wenn die Krankheit unheilbar ist - meist wichtiger sind als die Mittel der Medizintechnik (vielleicht von der Schmerzbekämpfung abgesehen). Unsere Gesellschaft leidet nicht an einem Mangel an technischer Bekämpfung von Krankheiten und Tod, sondern an einem Mangel an Fähigkeiten und der Bereitschaft, das Leben mit einer unheilbaren Krankheit als eine Herausforderung anzunehmen und es durch mitmenschlichen Beistand bestehen zu helfen.

Literatur

Aries, Ph.(1980): Geschichte des Todes im Abendland. München: Hanser
Bastian, T. (Hrsg.) (1990): Denken - Schreiben - Töten. Zur neuen "Euthanasie" - Diskussion. Stuttgart: Wiss. Verlagsgesellschaft
Eibach, U. (1988): Sterbehilfe - Tötung auf Verlagen? Wuppertal: Brockhaus
Eibach, U. (1991): Heilung für den ganzen Menschen? Ganzheitliches Denken als Herausforderung von Theologie und Kirchen. Neukirchen-Vluyn: Neukirchner
Eibach, U. (1993): Medizin und Menschenwürde. Ethische Probleme in der Medizin aus christlicher Sicht. Wuppertal: Brockhaus
Meerwein, F. (Hrsg.) (1981): Einführung in die Psychoonkologie . Bern: Huber
Richter, H. E. (1979): Der Gotteskomplex. Reinbek: Rowohlt
Rothschuh, K. E. (1978): Konzepte der Medizin in Vergangenheit und Gegenwart. Stuttgart: Enke
Singer, P. (1984): Praktische Ethik. Stuttgart: Reclam
Uexküll, Th. v./ Wesiack, W. (1986): Theorie der Humanmedizin. Grundlagen ärztlichen Denkens und Handelns. München : Schattauer
Weizsäcker, V. v. (1947): Euthanasie und Menschenversuche. In: Gesammelte Schriften, Bd. 7, S. 91-134. Frankfurt/Main: Suhrkamp 1987

Karl-Heinz Wehkamp *(Hannover/Bremen)*

Sterben und Medizin – Plädoyer für eine neue Entscheidungskultur

I

Umgang und Thematisierung von Sterben und Tod in unserer Gesellschaft sind zu vielfältig, um sie auf eine oder zwei Tendenzen zu reduzieren. Wir erleben eine immer noch zunehmende Institutionalisierung des Sterbens. Wir erleben phantastische Neuerungen der Medizin mit wachsenden systemischen, chirurgischen und pharmakologischen Mitteln der künstlichen Lebenserhaltung oder -verlängerung. Andererseits wachsen die Risiken medizinischer Maßnahmen und unerwünschte Nebenwirkungen treten auf, bis zum iatrogenen Sterben. Wir haben ein hochorganisiertes Rettungswesen, wir erleben auch eine zunehmende Sensibilisierung gegenüber allzu kühlem Sterben in den Anstalten. Es gibt Palliativ-Stationen, Hospize entstehen, Psychologinnen, Psychologen, Ärztinnen, Ärzte, Schwestern, Pfleger, Helferinnen, im Laienbereich Seelsorger, Seelsorgerinnen kümmern sich um Sterbenskranke. Im Gesundheitswesen haben wir einen hohen wissenschaftlichen und technischen Standard, auch hohe ethische Maßstäbe und hohes Engagement, aber auch hohe Kosten, wachsende Haushaltsdefizite, gleichzeitig viel Eitelkeit, Konkurrenz, Hierarchie, Bestechung, Korruption und unendlich viele ausgebrannte Helfer aller Berufsgruppen.

Kaum jemand ist bereit, auf die Möglichkeiten der modernen Medizin zu verzichten, wenn es ums Leben geht. An diesem Punkt sind die Kritiker der Medizin zumeist nicht ehrlich, ihre Kritik ist oft destruktiv und verletzend, pauschalisierend und oft von einer unglaublichen Naivität. Sie unterscheiden bei ihren Angriffen nicht hinreichend zwischen der Medizin als einem Handlungssystem und der Medikalisierung der Gesellschaft als einem kulturellen Phänomen. Nicht der medizinische Kampf um das Leben und die ärztliche und pflegerische Versorgung von Totkranken und Sterbenden sind das wesentliche Problem, sondern die kritiklose selbstverständliche Überantwortung des letzten Lebensabschnittes an die Anstalten, die Aussonderung des Sterbens aus dem Blickfeld des gesellschaftlichen Lebens, die Hinnahme einer Zerstörung der Kultur des Lebensendes. Und an diesem Punkt stehen sich nicht Medizin und Gesellschaft gegenüber. Im Gegenteil, sie spiegeln und entsprechen sich. Unbemerkt haben sich medizinische Denkformen im alltäglichen Leben durchgesetzt, auch da, wo wir gar nicht an Medizin denken. *Medikalisierung* scheint *der* Hauptweg der Säkularisation der modernen Gesellschaft zu sein. Sozialwissenschaftliche und psychologische Gesundheitswissenschaften, die seit vielleicht zehn Jahren verstärkt aufkommen, steuern dieser Tendenz m. E. nicht entgegen, sondern sie drohen sogar noch diese Entwicklung zu radikalisieren.

Freilich ist die Medizin nicht unbeteiligt an dieser Situation. Obwohl sie niemals Krankheit und Tod besiegen kann, weckt sie doch immer wieder die *Illusion des machbaren Lebens,* die Unfehlbarkeit der Herrschaft gegenüber dem Tod. Kein Wunder, wenn sie dann im Falle des unvermeidlichen Mißerfolges, des Todes, zunehmend vor Gericht gestellt wird. Die Kritik an der Medizin nimmt diesen illusionären Anspruch im Grunde genommen an, obwohl sie andererseits gerne deren Ineffektivität nachzuweisen versucht. Die Götter in Weiß sollen von ihrem hohen Roß herunter, aber wehe, wenn sie dem göttlichen Anspruch nicht genügen und menschliche Fehlbarkeit an den Tag legen.

Es gibt heute kein allgemeines Menschenbild und kein allgemeines Lebensverständnis. Aber die miteinander konkurrierenden Konzepte oder Modelle orientieren sich doch im wesentlichen am sogenannten *Maschinenparadigma der Körpermedizin,* an der Gesundheitsreligion der Weltgesundheitsorganisation oder an psychoanalytischen, psychotherapeutischen Konzepten. Ihnen allen fehlt die Integration des *spirituellen* Kernes der Menschen, der allerdings, um Gottes willen, auch nicht von mir eingeklagt werden soll. Dieser systematische Mangel zeigt die unvermeidliche Begrenztheit wissenschaftlicher Menschen-, Lebens- und Weltbilder, versprechen diese doch seit der Aufklärung die Einlösung oder Ablösung jener menschlichen Bedürfnisse, die bis dato an Religion und Glauben gerichtet waren.

Mangelnde Spiritualität sollte man den Wissenschaften grundsätzlich nicht vorwerfen. Denn nicht dieser Mangel ist von Übel, im Gegenteil, sondern daß die wissenschaftlichen, verobjektivierenden, an professionelles Handeln gebundenen Denkweisen mit imperialer Gewalt ins Alltagsbewußtsein der Menschen eingezogen sind, unter Verdrängung und Zerstörung der den Menschen innewohnenden Rückbindung, Religion, mit dem Universum. Ein Selbstbewußtsein, das sich im echten Wortsinne als rückgebunden, als religiös erkennt, enthält sein eigenes Menschenbild, Lebensverständnis und Gottesbild und hat sich die Mysterien des Lebens bewahrt. Hier hat das Bewußtsein der Lebendigkeit, der Sterblichkeit und des Todes seinen lebensbejahenden Ort.

Die weitverbreitete Kritik an den Göttern in Weiß hätte ihre Berechtigung, wenn sie wirklich ernstgenommen würde. Dabei ginge es dann nicht in erster Linie um die Kritik ärztlicher Anmaßungen, sondern darum, daß die Menschen unserer Gesellschaft die Medizin zum Macher, zum Ersatzschöpfer aufgebläht haben, um ihr dann aus enttäuschter Wut vorzuwerfen, was ihr nicht vorzuwerfen ist, daß sie eben doch menschlich fehlbar und begrenzt ist, daß sie Leben niemals erklären, wohl beschreiben kann, daß sie Krankheit und Leiden nie aus der Welt schaffen kann und gegenüber dem Tod letztendlich niemals siegreich sein kann.

Mit einer solchen Demut der Medizin würde auch ein Stück Demut ins gesellschaftliche Bewußtsein zurückkehren, und vielleicht würde die Gesellschaft sogar ein Stück friedfertiger werden, wenn der anmaßende und heroische und gleichzeitig lächerliche Kampf gegen Krankheit, Leiden und Tod ins Karikaturenkabinett der Geschichte geschickt würde. Die "Männer gegen Tod und Teufel", ein alter Buchtitel, haben bei ihrem Versuch, das Böse aus der Welt zu schaffen, viel Böses erst erzeugt. Keiner hat das klarer gesagt und kritisch gegen die Aufklärung gerichtet als NIETZSCHE, dieser 'religiöse Atheist'. "Wer mit Ungeheuern kämpft, mag zusehen, daß er nicht dabei zum Ungeheuer wird. Und wenn du lange in einen Abgrund blickst, blickt der Abgrund auch in dich hinein" (NIETZSCHE 1885, S. 146).

Das medizinische Denken, das in der Gesellschaft offenbar mehr als in den medizinischen Berufen zu Hause ist, will vom Tod nichts wissen. Alles ist auf Lebenserhaltung und Lebensverlängerung hin orientiert. Und wenn der Tod unvermeidbar ist, so geben nicht selten die Angehörigen ihre Verantwortung ab in die Hände der Spezialisten. Nicht selten treten auch die Mediziner zurück vom Sterbenden und überlassen ihn den Pflegenden. Tritt dann der Tod ein, so interessiert er allenfalls unter der Frage nach den Todesursachen, die dann in der Krankheitsentwicklung oder über die Autopsie beantwortet werden sollen. Im Paradigma der Medizin gibt es den natürlichen Tod im Grunde genommen nicht. Alles, was zum Tode führt, gilt als Krankheit. Unmerklich verwandelt sich so das ganze Leben, so es auf den Tod zuläuft, zur Krankheit, Stafettenlauf mit Risiken, denen es auszuweichen gilt, bis es am Ende aufgrund eines Fehlers oder Defekts doch zum Absturz kommt.

Dem Konzept des Todes als Unfall, als medizinisches Versagen, als Ausdruck von Krankheit, widerspricht die seit Beginn der 80er Jahre aufkommende Diskussion um die Euthanasie nicht. Im Gegenteil. Die Hybris der Machbarkeit und Selbstbestimmung, selbst da, wo diese durch den körperlichen und geistigen Zerfall unterlaufen wird, sowie der öffentliche Abscheu einer jugend- und leistungsorientierten Gesellschaft vor Unansehnlichkeit, Leiden und Zerfall erzeugen einen Druck zum klinisch sauberen Lebensende. Auch ökonomische Gründe sind zweifellos mit im Spiel. Die *Sterblichkeit der Menschen* bleibt dem medizinischen Denken der Moderne fremd, obwohl der historische und erkenntnistheoretische Grund der neuzeitlich westlichen Medizin die Sektion an der Leiche ist (FOUCAULT 1973). Schon allein deshalb, aber nicht nur deshalb, müßte man es besser wissen. Doch Tod und Sterben bleiben der Feind, dienen als Kontrapunkt, als Böses, als unansehnlich, als unerhört. Ihm ist nichts Positives abzugewinnen. Daß das Leben aber von seiner Anerkennung gewinnen könnte, ist wenig präsent. Da steht im 90. Psalm: "Lehre und bedenke, daß wir sterben müssen, auf daß wir klug werden."

II

Intensive Medizin wird heute nicht nur auf der Intensivstation betrieben. Im Zusammenwirken mit einer hoch wirksamen Pharmakologie haben die Chirurgie und die Anästhesie ein für den Laien unvorstellbares Maß an Kompetenz und Präzision erreicht. Das viel gescholtene Maschinenparadigma der Medizin, das ebenso häufig wie unzutreffend an DESCARTES festgemacht wird, feiert gerade dort seine Triumphe, wo die Verobjektivierung des Menschen am radikalsten geworden ist. Gerade diese Medizin ist in der Lage, Leben zu erhalten, zu verlängern, erträglich zu machen. Und ebensowenig, wie die erkenntnistheoretische Revolution der Atomphysik die alte Mechanik nicht aus der Alltagsgültigkeit entlassen hat, ebensowenig können die berechtigten Rufe nach einem Paradigmenwechsel in der Medizin, hin zu einer subjektorientierten und systemischen Konzeption, die Berechtigung und Notwendigkeit dieser mechanischen, elektrophysiologischen und biochemisch orientierten, gescholtenen Apparatemedizin in Frage stellen.

Auch wo Lebensverlängerung und Erhaltung nicht mehr möglich ist, ist angesichts des nahenden Todes medizinische Kompetenz unbestreitbar notwendig und sinnvoll. Die Möglichkeiten der Schmerzbekämpfung sind zwar niemals perfekt, jedoch außerordentlich beruhigend. Die Angst der Sterbenden und ihrer Angehörigen vor der Qual ist in der Regel größer als vor dem Tod. Auch Verhungern und Verdursten sind weitgehend vermeidbar, ebenso wie jauchige offene Wunden, die den Kranken für seine Umgebung unerträglich machen. Auch angesichts einer nur kurzen Lebenserwartung kann die chirurgische Behebung z.B. eines Darmverschlusses noch gnädig sein. Krampfanfälle und Dauerkontrakturen können beseitigt werden. Gerade einen ruhigen und friedfertigen Tod kann die Medizin und die mit ihr verbundene Krankenpflege ermöglichen.

Aber die vorhandenen, wertvollen Mittel sind indes nicht schon per se segensreich, es bedarf ihrer gezielten und gerechten, maßvollen und humanen Anwendung. Und hier liegen erhebliche und äußerst komplizierte Probleme. In einem durch Institutionen, Ressourcen, Berufsrichtlinien, Tarifverträge und Rechtsordnungen vorgegebenen Rahmen sind Wege typischer Problemlösungen halbautomatisiert eingebettet. Das gilt auch gerade für die Behandlung des Totkranken und des lebensgefährlich verletzten Menschen und für jene, die unerwartet zu Tode kommen. An den Schaltstellen stehen stets Menschen, die Entscheidungen treffen müssen zwischen verschiedenen Wahlmöglichkeiten. Deren Ermessens- und Verhaltensspielräume sind geringer als es auf den ersten Blick den Anschein hat. Andererseits ist er groß genug, um bei den Entscheidenden mit Ängsten, Verantwortungsgefühlen, juristischen Absicherungsverhalten und erheblichen moralischen Konflikten besetzt zu sein. Eingeklemmt in die Gesetzlichkeiten, Vorschriften und Regeln von Gesellschaft, Medizin und Anstalt, geprägt von standardisierten Ausbildungs- und Karrieregängen, gezeichnet von den Strapazen der hohen Arbeitsbelastung in Schicht- und Nachtdiensten, konfrontiert mit Hunderten und Tausenden von Menschen und ihren Schicksalen sind diese Helfer schon nach wenigen Berufsjahren, oft schon früher, mit ihren Kräften am Ende.

Burned-out-Syndrom nennen wir ja plakativ diese Mischung aus Apathie, routinierter Interesselosigkeit, Müdigkeit, Zynismus, Individualismus, Gleichgültigkeit, Herzlosigkeit, teilweise auch Grausamkeit, die in unterschiedlicher Zusammensetzung früher oder später den Großteil des pflegerischen und ärztlichen Personals erfaßt und auch für die anderen begleitenden Berufe keine Seltenheit ist. Kaum beachtet führt der genaue Wortsinn oder besser das Bild *burned-out* zum Kern des Problems. Man muß brennen, d. h. man muß lieben können, um heilsam sein zu können. Und dazu und dafür möchte man auch etwas zurückbekommen. Man muß sich auch selbst geliebt fühlen können, angenommen fühlen, vom Leben und ganz allgemein. Urvertrauen im Sinne von WINNICOTT und Religion im Sinne 'einer erwachsenen' Form sind die Grundlagen des Helfenkönnen. Aber auch dies schafft freilich keine endlosen Kräfte. Erforderlich sind deshalb Arbeitsbedingungen, die den Belastungen der Helfer durch ihre Arbeitssituation und ihren begrenzten menschlichen Möglichkeiten gerecht werden. Es bedarf der Möglichkeit, im Beruf Anerkennung zu finden und eigene Kreativität freizusetzen und es bedarf als gesellschaftliche Aufgabe einer sorgsamen Pflege ihrer Pflegenden und Helfer selbst. Eine Aufgabe auch der Verwaltungen, Krankenkassen, Berufsverbände und der politischen Entscheidungsträger.

Das Feuer, um das es geht, beim Brennen, kommt aus dem spirituellen Kern der Menschen. Und dieser bildet sich wohl auch durch die als Kind erfahrene Liebe. Sie vermittelt sich durch die Menschen, aber sie reicht auch darüber hinaus. Um zu einem hoffnungsvollen Impuls zu werden und Kraft und Vertrauen für andere und sich selbst geben zu können, muß dieses Vertrauen im Menschen selbst lebendig gewesen und erhalten worden sein.

Die Helfer, die von Berufs wegen mit dem Sterben und dem Tod anderer konfrontiert sind, fühlen sich zugleich gebunden, auch angesichts des sicheren

Todes, die Hoffnung nicht nehmen zu dürfen. Das ist ein fast allgemeiner Grundsatz bei im Grunde genommen allen, mit denen man spricht. Sie glauben aber oft, durch medizinisch-technische Hilfen, durch Therapieversprechen oder einfach nur durch eine Diagnostik hoffnungsvoll wirken zu können. Tatsächlich wird dabei oft eine moderne Form der barmherzigen Lüge praktiziert. Soweit sich Helfer ihre Hilflosigkeit in bezug auf das Leben nicht eingestehen können, werden sie die Kette medizinischer Interventionen ohne Ende bis zum Tode des Kranken aneinanderreihen. Solange sie die *Unvermeidlichkeit des Todes* nicht akzeptieren können und in der Denkform der Endlichkeit befangen und letztendlich selbst hoffnungslos sind, werden sie Hoffnungen nur durch Abwehr, Forschung und Lüge vermitteln. Dieses Lügen braucht allerdings stets zwei, und Helfer wie ihre Patienten belügen sich nicht nur gegenseitig, sondern auch sich selbst. *"Closed awareness"* nennen das die Soziologen, eine Kommunikationsform, in der jeder Bescheid weiß und keiner darüber spricht. Und das Bescheidwissen wird bei beiden Partnern ähnliche Formen und Inhalte haben, eben weil Medizin und Gesellschaft aus einem Guß sind und sich nicht gegenüber stehen. Meines Erachtens liegt genau an diesem Punkt eine der zentralen Herausforderungen der Theologie, um hier einen wesentlichen Beitrag zu leisten.

Das Ideal des starken, unbefleckten Helfers, dieser Inbegriff des Guten, das vor seinem eigenen Schatten hermetisch zurückweicht und sein Schwaches und Böses nicht wahrhaben will, ist ebenfalls unmittelbar beteiligt an der Misere der hilflosen Helfer. Aus der Psychologie wissen wir längst, daß gerade die hilfsbereiten sogenannten Menschenfreunde vom Ausgebranntsein bedroht und betroffen sind, denn selbstverständlich wollen auch sie belohnt werden für ihr Engagement. Doch statt Liebe und Anerkennung erfahren sie in der Regel Mißtrauen, Skepsis und jede Menge Gleichgültigkeit. So schlägt der Helfer-Enthusiasmus allzu schnell um in Zynismus und Distanz, und wo der menschliche Helfer nicht menschlich sein darf und mit dem Anschein des Heiligen herumgeht, da lauert wieder die Gefahr. NIETZSCHE hat auch das glasklar gesehen und vor den Mitleidigen gewarnt. Er hat die Verschlungenheit von Mitleid und Grausamkeit zum Entsetzen vieler seiner Zeitgenossen beim Namen genannt.

Dieses *burned-out-Syndrom* gleicht heute einer Krebsgeschwulst, die die herrschende Kultur der Medizin prägt und ihre heilsamen Potenzen von innen her auffrißt. Die Problematik des Sterbens in Institutionen, in Krankenhäusern und Heimen bekommt von hierher ihre Gestalt. Nicht die medizinisch-technischen Möglichkeiten der Lebenserleichterung und Lebenserhaltung sind das Problem, sondern ihr Funktionieren in einem Rahmen, der selbst hochgradig ungesund ist. Die Automatismen und Routinen des verwalteten Sterbens sind vom Übel, und die Orientierungslosigkeit der Helfer, wenn die Möglichkeiten der medizinischen Technik an ihre Grenzen stoßen. Wer Hoffnung nur in medizinisch-technischen Möglichkeiten sieht, kommt aus dem Dilemma nicht heraus, entweder hoffnungslos zynisch und verlogen zu werden oder, was vielleicht noch häufiger ist, eben bis ultimo medizinische Handlungsschemata anzuwenden.

III

Jedes Sterben ist anders. Und es gibt unendlich viele Sterbewirklichkeiten. Aber es gibt auch Typisches, eben geknüpft an die eingerichteten Wege der Krankenversorgung, des Rettungswesens, der Sterbebegleitung. Kritiker mögen bedenken, daß ein Sterbeverlauf sich erst nach Eintritt des Todes als solcher beweist. Das ist sehr wichtig. Denn solange ein Mensch lebt und der Zeitpunkt des Todeseintritts ungewiß ist, so lange stehen auch Helfer in der Verantwortung und vor dem Problem, ob und in welchem Ausmaß und wie lebenserhaltende und lebenserleichternde Maßnahmen anzuwenden sind.

Umgekehrt wäre es gut, wenn der Kranke oder Verletzte beizeiten klärt, ob er die Möglichkeiten der Medizin für sich in Anspruch nehmen will oder nicht. Dabei geht es um die Alternative, ob bis zum endgültigen Tode um jede Stunde Leben gerungen werden soll, um den Preis totaler Auslieferung, in der Regel Bewußtlosigkeit, aber auch stets mit der Chance, vielleicht unerwartet doch noch einmal ins Leben zurückzukommen. Oder ob man sich von vornherein gegen eine solche Behandlung ausspricht und das wahrgenommene, wahre "abschiedliche" Sterben vorzieht. Auch in diesen Fällen ist freilich nie garantiert, daß man ohne medizinische Hilfe zurechtkommt, wenn die Schmerzen und die Qualen unerwartete Ausmaße annehmen.

Diese genannte Wahlmöglichkeit stellt sich in dieser Klarheit aber nur für die wenigsten Menschen, jene, die sich bewußt auf ihr Lebensende einstellen. Probleme gibt es dabei noch genug. Ein Wille zum Therapieverzicht kann schriftlich dokumentiert werden. Aber wer weiß, ob zum Zeitpunkt der Bewußtlosigkeit oder Entscheidungsunfähigkeit noch dieselbe Ansicht vorherrscht. Wer weiß, ob die Entscheidung wirklich durchdacht ist oder ob sie aufgrund unbegründeter Ängste erfolgt. Und welcher der Umstehenden hält es aus, angesichts des drohenden Todes nichts zu tun?

Das Lebensende verlangt heute mehr Entscheidungen als früher. Es ist kein natürlicher und einfacher Prozeß mehr. Es müssen Entscheidungen getroffen werden von Behandelnden und von denjenigen, die sich der Medizin anvertrauen. Es gibt dabei aber keine einfachen Lösungen. Zu jedem, was man sagen kann, kann man das Gegenteil auch sagen. Und es sollte keiner daherkommen und sagen, ich weiß, wo es langgeht. Schließlich geht es mehr um eine *Kultur und Ethik am Lebensende*, als daß man all diese Fragen an Wissenschaft delegiert. Die Reflexion dessen, was man tun kann, sollte nach Möglichkeit mit der Entwicklung der wissenschaftlich-technischen Möglichkeit Schritt halten und dieser nicht stets hinterherlaufen.

Wenn es um eine solche *Entscheidungskultur* geht, gehört dazu als Teil dieser Kultur die Pflege der Helfenden selbst. Darüber muß man sich Gedanken machen, ob Menschen es überhaupt aushalten können ihr Leben lang oder über Jahre und Jahrzehnte Hunderte und Tausende von Menschen in Extrem-Situationen zu begleiten, oder ob einem da nicht einiges einfallen muß, um, wenn es schon so ist, daß sie da arbeiten, sie dabei zu unterstützen.

Damit ist das Thema der *Entscheidungskultur* eine gesellschaftliche Aufgabe. Diese schließt die Medizin ein. Es ist nicht ein Thema, das sich zwischen Medizin und Gesellschaft sozusagen im Streit klären ließe. Grundsätzlich ist aber wichtig, daß das Thema angeschnitten wird, ob die Medikalisierung Heilserwartungen übernehmen soll und wie weit sie das kann. Und daß man diese Grenzen aufzeigt und daß man sich auch wieder bewußt macht, welche Wege in dieser Gesellschaft gegangen werden. Ich sagte vorhin, Medikalisierung sei ein Hauptweg der Säkularisation. Dies ist meines Erachtens ein Thema, das auch von der Theologie viel zu wenig ernstgenommen wird. Es muß in diesem Rahmen möglich sein, wieder gesellschaftlich ein Gespräch darüber zu führen, was man tut und woher Hoffnung noch kommen soll und kann, wenn Medizin keine Hoffnung mehr verspricht. Andernfalls wird man Medizin bis zum Geht-nicht-mehr betreiben, es sei denn, die Kosten zwingen uns irgendwann dazu, ethisch nachzudenken. Es gehört auch eine Auseinandersetzung mit unserem Lebensverständnis und mit unseren Menschenbildern dazu. Dabei geht es dann z. B. auch um die Konzeption der *Endlichkeit* und der *Hoffnung*. All das könnte den Weg freimachen für ein offenes Gespräch, für Konfrontation mit dem Sterben und auch für weitestgehende Selbstbestimmung der Menschen in der Begegnung mit der Medizin.

Literatur

Foucault, M. (1973): Die Geburt der Klinik. Eine Archäologie des ärztlichen Blicks. München: Hanser
Nietzsche, F. (1885): Jenseits von Gut und Böse. Frankfurt/M.: Insel 1984
Winnicott, D. W. (1992): Aggression. Versagen der Umwelt und antisoziale Tendenz. Stuttgart: Klett-Cotta (2. Aufl.)
Winnicott, D. W. (1992): Vom Spiel zur Kreativität. Stuttgart: Klett-Cotta (6. Aufl.)

Michael Lasar *(Bochum)*

Psychiatrie im Spannungsfeld von Philosophie und Psychologie am Beispiel der Willenshandlung

1. Einleitung

Die Erkenntnisse der psychiatrischen Wissenschaft über das Interaktionsverhältnis von Pathogenese, Verlauf und Therapie psychischer Krankheiten (z.b. der Schizophrenie) wurden in den zurückliegenden Jahren stark erweitert. Theorien und empirische Untersuchungen konzentrierten sich einerseits auf die Analyse biologischer Merkmale spezifischer psychiatrischer Krankheitsbilder (vgl. BECKMANN und OSTERHEIDER 1991; BOGERTS 1990; MÜLLER-SPAHN 1991), ebenso auf die Mitteilung und Diskussion neurowissenschaftlicher Ergebnisse in Bezug auf die klinische Psychiatrie und spezifische Erkrankungen (vgl. EMRICH 1989; HARTWICH 1983; LINKE und KURTHEN 1988; MUSSGAY et al. 1989). Einen weiteren Forschungsschwerpunkt bildeten Darstellungen der psychosozialen Bedingungen und Auswirkungen einzelner Krankheiten, sowie epidemiologische Einschätzungen und Verlaufsstudien (vgl. ANGERMEYER und KLUSMANN 1989; BÖKER und BRENNER 1989; CIOMPI 1989; HÄFNER 1988; MÖLLER und v. ZERSSEN 1986).

In verschiedenen Beiträgen wurde der Blick auf das jeweils betroffene kranke Individuum gerichtet. Diese Fokussierung auf das Subjektive erweiterte die notwendige Vorgehensweise, durch die Diagnosestellung den Einzelnen einer bestimmten Gruppe Erkrankter mit spezifischen Gruppen- und Krankheitsmerkmalen zuzuordnen. Die Sichtung des Subjekts erlaubte die Feststellung individueller Möglichkeiten, auch des psychotisch Kranken, mit sich und seiner Störung umgehen zu können. Exemplarisch postuliert STRAUSS (1987), den Schizophrenen nicht *nur* als Opfer seiner Erkrankung anzusehen. Er fordert u.a. die Untersuchung individueller psychologischer Kontrollmechanismen, die den einzelnen Patienten im Heilungsprozess unterstützen und verlaufsbeeinflussend wirksam sein können. Wie STRAUSS bedauerte bereits BRAND (1982) das weitgehende Fehlen von Studien zu kognitiven Variablen (z.B. Kontrollattributierungen) bei Patienten im psychiatrischen Bereich als Aspekt unterschiedlicher Krankheits- und Behandlungsverarbeitungen. Diese

Tendenz setzt sich in dem Beitrag von LOHAUS (1992) fort, der Kontrollüberzeugungen als maßgebliche gesundheitspsychologische Variable nicht nur bei internistischen und psychotherapeutischen Erkrankungen auffaßt. Die Verwendung eines psychiatrischen Krankheitsmodells, das sowohl das Subjekt hervorhebt und es gleichzeitig diagnostisch einer Gruppe Kranker zuordnet, unterstützt die Entwicklung eines konsensfähigen *Krankheitsbegriffs*, der in seiner Subsumierung des Allgemeinen und Speziellen den Zugang zum Menschen in seinem Kranksein umfassender ermöglicht.

Mit der Berücksichtigung des Allgemeinen und Speziellen ist das traditionelle psychiatrische Thema der *Willenshandlungen* geeignet, dem erwähnten Krankheitsbegriff zu entsprechen. Willenshandlungen stellen allgemein menschliche Fähigkeiten dar, die individuell speziell vorgenommen und psychopathologisch beschreibbar krankheitsbedingte Veränderungen erfahren können. Trotz ihrer potentiellen Änderungen im Krankheitsprozeß sind ebenso weiterhin konstante, nicht geänderte Willenshandlungen bei ein und demselben Individuum vorstellbar.

Die Beschäftigung mit Willenshandlungen weist weiterhin auf die integrative Möglichkeit der psychiatrischen Wissenschaft, Forschungsergebnisse z.B. aus den Nachbardisziplinen Philosophie und Psychologie reflektieren zu können.

2. Psychiatrische Konzepte zur Willenspsychologie

KRAEPELIN (1903) sieht im normalpsychologischen Ablauf die motorische Handlungsfolge durch eine individuelle Zweckvorstellung initiiert. Diese Zweckvorstellung bewirkt spezifische Gefühlsbildungen, aus der letztlich handlungsleitende Antriebe hervorgehen. Zweckvorstellungen können sowohl das Individuum selbst, als auch seine Umgebung betreffen. Willensfreiheit entsteht für KRAEPELIN aus der Tatsache, daß die durch äußere Anstöße oder feststehende allgemeine Willensrichtungen gebildeten Zweckvorstellungen im Individuum Gegenströme bewirken können, die zur Unterlassung des Handlungsablaufes führen können. Dieses System ist für KRAEPELIN auf verschiedenen Ebenen pathologisch änderbar: Beschrieben werden Willensantriebsstörungen (im Sinne einer Herabsetzung und Steigerung), sowie erschwerte und erleichterte Auslösungen. Weiterhin werden erhöhte und verminderte Beeinflußbarkeiten des Willens dargelegt.

Bei der von KRAEPELIN so bezeichneten "katatonischen Erregung" Schizophrener liegt eine Willensantriebssteigerung vor. Sie wird in der generellen motorischen Erregtheit akut Erkrankter deutlich. Das eigentliche Wollen, die geistig bestimmte Zweckvorstellung, ist nicht mehr erkennbar. Ohne bestimmten Zweck sind motorische Handlungsabläufe des Individuums äußerlich feststellbar, die lediglich der Triebabfuhr dienen. Der "katatonische Stupor" ergibt sich aus einer erschwerten Auslösung des Willensantriebes. Sie bewirkt eine psychomotorische Hemmung, die psychopathologisch beschreibbar ist. Zusätzlich sind hierbei psychologische Vorbedingungen relevant, die mit KRAEPELIN auch bei gesunden Menschen die Umsetzung des Willensantriebes in motorische Handlungen beeinflussen können (z.B. Furcht oder Angst). Bei kataton Stuporösen liegt nach diesem Verständnis ein Gegenantrieb vor, dessen Gegengewicht die durch individuelle Antriebsabsicht vorgenommene Handlung verhindert.

Für BLEULER (1920) bewirkt die Einbettung des Individuums in eine allgemeine Umgebung im normalpsychologischen Fall eine Strebung, die als Tendenz zu reagieren aufgefaßt wird. Der abstrakte Begriff der Strebung wird durch die hiermit erzielte Affektivität subjektiv inhaltlich erfahrbar. Durch den Umweltbezug bedingte unterschiedliche Strebungen bewirken im Individuum Konflikte und Hemmungen. Die Entscheidung für eine jeweilige Strebung mit korrespondierender Affektivität (der sog. Funktionskomplex) bildet den Entschluß. Diese Möglichkeit der Wahl und Entscheidung ist im BLEULERschen Modell der Aspekt menschlicher freier Willenstätigkeit. Auf einer allgemeineren Ebene sieht Bleuler den Willen durch die innere Organisation und die auf sie einwirkenden äußeren Einflüsse determiniert. Störungen der Willenstätigkeit ergeben sich für BLEULER aus Denkstörungen, verstanden als ein auf ein falsches Ziel hin orientiertes Handeln und aus inadäquaten Handlungen durch inadäquate Affekte. Die Untersuchung der Willensfunktion bei Schizophrenen erwähnt den Stupor, der als motorisches Symptom aus einer vorhandenen Willensschwäche resultiert. Diese wird durch eine Antriebsschwäche, affektbedingte Zielinkonsequenz oder Entschlußunfähigkeit hervorgerufen. Im gegenteiligen Fall der pathologisch aktivierten Handlung Schizophrener liegt eine sog. Hyperfunktion des Willens vor, die z.B. durch Selbstverstümmelungen wie Zahnentfernungen u.a. deutlich wird.

SCHNEIDER (1932; 1946; 1959) betont in seiner Willenspsychologie die Bedeutung der Triebtätigkeit, wobei zwischen einer allgemeinen, vitalen und seelischen unterschieden wird. Sie bewirken das menschliche Streben. Unterschiedliche Triebe erzielen verschiedene Strebungen und Gegenstrebungen, in deren Verhältnis ein Antagonismus der Kräfte entsteht. Die menschliche Willensfreiheit sieht SCHNEIDER nur durch die Möglichkeit der Verneinung eines sich durchsetzen wollenden Triebes gegeben. In diesem Fall ist der Wille aktiv. Bei der Zustimmung eines auf Durchsetzung drängenden Triebes ist Willentliches passiv, ohne eigene Leistung.

JASPERS (1973) erweitert die bisherigen willenspsychologischen Modelle durch die Entwicklung eines hierarchischen Modells "Drang < Trieb < Wille". Alle drei Elemente sind subjektiv erfahrbar. Nur der Wille ist, auf Mittel und Folgen bezogen, zielgerichtet. Das Ziel kann handelnd erreicht werden. Prinzipiell reflexionsfähig sind hierbei alle Elemente des hierarchischen Modells und des Handlungsprozesses. Die Willensziele können insgesamt sowohl die Außenwelt, als auch die subjektiven inneren Inhalte betreffen. Bei den psychopathologischen Willensstörungen erwähnt JASPERS das Bewußtsein der Willenshemmung und das der Willensohnmacht.

Für Schizophrene sind diese Willensstörungen bei sog. Starreanfällen mit erhaltenem Bewußtsein beschreibbar. Hier fehlt die Außenorientierung durch Aufhebung der motorischen Handlung. Zu Erkrankungsbeginn ist bei Schizophrenen der Verlust der gewohnten willenszugänglichen Innerlichkeit im Sinne eines Schwundes des Gedanken und Vorstellungsverlaufs möglich.

3. Zur Reflexion klassicher psychiatrischer Willenstheorien

Die dargestellten psychiatrischen Modelle beschreiben die Grundlagen und Störungen im Ablauf einer Willenshandlung, wodurch sie erfahrbarer und vergleichbarer werden. Gerade die häufig von Außen uneinfühlbar wirkenden schizophrenen Syndrome werden hierdurch erklärlicher und verstehbarer.

Die folgende Analyse dieser willenspsychologischen Theorien zeigt zunächst die immer wieder vorgenommene Unterscheidung in *Wille* und *Handlung*. Willentliches repräsentiert hierbei die geistige Funktion, die sich inhaltlich durch Gedankenabläufe (z.B. in Form von Zielvorstellungen) subjektiv manifestiert. Dieser Punkt stellt das allgemein Theoretische dar. Die Handlung bildet die Praxis, die zumeist als motorische Aktion (Bewegung) gekennzeichnet ist. Der innere Zusammenhang beider Aspekte ist eindeutig: Die pragmatische Handlung ist durch Geistiges (Wille) initiiert. Einmal begonnen, läuft sie durch die motorische Bewegungsfolge ab. Die Handlung wird, neben der Initiierung, auch weiterhin theoretisch bestimmt. Die Zweckvorstellung geschieht geistig und bleibt als theoretisch definiertes (Handlungs-) Ziel ebenso geistig präsent. Innerhalb dieses Ablaufes sind somit ein theoretischer Ausgangspunkt und Endpunkt zu finden, die praktisch miteinander verbunden werden. Die Handlung ist im Gesamtzusammenhang somit geistig determiniert. Pointiert bildhaft gesprochen, ist die Handlung der pragmatische Vermittler zwischen zwei geistigen Punkten in einem materiellen Raum. Der zurückzulegende Weg ist eine "determinierte Einbahnstraße": Abzweigungen und Rückfahrwege im interaktionellen Verbundnetz Mensch-Umwelt sind nicht beschrieben.

Eine Erweiterung in der Untersuchung der Willenshandlung stellen in diesem Zusammenhang die Aussagen von JASPERS (1973) dar. Auf einer abstrakten Ebene sind durch die von ihm beschriebenen bewußten Reflexionsmöglichkeiten des Willens und der Handlung größere Freiheitsgrade innerhalb dieses Systems denkbar. Diese Reflexionsmöglichkeit, auch der Handlung, verbunden mit einer Innen- und Außenorientiertheit, zunächst des Geistigen in seiner Theorie, vermitteln Aspekte einer bewußten Freiheit des psychopathologisch nicht veränderten allgemein Psychischen (LASAR 1991). JASPERs Willenstheorie knüpft in diesen Punkten an die Tradition der klassischen Philosophie über die menschliche Willensfreiheit von HEGEL und KANT an.

4. Ergänzungen der Psychologie am Beispiel der Kontrollüberzeugungen

Verschiedene psychologische Theorien und Forschungsergebnisse vergrößerten die Erkenntnis über den Zusammenhang "Denken und Handeln". Ihre Wurzeln liegen in der Persönlichkeitspsychologie, Motivationspsychologie, Sozialpsychologie u.a. In diesem Abschnitt soll die etablierte, von ROTTER (1966; 1973) vorgestellte und im deutschsprachigen Raum von KRAMPEN (1982; 1987; 1989) weiterentwickelte Theorie der Kontrollüberzeugungen unter dem Blickpunkt des inneren Verhältnisses von Denken und Handeln gesichtet werden. Auf die naturwissenschaftlichen Ergebnisse über Variablen des Denkens, z.B. Kognition und Wille, kann an dieser Stelle nur hingewiesen werden (vgl. KORNHUBER 1988).

Mit dem Begriff *Kontrollüberzeugung* wird eine individuelle gedankliche Einstellung, eine Kognition, beschrieben. Sie ermöglicht eine Unterscheidung in Personen mit unterschiedlichen Attribuierungsstilen. Diese beziehen sich auf die Frage, ob ein Individuum sein umweltbezogenes Handeln (mit eintretendem Erfolg oder Mißerfolg) eigenen Ressourcen zuschreibt (Internalität), oder von äußeren Faktoren bedingt ansieht (Externalität). Die Externalität selbst ist in eine Attribuierung auf andere Personen (personenbezogene oder soziale externale Kontrollüberzeugung) oder auf Schicksalsumstände, Glück und weitere fatalistische Externalitäten zu differenzieren. Es existieren generelle, zeitkonstante individuelle Kontrollüberzeugungen und spezifische in definierten Situationen. Gesundheitsspezifische Kontrollüberzeugungen stellen einen Schwerpunkt des Forschungsinteresses im Umgang mit diesem Konstrukt dar (vgl. STEPTOE und APPELS 1989).

Unter (handlungs-) theoretischen Gesichtspunkten ist die vorgenommene Trennung in allgemeine und spezifische Kontrollüberzeugungen interessant. Allgemeine und spezifische Kognitionen (Kontrollüberzeugungen) sind sowohl eine allgemein menschliche ("generelle Verallgemeinbarkeit"), als auch eine ausschließlich spezielle, subjektive Potenz. Sie besitzen einen generellen und speziellen Handlungsbezug. Die Handlung selbst kann allgemein oder speziell generellen oder spezifischen Kognitionen zugeordnet werden. Unter der reinen Berücksichtigung des Subjekts ermöglicht die spezifische Handlungsanalyse somit ihre endgültige kognitive Aufschlüsselung. Zeitüberdauernde, "größere" Handlungsabläufe wären dementsprechend zeitkonstanteren allgemeinen Kognitionen des Individuums zuzuschreiben. Ebenso wäre in definierten Momenten ein wechselseitiges Verhältnis allgemeiner und spezifischer Kognitionen bei langdauernden Handlungen vorstellbar. Spezifische Handlungen in spezifischen Situationen würden nach der Theorie spezifischeren Kognitionen zuzuordnen sein. BOSTROEM (1928) hat in diesem Zusammenhang aus psychiatrischer Sicht früh auf die Notwendigkeit der auch situativen Beschreibbarkeit gedanklich bestimmter (Willens) Handlungen hingewiesen.

Mit diesem Verständnis ist der Zusammenhang Denken und Handeln dynamischer als die vorgestellte allgemeine und stark determinierte Handlungsfolge der klassischen Willenspsychologie. Es wird deutlich, daß Handeln von Kognitionen begleitet wird und nicht in einem "geistfreien" materiellen Raum "stattfindet". Weiterhin kann die Analyse der Handlungssequenz Rückschlüsse auf die Kognition liefern. Diese Sichtweise entspricht dem deduktiven Vorgehen der klassischen Psychopathologie: Auch hier wird der klinische Eindruck der Sprech und Sprachstörung (bei unauffälligem somatischen Befund), z.B. im Fall der akuten Schizophrenie, einer formalen Denkstörung (Auflockerung, Zerfahrenheit) zugeordnet.

Diese theoretische Analyse ist von praktischem Interesse. Im klinischen Bereich finden sich Versuche, den Zusammenhang eines Heilungsprozesses, z.B. nach einer Operation (WINDEMUTH et al. 1991), mit gesundheitsspezifischen Kontrollüberzeugungen in Verbindung zu bringen. Es werden Rückschlüsse aus dem individuellen Verhalten während des Heilungsprozesses auf spezifische Kognitionen gezogen. Eingesetzt werden hierbei entsprechende Testverfahren zur Erfassung der kognitiven Einstellung.

5. Ethik und Psychiatrie im Modell von GERT und DUGGAN

Im Zuge einer pragmatischen und konkreten Auffassung, die sich von allgemeintheoretischen Konzepten lösen will, konzentrieren sich GERT und DUGGAN (1979) in ihrem philosophischen Beitrag auf die menschliche Fähigkeit zu wollen, die sog. *Volitionsfähigkeit*. Ihre Grundlage ist im normalpsychologischen Ablauf die individuelle körperliche und geistige Gesundheit. Von dieser Basis ausgehend, werden von den Autoren allgemeine Handlungsarten beschrieben, die vielleicht am ehesten als allgemein menschliche Handlungsmöglichkeiten aufgefaßt werden können. Diese allgemeinen Handlungsarten existieren zunächst ohne Bezug zu einer bestimmten Zeit oder einer bestimmten Person. Erst die Ausführung einer speziellen Handlungsart ("besondere Tat") durch eine spezifische Person zu einer bestimmten Zeit konkretisiert den Bezug zwischen Willentlichem und der speziellen Handlung. Mit diesem Verständnis sehen die Autoren die Volitionsfähigkeit gegeben, wenn ein Individuum

1) die Fähigkeit besitzt, daran zu glauben, daß es viele verschiedene unterschiedliche Gründe ("Anreize") gibt, eine besondere Tat zu tun. Immer, wenn einige dieser zwingenden Gründe gegenwärtig wären, könnte es daran glauben, willens zu sein, diese besondere Tat zu tun.

2) die Fähigkeit besitzt, daran zu glauben, daß es viele verschiedene nicht zwingende Gründe gibt, eine besondere Tat zu tun. Immer, wenn einige dieser nicht zwingenden Gründe gegenwärtig wären, könnte es daran glauben, manchmal willens zu sein, diese besondere Tat zu tun.

3) die Fähigkeit besitzt, daran zu glauben, daß es viele unterschiedliche Gründe gibt, eine besondere Tat nicht zu tun. Immer, wenn einige dieser zwingenden Gründe gegenwärtig wären, könnte es daran glauben, nicht willens zu sein, diese besondere Tat zu tun.

4) die Fähigkeit daran zu glauben, daß es viele verschiedene nicht zwingende Gründe gibt, eine besondere Tat nicht zu tun. Immer, wenn einige dieser nicht zwingenden Gründe gegenwärtig wären, könnte es daran glauben, manchmal nicht willens zu sein, diese besondere Tat zu tun.

Durch dieses Modell wird auch von philosophischer Seite her die allgemeine menschliche Fähigkeit zu wollen und zu handeln auf das spezifische Individuum mit spezifischen Willenshandlungen und ihren individuellen Bedeutungen (KEKES 1986) subjektivierbar und konkretisierbar. Es ist weiterhin in der Lage, wissenschaftliche Kontroversen (KURTHEN 1990) über den Zusammenhang Denken (Kognition) und Handeln integrativ zu überwinden. Auf die moralethischen Implikationen dieses Konzeptes, die von den Autoren (DUGGAN und GERT 1967) ebenfalls vorgelegt werden, soll an dieser Stelle nur hingewiesen werden.

Der Bezug dieser (medizin) ethischen Theorie für den klinischen Alltag in der Psychiatrie ist rasch erkennbar und wird durch die Erwähnung des Wahns bei endogenen Psychosen von den Autoren selbst nahegelegt. Sie sagen, daß wahnhafte Psychotiker die Fähigkeit zu wollen verloren haben, womit eine Volitionsunfähigkeit bei ihnen besteht. Wahn, verstanden als unkorrigierbar veränderte subjektive Realität des Kranken, pathologisiert mit diesem Verständnis das normalpsychologische Volitionskonzept von GERT und DUGGAN auf elementaren Ebenen:

Einmal ist der Verlust der Fähigkeit zur Wahl und Entscheidung durch die fehlende wahnhafte Unterscheidung in wichtige und unwichtige Gründe für die Handlungssequenz möglich. Weiterhin sind genuine Fehleinschätzungen einer spezifischen Tat beim Wahnkranken vorstellbar. Ebenso können sich möglicherweise nicht angezeigte besondere Taten bei psychotisch Wahnhaften trotz erhaltener Wahl und Entscheidungskompetenz krankheitsbedingt ergeben.

Wird in diesem Zusammenhang noch einmal auf die oben erwähnten Kontrollüberzeugungen Bezug genommen, sind weitere Änderungen des Volitionsprozesses hypothetisch annehmbar: Ein Mensch, der in gesunden Zeiten einen hohen Anteil an allgemeinen und spezifischen internalen Kontrollüberzeugungen besitzt, kann diese möglicherweise im Falle einer akuten schizophren psychotischen Dekompensation mit akustischen Halluzinationen verlieren. Unter dem pathologischen Eindruck imperativen Stimmenhörens wirken diese Ich-fremden Stimmen als "externale Überflutung". Sie können durch ihre Intensität und das wahnhafte Erleben als subjektive Realität, im Gegensatz zur ursprünglich vorhandenen Ich-Syntonie, external bedingt handlungsleitend werden. Hierdurch wird der normale Volitionsprozess ebenso psychopathologisch beschreibbar geändert. Moralethisch ergibt sich für GERT und DUGGAN durch die Volitionsunfähigkeit wahnhaft kranker Psychotiker eine unfreiwillige Handlung.

Augenfällig ist die Zurückhaltung GERT und DUGGANS bezüglich der Konkretisierung psychischer Funktionen wie Emotionalität, Stimmung oder Affekt. Die Benennung von zwingenden und nicht zwingenden Anreizen im Volitionskonzept ermöglicht es jedoch, hier, im allgemeinsten Sinne ausgedrückt, Denkfunktionen und/oder affektive Merkmale zu subsumieren.

6. Diskussion und Ausblick

Mit den in diesem Beitrag vorgestellten psychologischen und philosophischen Modellen konnte das etablierte psychiatrische willenspsychologische Konzept über die abstrakt geistig determinierte allgemeine Handlung als motorische Aktion erweitert werden. Es wurde gezeigt, daß die Annahme spezifischer Kontrollüberzeugungen und die speziellen Handlungsarten eine situative Analyse spezifischer Kognitionen und Handlungssequenzen des Subjektes ermöglichen. Unabhängig von der Ebene einer allgemein menschlichen Potenz, wird durch die situative Darstellung einer pragmatischen, individuell denkend vorgenommenen Handlung das Subjekt als spezifische Person erkennbar.
Ebenfalls wurde deutlich, daß im Rahmen eines entwickelten Handlungsbegriffs, neben der reinen motorischen Aktion, ein kontinuierlicher "geistiger Begleitschutz", verstanden z.b. als kognitive Willensfunktion, angenommen werden muß. Erst hierdurch wird beispielsweise zielorientiertes Handeln auf längere Zeit verständlicher: Das für den (psychisch) Kranken weiter entfernt liegende Ziel der Genesung, das er durch aktives Zutun handelnd erreichen will, muß durch angemessene Kognitionen längerfristig unterstützt werden. Im anderen Fall könnte der Kranke sein Ziel vergessen, oder diesem gar zuwiderhandeln.
Diese pragmatische Analyse des Verhältnisses Kognition und Handlung und die sie begleitende psychiatrische Forschung, stellt den Bezug zum rein Allgemeinen der bloßen Theorie her.

Abschließend soll auf den auch von der Psychiatrie her bekannten Punkt der Außen- bzw. Innenorientierung eines subjektiv gesetzten Zieles (s.o.) eingegangen werden. Das Verhältnis zwischen dem außen liegenden Ziel und der dahin orientierten Handlung ist offenbar. Es stellt sich vielmehr die Frage nach dem "wie?" in Bezug auf die nach innen gerichtete Handlung. Die äußerlich erkennbare motorische Aktion, die das Subjekt mit seinem umgebenden Makrokosmos verbindet, kann sich in dieser Art nicht für den inneren, eigenen Mikrokosmos darstellen. An diesem Punkt führt die Handlungstheorie in der Psychiatrie zu den bereits einleitend dargestellten biologisch-naturwissenschaftlichen Erkenntnissen. Wie in anderen Fächern geschehen (WEINER 1977), bleibt für die Psychiatrie aufzuzeigen, daß sich, unter einem psychobiologischen Verständnis, z.B. biochemische Parameter, in Form humoraler Bestandteile, abhängig von kognitiven Impulsen und vermittelt über die psychophysiologische Achse, verändern können. So wird mit diesem Verständnis sowohl der innere, als auch der äußere Handlungsbezug, allgemein und auf eine Person bezogen, darstellbar.

Literatur

Angermeyer M.C./Klusmann D. (Hrsg.) (1989): Soziales Netzwerk. Ein neues Konzept für die Psychiatrie. Berlin Heidelberg New York London Paris Tokyo: Springer Verlag

Beckmann H./Osterheider M. (Hrsg.) (1991): Neurotransmitter und psychische Erkrankung. Berlin Heidelberg New York London Paris Tokyo: Springer Verlag

Bleuler E. (1920): Lehrbuch der Psychiatrie. Berlin: Springer Verlag

Böker B./Brenner H.D. (Hrsg.) (1989): Schizophrenie als systemische Störung. Die Bedeutung intermediärer Prozesse für Theorie und Therapie. Bern Stuttgart Toronto: Huber Verlag

Bogerts B. (1990): Die Hirnstruktur Schizophrener und ihre Bedeutung für die Pathophysiologie und Psychopathologie der Erkrankung. Stuttgart New York: Thieme Verlag

Bostroem A. (1928): Störungen des Wollens. In: Bumke O. (Hrsg.): Handbuch der Geisteskrankheiten. Bd. II. Berlin: Springer Verlag

Brand J. (1982): Kontrollerwartung, Ursachenattribution und psychische Störungen. Die Bedeutung des Konstrukts "locus of control" für die klinische Psychologie. *Zeitschrift für Klinische Psychologie XI*: 155-176

Ciompi L. (1989): Affektlogik. Über die Struktur der Psyche und ihre Entwicklung. Ein Beitrag zur Schizophrenieforschung. Stuttgart: Klett-Cotta Verlag

Duggan T.J./Gert B. (1967): Voluntary abilities. *American Philosophical Quarterly IV*: 127-135

Emrich H.M. (1989): A three-component-system hypothesis of psychosis. Impairment of binocular depth inversion as an indicator of a functional dysequilibrium. *British Journal of Psychiatry* 155: 37-39

Gert B./Duggan T.J. (1979): Free will as the ability to will. *Noûs* 13: 197-217

Häfner H. (1988): Epidemiologie der Schizophrenie. *Fundamenta Psychiatrica* 4: 264-282

Hartwich P. (1983): Kognitive Störungen bei Schizophrenen. *Nervenarzt* 54: 455-466

Hegel G.W.F. (1976): Grundlinien der Philosophie des Rechts oder Naturrecht und Staatswissenschaft im Grundrisse. Frankfurt am Main: Suhrkamp Verlag

Jaspers K. (1973): Allgemeine Psychopathologie. Berlin Heidelberg New York: Springer Verlag

Kekes J. (1986): The informed will and the meaning of life. *Philosophy and Phenomenological Research* 47: 75-90

Kornhuber H.H. (1988): The human brain: From dream and cognition to fantasy, will, conscience, and freedom. In: Markowitsch H.J. (Ed.): Information processing by the brain. Views and hypotheses from a physiological-cognitive perspective. Toronto (Lewiston) New York Bern Stuttgart: Huber Verlag

Kraepelin E. (1903): Psychiatrie. Ein Lehrtext für Studierende und Ärzte. Bd. I. Leipzig: Barth Verlag

Krampen G. (1982): Differentialpsychologie der Kontrollüberzeugungen ("locus of control"). Göttingen Toronto Zürich: Hogrefe Verlag

Krampen G. (1987): Handlungstheoretische Persönlichkeitspsychologie. Konzeptuelle und empirische Beiträge zur Konstrukterhellung. Göttingen Toronto Zürich: Hogrefe Verlag

Krampen G. (Hrsg.) (1989): Diagnostik von Attributionen und Kontrollüberzeugungen. Göttingen Toronto Zürich: Hogrefe Verlag

Kurthen M. (1990): Das Problem des Bewußtseins in der Kognitionswissenschaft. Perspektiven einer "Kognitiven Neurowissenschaft". Stuttgart: Enke Verlag

Lasar M. (1991): Ein Einwurf zum Thema des Psychischen. *Deutsche Zeitschrift für Philosophie* 39: 485-91

Linke D.B./Kurthen M. (1988): Parallelität von Gehirn und Seele. Neurowissenschaft und Leib-Seele-Problem. Stuttgart: Enke Verlag

Lohaus A. (1992): Kontrollüberzeugungen zu Gesundheit und Krankheit. *Zeitschrift für Klinische Psychologie* XXI: 76-87

Möller H.J./v. Zerssen D. (1986): Der Verlauf schizophrener Psychosen unter den gegenwärtigen Behandlungsbedingungen. Berlin Heidelberg New York Tokyo: Springer Verlag

Müller-Spahn F. (1991): Neuroendokrinologie und Schizophrenieforschung. Berlin Heidelberg New York London Paris Tokyo Hong Kong Barcelona Budapest: Springer Verlag

Mussgay L./Olbrich R./Ihle W./Handtmann T. (1991): Das Training kognitiver Fertigkeiten bei schizophrenen Patienten und seine Effekte auf elementare Informationsverabeitungsmaße. *Zeitschrift für Klinische Psychologie* XX: 103-14

Rotter J.B. (1966): Generalized expectancies for internal versus external control of reinforcement. *Psychological Monographs* 80: 1-28

Rotter J.B. (1973): Some problems and misconceptions related to the construct of internal versus external control of reinforcement. *Journal of Consulting and Clinical Psychology* 43: 56-67

Schneider K. (1932): Zur Psychologie und Psychopathologie der Trieb- und Willenserlebnisse. *Zeitschrift der gesamten Neurologie und Psychiatrie* 141: 351-362

Schneider K. (1946): Beiträge zur Psychiatrie. Wiesbaden: Thieme Verlag

Schneider K. (1959): Klinische Psychopathologie. Stuttgart: Thieme Verlag

Steptoe A./Appels A. (Ed.) (1989): Stress, personal control and health. Chicester New York Brisbane Toronto Signapore: Wiley & Sons

Strauss J.S. (1987): Process of healing and chronicity in schizophrenia. In: Häfner H./Gattaz W.F./Janzarik W. (Ed.): Search for the causes of schizophrenia. Berlin Heidelberg New York: Springer Verlag

Weiner H. (1977): Psychobiology and human disease. New York Oxford Amsterdam: Elsevier

Weischedel W. (Hrsg.) (1975): Immanuel Kant. Kritik der reinen Vernunft. Bd. II. Darmstadt: Wissenschaftliche Buchgesellschaft

Windemuth D./Nentwig C./Böhlen G./Hierholzer G. (1991): Vorhersage der organischen Rekonvaleszenz durch gesundheitsspezifische Kontrollüberzeugungen nach Kniegelenkbandoperation. *Zeitschrift für Klinische Psychologie* 91: 128-135

Gerhard Danzer *(Berlin)*

Ist Herr S. oral verstimmt? Anmerkungen zur Ontologie und Anthropologie des Patient-Seins.

Die Frage nach dem Wesen des Patient-Seins scheint einfach und kompliziert zugleich zu beantworten zu sein. Einfach, weil wir uns bei der Beantwortung auf Formalien zurückziehen und den Patienten als einen Menschen beschreiben können, der uns - in der Regel freiwillig - seinen Krankenschein überläßt, der sich von uns befragen und vermessen, quälen oder behandeln oder heilen läßt, und der oftmals - kaum daß er den Kontakt zu uns wieder abgebrochen hat - all unsere gutgemeinten Warnungen, Hinweise und Verhaltensregeln in den Wind schreibt und munter sein bisheriges Leben fortlebt.

Kompliziert wird die Beantwortung, sobald wir uns auf inhaltliche Aspekte dieser Frage einlassen. Denn hinter der schlichten Frage nach dem Wesen eines Patienten verbirgt sich ein weites Feld delikater Probleme: was ist das Wesen von Krankheit oder Gesundheit? was unterscheidet den kranken vom gesunden Menschen? was ist überhaupt ein Mensch, und wie läßt sich menschliche Krankheit verstehen? Rasch also landen wir auf den Gebieten der Ontologie und der Anthropologie, wenn wir versuchen, das Wesen des Patienten-Daseins wirklich zu begreifen.

Für eine tatsächlich an Gesundheit und Heilung ihrer Patienten interessierten Medizin, Psychologie und Psychosomatik aber erscheint es unumgänglich, die ontologischen und anthropologischen Fragen nach der *Conditio humana* und nach der "Formel des Menschseins" immer wieder neu aufzuwerfen und zu beantworten. Denn nur eine möglichst umfassende und wirklichkeitsgetreue Erfassung des Patienten ermöglicht die Entwicklung einer menschengerechten Physiologie oder Pathologie, Diagnostik oder Therapie im Bereich der Humanmedizin.

Um das eben Gesagte zu illustrieren, werde ich zuerst eine Fallgeschichte vorstellen, dann ganz kurz einen naturwissenschaftlichen und einen tiefenpsychologischen Erklärungsversuch für diesen Fall skizzieren, und dann mehrere anthropologische Überlegungen aus der Philosophie Karl LÖWITHs anführen, die zum Verständnis dieser Fallgeschichte beitragen können.

1. Fallgeschichte

Bei Herrn S., 55-jährig, verheiratet, seit Jahren erwerbslos, leidlich wohlhabend, übergewichtig (ca.110 kg), wurde Mitte des Jahres 1991 im Deutschen Herzzentrum Berlin eine Herztransplantation durchgeführt. Schon seit Jahren sind bei Herrn S. eine Erhöhung des Blutdrucks, eine Fettstoffwechselstörung sowie ein Nikotinabusus (30-40 Zig./die) bekannt. Anfang des Jahres 1990 hatte Herr S. einen Herzinfarkt erlitten, war wenige Wochen später operativ mit Venenbypässen am Herzen versorgt worden und hatte im Spätsommer desselben Jahres trotz dieser Bypass-Operation einen zweiten Herzinfarkt erlitten.

Vom Zeitpunkt des zweiten Infarktes an bis zur letztlich notwendig gewordenen Herztransplantation hielt sich Herr S. fast durchgehend in einer Klinik auf, wo er über ein halbes Jahr lang auf sein "neues" Herz wartete, das ihm eingepflanzt werden sollte. Die Transplantation verlief völlig komplikationslos, und der Patient wurde kurz darauf "geheilt" aus der Klinik entlassen. Seither wird Herr S. immer wieder und in kurzem Abstand mit dem Notarztwagen in das Herzzentrum gebracht. Jedesmal, so der Patient, plagen ihn heftigste Schmerzen im Bereich des Brustkorbs, aber auch im Bereich der Schultern, der Hüftgelenke und des gesamten Bauchraumes. Diese Beschwerden werden vom Patienten auf äußerst dramatische Art und Weise geschildert.

Trotz umfangreicher und sorgfältigster (auch apparativer) Untersuchungen konnten bis jetzt keine somatischen Korrelate für die Beschwerden des Herrn S. gefunden werden. Alle bisher erhobenen Befunde deuten immer wieder auf einen "völlig gesunden" Körper und ein "ausgezeichnet funktionierendes" Herz hin. Herr S. selbst ist meist wenige Stunden nach seiner jeweiligen stationären Aufnahme beschwerdefrei.

2. Herr S. als "l'homme machine"

René DESCARTES hat mit seiner in der ersten Hälfte des 17.Jahrhunderts formulierten Gegenüberstellung einer *"res cogitans"* und einer *"res extensa"* einem Dualismus Vorschub geleistet, der sich bis in das Denken und Handeln vieler Mediziner und Psychologen des 20.Jahrhunderts fortgepflanzt hat. Monsieur de LA METTRIE trieb diese Gedanken auf die Spitze; Titel und Inhalt seines Buches *"l'homme machine"* (1748) gerieten zum Paradigma vieler medizinischer Forschergenerationen. Anatomie, Physiologie und Pathologie, aber auch weite Bereiche der angewandten Medizin, verdanken ihre grandiosen Erfolge u.a. diesem Paradigma, das den menschlichen Leib als Maschine versteht und ihn naturwissenschaftlich handhabbar machte.

Unseren eben vorgestellten Herrn S. lediglich als Maschine zu betrachten, seinen Körper wie andere Materie auch zu analysieren, führt jedoch unweigerlich zu reduktionistischer Verkennung, zu ontologischer und anthropologischer Mißinterpretation sowie zu einer fragwürdigen, weil nicht umfassenden Diagnostik und Therapie des Patienten.

Denn viele Aspekte der Anamnese des Herrn S. bleiben einer dergestalten Medizin und ihrer Erkenntnistheorie unentdeckt und unverständlich. Bereits die biographischen, charakterlichen, weltanschaulichen oder sozialen Hintergründe, Ursachen und Motive des Übergewichts, des Bluthochdrucks, der Fettstoffwechselstörung sowie des Nikotinabusus (als wesentliche Risikofaktoren für die koronare Herzkrankheit) sind einer Medizin, die zu einer ontologischen Definition des Menschen als Maschine neigt, nicht zugänglich.

Darüber hinaus wird es dieser Medizin schwerfallen, die spezifischen (Angst-) Reaktionen des Herrn S. vor und nach der bei ihm durchgeführten Herztransplantation wahrzunehmen und richtig zu verstehen. Die für den Patienten verantwortlichen Ärzte handeln ihrem ontologischen Credo gemäß und stereotyp, wenn sie den Körper des Herrn S. wiederholt (apparativ) vermessen, auch wenn diese Messungen immer wieder mit dem Ergebnis: "Kein pathologischer Befund" abgeschlossen werden. Obwohl man ihm wöchentlich seine Gesundheit und die erfolgreich durchgeführte Transplantation bescheinigt, ist und fühlt sich Herr S. krank. Was aber "fehlt" diesem Patienten? Ist denn Herr S. überhaupt noch weiterhin Patient? Was bedeuten in diesem Zusammenhang menschliche Krankheit und menschliche Gesundheit? Und könnten nicht die ontologischen Annahmen einer Psychologie, etwa der Psychoanalyse, diesem Menschen, seiner Anamnese und seinem Patient-Sein gerechter werden?

3. Herr S. als "Kannibale"

Mit Sigmund FREUD hielt zu Beginn des 2o.Jahrhunderts das *Subjekt* wieder Einzug in den Tempel der Heilkunst, woraus es während des 19.Jahrhunderts aufgrund des positivistisch-materialistischen Wissenschaftsverständnisses der Medizin vertrieben worden war. Das Subjekt - so FREUD - trägt in Form seiner Biographie, insbesondere in Form seines frühkindlichen Triebschicksals, den Schlüssel zum Verständnis vieler seiner (seelischen) Erkrankungen bei sich. Die psychoanalytische *"talking cure"* beabsichtigt, den oftmals verschütteten Zugang zu frühen Erlebnissen und Traumata freizulegen, um damit - via Aufhebung von Verdrängung und Vergessen - Heilung, Wachstum, Entwicklung und Gesundheit zu ermöglichen.

Was gewänne nun Herr S., begegneten ihm im Deutschen Herzzentrum Berlin nicht nur Chirurgen, Anästhesisten oder Internisten, sondern bisweilen auch

Psychoanalytiker? Welche Seiten seiner Anamnese könnten von diesen einer heilenden Interpretation zugeführt, welche Symptome des Patienten verstanden, gelindert oder überwunden werden?

Möglicherweise wird ein Psychoanalytiker auf die Suchtproblematik des Herrn S., auf seine Adipositas und seinen Nikotinabusus, eventuell auch auf seinen Bluthochdruck sowie auf seine eigenartigen Schmerzzustände aufmerksam und reagiert entsprechend. Wie aber wird beispielsweise die Sucht des Patienten unter den anthropologischen und ontologischen Prämissen der Psychoanalyse interpretiert? Bei der Sucht handelt es sich - triebpsychologisch betrachtet - angeblich um eine Störung der sexuellen Vorstufe der Oralität. "Anstatt sexueller Lust ... wird ... eine Art primitiver narzißtischer Genuß gesucht ... Die Droge spielt dabei die Rolle eines ... Partialobjektes. Sie ist für den Süchtigen ein geliebter Teil der Mutter oder des Vaters, der in infantiler Gier ersehnt und einverleibt wird ... Der Süchtige ist also ... auf die spätere oralsadistische Stufe regrediert." (LOCH 1983, S.271). Das Über-Ich sei durch Verleugnung und Projektion abgewehrt, und der Betreffende erlebe in Gestalt eines "alimentären Orgasmus" orale Vorlust.

Angenommen, Herr S. hätte diesen nicht gerade schmeichelhaften Erklärungsversuchen für sein süchtiges Verhalten bis zum Ende zugehört, so könnte man ihm jetzt nicht verwehren, Fragen nach den darin verborgenen, ontologischen Vorannahmen zu stellen. Der psychoanalytischen Theorie zufolge soll er ein (dreigeteiltes) Wesen sein, das neben dem "Ich" auch ein "Über-Ich" sowie ein "Es" aufweist, von dem es heißt, er verleugne und projiziere es. Der Aggressionstrieb sei an ihm in Form oralsadistischer Tendenzen nachweisbar, mit dem Sexualitätstrieb habe er es nur bis zum alimentären Orgasmus gebracht. Mit jeder Kartoffel oder Zigarette zuviel verschlinge er einen Teil seiner Eltern (Kannibalismus). Soll aber dieser dreigeteilte, oralsadistische, dem alimentären Orgasmus frönende Kannibale tatsächlich mit Herrn S. (oder einem sonstigen Menschen) identisch sein?

Auch die in der psychoanalytischen Theorie immanente Ontologie reicht anscheinend nicht hin, Herrn S., seinem Leben, seinen Erkrankungen und seiner Rolle als Patient einen umfänglichen, Erklärung und Verstehen ermöglichenden Rahmen zu bieten. Zwar könnte eventuell die konkrete psychoanalytische Praxis, ernsthafte und regelmäßige Gespräche und Beziehung zwischen einem Therapeuten und dem Patienten, zur Linderung mancher seiner Symptome beitragen - allein, diese Linderung mag eher Ausdruck einer geglückten Beziehungsaufnahme denn einer zutreffenden Ontologie sein. Wie aber kann eine ontologische Basis für Medizin, Psychologie und Psychosomatik beschaffen sein, die die spezifisch menschlichen Eigenarten, die *conditio humana*, angemessen berücksichtigt?

4. Herr S. als "gelichtetes Wesen"

Dem Philosophen Karl LÖWITH zufolge ist der Mensch "... weder ein anatomisch präparierbares Skelett noch ein physiologisch funktionierender Organismus noch das, was die verschiedenen Psychologien an ihm untersuchen. Im Unterschied zu solchen Anthropologien ist die philosophische ein einziger Versuch, den Menschen als solchen und im ganzen zu erfassen." (LÖWITH 1975, S.392). Welche ontologischen Erkenntnisse aber bietet die (LÖWITHsche) philosophische Anthropologie?

LÖWITH stellt den Geist, die Helligkeit des menschlichen Bewußtseins, in den Mittelpunkt seiner Anthropologie. Das Phänomen des Geist-Habens, des "Gelichtet-seins" (HEIDEGGER) macht den entscheidenden Sprung vom Tierreich zum Menschen hin aus, ohne dabei die animalische Abkunft oder unsere Leiblichkeit als etwas vom Geist Geschiedenes aufzufassen. Diesen Geist gilt es, zum Ankerplatz des Verstehens und zur Plattform einer Definition des gesunden wie auch des kranken Menschen zu machen. "Es ist nicht nur sinnwidrig, die Menschlichkeit des Menschen von seiner tierischen Descendenz her verstehen zu wollen, sondern es wäre ebenso sinnwidrig, die Tierheit eines Tieres vom Menschen her verstehen zu wollen." (LÖWITH 1928, S.34).

Der Geist gehört zur *Conditio humana*, an ihm scheidet sich bloßes biologisches Leben vom menschlichen Sein. Dieser Geist aber, als Vermögen des Menschen, sich zu sich selbst verhalten und reflektieren zu können, einen Hiatus in sich zu verspüren, entspringt keineswegs einem metaphysischen Prinzip oder einer *"res cogitans"*, die getrennt von einem Leib gedacht werden könnten.

"Der Geist ist aber beim Menschen kein hinzukommendes oberes Stockwerk, sondern von vornherein in allem mit dabei und schon in den einfachsten Empfindungen der Seele und des Leibes wirksam, auch wenn er noch nicht 'für sich' oder freigesetzt ist wie beim bewußt und vernünftig handelnden erwachsenden Menschen. 'Als Seele träumt der Geist' - ..., ohne seiner selbst bewußt zu sein. Das Bewußtsein ist daher die Kluft, welche Mensch und Tier unterscheidet und trennt. Bewußtsein ist aber mehr als ein bloßes Wissen um etwas. Es ist gleichbedeutend mit Hellsein und Wachsein. Dieses helle, wache Bewußtsein ist der entscheidende Akt des Sichunterscheidens von allem anderen." (LÖWITH 1975, S.333).

Wenn die Reflexivität, das Verhältnis zu sich selbst (und zur Welt), die Geistigkeit zu einer fundamentalen und spezifisch menschlichen Eigenart erklärt werden, scheint es gerechtfertigt, diese ontologische Konstante auch bei der Genese, Diagnostik und Therapie "menschlicher Erkrankungen" (JORES) hinlänglich zu berücksichtigen. Ausgehend von der je eigenen Geistigkeit des einzelnen Patienten, könnten sein Sprach-, Denk- und Gefühlvermögen, seine kulturellen und weltanschaulichen Meinungen und Einstellungen damit zum diagnostischen und therapeutischen Hebel von Medizin, Psychologie und Psychosomatik avancieren.

Herr S. dürfte demnach als Patient über seine Normen und Werte, seine Ethik und seinen Lebensstil, seine politischen und sozialen Gesinnungen befragt werden, um beispielsweise sein leibliches Phänomen der Adipositas umfänglich verstehen und einordnen zu können. Respektiert und realisiert er im Umgang mit sich und der Welt Vernunft und Geist? Bedeutet Patient-Sein nicht auch bei ihm eine "Krise des Geistes"? Und muß er daher - um ein Motto von Stefan ZWEIG aufzugreifen - nicht auch "durch Geist geheilt" werden?

5. Herr S. als "Person"

Neben der Möglichkeit, Geist zu entwickeln und an einer geistigen Welt Anteil zu nehmen, haften dem Menschen noch weitere ontologische Merkmale an. Das Untersuchungs- und Therapie-"objekt" aller Medizin und Psychologie, aller Psychosomatik ist ein Subjekt, eine *Person*! Medizin, Psychologie und Psychosomatik können gar nicht umhin, mit Subjekten als ihrer Klientel zu rechnen - oder sie verfehlen ihre Patienten.

Jeder Mensch ist immer auch der Andere (SARTRE), der als Subjekt mich, der ich mich als Mittelpunkt meiner Welt fühle, zum Objekt macht, mich an die Peripherie und sich selbst in den Mittelpunkt seiner Welt versetzt. Jeder Mensch ist immer auch eine Person (SCHELER), die Werte erkennt (ebenfalls ein geistiger Akt) und realisiert. Dabei entwickeln sich - als Ausdruck des Erkennens und Realisierens von Werten - Gefühle. Person-Sein heißt: über eine großen Fundus von Gefühlen verfügen. Affekte als Gegenspieler der Emotionen oder Ersatz für Gefühle deuten auf einen Mangel an Wertbezügen hin.

Diese Befunde haben durchaus Relevanz für Medizin und Psychologie. So kann man bei vielen Patienten schon lange vor Ausbruch ihrer Krankheit ein Defizit an Gefühlsreichtum und ein Überwiegen der Affekte diagnostizieren. Neid, Geiz, Wut, Eifersucht, Trauer oder Ressentiment fehlen fast nie in der Ätiopathogenese menschlicher Erkrankungen. Daneben macht sich oft ein Mangel an "Subjekt- oder Personhaftigkeit" bemerkbar. Die meisten Patienten fühlen sich vom Leben, von ihrer Erkrankung (und auch der Medizin) zum Objekt gemacht und in ihrer Rolle als autonomes, gestaltendes Subjekt beschnitten.

Auch die Biographie des Herrn S. weist diese Faktoren auf. Nachdem er früher im Show-Geschäft tätig gewesen war, hatte ihn mit etwa 4o Jahren seine, ihm damals von den Medien bescheinigte "Bedeutungslosigkeit" und die damit verbundene Arbeitslosigkeit ereilt. Weit davon entfernt, seinem Leben neuen Sinn verleihen oder andere, tragfähige Werte ansteuern zu können, dominieren bei Herrn S. seither Empfindungen der Resignation und Leere. Der Aufbau und die Entwicklung seiner Person stagnieren seit Jahren.

Die schlichte ontologische Feststellung: "Herr S. ist eine Person" bestimmt maßgeblich die Auswahl diagnostischer und therapeutischer Methoden von Medizin, Psychologie und Psychosomatik. Denn: wie soll Personhaftigkeit gezählt, gewogen, gemessen werden, wie diagnostiziert der Arzt und Psychologe Maße und Konturen dieses Subjekts? Wie sehr muß die Entwicklung der eigenen Person vorangetrieben werden, um andere Personen in ihrem Sosein zu erkennen? Können Somatosen, Neurosen oder Psychosen tatsächlich geheilt werden, indem man als Patient die eigene Person weitet? Wie weitet man seine Person, wie entwickelt man Gefühle, wie erkennt man Werte? Welche Rolle nimmt bei diesen Prozessen der Arzt ein, mit welcher Einstellung erzielt er respektive der Patient die besten Ergebnisse?

6. Herr S. als "Mitmensch"

Der Existenzphilosophie zufolge lebt der Mensch "draußen", immer "in bezug auf ...", ist hineingehalten oder auch hineingeworfen in seine Welt, ohne sich auf sein "Inneres", seine "Psyche" oder sonstige Inseln zurückziehen zu können oder zu wollen. Der (gesunde) Mensch muß nicht erst zur Weltoffenheit gezwungen oder verführt werden, er ist weltoffen vom ersten Augenblick seiner Existenz an. Sein Dasein fällt zusammen mit der andauernden Wahrnehmung und Bezugnahme zu seiner Welt. Den Menschen als primär narzißtisches, autoerotisches Wesen zu beschreiben (wie dies bei manchen Psychoanalytikern geschieht), das nur mühsam seine Libido auf andere "Objekte" lenkt, um sie bei der erstbesten Gelegenheit pseudopodienartig wieder einzuziehen, scheint aus ontologischer Sicht mehr als fraglich.

Der wesentlichste und erfreulichste "Gegenstand", dem der Mensch in seiner Weltoffenheit begegnet, ist der Mitmensch. Auch zu ihm hat der Einzelne je schon Beziehung, Dasein ist immer auch Mit-Sein. Karl LÖWITH betonte diesen Aspekt unserer Existenz dermaßen, daß er seine Habilitationsschrift 1928 mit dem Titel *"Das Individuum in der Rolle des Mitmenschen"* versah. Nur schwerlich können wir für uns die Rolle des Mitmenschen ausschlagen oder leugnen, da wir ja jede unserer menschlichen Leistungen, die Sprache, das Denken, Gefühle, die "Teilhabe am Geist", ja sogar unsere nackte organische Existenz der Tatsache zu verdanken haben, daß es Mitmenschen gibt, in deren Kontext wir hineingeboren wurden und mit deren Muster wir verwoben sind.

Dementsprechend wirkt eine mögliche Panzerung und Verkapselung, von SARTRE als "Ursünde" des Menschen bezeichnet, als pathogenes Agens par excellence. Verkapselung darf dabei nicht mit Rückzug als Kunst der Selbsterhaltung oder als Form des Wandels und der Metamorphose verwechselt werden. Wenn Menschen aufgrund ihrer Biographie oder ihrer momentanen Lebenssituation ihr Geöffnet-Sein zur Welt drastisch verringern, laufen sie Gefahr, ernsthaft zu erkranken. Sie berauben sich einer " eigenen Art von Leben ", die der " Lebenszusammenhang des Individuums mit Anderen bildet " (LÖWITH 1928, S.37), sie verlassen die fließende Anmut der Weltoffenheit und nähern sich - oftmals schon an der Körperhaltung sichtbar - dem schwereren und trägeren Zustand der Materie an. Krankheit, vor allem auch somatische Krankheit, kann demnach als ein "Zuviel" an Materie und ein "Zuwenig" an Geist und dialogischem Lebensvollzug beschrieben werden.

Auch die Krankengeschichte von Herrn S. weist den pathogenetischen Faktor der Verkapselung auf. Der Patient hat in den letzten Jahren die Hoffnung auf Lieben und Geliebtwerden völlig begraben. Seit langem schon lebt er im emotionellen Rückzug vor seiner "keifigen und streitsüchtigen" Ehefrau. Was er selbst zur allmählichen Verschlechterung seiner Ehe beigetragen habe, wisse er nicht. Jedenfalls störe es ihn keineswegs, seine Frau oft tage- und wochenlang nicht zu sehen, wenn er wieder einmal in einer Klinik weilt; im Gegenteil: die Krankenhausaufenthalte brächten Entlastung und Abwechselung in die Tristesse seines Alltags.

7. Herr S. als "Subjekt in der Krise"

Diese wenigen eben angeführten Überlegungen zur Ontologie in der psychosomatischen Medizin und Psychologie könnten um viele weitere Befunde ergänzt werden. Viktor von WEIZSÄCKER beispielsweise hat den Patienten einmal als ein "Subjekt in der Krise" tituliert. Wendet man die vorgestellten ontologischen Merkmale und diese Weizsäckersche Beschreibung auf Herrn S. an, so lassen sich bei ihm verschiedene Arten von "Krisen" differenzieren.

Der Mensch wurde als ein potentiell vernunftbegabtes, mit Geist "versehenes" Wesen bezeichnet; er hat die Freiheit, diese Vernunft zu respektieren und ihr gerecht zu werden - also "vernünftig" zu leben - , oder aber sie zu ignorieren. Die Krankheiten von Herrn S., insbesondere die bei ihm zutage getretenen "Risikofaktoren" (Übergewicht, Bluthochdruck, Fettstoffwechselstörung, Nikotinabusus), mögen als Jahre währendes Leben gegen die Gesetze von Biologie und Vernunft interpretiert werden.

Am Menschen wurde des weiteren das Person-Sein und seine Fähigkeit zum Dialog festgestellt. Er ist Mitmensch, der sich selbst gegenüber die Haltung der Sorge und den anderen gegenüber die Haltung der Fürsorge entwickeln soll. Die Erkrankung des Herrn S. ist auf dem Boden von Rückzug und Vereinsamung erwachsen; sie kann als *Beziehungskrise* verstanden werden.

Der Mensch entwirft sich selbst, seine Freiheit verwirklicht er in seiner Zukunft. Im Transzendieren, in der Tat, wird der Mensch zum Menschen. Stagnation, Regression und übergroßer Vergangenheitsbezug, wie sie bei Herrn S. seit seinem unfreiwilligen Abschied aus seiner früheren beruflichen Welt dominieren, führen zu Selbstwertkrisen und diese eventuell zu "körperlicher" oder "seelischer" Erkrankung.

Der Mensch ist vor die Aufgabe gestellt, Werte zu erkennen und sie in ihrer Relevanz anzuerkennen und zu realisieren. Indem der Mensch Werte anerkennt, trägt er zur Mehrung von Sinn in der Welt bei. Krankheit stellt für sich das auf den ersten Blick Sinnlose dar und entspringt oftmals - so auch bei Herrn. S. - einer von Absurdität geprägten Lebenssituation. Heilung bedeutet demnach auch, den Sinn einer Erkrankung aufzuzeigen und den Horizont der Sinnkrise, vor dem die jeweilige Krankheit entstanden ist, "sinnvoll" zu verändern.

Literatur

Loch, W.(1983): Die Krankheitslehre der Psychoanalyse. Stuttgart: Hirzel
Löwith, K.(1928): Das Individuum in der Rolle des Mitmenschen. In: Sämtliche Schriften 1, Stuttgart: Metzler 1981
Löwith, K.(1975): Zur Frage einer philosophischen Anthropologie, In: Sämtliche Schriften 1, Stuttgart: Metzler 1981
Portmann, A.(1956): Um eine basale Anthropologie. In: Biologie und Geist, Frankfurt a.M.: Suhrkamp 1973

Ralf-Dietmar Hegel *(Berlin)*
Menschenbild und Interdisziplinarität

Herkunft, Krise und Wandlung der modernen Medizin - so das beziehungsreiche und provokative Thema dieser Veranstaltung - sind meines Erachtens mit einer Vielzahl anderer gravierender Probleme und Krisen verbunden, von deren Lösung das Fortbestehen menschlicher Existenz wesentlich abhängt (z. B. die ökologische Krise, die permanente Weltwirtschaftskrise, die dubiosen Tendenzen bestimmter technischer und kultureller Entwicklungen).Hinter all diesen Krisenerscheinungen verbirgt sich - aus philosophischer Sicht - eine Krise des Menschenbildes, ein *anthropologisches Defizit*, das gleichermaßen die moderne Medizin beeinflußt.

Ich möchte im weiteren versuchen, dieses Defizit thesenartig zu beschreiben. Dabei ist evident, daß es kleine und große Stolpersteine auf dem Wege zu einer umfassenden Wissenschaft vom Menschen gibt, und am Ende vielleicht sogar unüberwindliche Hinternisse stehen, wie es RÖSSNER (vgl. 1986) in dem Buch "*Der ganze Mensch*" einmal formulierte.

These 1: Die zunehmende Verobjektivierung respektive der Subjektverlust des Menschen.

Der Mensch ist im Erkenntnisprozeß sowohl Subjekt als auch Objekt. Aus dieser dialektischen Subjekt-Objekt-Beziehung kann und darf sich der Mensch nicht herausnehmen, will er adäquates Wissen als Handlungs- und Entscheidungsgrundlage gewinnen (vgl. VOLLMER 1985, S. 43 ff).

Die Entwicklung vieler Humanwissenschaften (hier ist ein sehr weiter Begriff gemeint, der die Medizin einschließt) ging fast ausnahmslos dahin, den Menschen in erster Linie als Materie, als Objekt zu betrachten und mit den Mitteln der messenden Naturwissenschaft zu erforschen (vgl. PAULEIKHOFF 1983, Bd. 1, S. 5).

Zweifelsohne sind im Zuge dieser Verobjektivierung des Menschen erweiterte Einsichten und die Entwicklung seiner Technik gewonnen worden. Aber mit diesen sogenannten "Erfolgen" waren auch immer Einseitigkeiten, Enge und andere Nachteile verknüpft. Die Sicht auf den *ganzen* Menschen wurde mehr und mehr verengt. Der Mensch als Person entschwandt allzuoft den Blicken der verschiedenen Humanwissenschaften. Das Resultat einer solchen Herangehensweise ist, daß der Mensch "als Subjekt mit seinen Ideen und seiner Geschichte rücksichtslos auf der Strecke bleibt" (ebenda S. 5).

These 2: Die Partikularisierung und Parzellierung des Menschen in den Humanwissenschaften.

Die vorzugsweise Betrachtung des Menschen als Objekt humanwissenschaftlicher Erkenntnisse hat auch zu einer immer tiefergreifenden Partikularisierung und Parzellierung des Erkenntnisgegenstandes "Mensch" geführt. Da es im Verlaufe der Wissenschaftsgeschichte und der Disziplingenesen zu immer weiteren Spezialisierungen und Splittingprozessen kam, wurde das einheitliche, in Leib *und* Seele verbundene Forschungsobjekt "Mensch" in eine Fülle von Teilgegenstände zergliedert.

Diese Aufteilung hatte sicher in bezug auf die Erkenntnis wohldefinierter Teilbereiche Erfolge, entfernte sich jedoch fast zwangsläufig von einer ganzheitlichen Sicht auf den Menschen. Auf diese Art und Weise wurde eine unüberschaubare Zahl "separater", "interner" Menschenbilder in der Wissenschaftsgeschichte entworfen, die meist ein für die Disziplin charakteristisches Erkenntnisresultat, einen gewonnenen Schlüsselbegriff zum Wesen des Menschen erklärten (vgl. HEGEL 1989, S. 68 f).

Wendet man die Tatsache der Vielzahl von Bestimmungen des Menschen positiv, kann man in bezug auf sein Gattungswesen auf seine Universalität schließen.

These 3: Der statische Mensch als Produkt bisheriger Entwicklung der Humanwissenschaft.

Eine weitere negativ zu bewertende Folge der Verobjektivierung und Partikularisierung des Menschen in den Humanwissenschaften respektive der Medizin, ist der Verlust der *entwicklungsorientierten* Perspektive. Die meistenteils in den Disziplinschranken befangene Erforschung der einzelnen Teilgegenstände, das Herauslösen aus einem organischen Ganzen ist gleichbedeutend mit dem Verlust der Betrachtung des sich entwickelnden ganzheitlichen Menschen. Dies gilt sowohl in phylogenetischer als auch in humanontogenetischer Sicht. Entwicklungsbedingte Zusammenhänge von weitreichender Bedeutung, z. B. von pränatalen Ereignissen und deren Folgen etwa für Alternsprozesse - als Gegenstand der Gerontologie - werden bei dieser getrennten Herangehensweise überhaupt nicht sichtbar, sind nicht gegenstandsrelevant.

Wenn Entwicklungsvorgänge in den Humanwissenschaften thematisiert werden, beschränken sie sich fast ausschließlich auf bestimmte Entwicklungsphasen bzw. -abschnitte (z. B. die Entwicklungspsychologie vornehmlich auf das Kindes- und Jugendalter). Die gesamte Humanontogenese von der Konzeption bis zum Tode ist somit kein Gegenstand irgendeiner Disziplin.

These 4: Das Problem der Ebenen- und Begriffsvielfalt in bezug auf den Menschen.

Die Partikularisierung des Menschen als Gegenstand humanwissenschaftlicher Forschung hat neben einer "horizontalen" auch zu einer "vertikalen" Schichtung geführt. Sie reicht von der molekularen Ebene der Humangenetik bis zur kosmischen Dimension menschlicher Existenz. Die Humanökologie z. B. gliedert sich, wie etwa bei BRONFENBRENNER (1981, S. 23 ff), in Mikro-, Meso-, Exo- und Makroebene.

Verlassen wir den Bereich der wissenschaftlichen Rationalität, so ist der Mensch auch Gegenstand anderer Aneignungsformen der Realität, wie z. B. der künstlerischen, religiösen, praktisch-gegenständlichen Aneignung.

Resultat dieser "horizontalen" und "verikalen" Zergliederung des Menschen ist ein wahres Begriffschaos in bezug auf Aussagen über den Menschen. Verursacht ist diese Tatsache darin, daß fast jede Phase menschlicher Entwicklung und jede seiner Schichten zum Gegenstand humanwissenschaftlicher Einzeldisziplinen wurde, die einen tradierten Begriffsapparat besitzen. So geschieht es nicht selten, daß verschiedene Humanwissenschaftler unterschiedliche Begriffe von gleichen Phänomenen haben und kaum konsensfähig sind.

These 5: Die Suche nach Universalien menschlicher Existenz versus die Singularität des Menschen.

Die humanwissenschaftlichen Disziplinen stehen heute ingesamt vor einem scheinbaren Dilemma. Dieses Dilemma besteht zwischen der Methode des Aufspürens von Gesetzen, Regelhaftigkeiten und anthropologischen Universalien, mit denen der Mensch begriffen werden kann und einer, an der Singularität des Menschen orientierten Methode, die dem Einzelfall verpflichtet ist und eine tiefe Untersuchung von Unikaten anstrebt.
Entsprechend dieser unterschiedlichen Herangehensweisen haben sich insbesondere in der Psychologie und Sozialforschung die Lager der Nomothetiker und der Anhänger der idiographischen Methode herausgebildet.
Beide Zugänge zur Erforschung des Menschen haben neben ihren Stärken aber auch erhebliche Mängel. So berücksichtigt die nomothetisch ausgerichtete Forschung das Moment der Einmaligkeit der Biographie eines jeden Menschen nicht hinreichend genug, während die idiographische Methode sich sehr schwer tut mit einer Verallgemeinerung der oft sehr tiefen und detaillierten Aussagen über das Individuum.

Soweit zu einigen, nicht unerheblichen Schwierigkeiten bei der notwendigen Aufarbeitung des beschriebenen anthropologischen Defizites. Welche Möglichkeiten lassen sich nun positiv finden, diese Dilemmata zu überwinden? Die Lösung dieser Problemlagen kann meines Erwachtens nur in einer interdisziplinären Erforschung des Menschen und seiner Entwicklung liegen. Dabei ist mit Interdisziplinarität ein schwieriger, langanhaltender Prozeß gemeint und nicht das einfache Zusammenfügen der einzelnen Erkenntnisse über den Menschen. Auch die Zusammenschau von Körper und Seele ohne die Erforschung der Vermittlungszusammenhänge der sich entwickelnden Einheit, scheint nicht geeignet, das Defizit aufzuheben.

Im Sinne von WESSEL (1993) gilt es, das Verhältnis von Komplexität und Zeit in diesem Zusammenhang fruchtbar zu machen. Dies bedeutet dann tradierte Disziplinschranken, Begriffsschranken und administrative Restriktionen aufzubrechen, um neue Formen humanwissenschaftlicher Forschung zu inaugurieren. Dabei ist es notwendig, die gesamte Humanentwicklung zum Gegenstand zu machen, und zwar in empirischer und theoretischer Hinsicht, um Einseitigkeiten und wissenschaftliche Enge zu vermeiden.

Aus wissenschaftstheoretischer Sicht und in Hinblick auf entsprechende Methoden gilt es, im Anschluß an THOMAE (1968) die idiographische Zielsetzung mit nomothetischer Denkweise zu verbinden, d. h. eine Synthese beider anzustreben. Auf solche Weise verschwindet weder das Subjekt mit seiner singulären Ausprägung noch ist der Weg zu allgemeingültigen Aussagen in der humanwissenschaftlichen Forschung verbaut.

Literatur

Bronfenbrenner, U. (1981): Die Ökologie der menschlichen Entwicklung. Stuttgart: Klett-Cotta

Hegel, R.-D. (1989): Zur Entwicklung eines interdisziplinären, synthetischen Menschenbildes. In: *Wissenschaftliche Zeitschrift der Pädagogischen Hochschule Halle/Köthen* XXVII (1989) 2, S. 68 - 69

Pauleikhoff, S. (1983): Das Menschenbild im Wandel, 4 Bde. Hürtgenwald: Pressler

Rössner, H. (1986): Bemerkungen zum anthropologischen Defizit. In: Rössner, H. (Hrsg.), Der ganze Mensch. München: dtv

Thomae, H. (1968): Das Individuum und seine Welt. Eine Persönlichkeitstheorie. Göttingen: Hogrefe

Vollmer, G. (1985): Was können wir wissen? Bd. I: Die Natur der Erkenntnis. Stuttgart: S. Hirzel Verlag

Wessel, K.-F. (1992): Die Einheit von Zeit und Komplexität und der interdisziplinäre Dialog (in diesem Band)

Thomas Weinert *(Berlin)*
Das medizinische Menschenbild bei Platon

1. Einleitung

Wie steht der Mensch im Tierreich? In der Staatsschrift hören wir von SOKRATES, daß der edlen Hunde Natur nahe der wohlgearteter Jünglinge sei.[1]

Später heißt es, daß "Mann und Weib dieselbe Natur" haben; so ist auch die Anlage zur Ärztin gleich der zum Arzte.[2] Im Dialog *Menon* werden männliche und weibliche Gesundheit als identisch aufgefaßt,[3] - einen hier nötigen Widerspruch übergehe ich. Jedenfalls soll ein guter Arzt von Jugend an viel krank und mit vielen Kranken zusammen gewesen sein.[4]

2. Heilkunde

Im *Philebos* hören wir von der Heilkunst, daß sie "viel Unsicheres und wenig Festes" enthält wie auch Seefahrt, Heerwesen und Ackerbau.[5] Im Gesetzeswerk *Nomoi* des alten PLATON heißt es dann, daß "fast alles menschliche Tun Zufall" ist in der Heilkunde wie in Schiffahrt und Krieg.[6]

Im *Symposion* gibt uns der Arzt ERYXIMACHOS eine, wie ich mehr und mehr finde, ausgezeichnete Definition der Heilkunde:[7] "Denn die Heilkunde ist, um es kurz zu sagen, die Erkenntnis der Liebesregungen des Leibes in Bezug auf Anfüllung und Ausleerung; und wer in diesen Dingen die schöne und die schlechte Liebe unterscheidet, dieser ist der Heilkundigste!"

Die *Staatsschrift* gibt uns eine Definition der Gesundheit als "naturgemäßes Verhältnis" und der Krankheit als "naturwidriges Herrschen" einzelner Anteile,[8] - eine fast nichts sagende Spekulation.

Zuvor aber kam es zu der aufschlußreichen Feststellung, daß je üppiger das städtische Leben werde, umso mehr ärzte auftreten,[9] - wie heute wieder bewiesen wird.

Krankenhäuser und Gerichtsverfahren werden massenhaft.[10] So spricht SOKRATES durch die Feder von SCHLEIERMACHER zu uns in der *Politeia*:[11]

"Und kannst du wohl ein sichereres Kennzeichen schlechter und verwerflicher Sitten in einer Stadt finden, als wenn darin kunstgeübte Ärzte und Richter nicht nur von den schlechten Leuten und Handarbeitern gebraucht werden, sondern auch von denen, die das Ansehen haben wollen, auf edlere Weise gebildet zu sein?
... Und der Heilkunst zu bedürfen, nicht etwa weil man verwundet ist oder von solchen Krankheiten befallen, wie die Jahreszeiten sie bringen, sondern aus Faulheit oder wegen einer Lebensweise wie die beschriebene, mit Feuchtigkeit und bösen Dünsten angefüllt wie ein Sumpf, die trefflichen Asklepiaden zu nötigen, daß sie Dünste und Flüsse zu Namen von Krankheiten machen müssen, dünkt dich das nicht schmählich? "

SOKRATES bemerkt ferner, daß "dieser jetzigen die Krankheiten pflegenden und erziehenden Heilart die Asklepiaden sich vordem nicht bedienten."[11]

Im folgenden Buch der *Staatsschrift* SOKRATES weiter:[12]

"Diese werden leben wie solche Kranke, die aus Unmäßigkeit nicht Lust haben, von ihrer schädlichen Lebensweise abzulassen. Und diese leben freilich sehr anmutig, (attische Ironie; Th.W.) denn durch alles Heilen richten sie nichts aus, als daß sie ihre Krankheit immer bunter und größer machen und immer hoffen, sooft ihnen einer ein neues Mittel anrät, durch dieses gesund zu werden. Und wie, ist das nicht anmutig, daß sie den für ihren ärgsten Feind halten, der ihnen die Wahrheit sagt, daß, ehe sie nicht aufhören, im Übermaß zu trinken und zu essen und der Liebe zu pflegen und faul zu sein, weder Arznei noch Brennen noch Schneiden noch auch Besprechungen und Amulette oder irgend etwas dergleichen das mindeste helfen können?"[12] - tous comme chez nous.

Auch im Alterswerk über die Gesetze sind dies die drei Hauptquellen der Erkrankungen: Essen, Trinken, Sexus. Medizinisch gesehen sind diese Quellen erstens in Schach zu halten und zweitens zum Besten zu leiten.[13]

An zahlreichen Stellen schimpft PLATON auf die Freßkrankheiten und die dazugehörige Lebensweise; hier sei nur an den Dialog *Gorgias* erinnert, worin aufgezeigt wird, daß die Wirte erstaunlicherweise immer unverdächtig für den Erkrankten bleiben, obwohl er doch zu ihrer rücksichtslosen Überfüllung entscheidend beigetragen hat.[14]

Ich übergehe dieses unappetitliche Thema und komme nur kurz zur Alkoholfrage.

3. Alkohol

Das Gesetzeswerk verlangt Alkoholabstinenz für die ersten 18 Jahre, gestattet sehr mäßiges Trinken bis 30 Jahre und rät ab 40 Jahren zur gelegentlichen alkoholischen Aufheiterung, zur Erholung vom Ernst des Lebens anscheinend.[15] Allerdings gilt Alkoholverbot im Heer, auf Schiffen und in der Regierung, ferner bei Tage und bei der Zeugung.[16] Hierzu der Athener in den *Nomoi*:[17]

> "Außerdem muß das Kindererzeugen nicht von durch Trunkenheit aufgelösten Menschen vollzogen werden, sondern die Frucht wohlgefügt, unbeirrt, ruhig im Mutterleibe sich bilden. Der vom Wein Erfüllte aber wird in der Tollheit des Leibes und der Seele überallhin fortgerissen und reißt mit sich fort. Abirrend und schlecht geeignet zur Kinderzeugung ist daher der Trunkene, so daß er wohl, der Wahrscheinlichkeit nach, fehlerhafte, unbeständige und weder der Gesinnung noch dem Körper nach gerade Kinder erzeugen dürfte. Darum muß jemand lieber das ganze Jahr und Leben hindurch, vornehmlich aber während der Dauer des Kindererzeugens vorsichtig sein und nichts tun, soweit es vom Willen abhängt, was entweder Krankheiten herbeiführt oder Frevel und Ungerechtigkeit zur Folge hat; denn notwendig drückt er das in den Seelen und Körpern der Kinder ab und Prägt es aus und erzeugt in jeder Hinsicht Schlechteres."[17]

Dies vom greisen PLATON zur besonnenen Zeugung der Hochzeiter und zu kakogenetischen Gefahren.

4. Erzeugung

Die *Staatsschrift* verlangt Geburtenbeschränkung, jedoch auf vergnügliche Weise.[18] Die Bevölkerungsplanung verlangt eine konstante Zahl von Mitgliedern des Gemeinwesens.[19] Dabei sind verstümmelte Kinder abzulegen,[20] - was schon gute Sitte seinerzeit war.

SOKRATES ist für die Fruchtabtreibung und die Kindesaussetzung,[21] - wie auch die Hippokratiker der Zeit, denn einen Hippokratischen Eid hat es nicht gegeben, er ist die Erfindung einer erheblich jüngeren pythagoräischen Ärztesekte, wie Ludwig EDELSTEIN (1969) vor 50 Jahren in Baltimore aufzeigen konnte.

Im *Theaitetos* berichtet SOKRATES von seiner Mutter Phainarete, einer Hebamme, die Abtreibungen besorgte, aber auch als Freiwerberin, also ehestiftend, tätig war, und zwar mit dem Ziel der Erzeugung "vollkommenster Kinder".[22]

SOKRATES erwähnt auch hier das Wegwerfen mißgestalteter Kinder, das selbst bei Erstgeborenen üblich sei gegen das Bestreben der Wöchnerin; die Rede geht von Windeiern.²³ Im *Politikos* ist viel zu hören über Eugenik, Ehewahl, Ehehygiene, über das Züchtungsziel und Heiratspolitik.²⁴ Wir lernen ein ganzes rassenhygienisches System aus Elea kennen, worin Staatskunst und Eugenik eng verklammert sind,²⁵ - was ich früher einmal ausführlich zusammengestellt habe.

Im Gesetzeswerk schließlich wird die Fortpflanzungsfrage nur noch quantitativ behandelt, die Erzeugung ist bedarfsweise zu hemmen oder zu befördern.²⁶ Weiterhin werden besonnene Eltern für die gute Qualität der Kinder erwartet.²⁷ Als Ehehindernis werden körperliche und geistige Mängel besprochen.²⁸ Die aufzuziehenden Kinder schließlich sind für zwei Jahre zu windeln und bedarfsweise für drei Jahre zu tragen.²⁹ Das Wiegen und Singen für die Säuglinge wird vom greisen PLATON verordnet, um die Neubürger gleichsam von Bacchantenwut und vom Korybantentaumel immer aufs Neue zu heilen.³⁰

5. Libido

Das Herzstück des platonischen Menschenbildes, wie mir scheint, hören wir zu Beginn des 9. Buches der *Staatsschrift* von SOKRATES:³¹

> "Die (Begierden, die..) im Schlaf zu entstehen pflegen, wenn das übrige in der Seele, was vernünftig und mild ist und über jenes herrscht, im Schlummer liegt, das Tierische und Wilde aber, durch Speisen und Getränke überfüllt, sich bäumt und den Schlaf abschüttelnd losbricht, um seiner Sitte zu frönen. Du weißt, wie es dann, als von aller Scham und Vernunft gelöst und entblößt, zu allem fähig ist. Denn es unternehmen, sich mit der Mutter zu vermischen, wie es ja meint, macht ihm nicht das mindeste Bedenken, oder mit irgend einem andern, sei es Mensch, Gott oder Tier, oder mit irgend etwas zu beflecken (Karl VRETSKA: *Blutschuld*), und keiner Speise glaubt es sich enthalten zu müssen (lies: Menschenfleisch; Th.W.) und, mit einem Wort, von keinem Unsinn und keiner Unverschämtheit bleibt es zurück."

Es folgt eine beachtliche Anleitung zur Traumhygiene, und SOKRATES schließt: "Was wir aber wissen wollen ist dieses, daß also eine heftige, wilde und gesetzlose Art von Begierden in einem jeden wohnt, und wenn auch einige von uns noch so gemäßigt erscheinen; und dieses nun eben wird in den Träumen offenbar."³¹

Hier nur streifen möchte ich die antike Liebeskrankheit, wie sie im *Phaidros* vorgeführt wird. Der Verliebte ist krank,³² die Liebe ist ein Wahnsinn,³³ es entstehen Schweiß und Hitze etc., der Kranke ist schlaflos und wahnsinnig.³⁴ Der einzige Arzt "für die unerträglichen Schmerzen" ist - natürlich der Geliebte.³⁵

SOKRATES vergleicht und gibt die Auflösung:[36] "wie einer, der sich von einem andern Augenschmerzen geholt, hat er keine Ursache anzugeben; denn daß er wie in einem Spiegel in dem Liebenden sich selbst beschaut, weiß er nicht." -! Im Gesetzeswerk wird gewünscht, daß die Liebesregungen nicht an Wahnsinn grenzen mögen.[37] Dieser 'Wahnsinn' zur Zeugung, dieser 'Übermut' ist also niederzuhalten durch Furcht, Gesetz und wahre Rede.[38] Der Athener erklärt uns schließlich, daß "tausendfältiges Übel" aus den Liebesneigungen hervorging, wobei er nun an die männlich-weibliche Variante denkt; es gäbe gegen das Unheil keine Vorbeugung und aus ihm kein Entrinnen.[39]

Der alte PLATON hinterläßt uns ratlos, - man höre aber SOKRATES beim XENOPHON.

6. Therapie

Unsere therapeutische Leitmelodie ist in der Staatsschrift die *Katharsis*; die Ärzte reinigen den Leib, führen das Schlechte heraus und lassen das Beste bestehen,[40] - das ist gute alte magische Medizin wie in allen Erdteilen. Die längst bekannte Placebo-Therapie ist als heilsame Täuschung ausdrücklich zugelassen. Der Kranke hingegen ist zur Wahrheit verpflichtet,[41] - woran heute gar nicht zu denken ist.

Nebenher erwähnt sei hier nur die schöne Schilderung der Ganzheitstherapie nach ZALMOXIS, wie sie SOKRATES im *Charmides* bietet, wobei Leib und Seele umfassend durch schöne Rede wiederhergestellt werden.[42] Diese Besprechungen sollen des Kranken Besonnenheit, die Sophrosyne bewirken.

Vor der Therapie soll die Heilanzeige stehen.

7. Indikation

Wir müssen auf eine wenig caritative Einstellung gefaßt sein. Schon im *Kriton* ist zu hören, daß es einem "abgeschwächten und zerrütteten Leibe" nicht zu leben lohnt.[43] Ebenso klingt es in dem bedeutenden Dialog *Gorgias*:[44] Es lohnt nicht zu leben bei "jämmerlichem Zustande des Leibes"; es lohne nicht zu leben mit "unheilbaren Leibesübeln" oder "großen und unheilbaren Übeln der Seele". Auch im *Laches* hören wir über Kranke, daß es "für viele besser zu sterben" sei, ja, ihnen sei das "Sterben dienlich".[45]

Im Dialog mit dem todgeweihten SOKRATES erfahren wir, daß es einigen "besser zu sterben als zu leben" ist. Ob man auch "sich selbst wohltun" dürfe, wird gefragt. Der Freitod wird hier noch abgelehnt, der Sterbenskranke oder Lebensmüde habe seinen "Wohltäter zu erwarten".[46] Für SOKRATES war dies der Gerichtsdiener mit dem Giftbecher im Jahre 399 vor Chr.

In der Staatsschrift nun gelten die Luxusleiden der Reichen und Gebildeten als schmählich. Geringschätzig wird auch der Turnmeister HERODIKOS, ein Bruder des GORGIAS, beurteilt, der für sich eine Heilgymnastik und Diät entwickelt hatte, um sich im Leben zu halten. Wie SOKRATES berichtet, habe HERODIKOS damit nur sich selbst und viele andere gequält und den Tod recht lang gemacht.[47]

Lassen wir aus dem 3. Buch der *Politeia* den platonischen SOKRATES nun einmal ausführlich zu Wort kommen:[48]

"Wenn ein Zimmermann krank ist, so läßt er es sich wohl gefallen, ein Mittel vom Arzt herunterzuschlucken, um die Krankheit wegzuspeien, oder sich von unten reinigen zu lassen, oder auch Brennen und Schneiden, um sie loszuwerden. Wenn ihm aber einer eine kleinliche Lebensordnung vorschreiben wollte, ihm Umschläge um den Kopf zu legen und was dergleichen mehr ist, so sagt er gewiß bald genug, er habe keine Zeit, krank zu sein, und es helfe ihm auch nicht zu leben, wenn er immer auf die Krankheit achthaben und sein vorliegendes Geschäft vernachlässigen solle; und somit sagt er einem solchen Arzte Lebewohl, begibt sich in seine gewohnte Lebensordnung zurück, und wenn er gesund wird, lebt er in seinem Geschäft fort, wenn aber der Körper es nicht ertragen kann, so stirbt er eben und ist aller Händel ledig."

- c'est ca!

Etwas später fragt SOKRATES: "Ob der Reiche dieses treiben solle, die Tugend üben, und wenn nicht, dann auch ihm nicht lohne zu leben, oder ob die Krankheitsfütterung bei der Holzarbeit und den andern Künsten hinderlich ist", sonst aber nicht?

"Wollen wir also nicht behaupten, dieses habe auch Asklepios eingesehen und deshalb die von Natur und infolge ihrer Lebensweise dem Leibe nach Gesunden, die nur irgendeine bestimmte Krankheit an sich haben, für solche Menschen und solche Zustände habe er die Heilkunst aufgestellt und solchen, wenn er durch innere Mittel und äußere Behandlung ihre Krankheiten vertrieb, ihre gewöhnliche Lebensordnung anbefohlen, um nicht ihre Verhältnisse im Staate zu verletzen; die innerlich durch und durch krankhaften Körper aber habe er nicht versucht durch Lebensordnungen jetzt ein wenig zu erschöpfen und dann wieder ebenso zu begießen, um den Menschen selbst ein langes und schlechtes Leben zu bereiten und noch Nachkömmlinge, die, wie man vermuten muß, nicht besser sein werden, von ihnen zu erzielen. Sondern den, der nicht in seinem angewiesenen Kreise zu leben vermag, den glaubte er auch nicht pflegen zu müssen, weil er weder sich selbst noch dem Staate nützt."[48]

Dieser radikal antikaritative Standpunkt des platonischen SOKRATES läßt erkennen, was uns unser radikal-karitatives Leben an zusätzlichen Lasten täglich mehr auflegt.

SOKRATES schließlich: "Wer aber von Natur krankhaft ist und unmäßig, dem glauben sie (die Asklepiaden), helfe es weder selbst noch andern, daß er lebe, noch müßten sie ihre Kunst auf solche wenden und sie pflegen, und wenn sie auch reicher wären als Midas. - Recht herrlich, sagt er, beschreibst du ja die Söhne des Asklepios."[48] Bald darauf wird noch unduldsamer vom Sterbenlassen der Kranken und Umbringen der Frevler gesprochen.[49]

Kurz und gut, die Heilkunst ist nur für den Notfall.[50]

Im Alterswerk über die Gesetze wird erklärt, daß Gesundsein, Schönheit und Reichtum für den Gerechten gut seien, der Ungerechte hingegen möge nur noch kurz leben.[51] Dem Athener, das ist PLATON, gilt nun die "Todesstrafe als das geringste Leid" bei schwerem Frevel,[52] - und kann man nicht im Hinblick auf Gewaltherrscher wie Doc Duvalier, Mobuto oder Ceaucescu auch heute so empfinden?

Das letzte Buch der *Nomoi* bezeichnet jetzt "den Tod als Heilmittel" für die Ungerechten, als gerichtliches Pharmakon also.[53] Zuvor wurde angeführt, daß der Arzt bei Todesfällen straffrei bleibt, was ja seine gesellschaftliche Ausnahmestellung bedingt.[54] Andererseits verfällt der Arzt schon als Giftmischer der Todesstrafe.[55] Hier nun im 9. Buch über die Gesetze wird dem Krankensuicid bei unerträglichem Leben zugestimmt, wird er für richtig erklärt.[56]

Schließlich gilt dem betagten PLATON die Leib-Seele-Auflösung gleichwertig dem Bestand des Lebens.[57] (Die platonischen Lehren zum Lebenswert habe ich früher einmal zusammengestellt.)
Wir kommen nunmehr zur Hauptsache:

8. Politik

Im 8. Buch der Staatsschrift schildert uns SOKRATES "einen im Schatten verweichlichten Reichen, wie dieser wegen des vielen fremden Fleisches an Engbrüstigkeit und Beschwerden aller Art leidet", und vergleicht:[58] "Wie nun ein kränklicher Körper nur einen kleinen Anstoß von außen zu bekommen braucht, um ganz darniedergeworfen zu werden, ja bisweilen auch ohne irgend etwas Äußeres sich in sich selbst entzweit: so wird auch ein Staat, der sich in gleicher Verfassung befindet, ... erkranken und der innere Streit ausbrechen, bisweilen wird er auch ohne etwas Äußeres in Aufruhr geraten." Man mag sich hierbei an die abgelebte DDR erinnern.

Vom SOKRATES ist ferner zu erfahren, daß die 'Krankheit der Demokratie' in die Tyrannei übergeht, ja, 'äußerste Freiheit' schlägt um in 'äußerste Knechtschaft'.[59]

Abschließend noch aus dem 5. Buch der *Nomoi*:[60] Armut und Reichtum sind staatsgefährdende Krankheiten, sie führen zu Aufruhr und Auflösung.

Die Kluft zwischen Armut und Reichtum ist für PLATON die 'größte Krankheit' im Staate, weshalb seine Gesellschaftsentwürfe auf radikalem Besitzkommunismus basieren. Diese aber liegen 24 Jahrhunderte hinter uns; was blieb, ist jene Kluft voll Ungerechtigkeit, die Krankheit aller Staaten.

Anmerkungen

Platon - Stephanus (Paris 1578; Burnet 1899 - 1906), hier: F. Schleiermacher & Hieronymus Müller (Nomoi), Rowohlt, Hamburg, 1957 - 79.
1 Politeia 375 a
2 Pol. 455 e - 456 a
3 Menon 72 e
4 Pol 408 b - 409 a
5 Philebos 56 a - b
6 Nomoi 709 a - b
7 Symposion 186 a - 187 a
8 Pol. 444 c - e
9 Pol. 373 d
10 Pol. 404 e - 405 a
11 Pol. 405 a - 406 c
12 Pol. 425 e - 426 b
13 Nomoi 783 a
14 Gorgias 518 c - d
15 Nomoi 666 a - c
16 Nomoi 674 a - c
17 Nomoi 775 b - e
18 Pol. 372 b - c
19 Pol. 460 a
20 Pol. 460 c - d
21 Pol. 461 c - d
22 Theaitetos 149 c - 150 b
23 Theaitetos 151 c & e
24 Politikos 310 a
25 Politikos 311 a - b
26 Nomoi 740 d
27 Nomoi 775 b - e
28 Nomoi 925 e - 926 b

29 Nomoi 789 e
30 Nomoi 790 c - 791 b
31 Politeia 571 c - 572 b
32 Phaidros 231 d
33 Phaidros 265 a
34 Phaidros 251 a - e
35 Phaidros 252 b
36 Phaidros 255 d
37 Nomoi 734 a - b
38 Nomoi 783 a
39 Nomoi 836 a - b
40 Politeia 567 c
41 Pol. 389 b - d
42 Charmides 155 b - 157 c
43 Kriton 47 e
44 Gorgias 512 a - b & 505 a
45 Laches 195 b
46 Phaidon 62 a
47 Pol. 405 a - 406 c
48 Pol. 406 d - 408 b
49 Pol. 409 e - 410 a
50 Pol. 410 b
51 Nomoi 661 a - c
52 Nomoi 854 e
53 Nomoi 957 e - 958 a
54 Nomoi 906 e
55 Nomoi 933 c - e
56 Nomoi 873 c
57 Nomoi 828 d
58 Politeia 556 d - e
59 Pol. 563 e - 565 a
60 Nomoi 744 d

Nachschrift: Alle biologischen und medizinischen Inhalte der platonischen Schriften hat der Verfasser auf 200 Blatt dialogisch zusammengestellt.

VIII.
Arzt und Patient – Gesund und Krank

Nikolaus Schneemann *(Gießen)*

Wie ist Menschlichkeit in der modernen Medizin möglich? Zur Komplexität und Ambivalenz der Arzt-Patienten-Beziehung

Alles Erworbene bedroht die Maschine, solange sie sich erdreistet, im Geist statt im Gehorchen zu sein.

Rainer Maria Rilke

1. Einleitung

Durch Unterteilung des Universums in eine *res cogitans* und eine *res extensa* hat DESCARTES zwei Grundformen der Wirklichkeit einander gegenübergestellt: die Bewußtseinswelt mit ihrer initiierenden Kraft und die aspontane, mechanistische Welt der Ausdehnung. Er hat damit "die Natur aus der pantheistischen Gleichsetzung mit Gott zur experimentablen und mathematisierbaren Objektwelt entzaubert" und damit den Weg geebnet, daß "Naturererkenntnis zur exakt naturwissenschaftlichen Erkenntnis" wird (MARQUARD 1981).

So sind zwei antinomische Prinzipien entstanden. Eines davon hat spontan den Hang, Vorstellungen zu produzieren, das andere ist das Medium, in dem sich das geistige Prinzip gestaltend umsetzen kann. Das "Cogito" macht sich die "Extensa" "untertan", entsprechend dem aristotelischen Dualismus von "Stoff" und "Form". Das Ziel des Cartesianismus ist die rationale Beherrschung des sog. Wirklichen, "das eben dadurch zum Objekt des Denkens degradiert wird" (HOFFMEISTER 1955). Die so vorgeprägte Subjekt-Objekt-Korrelation hat die Spaltung des Kosmos im Gefolge, in ein autonomes, doch solipsistisches, "wirklichkeitsloses" Selbst und eine "geistlose mechanische Realität" (JONAS 1992). M.a.W. als "Cogito" ist der Mensch aus einem gesamthaften Ökosystem herausgelöst und steht als "Neinsagenkönner" (SCHELER 1949) gegen die Natur statt als ein in sie Eingebundener. PLESSNER (1975) spricht in diesem Zusammenhang von der "exzentrischen Positionalität".

Hierdurch bekommt der Mensch etwas "Gewalttätiges" (HEIDEGGER 1953), das durch Naturwissenschaft und Technik einen weiteren enormen Gewichtszuwachs erfahren hat. Die moderne Technik ermöglicht dieses Prinzip immer zügelloser bis in selbstzerstörerische Dimensionen. Mehr und mehr erscheint der Mensch als unabhängige Variable, die der Natur als abhängige ihren Willen aufzwingt. Damit ist eine enorme Herabminderung der Eigenwerthaftigkeit der *res extensa* gegeben, zu der bezeichnenderweise auch die Tierwelt gehört. So sagt HEGEL: "Er ist die Macht über das Sein", das "ihm nur als ein Negatives gilt". Das "Ding" sei "Gegenstand der Begierde" des "Herrn" und "die unmittelbare Beziehung...reine Negation oder der Genuß" (HEGEL 1952).

Weit fatalere Folgen zeitigt die Möglichkeit, den Mitmenschen ebenfalls als "res extensa" zu begreifen. "Res cogitans" wird von "res cogitans" zur "res extensa" umfunktioniert, materialisiert, negativ als "Ding" im Sinne von HEGEL ausgelegt. Menschliches Dasein wird nicht mehr unter "existenzialen", sondern "kategorialen" Gesichtspunkten verstanden und nur noch als "vorhandene" Masse betrachtet (HEIDEGGER 1957). D. h. zunehmende Technisierung schafft die Gefahr immer umfänglicherer Manipulierbarkeit des als "res extensa" interpretierten und abgewerteten Mitmenschen.
Sicherlich war schon immer "der Mensch des Menschen Wolf", aber die technische Naturbeherrschung hat auch hier Akzente gesetzt und die Dimensionen gefährlich erweitert.
Uns als Ärzte berührt natürlich die Frage am nachhaltigsten, wie sich dieses Phänomen auf die Arzt-Patienten-Beziehung bzw. auf die Medizin allgemein ausgewirkt hat und weiter auswirken wird. Ist Technik ihrem Wesen nach so menschenfeindlich, daß sie wenigstens aus der Medizin zu verbannen ist? Oder unter welchen Kautelen kann Technik in einer menschlichen Medizin Anwendung finden?

2. Was bedeutet "Technik in der Medizin"?

Der Exponent der Technik ist die Maschine, der Apparat, das Gerät, mit eigener systemimmanenter Logik. Das Gerät "rät" dem Menschen auf seine Weise mit suggestiver Kraft und versucht, ihm durch seine Rat-"Schläge" sein Gesetz des Handelns aufzuzwingen.

Bekanntlich finden auch in der Medizin Apparate immer breiter Anwendung. Um deren Einfluß auf die ärztliche Haltung zu ergründen und begründen, ist zunächst etwas über das Wesen des Apparates zu sagen.

Ein Apparat ist auch in der Medizin auf einem begrenzten Anwendungsgebiet jeder menschlichen Fähigkeit weit überlegen, verfügt hier über übermenschliche Kräfte. Er kann in unerhört kleinen Zeiteinheiten eine schier unübersehbare Fülle von Daten liefern und verarbeiten, für die eine große Anzahl von Wissenschaftlern Jahre benötigen würde. Damit ermöglichen Apparate eine rasche umfassende Vorgehensweise und ein sehr schnelles Fortkommen im Bereich von Diagnostik und Therapie. Dementsprechend ist eine zügige "Abfertigung" einer großen Anzahl von Patienten kurzzeitig möglich. Darüber hinaus bestechen Apparate durch übermenschliche Genauigkeit und Präzision ihrer in Überfülle gelieferten Daten. Damit verbürgt der Apparat bei aller Schnelligkeit absolute Solidität, Exaktheit, Zuverlässigkeit und unumstößliche Richtigkeit. Davon geht seine enorme suggestive Kraft aus.

Daneben stehen Nachteile wie: Die enge Informationsbreite jeder Apparatur, die eine gezielte Indikationsstellung erfordert (jedes Gerät ist sozusagen ein "Fachidiot"); Verschleißerscheinungen, die stete Wartung und Eichung voraussetzen; die häufige Grenzwertigkeit der gelieferten Daten, die im Zusammenspiel mit anderen genauere Interpretation notwendig machen.

Die wichtigste Einschränkung jeder Apparatur ist jedoch folgende: Die Zwischenschaltung von technischen Geräten bei der Ermittlung von relevanten klinischen Daten führt unvermeidlich zu einer zumindest vorübergehenden persönlichen Entfremdung von Arzt und Patient. Apparate und ihre Arbeitsweise entfernen Persönliches, anonymisieren als reine Datenspender, verallgemeinern die Person zum "Fall". Dabei ist der Vorgang des Heilens eine exquisit menschliche Angelegenheit, somit besonders empfindlich gegen die Zwischenschaltung von unpersönlichen Prozeduren. Der Urgestus des Heilens spielt sich vornehmlich im Medium dialogischer Begegnung ab, also nur im Rahmen echter mitmenschlicher Begegnung. Kurz gesprochen: Apparate isolieren, Parameter generalisieren und vereinsamen Patient und Arzt. Außerdem verführt der Besitz eines Gerätes zu seiner (oft nicht erforderlichen) Anwendung. Patienten sind die Leidtragenden überflüssiger Strapazierungen um des Gerätes willen.

Warum also Maschinisierung der Medizin, wenn die Risiken so groß und Nachteile vorhanden sind?

Ein kurzer Blick auf die gewaltigen Erfolge der technischen Medizin läßt diese Frage verstummen, es wäre unvorstellbar, der Menschheit den Segen dieser Technik vorzuenthalten. Allerdings enthebt uns das nicht der Verpflichtung, den damit verbundenen ärztlichen Problemen nachzuspüren.

3. Strukturerhellung der Arzt-Patienten-Beziehung

Die Arzt-Patienten-Beziehung (A.-P.-B.) ist in sich kontrovers (SCHNEEMANN 1989). Sie enthält wesensmäßig sowohl konstruktive als auch destruktive Anteile. Ein Heiler muß auch zu Zeiten destruktiv sein, um das Heilgeschäft in Gang zu bringen und zu halten und diese Destruktivität ist es, die den Einsatz von Apparaten in der Medizin ermöglicht.

Die A.-P.-B. ist gespalten, der Patient tritt nicht als in sich Geschlossener in die Begegnung. Die Krankheit ist ein Naturvorgang, der den Leib befällt. Der Arzt steht *mit* dem Kranken diesem einmütig gegenüber. (JASPERS 1967). Der Kranke führt somit zwei Anteile mit sich, einen gesunden und einen kranken. Kranksein bedeutet *Geteiltsein* in ein wesensmäßig gutes und ein wesensmäßig böses Kontingent. Ein unbötiger Teil des Organismus hat sich aus dem harmonischen Gesamtgefüge gelöst und führt ein parasitäres Eigenleben nach einer anderen Norm.

Somit kann ein Arzt seinen Patienten nicht ungeteilt bejahen. Der o.g. Riß im Patienten durchzieht auch seine Beziehung zu ihm. Sie spaltet sie in eine wohlwollende Haltung gegenüber der Person und eine ablehnende gegen die Krankheit. Das personale Zentrum ist zu bejahen, das parasitierende Übel ist zu verneinen.

Die erste Beziehung ist anthropologisch gesehen eine Ich-Du-Beziehung, eine existenzielle "Bindung", die zweite eine Ich-Es-Beziehung, eine von "sachlichen Kategorien" bestimmte. Das heißt die Beziehung zur Krankheit ist im Gegensatz zur menschlich-personalen geprägt von einer positivistisch-wissenschaftlich-materialistischen Haltung. Sie ist somit ontologisch von toto coelo verschiedener Art als die zum Kranken selbst. Der Arzt muß somit den Kunstgriff vollziehen, die menschlich-personale Beziehung mit seinesgleichen zu verbinden mit der apersonalen Zugangsweise zum Krankheitsbild. Gilt es doch, die Krankheit aus der existenziellen Gesamtheit zu isolieren und als todbringenden Herd umgrenzt auszumerzen. Um das Übel im Sinne der Krankheit für chemische und technische Strategien der Vernichtung zugänglich zu machen, ist es also nötig, das Übel auf eine sachlich kategoriale Ebene, d. h. ontisch auf dieselbe Ebene zu bringen wie die Strategien, die es vernichten sollen. Daher die Wichtigkeit der Verallgemeinerung und Anonymisierung. Personales, menschlich Individuelles zu vernichten, kommt in gefährliche Nähe zu dem, was man Mord nennt. Um den Arzt nicht auf diese Weise zu kompromittieren, ist Reduktion des Übels in obengenannter Weise oberstes Gebot.

4. Ontische Kongruenz von Krankheit und Therapie

Diese ontische Kongruenz von Krankheit und therapeutischer Strategie ist also die wichtigste Voraussetzung und Legitimation für die Möglichkeit der "Tötung" und Eliminierung der Krankheit. Dabei kann die Person des Kranken jedoch nur heil bleiben, wenn der Arzt gleichzeitig mit dieser Ich-abständigen und distanzierenden Vorgehensweise ganz betont das Ich des Patienten auf existenzieller Ebene stützt und in seiner Integrität bestätigt. Medizinische Wissenschaft wird also auch beherrscht von einer "entlebenden" (KISKER 1960) Vorgehensweise, die Subjektives in Objektives verwandelt bei gleichzeitiger dialektischer Bewahrung der personalen Zentralität. Die seinsmäßige Reduktion der Krankheit bzw. des Übels auf eine physikalische Schichtenebene, die gleiche, wie die Mittel, die sie treffen sollen, ist also beherrscht vom Prinzip der seinsmäßigen Konformierung vom therapeutischen Mittel und seinem Substrat, der objektivierten Krankheit als dem versachlichten Übel. Dies ist also die destruktive Komponente der A.-P.-B., von der oben die Rede war. Die konstruktive ist die Stützung der Personalität des Kranken, die dagegen gehalten werden muß.

Es sind somit zwei entgegengesetzte Tendenzen in einem einzigen Vorgang zu subsumieren. Dieser Doppelakt macht die *ärztliche Kunst* aus. Der eine Pol ist bestimmt von Bewahren, Behüten, Geltenlassen, der andere diktiert von invasivem, radikalem gewaltsamem Vorgehen. Heilen bedeutet also erhalten und behüten und im gleichen Atemzug herabzusetzen, austilgen, vernichten nach methodisch einwandfreier geistiger Trennung der existenziellen, personalen Seinsweise (*res cogitans*) von materiellem, sachhaftem Seinsmodus der *res extensa*. Damit sind wir zu dem oben anvisierten Ergebnis gelangt. Es gibt erstens eine destruktive Komponente in der zunächst unfaßbar zerfließenden A.-P.-B., die eine Überführung des existenziellen Übels in ein umschriebenes materielles Krankheitsbild und somit dessen Bekämpfung ermöglicht. Zweitens wurde belegt, daß es diese destruktive Komponente ist, die ontologisch den Einsatz von Apparaten methodisch und ethisch einwandfrei zuläßt.

Übrigens, dieses spaltende Prinzip, dieses Schisma der ärztlichen Haltung, das Herzstück der A.-P.-B. und des Heilens überhaupt, ist die *conditio sine qua non* des Heilens und damit keine Errungenschaft der Neuzeit. Sie hat zu allen Zeiten gegolten, in denen erfolgreich ärztliche Tätigkeit ausgeübt wurde und prinzipiell unabhängig vom ärztlichen Aufwand. Insofern ist die Heilkunst unserer Zeit grundsätzlich nicht von derjenigen grauer Vorzeiten unterschieden. *Das ärztlich-therapeutische Schisma ist gewissermaßen ein medizinisches Apriori.*

5. Überbewertung von Technik als Gefahr moderner Medizin

Wie sieht nun die Praxis aus? Inwiefern kann nun Technik ärztlich gefährden? Offensichtlich gibt es eine Überbewertung des Apparatewesens, gleichzusetzen mit einer Übergewichtung des destruktiven Anteils der A.-P.-B., die zu deren Zerstörung führt.

Ein Beispiel: Ein Bekannter suchte wegen Herzbeschwerden einen Kardiologen auf. An der Rezeption wurden von einer Arzthelferin Personalien und Beschwerden registriert. Sodann erfolgte nach einer gewissen Wartezimmerzeit Einschleusung in den Apparate-Park. Nach mehreren Tagen technischer Diagnostik wurde er in das Sprechzimmer des Arztes vorgelassen und erstmals mit diesem konfrontiert. Dieser erläuterte ihm dann nach wenigen anamnestischen Fragen ohne weitere körperliche Untersuchung die vom Labor erarbeiteten Parameter und schloß mit der Bemerkung: "Vergessen Sie alles, was Sie bisher eingenommen haben und nehmen Sie nur noch das, was ich Ihnen jetzt verschreibe". Damit war er entlassen. Wenn ich wahrheitsgemäß hinzufüge, daß er kurz darauf den ersten synkopalen Anfall seines Lebens hatte und nach Erhöhung der Dosis durch den Arzt seinen zweiten, der ihn in stationäre Behandlung brachte, so ist das zwar bezeichnend aber nicht unbedingt die notwendige Konsequenz einer solchen "ärztlichen" Vorgehensweise.

Diese Haltung wird vom Apparate-Denken insinuiert. Sie will nicht begreifen, daß Maschinen nicht behandeln können und am Patienten das Wichtigste auslassen, sein Menschsein. Dieser Arzt ist seinem Patienten nicht "begegnet" (TRÜB 1971), hier fand kein eigentlicher Heilvorgang statt, hier war ärztliche Kunst in ihrer kontroversen Doppelstruktur nicht am Werke. Allenfalls war hier ein Bioingenieur tätig, der die Maschine Herz auf ihre Funktionstüchtigkeit analysierte und funktionell zu verbessern trachtete.

6. Zeitgewinn für Begegnung ausnutzen

Dieser technisch bedingte Mangel an menschlich individueller Zuwendung braucht nicht schicksalmäßig eine Folge der schulmedizinischen Apparate-Anwendung zu sein. Im Gegenteil! Wieviel Unmengen an Zeit stehen nun gegenüber früher dem Arzt heute zur Verfügung, wenn er seine Praxis maßvoll beschränkt. Auf dem Hintergrund einer durch die Vielfalt von Befunden transparenten Klientel kann er sich weit mehr unbelastet dem Dialog widmen, den Stellenwert der Krankheit in einer Biographie zu ermitteln und nun tatsächlich eine dem Übel und seinem Opfer existenziell gerecht werdende Behandlung durchführen. Leider wird diese Chance nur zu selten genutzt. Der ärztliche kunstvolle Balanceakt zwischen nomothetischer und personaler Zugangsweise wird durch apparative Übermacht zumeist aus dem Gleichgewicht gebracht. Das "autistisch undisziplinierte Maschinendenken in der Medizin" nach BLEULER (1921) gibt in zu vielen Fällen der hochkomplexen A.-P.-B. den Todesstoß. Der Patient, nur noch "Meßdatenobjekt" (UEXKÜLL 1981), wird in seiner existenziellen Krise nicht verstanden und wendet sich enttäuscht inkompetenten medizinischen Substituten zu.

7. Resümée

Um nun auf die anfangs gestellte Frage zurückzukommen: "Wie ist Menschlichkeit in der modernen Medizin möglich?" läßt sich sagen:
1. Zur Menschlichkeit der modernen Medizin gehört es, daß alle verfügbaren technischen Möglichkeiten ausgeschöpft werden, um Krankheit zu bekämpfen;
2. daß Technik nicht mehr als eben nötig zum Einsatz kommt,
3. d.h., daß jede Begegnung zwischen Arzt und Patient in ihrer Kontroversheit vom Arzt kontrolliert wird.
4. Es gehört dazu, daß der durch diesen Einsatz der technischen Mittel erzielte Zeitgewinn in originäre Begegnung umgesetzt wird, so daß die Arzt-Patienten-Begegnung eine nachhaltige positive Erfahrung für Arzt und Patient wird (SCHNEEMANN 1987).
Das aber ist nur möglich, wenn der Arzt seine Arbeitskapazität allen ökonomischen Versuchungen zum Trotz so beschränkt, daß er seinem Beruf gerecht werden kann.

Literatur

Bleuler, E. (1921): Das autistisch undisziplinierte Denken in der Medizin und seine
    Überwindung. Berlin: Springer
Descartes, R. (1958): Meditationen. Hamburg: Meiner
Hegel, G.W.F. (1952): Phänomenologie des Geistes. Hamburg: Meiner
Heidegger, M. (1953): Einführung in die Metaphysik. Tübingen: Niemeyer
Heidegger, M. (1957): Sein und Zeit. Tübingen: Niemeyer
Hoffmeister, J. (1955): Wörterbuch der philosophischen Begriffe. Hamburg: Meiner
Jacob, W. (1978): Kranksein und Krankheit. Heidelberg: Hüthig
Jaspers, K. (1967): Philosophische Aufsätze. Frankfurt/Main: Fischer
Jonas, H. (1992): Über das "Prinzip Verantwortung". *Süddeutsche Zeitung* 34: 43
Kisker, K.P. (1960): Der Erlebniswandel des Schizophrenen. Berlin-Heidelberg-New
    York: Springer
Marquard, O. (1981): Abschied vom Prinzipiellen. Stuttgart: Reclam

Plessner, H. (1975): Die Stufen des Organischen und der Mensch. Berlin-New York: de Gruyter
Rilke, R.M. (1952): Die Sonette an Orpheus. Wiesbaden: Insel
Scheler, M. (1949): Die Stellung des Menschen im Kosmos. München: Nymphenburger
Schneemann, N. (1987): Die Arzt-Patienten-Beziehung: Analysierende Nosographie und biographische Synthese. *Daseinsanalyse* 4: 27-37
Schneemann, N. (1989): Die kontrovrese Künstlichkeit der Arzt-Patienten-Beziehung. *Fundamenta Psychiatrica* 3: 151-158
Trüb, H. (1971): Heilung aus der Begegnung. Stuttgart: Klett
Uexküll, T.v. in: Richter H. E. (1981): Die Rolle und das Selbstverständnis des Arztes. Festrede zum 30-jährigen Jubiläum. der Dtsch. Ges. ärztl. Fortb. 9.6.1981 in Berlin

Heinz Weiß *(Würzburg)*

Zur Dialektik von Technik und Beziehung im psychotherapeutischen Prozeß

Wenn Psychotherapie die Veränderung seelischer Dispositionen mit den Mitteln des Verstehens, des Dialogs anstrebt, dann ergibt sich aus dieser Zielsetzung fast zwangsläufig ein Widerspruch: Auf der einen Seite soll nämlich das Verstehen seinem Gegenstand gerecht werden, das heißt 'objektives' Verstehen sein. Auf der anderen Seite wird diese Objektivität aber gerade durch den Verstehensprozeß selbst wieder in Frage gestellt. Denn dieser gestattet die Konstruktion von Bedeutungen nur, insofern sie zugleich der *Beziehung* der Gesprächspartner zueinander entspricht. So bewegt sich der therapeutische Dialog ständig in einer "Dialektik zwischen Begegnung und Objektivierung" (v. USLAR 1988, S. 297). Und es ist dieses Wechselspiel, das psychische Veränderung möglich macht.

Wie aber kann eine Behandlungstechnik diesem doppelten Sachverhalt Rechnung tragen? Inwiefern dürfen wir überhaupt von "Technik" sprechen im Hinblick auf einen Prozeß, in dem die Deutung immer schon Ausdruck einer Beziehung ist und in dem umgekehrt die Beziehung ihrerseits der Auslegung, der Interpretation bedarf?

Denn dadurch unterscheidet sich die psychotherapeutische Situation von anderen Arzt-Patient-Beziehungen in der Medizin, daß in ihr die Beziehung selbst zum Ausgangspunkt des Verstehens und der Veränderung wird: Von ihr aus kann die Lebensgeschichte des Patienten noch einmal erschlossen werden, durch sie erhalten seine Symptome und Leidenskonflikte einen neuen Sinn und in ihr werden jene Kräfte wirksam, die Wachstum und Veränderung ermöglichen. Es ist also nicht irgendein instrumentelles Handeln, sondern es ist der Vorrang der Beziehung, der die psychotherapeutische Vorgehensweise als solche charakterisiert. Insofern könnten wir unsere Eingangsfrage zunächst mit dem Hinweis beantworten, daß Psychotherapie in die Arzt-Patient-Beziehung wesentlich ein nicht-technisches, ein nicht-manipulatives Moment einführt, das zugleich die Anerkennung der Freiheit des Patienten bedeutet.

Und doch wäre eine solche Antwort unvollständig. Denn wir wissen: Der Patient ist nicht aus freien Stücken zu uns gekommen, die Beziehung, die er zu uns eingeht, ist nicht frei gewählt. Sie ist unter dem Druck des Leidens entstanden und sie wird in ihrem Verlauf von jenen Erwartungen und Wiederholungen geprägt, in denen sich die Konflikte seiner Lebensgeschichte niederschlagen.

Mit dem Konzept der Übertragung hat uns FREUD eine Vorstellung von dieser Macht der Wiederholung im menschlichen Leben gegeben. Die Übertragung ist für ihn nichts anderes als die Wiederholung der "vergessenen Vergangenheit" (1914g, S. 210). Und so kann auch die Beziehung zum Psychotherapeuten als ein Ort verstanden werden, an dem sich jene Erfahrungen noch einmal spiegeln dürfen, die aus der subjektiven Geschichte des Patienten ausgeschlossen worden waren. FREUD hat uns allerdings auch gezeigt, daß es hierzu der Überwindung mächtiger innerer Widerstände bedarf. Denn was innerhalb der therapeutischen Beziehung nach Wiederholung drängt, widerstrebt offenbar der Erinnerung und kann erst durch die deutende Rekonstruktion offengelegt werden. Hieraus ergibt sich die technische Forderung der Psychoanalyse, daß die Deutung an die Übertragung anknüpfen müsse, was ihr nur gelingen kann, wenn sie zugleich die Struktur der sie verdeckenden Widerstände aufzeigt. Dies setzt nun aber eindeutig eine technische Haltung voraus, welche die Interpretation des Analytikers in den Bereich eines strategischen Handelns verweist. Ist es aber mit dem zuvor erwähnten Begegnungscharakter der therapeutischen Beziehung noch vereinbar, wenn die "Handhabung" der Übertragung jetzt nur noch zu einer Frage von Takt, Zeitpunkt und Dosierung der auf sie zielenden Deutung wird (vgl. GREENSON 1974, S. 43)? Offenbar entsteht hier ein Spannungsfeld, in dem 'Beziehung' und 'Technik' einander gegenüberstehen. Versuchen wir deshalb, diesen Widerspruch weiter aufzuklären!

Ein ähnlicher Gegensatz hatte sich ja bereits in Hinblick auf das therapeutische Verstehen ergeben, von dem wir sagten, daß es sich in einer Dialektik zwischen Begegnung und Objektivierung entfaltet. Wenn es sich demnach in der Psychotherapie um ein "Verstehen unter Schwierigkeiten" (SCHELLING 1978, S. 18) handelt, wenn Übertragung und Widerstand das Feld der therapeutischen Praxis bezeichnen, so bedeutet dies vor allem, daß sich der therapeutische Prozeß als *Arbeit* konstituiert: Deutungs*arbeit*, *Arbeit* an den Widerständen, *Durcharbeiten* der Übertragung. Das Gespräch zwischen Therapeut und Patient folgt den Spuren der Symptombildung zurück, um in ihr das Produkt einer Arbeit zu erkennen, welche die Psyche *gegen sich selbst* verrichtet hat. Es gibt hier - wie der französische Philosoph P. RICOEUR (1964) einmal bemerkt hat - ein ökonomisches Problem des Bewußtwerdens, welches die Psychoanalyse von jeder noch so existentiell gedachten Phänomenologie grundlegend unterscheidet. *Sie konstituiert sich als Technik, weil sich die Psyche im Prozeß der neurotischen Erkrankung selbst wie ein Mechanismus, wie eine Technik verhält:* Technik der Verkleidung, der Selbstverkennung, des Verbergens der Not. Das 'technische Objekt' der Psychoanalyse - so RICOEUR - ist der Mensch, und zwar "insofern er gerade als ein Prozeß der Deformation (...), der Entstellung zu begreifen ist", der sich an den "Repräsentanten seiner ältesten Wünsche vollzieht" (ebd. S. 111).

Gibt es demnach also doch eine Technik der Psychotherapie wie es eine Technik der Naturbeherrschung gibt? Läßt sich der therapeutische Prozeß nicht beschreiben wie eine energetische Gleichung? Und wenn die Reaktionen des Patienten von einem "Zwange zur Wiederholung" (FREUD 1914g, S. 210) beherrscht sind: Was hindert uns dann daran, das Spiel von Übertragung und Widerstand aufzufassen wie einen physikalischen Kräftekonflikt? In einem solchen Verstehensmodell entspräche die Position des Therapeuten derjenigen des neutralen Beobachters, der von allen störenden Einflüssen seiner eigenen Subjektivität befreit mit dem Instrument seiner Deutungen in die seelische Energieverteilung eingreift und der gegenüber den Übertragungsillusionen des Patienten den Anspruch der 'objektiven" Realität vertritt.

Nun läßt sich aber zeigen, daß eine solche, am methodischen Ideal der Naturwissenschaften ausgerichtete Betrachtungsweise der Eigenart der psychotherapeutischen Situation gerade nicht entspricht: Denn wir haben es, wenn wir den Erzählungen unserer Patienten zuhören, niemals allein mit der Beobachtung von Tatsachen zu tun, sondern mit der *Interpretation einer Geschichte*. 'Psychotherapie' kann deshalb mit J. LACAN (1953) als eine Erfahrung charakterisiert werden, die sich von Anfang an auf dem Grund von Sprache vollzieht. Ihr Gegenstand ist nicht ein manipulierbares *Objekt*, sondern ein *unbekanntes Subjekt*, das es zu hören und zu verstehen gilt. Aus diesem Grund kommt der Technik innerhalb der Psychotherapie eine grundlegend andere Bedeutung zu als jeder technologischen Zielsetzung der Naturbeherrschung. Denn indem sie nach der unbekannten Wahrheit des Subjekts fragt, liegt ihr Ziel nicht mehr in seiner *Beherrschung*, sondern in seiner *Befreiung*. Und wir können daraus im Hinblick auf unser Thema die Schlußfolgerung ziehen: Wenn wir in der Psychotherapie auf eine 'Technik' nicht verzichten können, so gerade deshalb, weil uns diese Technik den Weg zeigt zu einem Raum, der selbst nicht technisch strukturiert ist, weil sie die Ermöglichungsbedingung bildet für einen schöpferischen Prozeß. Eine solche Sichtweise bedeutet aber, daß die Technik im psychotherapeutischen Prozeß notwendigerweise dazu tendieren wird, sich als Technik immer wieder selbst aufzuheben und zu überschreiten. Diese These soll im folgenden näher erläutert werden.

Es waren in der Geschichte der Psychotherapie bekanntlich immer wieder diejenigen Situationen, die sich einem objektivierenden Verständnis am stärksten versperrten, welche unsere Einsicht in das Wesen der therapeutischen Beziehung am meisten gefördert haben. Als FREUD zum ersten Mal auf das Phänomen der Übertragung stieß, betrachtete er sie zunächst als Störung, als Widerstand. Erst mit der entscheidenden Entdeckung, daß gerade hier der Schlüssel zu den verdrängten lebensgeschichtlichen Erinnerungen des Patienten lag, wurde deutlich, daß das Verständnis des neurotischen Konflikts nicht von 'außen', sondern nur von 'innen', nämlich unmittelbar aus der Dynamik der Arzt-Patient-Beziehung, zu gewinnen war. Später kam das Phänomen der Gegenübertragung des Therapeuten hinzu (FREUD 1910d), welches eine noch stärkere Gefährdung der Objektivität zu bedeuten schien. Erst mit der Einsicht, daß auch die Gegenübertragung nicht nur als "blinder Fleck", sondern zumindest ebenso sehr als unentbehrliches Verstehensinstrument zu werten war (vgl. M. BALINT 1939, 1949, 1968; P. HEIMANN 1950, 1960), konnte die Gegenübertragung in ihrem Resonanzcharakter erkannt und unter dem Gesichtspunkt der antwortenden Emotionalität auf die Konflikthaftigkeit einer Beziehungsstruktur zurückgeführt werden, welche in der Arzt-Patient-Beziehung wieder zum Erscheinen kam.

Vor allem in der Behandlung schwerer psychosenaher und psychosomatischer Störungen zeigte sich dann, daß die Gegenübertragung aber nicht nur als *Antwort* auf die unbewußten Konflikte des Patienten zu verstehen war. Vielmehr spiegelten sich in ihr oft stellvertretend auch diejenigen Gefühle und Phantasien, die der Patient bei sich selbst nicht aushalten konnte und deshalb aus seinem eigenen Erleben verbannt hatte. Diese in der neueren psychoanalytischen Literatur unter dem Titel 'Spaltung', 'projektive Identifizierung' und 'Selbstobjekt-Übertragung' bekannt gewordenen Phänomene erforderten eine andere Deutungsstruktur und haben unsere Sichtweise der therapeutischen Beziehung abermals verändert (vgl. OGDEN 1979; ERMANN 1987). Sie bedeuteten, daß der Arzt nicht nur zum *Zeugen*, sondern darüber hinaus auch zum *Statthalter* für die unbewußte Subjektivität des Patienten wurde, daß er in sein Erleben auch diejenigen Gefühle aufnehmen mußte, die der Patient selbst nicht ertragen konnte und deshalb in ihn 'transplantiert' hatte (vgl. BENEDETTI 1985). Der englische Psychoanalytiker W.R. BION (1963, 1970) sprach in diesem Zusammenhang von der "träumerischen Ahnungsbereitschaft" des Therapeuten, der wie ein bewahrender Ort ("Container") das innere Chaos des Patienten in sich aufnehmen und mit Hilfe seines eigenen Fühlens in bedeutungsvolle Elemente verwandeln mußte (vgl. MELTZER 1984, BELAND 1987). Damit war aber gezeigt worden, daß der therapeutische Dialog bis an die Anfänge der Konstitution von Selbst und Anderem heranreicht. So gesehen kann 'Psychotherapie' als die Konstruktion eines psychischen Raumes begriffen werden, darin Identität und Bedeutung neu entstehen kann.

In seinen Arbeiten zu den Ursprüngen der Symbolbildung hat D.W. WINNICOTT (1953, 1971) diesen Bereich schöpferischer Kommunikation mit dem Raum verglichen, in dem sich das kindliche Spiel entfaltet. Er beschreibt den "intermediären Raum" des Spiels als einen Raum des Übergangs zwischen innerer Welt und äußerer Realität, in dem Vertrauen spielerisch Gestalt finden kann und der von außen nicht infrage gestellt werden darf. "Psychotherapie", so WINNICOTT (1971, S.49), "hat mit zwei Menschen zu tun, die miteinander spielen. Hieraus folgt, daß die Arbeit des Therapeuten dort, wo Spiel nicht möglich ist, darauf ausgerichtet ist, den Patienten aus einem Zustand, in dem er nicht spielen kann, in einen Zustand zu bringen, in dem er zu spielen imstande ist."

Diese Formulierungen verdeutlichen bereits, wie weit wir uns vom 'technischen' Ausgangspunkt unserer Betrachtung entfernt haben. Wir sind von den Voraussetzungen im Bereich der Technik zu den Voraussetzungen im Bereich der Beziehung übergegangen, die ihrerseits nicht technisch manipulierbar sind. In der Tat ergibt sich hier sogar ein radikaler Gegensatz zwischen dem, was man unter Technik zu verstehen hat und jenem Zustand schöpferischer Kommunikation, wie er uns im Spiel begegnet (WEISS 1992). Denn während die Technik das Objekt, das sie bearbeitet, vergegenständlichen muß, erschließt das Spiel einen poetischen Raum, für den Realitätsurteile nicht in Betracht kommen. Insofern spiegelt sich in der Notwendigkeit einer Behandlungstechnik zugleich die innere Entfremdung wider, die der Patient gegenüber seiner seelischen Welt erlitten hat. In diesem Sinne kann HEIDEGGER (1950, S. 290) sagen, die technische Produktion sei die Organisation des Abschieds. Im Sprechen, 'Spielen', Träumen findet aber eine Verwandlung statt, die die rein äußere Wirklichkeit und die bloß 'subjektive' Welt der Phantasie auf eine gemeinsame Sinnpräsenz hin überschreitet, die es den Gesprächspartnern ermöglicht, im Dialog, in der Sprache ihre Entfremdung wieder aufzuheben (vgl. WEISS 1988). Dies kann im entscheidenden Moment auch bedeuten, auf ein technisches Instrument zu verzichten. So hat BALINT (1968) in seiner Theorie der "Grundstörung" eine Form der Beziehung beschrieben, in der es nicht mehr darauf ankommt, alle Äußerungen des Patienten deutend zu verstehen, sondern seine Not anzunehmen und geduldig zu ertragen, weil es diese Haltung ist, durch die er sich eigentlich verstanden fühlt.

Nach WINNICOTT darf die Deutung nicht in Widerspruch geraten zur Bereitschaft des Therapeuten, sich wie im Spiel 'verwenden' zu lassen: Nur wenn er die triebhafte Liebe des Patienten ebenso 'überleben' kann wie seinen destruktiven Haß, wenn er den Eindruck erweckt, 'lebendig' zu sein und eine eigene Realität zu besitzen, wird er es dem Patienten ermöglichen, mit dem Anderen als einem Phänomen außerhalb des eigenen Selbst in Beziehung zu treten. Damit aber wird der Bezugsrahmen der 'Objektbeziehung' überschritten in Richtung auf einen intersubjektiven Prozeß, welcher nicht mehr *Erkenntnis* ist, sondern *Anerkennung*. Dieser Prozeß, der in der symbolischen Ordnung der Sprache geschieht, erzeugt eine 'Wirklichkeit' oder - wie man mit WINNICOTT sagen könnte - eine Verspieltheit, die ihre eigene Wahrheit in sich trägt. Er setzt voraus, daß der Patient den Therapeuten nicht allzusehr als Beobachter erlebt. Denn niemand wird sich in sein Spiel verlieren können dort, wo er den Anderen in der Position der Lauer wähnt. Umgekehrt wird vom Therapeuten verlangt, daß er sein Bedürfnis zu verstehen in bestimmten Phasen der Therapie zurückstellen kann, daß er bereit ist - ohne seine prinzipielle Abstinenz aufzugeben - sich auf das 'Spiel' des Patienten einzulassen, und es durch sein eigenes Sprechen zu bereichern. Wenn ein solcher Dialog gelingt, dann gewinnen beide Partner Zugang zu einem Bereich der Rede, der einen neuen Sinn und eine neue Verbindlichkeit konstituiert (vgl. LOCH 1983). Dabei handelt sich um eine Erfahrung, die bislang "unbekannt" war, um eine Form der Beziehung - wie es J. LACAN ausgedrückt hat-, in der "schlechterdings keine Kontrolle möglich ist." (1964, S. 139). Das Hören des Analytikers soll hier ein "echtes Hören" sein und nicht lediglich ein "Abhören des Widerstandes" (LACAN 1958, S. 207). Nur dadurch wird es zum Staunen befähigt - und vielleicht dürfen wir in diesem Sinn BIONs 'technische' Regel verstehen, stets auf das Unbekannte zu achten. Nach BION (1970) bleibt der größte Teil dessen, was zwischen Therapeut und Patient geschieht, zu jedem beliebigen Zeitpunkt einer Behandlungsstunde unbekannt. Ihr hervorragendes Merkmal sei deshalb die "unbekannte Persönlichkeit" ("unknown personality") und nicht das, was Therapeut oder Patient bereits zu wissen glauben (ebd. S. 87). Es könnte niemals Sinn unserer psychotherapeutischen Behandlungstechnik sein, diesen Bereich des Unbekannten beliebig zu verkleinern, um die Macht unseres Wissens auf ihn auszudehnen. Vielmehr sollten wir das Unbekannte aufsuchen und zum Ausgangspunkt einer Erfahrung werden lassen, welche M. BALINT als "Neubeginn" beschrieben hat.

Spätestens hier ist aber zu spüren, wie sehr sich die Bedeutung des Begriffs 'Technik' mittlerweile verändert hat. Er steht jetzt nicht mehr für eine instrumentale Sicht des therapeutischen Prozesses, sondern weist in eine Region, in der es um die Suche nach Symbolen für eine Erfahrung geht, die zuvor nicht "gedacht" werden konnte. Dementsprechend verändert sich hier auch unser Bezug zur Sprache: Es geht nicht mehr um ein "Reden über ...", um die Sprache als bloßes Mittel und Werkzeug der Verständigung. Sprache begegnet hier in ihrer ursprünglich poetischen Dimension, indem sie "es" in uns sprechen und reden läßt, wo wir als Subjekt erst anlangen müssen (vgl. LACAN 1960). So wie die Erfahrung der Sprache und des Gesprächs hier also die Voraussetzung bilden, um das "Undenkbare" (BION) in eine Emotion, in eine erste Bedeutung einzusetzen, so besitzt auch unsere Behandlungstechnik eine transzendierende Funktion. Als Technik weist sie über sich selbst hinaus, um im Dialog eine neue Erfahrung zu begründen. Wo solche Verständigung gelingt - so können wir mit GADAMER (1960, S. 361) - sagen, dort liegt die Führung des Gesprächs nicht mehr in dem Willen des einen oder anderen Partners. Dort wird das Verstehen erlebt wie ein Geschehen, das sich an uns vollzogen hat. Genau dies wollten wir aber mit der These sagen, daß die Technik im psychotherapeutischen Prozeß dazu tendiert, sich selbst aufzuheben, sich in eine Nicht-Technik zu verwandeln. Freilich: Damit dieser Prozeß gelingt, damit sich das Gespräch zwischen

Therapeut und Patient von der Alltagskommunikation unterscheidet, sind wir auf eine korrekte Behandlungstechnik angewiesen. Sie ist es schließlich, die innerhalb der Beziehung die notwendigen Voraussetzungen schafft, um die Geschichte des Subjekts vom Zwang ihrer unbewußten Wiederholungen freizuspielen. In dem Maße aber, in dem sie die Reintegration einer Geschichte erlaubt, erzeugt unsere Interpretation bereits eine neue, symbolische Wirklichkeit, die jede "technische" Zielsetzung hinter sich läßt. Dieser Umschlag markiert jenen Moment im therapeutischen Prozeß, an dem unser Verstehen nicht mehr von "außen" kommt, sondern unmittelbar in das Beziehungsgeschehen hineingezogen wird. So wird die Beziehung zum Ursprung und zum Schauplatz der Bedeutung - darin eher dem künstlerischen Prozeß vergleichbar als einer technischen Produktion.

Wenn wir eingangs vom Vorrang der Beziehung in der Psychotherapie gesprochen haben, dann nicht zuletzt deshalb, weil sie die Voraussetzung bildet, damit unsere Behandlungstechnik greifen kann. Umgekehrt ist diese Technik jedoch die Voraussetzung dafür, damit eine *neue* Beziehung entstehen kann. In diesem Wechselspiel von Technik und Beziehung entfaltet sich das therapeutische Verstehen. Und es bedeutet seinen dialektischen Charakter verkennen, wenn man hierfür den Begriff einer "technologischen Hermeneutik" eingeführt hat (THOMÄ, KÄCHELE 1986, S. 377). Wir sollten den Begriff "Technik" in der Psychotherapie eher so verwenden, wie er auch in den bildenden Künsten, in der Malerei oder in der Dichtung angewandt wird. Auch hier ist eine subtile Technik Voraussetzung dafür, damit ein Werk entstehen kann. Und ebenso wie dort wird auch unsere Technik überschritten durch einen schöpferischen Prozeß, der etwas anderes in Erscheinung treten läßt als jeden vorgegebenen Zweck. Denn es gibt keine Technologie des Verstehens, ebensowenig wie es eine Technologie der Veränderung, des psychischen Wachstums geben kann.

Literatur

Balint, M. (1939): Übertragung und Gegenübertragung, in: Balint, M. (1965): Die Urformen der Liebe und die Technik der Psychoanalyse Bern, Stuttgart: Huber, Klett 1966, S. 246-254.
Balint, M. (1949): Wandlungen der therapeutischen Ziele und Techniken in der Psychoanalyse, in: Balint, M.(1965): Die Urformern der Liebe und die Technik der Psychoanalyse. Bern, Stuttgart: Huber, Klett 1966, S. 255-271.
Balint, M. (1968): Therapeutische Aspekte der Regression. Die Theorie der Grundstörung. Stuttgart: Klett 1970.
Beland, H.: Einführung in Bion. Vortrag, gehalten am 11.12.1989 vor der Frankfurter Psychoanalytischen Vereinigung.
Benedetti, G., (1985): Das Erleben des Psychoanalytikers in der Behandlung psychotischer Patienten. *Prax. Psychother. Psychosom.* 30: S. 72-79.

Bion, W.R. (1963): Elements of Psycho-Analysis. London: Heinemann.
Bion, W.R. (1970): Attention and Interpretation. London: Saresfield Reprints 1984.
Ermann, M. (1987): Behandlungskrisen und die Widerstände des Psychoanalytikers. Bemerkungen zum Gegenübertragungswiderstand. *Forum Psychoanal.* 3: S. 100-111.
Freud, S. (1910 d): Die zukünftigen Chancen der psychoanalytischen Therapie, in: Sigmund Freud. Studienausgabe (Stud.,). Frankfurt a.M.: S. Fischer 1969-1975, Ergänzungsband, S. 121 ff.
Freud, S. (1914g): Weitere Ratschläge zur Technik der Psychoanalyse: II. Erinnern, Wiederholen, Durcharbeiten, in: Stud., Ergänzungsband, S. 205 ff.
Gadamer, H.-G. (1960): Wahrheit und Methode. Grundzüge einer philosophischen Hermeneutik Tübingen: J.C.B. Mohr. 1975 (4. Aufl.)
Greenson, R.R., (1974): Transference: Freud or Klein. *Int. J. Psycho-Anal.* 55: S. 37-48.
Heidegger, M., (1950): Holzwege. Frankfurt a.M.: Vittorio Klostermann ⁶1980.
Heimann, P., (1950): On Counter-Transference. *Int. J. Psycho-Anal.* 31: S. 81-84.
Heimann, P., (1960): Bemerkungen zur Gegenübertragung. *Psyche* 18: S. 483-493.
Lacan, J. (1953): Funktion und Feld des Sprechens und der Sprache in der Psychoanalyse, in: Lacan, J.(1973): Schriften I. Olten: Walter, S. 71 ff.
Lacan, J. (1958): Die Ausrichtung der Kur und die Prinzipien ihrer Macht, in: Lacan, J.(1973): Schriften I. Olten: Walter: S. 171 ff.
Lacan, J. (1960): Subversion des Subjekts und Dialektik des Begehrens im Freudschen Unbewußten, in: Lacan, J.(1975): Schriften II. Olten: Walter: S. 165 ff
Lacan, J. (1964): Das Seminar von Jacques Lacan, Buch XI. Die vier Grundbegriffe der Psychoanalyse. Olten: Walter ²1980
Loch, W. (1983): Die Frage nach dem Sinn - Das Subjekt und die Freiheit. Ein psychoanalytischer Beitrag. *Jahrbuch der Psychoanalyse* 15: S. 68-99.
Meltzer, D. (1984): Traumleben. Eine Überprüfung der psychoanalytischen Theorie und Technik. München, Wien: Verlag Internationale Psychoanalyse 1988.
Ogden, Th. H. (1979): On Projective Identification. *Int. J. Psycho-Anal.* 60: S. 357-373.
Ricoeur, P. (1964): Technik und Nicht-Technik der Interpretation, in: Ricoeur, P. (1969): Hermeneutik und Psychoanalyse. Der Konflikt der Interpretationen II. München: Kösel 1974, S. 82-102.
Schelling, W.A. (1978): Sprache, Bedeutung und Wunsch. Beiträge zur psychologischen Hermeneutik. Berlin: Duncker & Humblot.
Thomä, H./Kächele, H. (1986): Lehrbuch der psychoanalytischen Therapie. Bd. 1: Grundlagen. Berlin, Heidelberg, New York, Paris, London, Tokyo: Springer.
v. Uslar, D. (1988): Das Bild des Menschen in der Psychotherapie. *Daseinesanalyse* 5: S. 297-309.
Weiß, H. (1988): Der Andere in der Übertragung. Untersuchung über die analytische Situation und die Intersubjektivität in der Psychoanalyse. *Jahrbuch der Psychoanalyse*, Beiheft 11. Stuttgart, Bad Cannstatt: Frommann-Holzboog.
Weiß, H. (1992; im Druck): Spiel, psychotherapeutischer Prozeß und kulturelle Erfahrung. *Daseinsanalyse* 9.
Winnicott, D.W. (1953): Übergangsobjekte und Übertragungsphänomene, in: Winnicott, D.W. (1971): Vom Spiel zur Kreativität. Stuttgart: Klett-Cotta ²1979, S. 10-39.
Winnicott, D.W. (1971): Vom Spiel zur Kreativität. Stuttgart: Klett-Cotta ²1979.

Alfred Lévy *(Berlin)*

Psychodynamik und die Bedeutung des Juckreizes

1. Schulmedizinische Aussagen

Als praktizierender Dermatologe stehe ich oft vor der Aufgabe, «Juckreiz» in den verschiedensten Formen beurteilen und behandeln zu müssen. Der Schulmedizin ist es zu verdanken, daß einige potente Medikamente zur Verfügung stehen, die den Pruritus lindern. Die Forscher haben auch Nervenfasern ausfindig gemacht, die den Juckreiz ins zentrale Nervensystem weiterleiten; es sind dieselben wie beim Schmerz. Allgemein bekannt ist die Rolle des *Histamins*, das unter anderem durch die Brennessel aus den Mastzellen entlassen wird und die bekannten Urticaria-Quaddeln hervorruft. Mittlerweile sind neben dieser toxischen Reaktion andere Mechanismen bekannt, die Histamin und Serotonin als Entzündungsprovokatoren auslösen: Beispielsweise allergische Reaktionen, damit zusammenhängend Komplementfaktoren, Zytokine und Prostaglandine (Allergie-Symposium Heidelberg 1992). Diese und andere biochemische Stoffe beanspruchen noch immer das Hauptinteresse der forschenden Dermatologen - und haben doch nach vielen Jahren kaum mehr als einige neue Angriffspunkte für Antihistaminika hervorgebracht. Im folgenden soll am Beispiel einer Juckreiz-Patientin eine psychosomatische Vorgehensweise dargestellt werden, die unseres Erachtens mehr Chancen hat, den Juckreiz zu verringern.

2. Falldarstellung

Die 80-jährige kleine, dünne Frau besucht mich seit Jahren mit demselben Symptom. Sie kratzt sich vor lauter Juckreiz immer wieder die rechte Hüftregion auf. Beim Eintritt ins Sprechzimmer begrüßt sie mich, mit geringfügigen Abweichungen, stets so: "Die Salbe hilft überhaupt nicht", obwohl manchmal objektive Besserung eingetreten war. Hinweise für eine Allergie gab es nicht, so daß ich meist nach Konflikten oder Anspannung fragte. Ebenso prompt kam ihre Entgegnung "Nein", teilweise begleitet von einem angedeuteten suffisanten Lächeln. Obwohl die Patientin nie unhöflich oder offen aggressiv war, empfand ich irgendwie Unmut. Aus tiefenpsychologischen Erkenntnissen schloß ich auf ähnliche Emotionen bei der Patientin, so daß ich ihre Klagen über und Fragen nach den Ursachen ihres Juckreizes mit Hinweisen auf ungute Gefühle, Ärger, Wut usw. und mit einer harmlosen juckreizlindernden Mischung, gelegentlich mit einem milden Kortisonpräparat, beantwortete. Etwa zwei Jahre, nachdem ich sie auch nach Einsamkeit und Langeweile befragt hatte, erzählte sie mir von Besucherinnen, die drei bis viermal pro Tag bei ihr erscheinen, um zu plaudern oder sich über dies und jenes stundenlang zu beklagen. Der Schilderung nach ließ sich vor allem eine alte Dame durch Hinweise auf Vorhaben der Patientin nicht abschrecken; sie hörte nicht auf ihre Wünsche. Ich fragte die Patientin mehrmals, warum sie nicht deutlicher werde, ob dies aus Rücksicht geschehe?, woraufhin sie antwortete: "Nein, aus Prinzip."

Wiederum ein Jahr später, nach der üblichen Begrüßungs-Ouvertüre: "Natürlich ist es nicht besser geworden", beklagte sie sich, daß ihr eine ältere Nachbarin mit den vielen Besuchen "auf die Nerven gehe"; dennoch sei es ihr nicht möglich, ihr die Reduzierung der Besuche nahezulegen. Meine diversen Vorschläge, doch eine freundliche Aussprache herbeizuführen, wurden mit großer Skepsis aufgenommen. So nebenbei erwähnte die Patientin eine bereits Jahre andauernde *Schlafstörung*.

3. Mitteilungscharakter des Symptoms

Dieser bejahrten Frau konnte mit der üblichen schulmedizinischen Behandlung bisher nur unzureichend geholfen werden. Ich schlage vor, daß wir jetzt gemeinsam überlegen, was mir die Patientin mit Hilfe ihres Symptoms *mitteilen* möchte und welche Botschaft darin verschlüsselt liegt. Auffällig dabei ist, daß sie immer wieder in meine Praxis kommt, obwohl die von mir verschriebene Salbe ihren Angaben nach überhaupt nicht hilft. Das führt zur Überlegung, ob sie nicht doch etwas von mir erhält, was ihr zusagt, beispielsweise *Zuwendung* und *Aufmerksamkeit*, die sie bei ihren Besucherinnen vermißt. Wenn es zutrifft, daß sie kaum Gelegenheit hat, sich auszusprechen, dient der Juckreiz als willkommenes *Alibi*, sich selbst einmal beklagen zu dürfen. Es wird dann auch verständlicher, warum die Juckreiz-Schilderungen beim Arzt an *Dramatik* kaum zu übertreffen sind - "wahnsinnig, nicht auszuhalten, furchtbar" usw. - obwohl der objektive Befund dem widerspricht.

4. Daseinsanalytische Interpretation

Juckreiz ist tatsächlich ein beunruhigendes, packendes, erregendes, eben ein dramatisches Symptom, sowohl für den Patienten wie für seine Umgebung. Stellen Sie sich nur eine Szene vor, wo jemand vor Ihnen sitzt und sich blutig kratzt; man kann sich dieser Situation kaum entziehen, sie ist sozusagen «ansteckend». Wenn Juckreiz also ohne materielle «Ursachen» übertragbar ist, können wir davon ausgehen, daß «*Seelisches*» - was auch immer das bedeuten mag - eine ausschlaggebende Rolle spielt. Die Daseinsanalyse (BOSS 1979) betont hierbei, daß die ganze Person als *Leib*, nicht nur als Pruritus-Stelle, reagiere, sie «*leibe*» sozusagen ihre Situationsproblematik, indem sie den Organbereich in den Vordergrund schiebe, der für die jeweilige Lebensbewältigung zuständig sei. Zum Verständnis dieser körperlichen Reaktion an der Haut können die physiologisch bekannten Vorgänge beitragen: Juckreiz hat warnende Funktion; beispielsweise gibt er Hinweise auf schädigende Stoffe, Parasiten und Strahlen. Mit anderen Worten *schützt* er uns vor Schäden, ähnlich dem Schmerz, bevor innere Organe angegriffen werden könnten. Wenn demnach die *Abwehrfunktion* beeinträchtigt ist, könnten wir diesen Sachverhalt daseinsanalytisch als unfreie und mangelhafte Austragung des Sich-Schützens beschreiben; der Patientin steht ihre Handlungsfähigkeit des Sich-Abgrenzens nicht mehr zur Verfügung und 'leibt' dies an der Haut. Wenn sie die Gelegenheit der Aussprache mit der bedrängenden Frau ergriffe, könnte dies das körperliche Symptom bessern.

Im alltäglichen Sprachgebrauch stoßen wir auf weitere Bedeutungen: Wenn mich etwas juckt zu tun, bin ich begierig darauf und habe *Lust*. Ganz deutlich wird dieser Sachverhalt beim *Kitzeln*, wo die Spannung bis zum Kratzen erhöht wird. Die Verbindung zum Sexuellen ist altbekannt und kann sich auf zahlreiche Kasuistiken (SACK 1928) stützen. Schon der antike Autor DEMOKRIT wußte: "Das Kratzen beim Jucken bereitet Wollust, die sich zur höchsten Liebeslust steigern kann." Wir dürfen hier dem Computer nicht trauen, der auf die eingegebene Frage: "Was ist schöner als Sexualität?" antwortet, "Fußpilz, weil er länger juckt". Bei der 80-jährigen Frau nun den Bereich der Sexualität anzusprechen, wäre etwas zu riskant. Jedoch ist bei ihr ein übertriebener Ernst spürbar, der mit ihrer Bemerkung übereinstimmt, daß sie Besuchern «aus Prinzip» nichts Abweisendes sagen könne. Ihr ganzer Habitus, der dünne, karge Körper, die strenge, kritische Einstellung gegenüber dem Arzt weisen auf eine *sittenstrenge*, *lustfeindliche* Lebenshaltung hin. Dieser anti-hedonistischen Weltanschauung wiederum entwachsen Mangel- und Unlustgefühle, die ein Ventil in den kleinen Kratzorgien finden. Im Gespräch möchte ich deshalb der Patientin vermitteln, daß sie möglichst vielen Lebenssituationen Genuß und Freude abgewinnt.

5. Der finale Organdialekt nach Alfred ADLER

Im Rückgriff auf einen Autor, der zu Unrecht meist verschwiegen wird, möchte ich eine noch zentralere Funktion des Juckreizes ansprechen. ADLER hat bereits zu Zeiten Sigmund FREUDS den «*Organjargon*» (1912), bzw. den «*Organdialekt*» (1914) hervorgehoben, d.h. die Möglichkeit der Menschen, mittels körperlicher Symptome Ziele zu verfolgen, die eigene Mängel (Minderwertigkeiten) verdecken und die Umwelt in Schach halten sollen. W.TH.SACK, ein Pionier der Hautpsychosomatik (LÉVY 1991), veröffentlichte in den zwanziger Jahren dieses Jahrhunderts eine hierzu passende prägnante Falldarstellung:

> In letzter Zeit hatte die Patientin einige 'Erscheinungen' gehabt. Ihre Schutzheilige erschien ihr und habe sie 'gekitzelt'. Die Folge davon war, daß sie dieses Gefühl nicht mehr loswerde. Auf jeden Fall produziert sie fast täglich vor der entsetzten Familie die wildesten Kratzpantomimen, die auf die selbst schon vorbelasteten und durch die Anwesenheit der Kranken ganz verwirrten Angehörigen stark suggestiv wirken. 'Das ganze Haus kratzt sich'.... Ich selbst hatte das Glück, bei einer Konsultation einen solchen Juckanfall mitzuerleben. Es war ein gleicherweise abstoßender und mitleiderregender Anblick, wie das alte Fräulein in stärkster motorischer Erregung an sich herumkratzte." (W.TH.SACK 1929)

SACK schildert hier *Mitleid* und *Abstoßung*, Emotionen, die auch meine Patientin auslöst und nach mehrmaligem Befragen auch empfindet. Sie ist, dem Arzt ähnlich, Empfängerin von mitleiderregenden Geschichten, von denen sie sich am liebsten distanzieren würde. Daß sie die Ansprechpartnerin für so viele bedürftige Damen ist, hebt zwar ihr Selbstgefühl, jedoch bezahlt sie diesen Gewinn durch belastende Affekte, z.B. Ärger. Einerseits ist sie die *Mächtige*, indem sie Schutz und Zuspruch erteilt, andererseits aber auch die Wehrlose, die alles anhört und erträgt. Den *sadistischen* Anteil bekomme ich zu spüren, wenn sie die bekannte Ouvertüre meiner untauglichen Behandlung erklingen läßt, während sie sich selbst mit dem *Kratzagieren* auf ihrer Haut *masochistisch* quält.

6. Krankheitssymptom als ethisches Defizit (Josef RATTNER)

In Erweiterung des ADLER'schen Standpunktes hat Josef RATTNER (1986) den *gesunden* Leib als unauffälligen und unbemerkten Bestandteil der im ethischen Sinn «guten» Lebensbewältigung beschrieben. Wenn das Individuum den Lebensaufgaben in gemeinschaftsfördernder, freundlicher, großzügiger und wertsteigernder Art gegenübertritt, «wohnt» es im Leib und fühlt sich, trotz unausbleiblichen Krankheiten und Rückschlägen, relativ gesund und wohl. Das Symptom der Patientin weist deshalb auf ein *ethisches Defizit* hin. Beispielsweise ist sie den Besuchern gegenüber *nicht ehrlich*, wenn sie deren Geplapper und Geklage mit unausgesprochenen aggressiven Affekten anhört und ihre Unzufriedenheit nur beim Arzt abläßt. Damit ist nicht gemeint, daß sie an den Besuchern ihre Wut abreagieren sollte, sondern den Unmut so formuliert, daß die Begegnungen annähernd offen ablaufen, was auch ohne Beleidigungen, wie ich ihr darlegte, möglich ist.

Juckreiz tritt u.a. dann auf, wenn der Mensch, statt in die Welt zu transzendieren und sozial sinnvolle Beiträge zu leisten, *Affekte*, z.B. Ärger, Wut, Angst und Trotz erzeugt. Zwar wirken sie teilweise aufputschend und vermitteln eine Art Machtrausch, oder sie 'nichten' das Leben in Angst und Abkapselung, so daß die Anforderungen nicht mehr unter den Nägeln brennen. Diesem 'Gewinn' stehen jedoch gravierende Nachteile gegenüber, die der Patientin an den Themen «Optimismus», «Freude», «Sympathie», «Ehrlichkeit», also *Gefühlen*, erläutert werden sollen. Im Gegensatz zu diesen positiven Emotionen dienen die negativen Affekte der Distanzierung von und Verkleinerung der Weltwerte und vor allem der Mitmenschen. Wiederum interpretieren wir 'ethisch', wenn wir beim (annähernd) Gesunden ein Streben nach Gefühlen, den Werterkennern (Max SCHELER), postulieren. Gefühle als positive Emotionen (FUCHS-LÉVY und GREULICH-JANSSEN 1991) sind es, die uns den Lebensraum mit Farbe, Geschmack, Freundschaft und Liebe füllen; Menschen, Dinge, Natur und Kultur rücken uns sympathisch näher. Gefühlshaft sind wir aber auch offener und verletzlicher und stehen auf dem gleichen Niveau wie die Anderen. Gefühle sind deshalb Begleitphänomene des solidarischen Verhaltens. Bei der Patientin können wir davon ausgehen, daß sie eine obenunten-Position bevorzugt; sie ist die Beobachtende und Hörende, Be- und Verurteilende, die wenig Gefühle, aber desto mehr Affekte ausbrütet. In diesem Zusammenhang wird die *Schlafstörung* auch plausibler: Affekte halten die Patientin nachts wach, als ob sie, wie ADLER es ausdrückte, in 'Feindesland' lebte.

So können wir den Juckreiz als Indiz dafür betrachten, daß der Mensch die *Grenzüberschreitung* des sozialen Beitrages nicht adäquat bewältigt, sondern am Übergang Haut-Welt *aggressive Lust* entwickelt. Der Teufelskreis Juckreiz-Kratzen-Lust-Entzündung und dann wiederum Juckreiz-Kratzen usw., wird zum *onanistischen Ersatz* für Entwicklung und Wachstum. Die Patientin bleibt in sich und dem Juckreiz gefangen, wenn es ihr nicht gelingt, die Kommunikation mit der Umgebung gefühlshafter, offener, ehrlicher und einfühlender zu gestalten. Meine Aufgabe ist es, in der Behandlung dieser Patientin beispielhaft voranzugehen und sie schonend emotional zu korrigieren. Die ersten kleinen Erfolge erkannte ich daran, daß sie vor einigen Tagen freundlich lächelnd eintrat und mich bat, zuerst *mein* Urteil über ihre Kratzstellen zu äußern, bevor sie die relative Konstanz bestätigte. Danach kommunizierten wir in lockerer Athmosphäre über die Möglichkeit, die unangenehmste Besucherin, die "ihr auf die Nerven fällt", freundlich, aber bestimmt davon abzuhalten, ihr über Stunden die Ohren voll zu jammern. Sie wolle es versuchen, war ihr Schlußwort und verabschiedete sich in optimistischer Stimmung. Dann wird der Juckreiz auch bald geringer und eventuell sogar überflüssig sein...

Literatur

Adler, A. (1912): Über den nervösen Charakter. Frankfurt am Main: Fischer Verlag 1977, S.131
Adler, A. (1914): Heilen und Bilden. Frankfurt am Main: Fischer Verlag 1973, S.114-122
Boss Medard (1979): Die psychosomatische Medizin und das Kausalitätsprinzip. In: Von der Psychoanalyse zur Daseinsanalyse. Wien, München, Zürich: Europaverlag
Fuchs-Lévy Irmgard/Greulich-Janssen Gisela: Über das Wesen und die Dynamik des Gefühls. Berlin 1991: Verlag für Tiefenpsychologie
LévyAlfred (1991): WaldemarTh.Sack - ein vergessener Pionier der Hautpsychosomatik. *Extracta Dermatologica* 15, Nr.3 : S.10-15
Rattner Josef (1986): Individualpsychologische Psychosomatik, in: Alfred Adler zu Ehren. Jahrbuch für verstehende Tiefenpsychologie und Kulturanalyse, Band 6/7, Berlin 1986: Verlag für Tiefenpsychologie
Sack W.Th.: Zur Methode der Erforschung psychogener Dermatosen. *Archiv f.Derm. u.Syph.(Berlin)* 154, 410 (1928)
Sack W.Th.: Zur Kasuistik und Problematik psychogener Dermatosen. *Der Nervenarzt* 2, 86 (1929) Therapeutische Konsequenzen aus neuen Erkenntnissen zur allergischen Reaktion: Symposium Heidelberg, in: *hautnah* 3/1992, S.339

Helmut Albrecht *(Berlin)*

Was ist Schmerz?

Der Schmerz scheint ein alltägliches, vertrautes Phänomen zu sein. Jeder hatte irgendwann in seinem Leben unter Schmerzen zu leiden. Geht man jedoch gründlich der Frage nach, was Schmerz ist, wird sehr bald deutlich, daß es sich nicht nur um das häufigste Symptom handelt, welches von der Medizin behandelt wird, sondern um eines der vielschichtigsten und komplexesten Phänomene des Lebens überhaupt.
Trotz aller biochemischen und physiologischen Kenntnisse über den Schmerz stellt er noch immer ein *Geheimnis und Rätsel* dar.
Weit über die Medizin hinaus handelt es sich beim Schmerzproblem um ein Thema, das Philosophie, Kulturgeschichte und philosophische Anthropologie interessiert. Nicht zuletzt die *Tiefenpsychologie* hat zum Verstehen der Bedeutung des Schmerzes Wichtiges beigetragen.

Um in die Wesensbestimmung des Schmerzes einen Einstieg zu finden, ist es sinnvoll der *Etymologie* des Wortes nachzugehen. In der Sprache wird häufig verborgener Sinn übermittelt. In ihren Wortschöpfungen sind älteste Menschheitserfahrungen, Kultur und Geschichte eingeflossen. Die alte indogermanische Wortwurzel "*smer*" bedeutet soviel wie "*aufreibend*". Im Mittelhochdeutschen gibt es das Verb "*smerze*", was "schmerzen" bedeutet, ebenso wie das englische "to smart". Das griechische Wort "smernos" bedeutet "schrecklich, furchtbar", und im Lateinischen gibt es das Verb "*mordere*" von demselben Wortstamm, das *"beißen"* bedeutet, und tatsächlich liegt das "Beißende", "Reißende" im Wesen des Schmerzes. Die christliche Kultur kennt die "mater dolorosa", die Schmerzensmutter, womit die trauernde Maria gemeint ist, und der Gekreuzigte, der *Schmerzensmann*, stellt seit zwei Jahrtausenden ein *Kulturideal* dar, das nicht ohne Auswirkung auf die Bedeutung und Erfahrung des Schmerzerlebnisses geblieben ist. Schmerz ist ein leibliches und seelisch-geistiges Gesamtgeschehen, wovon *Redewendungen* Zeugnis ablegen, wie: eine schmerzliche Erfahrung, ein schmerzlicher Verlust. Man spricht von Worten, die weh tun; von schmerzlicher Wahrheit, die Illusionen, Irrtümer oder falschen Glauben zerstört; von schmerzlicher Kritik.

Das *Verstehen des Schmerzes* stellt uns vor allergrößte Schwierigkeiten. Und so verwundert es nicht, daß Schmerzen eine erhebliche therapeutische Aufgabe darstellen. In der BRD gibt es ca. 3 Mio. Schmerzpatienten, davon mindestens vier bis fünfhunderttausend mit problematischen, chronischen Schmerzzuständen, die therapieresistent sind, weil ihre Bedeutung nicht fixiert werden kann. Das Gesundheitssystem wird von diesen Patienten in weit überdurchschnittlichem Maß beansprucht. Häufig entwickelt sich eine *Schmerzmittelabhängigkeit*, die wiederum sekundär zu Organläsionen oder psycho-sozialer Desintegration führt. Der wirtschaftliche Schaden durch Arbeitsausfall und Frühinvalidität ist enorm. Unsere Kultur und Gesellschaft steht vor der *Schmerzpathologie als Massenphänomen*.

1. Philosophische Überlegungen

Der *Schmerz* als Errungenschaft des Lebendigen in der *Evolution* hat oft die Bedeutung eines *Wächters des Lebens*. Nur ist beim Menschen das biologische Phänomen *geistig und kulturell modifiziert und überformt*. Das Leben des Menschen, das im Gegensatz zum Tier nicht durch Instinkte festgelegt ist, beinhaltet immer auch die Möglichkeit zur Fehlentwicklung und Pervertierung von biologisch und physiologisch an sich sinnvollen Prozessen. Das ist die Kehrseite davon, daß trotz aller biologischen, konstitutionellen und sozialen Determinanten das menschliche Leben ein schöpferisches, kreatives Moment besitzt. Der Mensch hat die Möglichkeit der Distanz zu sich selbst, er hat *Selbstbewußtsein und Weltoffenheit*. Mehr oder minder bewußt werden alle Phänomene von ihm einer *Bewertung und Interpretation* unterzogen. So fällt auch beim Schmerz auf, daß er je nach dem Stellenwert, den ihm das Individuum beimißt, unterschiedlich ertragen bzw. wahrgenommen wird:
So ist das Schmerzerlebnis von *Kultur zu Kultur verschieden*. Die Geburt ist für die Frau der christlichen Kultur zum Beispiel wesentlich schmerzhafter als für die sogenannter Naturvölker.
In diesen Zusammenhang gehört auch, daß viele Schmerzzustände sich durch *Placebos* bessern oder sogar beheben lassen.

Meine zentrale These lautet:
Viele Schmerzbehandlungen mißlingen, weil Unklarheit darüber besteht, was Schmerz überhaupt **ist**; und zwar auf der Seite des Arztes wie der des Patienten. Demnach ist auch nicht klar, was eigentlich behandelt werden soll: ein krankes Organ, Mißstimmungen, Enttäuschungen, Leidensdruck, ungelöste Probleme, Verdrängungen? Welche Diagnose leitet die Handlungsweise des Arztes, welche bewußten und unbewußten Prozesse spielen in die Schmerzäußerung des Patienten hinein?
Es ist äußerst schwierig für den Arzt einzuschätzen, ob der Patient Schmerzen "wirklich" hat, welcher Qualität und Intensität sie sind. Schmerz läßt sich *nicht* objektiv messen wie Temperatur, Blutdruck usw.
Den verborgenen Sinn der Schmerzen müßte der Arzt erfassen lernen, um dem Patienten die adäquate Behandlung zukommen zu lassen. Es muß neben der

somatischen die *psychosomatische und existentielle* Dimension des Schmerzes exploriert werden. Auch scheint es mir wichtig, den Patienten in seiner Äußerung anzunehmen, ob das was er nun habe oder äußere, echter Schmerz sei oder nicht.

2. Der Beitrag der Tiefenpsychologie zum Verstehen des Schmerzes

S.FREUD faßte den Organismus u.a. als großen Libido-Produzenten auf, der ständig von einer - im umfassendsten Sinn des Wortes - sexuellen Energie durchströmt wird, der "Libido". Diese richtet sich gewöhnlich nach außen in Form von Tätigkeit, Interessen aller Art usw. Hemmungen in der Persönlichkeitsentfaltung durch ungünstige Kindheitseinflüsse oder nicht bewältigte Frustrationen im Leben behindern gleichsam den "freien Fluß" dieser Libido, wodurch Schmerzkrankheiten entstehen können. Freud erwägt sogar die Hypothese, daß viele Patienten sozusagen in *autoerotischer Manier* aus ihren Schmerzen *Lust* beziehen können. Ein leidendes Organ ähnelt einer aufgerauhten Stelle im Organismus, die eine gewisse Empfindungsintensität schafft.
Schmerz und Lust sind, wie schon F. NIETZSCHE wußte, nicht unbedingt Gegensätze. Der leidende Mensch kann sich aus seinem Zustand *unbewußte Befriedigung* holen. Dieser ersetzt ihm Lustquellen aus einem aktiven und tätigen Leben. Es besteht die Gefahr des Rückzuges vom Leben, der die Schmerzspirale in Gang setzt und den Teufelskreis schließt. Wenn sich jemand im *masochistischer Weise* in seiner Schmerzkrankheit eingerichtet hat, stellt das eine schwierige therapeutische Aufgabe dar. An der kargen Ersatzbefriedigung des Schmerzes wird festgehalten, da man sich andere Möglichkeiten der befriedigenden Lebensführung oder des Eros nicht zutraut.

Hierzu ein *Fallbeispiel*:

Eine 47jährige Patientin, in akademischem Beruf, wird mit akut exazerbierten Lumboischialgie-Beschwerden zunächst auf die Operative Orthopädie aufgenommen und nach ausführlicher Diagnostik dem Psychosomatiker vorgestellt. Es bestehen keine wesentlichen neurologischen Defizite. Die Patientin wirkt hochgradig nervös und leidet sehr unter ihren Beschwerden. Sie berichtet offen über ihre Lebensschwierigkeiten: Sie lebt erst seit 7 Jahren in einer festen Partnerbeziehung, welche zugleich die erste mit kontinuierlicher Nähe ist. Sie entstammt einer übersozialisierten, stark religiös gefärbten Erziehung mit sexualverdrängenden Momenten. Die Mutter wird als extrem prüde beschrieben. Vom Vater wurde sie als Lieblingstochter verwöhnt, zu der zwei Jahre älteren Schwester besteht seit jeher starke Rivalität. Eine konventionelle Lebensführung als Frau und Mutter hatte die Patientin - zumindest unbewußt - abgelehnt.

Sie setzte ihre ganze Energie in ihren Beruf, in dem sie auch sehr tüchtig ist. Mitunter aber hat ihr Arbeitsstil etwas Süchtiges. Die Partnerbeziehung wird als grundsätzlich gut beschrieben, jedoch können sich beide Partner nur schlecht auf gemeinsame Zärtlichkeiten einlassen. Es stellt sich heraus, daß monatelang *kein Sexualakt* stattfindet, häufig kommt es nur zu pettingartigen Praktiken. Auch ist das Orgasmuserleben der Patientin gestört.

Hier liegt unseres Erachtens ein Indiz für eine tiefgreifende *vitale Hemmung* der Patientin (und ihres Partners) vor. Masochistische Angst-/Lustbefriedigungen durchziehen das Leben der Patientin. Ihre Schmerzen stehen u.a. für ihre gehemmte Sexualität.

Ein weiterer tiefenpsychologischer Beitrag zur Theorie des Schmerzes ist die Auffassung, daß es sich bei Schmerz um *somatisierte Affekte* handelt wie Angst, Wut, Haß, Trauer, Eifersucht. Hierbei gelangt der Affekt selbst nicht oder kaum ins Bewußtsein, vielmehr stellt sich der *Schmerz als Affektäquivalent* ein. In "*Bruchstücke einer Hysterieanalyse*" (Der Fall "Dora") schildert FREUD u.a. den chronischen Gesichtsschmerz einer Patientin, dessen Sinn in einer verdrängten Kränkung verborgen liegt: Als die Patientin sich dieser Kränkung, die "wie ein Schlag ins Gesicht" auf sie gewirkt hatte, sowie des mit dieser Kränkung korrespondierenden - ebenfalls verdrängten - Wutaffekts bewußt wurde, besserte sich auch die Gesichtsneuralgie.
Ein anderes Beispiel ist eine Patientin, die sich wegen einer *akuten Epicondylopathie* in der Notaufnahme einfand. Auslösend für ihre plötzlich einschießenden Schmerzen war, wie sich herausstellte, eine Kränkung durch ihren Vorgesetzten, dem sie einen "saugroben Brief", wie sie sagte, schreiben wollte. Da es sich aber um eine wohlerzogene Frau handelte, versagte ihr der rechte Arm die Handlungsbreitschaft, und die Epicondylopathie stellte sich als Wut- und Handlungsäquivalent ein.

Die Somatisierung wird auch manchmal als *Konversionsphänomen* bezeichnet, d.h. daß etwas Psychisches ins Somatische gleichsam verlagert wird. Der Unruheherd ist dem Bewußtsein entzogen, auch kommt es nicht zu einem Affektausbruch, der eventuell nicht zum eigenen Selbstbild paßt. In diesem Sinne können Depressionen, Zwangsproblematiken, Angstneurosen und hysteriforme Zustände somatisiert werden.

Die Tiefenpsychologie spricht davon, daß Schmerzpatienten mitunter *sadomasochistische Charaktere* sind. Bei ihrem Leiden fällt der selbstquälerische Aspekt gelegentlich ins Auge. Weniger leuchtet jedoch ein, daß Schmerzsyndrome auch mit *Aggression* zu tun haben können: In unserer Kultur kann der Schmerzpatient ohne Schuldgefühle klagen, und in mancher *Klage* steckt auch eine *Anklage*. Der chronische Schmerzpatient quält nicht nur sich selbst, sondern manchmal auch seine Umgebung. F. NIETZSCHE, durch eigene langjährige Leidensgeschichte ein Kenner des Schmerzproblems, sagt dazu: "Schmerzen machen uns zum Tyrannen...Alles Sich-Freuen ist ein Loben, alles Klagen ist auch Anklage".

3. Individualpsychologische Charakterologie und philosophische Anthropologie

Jede Individualität hat ihre spezielle Schmerzschwelle, Schmerztoleranz und Schmerzintensität. *Charakter und Persönlichkeit* prägen die Schmerzerfahrung fundamental. ADLER hob die *finale und teleologische Bedeutung* des Schmerzes als "*Organsprache*" oder "*Organdialekt*" hervor: Schmerzen haben demnach nicht nur eine Ursache, sondern auch ein Ziel, welches zur unbewußten Charakterstruktur, zum unbewußten Lebensentwurf eines Menschen paßt bzw. in diese sinnvoll eingebaut wird. Es ist zu fragen, *was jemand mit seinen Schmerzen im Leben (unbewußt) erreichen will*. Es wäre aber verfehlt, denjenigen als Simulanten einzustufen, denn es handelt sich eben um unbewußte Phänomene, die der Ausgestaltung des Schmerzsyndroms zu Grunde liegen; z.B. kleinmütige Menschen wollen auf diese Weise an ihre Umgebung (Familie, Arbeitskollegen ect.) appellieren, damit man sie entlastet. Auf Grund mehr oder minder eingestandener Ohnmachtsgefühle dem Leben gegenüber wird *Schonung auf dem Weg des Krankseins* gesucht. Es wird eine *Enthebung von den Lebensaufgaben* angestrebt, ohne daß das Selbstwertgefühl bzw. das Ansehen des Betreffenden dadurch Schaden leiden soll. Unübersehbar gerät das Schmerzsyndrom zu einem *Ersatz für Liebes- und Geltungsansprüche*, die jemand auf anderen Wegen nicht erreichen kann oder sich anzustreben nicht zutraut. Auch spielen Selbstmitleid und das Heischen nach Verwöhntwerden in die Ausgestaltung der Leiden hinein.

Manche Menschen kommen aus sogenannten *Sanatoriumsfamilien*, in denen Krankheit und Unglück Thema Nummer eins sind, und sich tatsächlich viel um Leiden und Krankheit dreht. Wer aus so einer Familie stammt, kann regelrecht zum Schmerzpatienten konditioniert bzw. dressiert werden. Die Schmerzkrankheiten bekommen eine *Alibi-Funktion* für verfehlte Lebensführung. In der Psychotherapie muß diese falsche Gangart oder dieser unbewußte Lebensplan bewußt gemacht und durch soziale Orientierung korrigiert werden.

1. Beispiel:

Eine 58jährige Patientin kommt wegen eines therapieresistenten HWS- bzw. Schulter-Arm-Syndroms in die Sprechstunde. Es handelt sich um eine äußerst liebenswürdige, freundliche Frau, die offenbar unter starkem Leidensdruck steht. Sie hat ihre Schmerzen zunehmend seit ca. 6 Monaten. Bedeutsame morphologische Veränderungen liegen nicht vor. Bei der körperlichen Untersuchung fällt ein massiver muskulärer Hartspann im Bereich des Schultergürtels auf - gleichsam wie ein Panzer. Das Auftreten ihrer Beschwerden korreliert mit der Anstellung eines neuen Chefs in dem Krankenhaus, in dem sie seit 30 Jahren arbeitet. Sie galt bislang als souverän und tüchtig. Der neue Chef modernisiert das altehrwürdige Haus im Sinne eines harten Managements. Dabei wird die Patientin als "Springerin" eingesetzt, und die neuen Abläufe überfordern sie. Sie erfährt einen Grad an Hilflosigkeit und "Versagen" wie noch nie. Durch disziplinierte Selbstüberwindung hatte sie bisher auch große Schwierigkeiten im Leben meistern können. Sie hat sich trotz eines entstellenden Leidens in früher Kindheit wahrscheinlich eine Poliomyelitis-Infektion ein erfülltes Leben mit Familie und Beruf aufgebaut. Mit ihrer Arbeit in dem ehedem konfessionell geführten Haus (sie selbst ist auch tiefgläubig) hatte sie sich sehr wohl gefühlt. Der neue Chef aber erschien ihr wie der Teufel, insbesondere nachdem er sich ihr gegenüber als "Ungläubiger" bekannt hatte. Sie erleidet massive Autoritätsängste und kann sich angesichts ihres *masochistischen Persönlichkeitsideals* großer *Opferbereitschaft und Bescheidenheit* nur schlecht wehren und für sich etwas fordern. Ihr Rentenbegehren beim Sozialamt trreibt sie nicht energisch genug voran, gleichzeitig kann sie sich ihre Hilflosigkeit und Ohnmacht nicht eingestehen. Ihr Leiden hält gleichsam einen "Zwischenzustand" aufrecht: es schützt sie vor dem moralischen Druck, arbeiten gehen zu müssen, verhindert aber auch die schmerzliche Erkenntnis der Niederlage angesichts ihrer Überforderung durch die neuen Arbeitsbedingungen (wobei das Gefühl des Versagens subjektiv vergrößert erlebt wird). Eine zusätzliche Kränkung erfährt sie durch die Vertrauensärztin, die ihr lakonisch durchaus Arbeitsfähigkeit bescheinigt und sie auffordert, bis zum 60. Lebensjahr durchzuhalten. Die Patientin erlebt ihren Arm, der schmerzt, als nicht mehr zu ihr gehörig, als ob damit die schmerzliche Erkenntnis ihres gefährdeten Persönlichkeitsideals verdrängt werden könnte.

2. Beispiel (Charakterologie):

Eine 51jährige Patientin kommt in die psychosomatische Sprechstunde wegen anhaltender Lumbago seit einigen Monaten. Kürzlich war sie vergeblich in einem anderen Haus stationär behandelt worden. Es fällt eine betont aufrechte Haltung und starke affektive Selbstkontrolle der auffallend attraktiven Patientin auf. Ihr Verhalten ist gekennzeichnet durch die Tendenz, starken Eindruck zu machen und zu dominieren. Sie wird wegen einer heftigen akuten Schmerzattacke, die sich im Laufe der ambulanten psychosomatischen Behandlung einstellte, stationär psychosomatisch aufgenommen. Auf Station wird der Kampf der Patientin um Überlegenheit noch deutlicher: zunächst auf dem Weg des Klagens, dann -nach rascher Besserung- durch Herumkommandieren des Pflegepersonals, überzogene Beschwerden über Mißstände auf Station u.ä.. Ihre Symptomatik trat wiederholt in Zusammenhang mit möglichen Liebesbeziehungen auf. *Echte Nähe, Weichheit,und Gefühle* sind für die Patientin *angst-, ja sogar panikbesetzt.* Schuldgefühle stellen sich ein, sobald die Autonomie-Ideale der Patientin gefährdet erscheinen und sie in eine "normale weibliche Rolle" geraten könnte. Ihre Hexenschußattacken stehen im Dienst ihres *Persönlichkeitsideals, immer autonom und stark* zu sein, um nur ja nicht in eine Position der Schwäche und Hingabe zu geraten.

Die Beispiele sollen die *Einheit von Leiblichem, Geistigem und Seelischem* verdeutlichen.

Die Schmerzkrankheit, aus der Not einer Charakterpathologie oder Verzweiflung und Ohnmacht geboren, stellt eine *existentielle Sackgasse* dar. Im Schmerz, sagt E. STRAUSS, erleben wir unser Ausgeliefertsein an die Welt, auch unser Getrenntsein von den Dingen und uns selbst. Der Schmerz ist wie eine *Erfahrung des Nichts* (J.P. SARTRE), wie eine *Vorahnung des Todes*. Ein sich Einrichten in der Schmerzkrankheit kommt einer *Konservierung dieser Zerrissenheit* gleich. Wie jede psychosomatische Krankheit bedeutet sie *einen Hinweis aufungelebtes Leben* und *gehemmte Selbstentfaltung.* Absolute Schmerzfreiheit in geistig-seelischer wie in körperlicher Hinsicht ist ein pathologisches Ideal oder eine Illusion, welche bei der Suche nach einer geglückten Lebensbewältigung in die Irre führen muß.

In der Schmerztherapie kommt es darauf an, *die Persönlichkeit des Patienten zu stärken, sein Selbstvertrauen und seine Lebenstüchtigkeit.* Trotz Schmerzen muß eine produktive Bewältigung der Lebensaufgaben versucht werden. Erwiesenermaßen kommen Menschen mit stabilem Selbstwertgefühl und realistischer, tapferer Lebenseinstellung viel besser mit Schmerzen zurecht. Voraussetzung für ein Gelingen der Therapie ist eine gute und *tragfähige Arzt-Patient-Beziehung*, welche im kontinuierlichen dialogischen Austausch den Aufbau der Person ermöglicht. Letzterer kann zusätzlich durch eine ebenfalls dialogisch strukturierte *Gruppentherapie* bedeutend gefördert werden. Der Patient muß lernen, seine Haltung der Verschlossenheit aufzugeben und stattdessen Weltoffenheit anstreben, welche mit dem Aufbau von Mut und Hoffnung einhergeht; der Schmerzpatient fühlt sich meist hoffnungslos und denkt:"das hört nie auf!". So muß der Arzt und Therapeut Hoffnungs- und Wertträger sein.

Abschließend seien noch einige vorbildliche Menschen genannt, denen trotz Schmerzen und Krankheit eine produktive Lebensführung gelungen ist. FREUD litt 16 Jahre lang unter Gaumenkrebs und mußte unzählige schmerzhafte Eingriffe durchstehen. Aber er kämpfte gegen sein Leiden an und schuf in dieser Zeit einige seiner bedeutendsten Werke. Ein weiteres Beispiel ist NIETZSCHE, der seit frühester Kindheit unter heftigsten Kopfschmerzen litt. Später erkrankte er an Syphilis und mußte große Qualen durch die Spätfolgen dieser Infektion erdulden, doch er rang seinem Leben das philosophische Werk ab und formulierte wichtige Einsichten zum Sinn der Krankheit und der Krankheitsbewälti-

gung. Wer den Schmerz als *Warnsignal einer verfehlten Persönlichkeitsentwicklung, einer Verarmung des Lebens* ernst nimmt, kann trotz Leiden klug, sozial und human handeln und sogar an Lebensweisheit, Tiefe und Lebensreichtum hinzugewinnen.
Diese Überlegungen führen uns zu dem Philosophen MONTAIGNE aus dem 16. Jahrhundert. MONTAIGNE wurde viele Jahre von heftigsten Nierenkoliken heimgesucht. Für ihn ist der Schmerz eine Herausforderung dazu, Tugenden wie Tapferkeit, Selbstbeherrschung, Edelmut, Entschlossenheit und echte Männlichkeit zu bewähren. Da er den Schmerz als Vorahnung des Nichtseins, des Todes also, erkennt, gilt für ihn die *Überwindung der Todesfurcht* als entscheidender Schritt in der Schmerzbewältigung. Wer sich zu sehr von Todesfurcht vereinnahmen läßt, lebt verarmt. Über den Umgang mit Schmerzattakken schreibt er:

"Gelegentlich lasse ich den Schmerz aus mir herausschreien, wenn ich für mich bin...Im Augenblick der schlimmsten Krise mache auch ich meiner Jammerstimmung Luft, aber ich gerate nicht außer mir...Auch wenn es ganz schlimm wird, höre ich mit der Selbstbeobachtung nicht auf. Ich habe immer gefunden, daß ich dann ebenso richtig sprechen, denken, antworten konnte, wie sonst, nur nicht lange, da der Schmerz die Konzentration stört...In den Pausen zwischen diesen Schmerzhöhepunkten, wenn meine Harnwege ermüdet sind und mich nicht mehr quälen, bin ich sofort geistig wieder auf der Höhe;...diesen geistigen Gleichmut verdanke ich bestimmter Mühe, die ich darauf verwendet habe, mich gedankenmäßig auf solche Erlebnisse vorzubereiten."

Auch in der Schmerzkrankheit sollen wir unsere *Haltung und Würde* nicht aufgeben. Das ist wohl der Sinn der berühmten Abhandlung von GOETHE über die Skulptur der Laokoon-Gruppe. GOETHE bewundert daran, daß trotz der Darstellung des Unterganges des Laokoon und seiner Söhne das Maß gewahrt bleibt und somit der Betrachter nicht durch grausame Darstellung erdrückt wird; er kann vielmehr durch die Schönheit dieses Kunstwerkes die Hoffnung auf einen guten Ausgang der Dinge, so schwierig sie sich auch gestalten mögen, bewahren.

Literatur

Adler, A.(1974): Die psychische Behandlung der Trigeminusneuralgie. Frankfurt/Main: Fischer
Adler, R. (1979): Schmerz. In: v. Uexküll, Th.(Hrsg.) Lehrbuch der Psychosomatischen Medizin. München: Urban u. Schwarzenberg
Alexander, F. (1977): Psychosomatische Medizin. Berlin: de Gruyter
Bollnow, O.F. (1957): Einfache Sittlichkeit. Göttingen: Vandenhoeck u. Ruprecht
Bollnow, O.F.(1970): Philosophie der Erkenntnis. Stuttgart: Kohlhammer

Bollnow, O.F. (1980): Das Wesen der Stimmungen. Frankfurt/Main: Klostermann
Boss, M. (1954): Einführung in die Psychosomatische Medizin. Bern: Huber
Boss, M. (1975): Grundriß der Medizin und Psychologie. Bern: Huber
Buytendijk, F.J.J. (1980): Über den Schmerz. In: Bräutigam, W.(Hrsg.) Medizinisch-Psychologische Anthropologie. Darmstadt: Wissensch. Buchges.
Cannon, W.B. (1975) Wut: Hunger, Angst und Schmerz. München: Urban u. Schwarzenberg
Feiereis, H. (1988): Lumbosakrales Wurzelreizsyndrom und Psychotherapie. *Internistische Praxis* 28: 717ff.
Goethe, J. W.v. (1798): Über Laokoon. In: Sämtliche Werke, Bd. 13. Zürich: Artemis 1977; (1798): Propyläen - Einleitung. (1801) Zur Restauration des Laokoon in Paris 1801.
Groen, J.J. (1984): Das Syndrom des sogenannten "unbehandelbaren Schmerzes". *Psychotherapeutische Medizin und Psychosomatik* 34: 27-32
Herrmanns, J.M./ Hahn, P./ Schonecke, O.W. (1983): Rheumatologische Erkrankungen. In: Psychosomatik, Bd.1, Kindlers Psychologie des 20. Jhs.. Weinheim und Basel: Beltz
Jores, A. (1973): Der Kranke mit psychovegetativen Störungen. Göttingen: Vandenhoeck u. Ruprecht
Kütemeyer, M./ Masuhr, K.F.: (1981): Psychosomatische Aspekte in der Neurologie. In: Jores, A.: Praktische Psychosomatik. 2. Aufl. Bern: Huber
Kütemeyer, M. (1991): Lumboischialgie-Syndrome. In: Uexküll, Th. v. (Hrsg.): Lehrbuch der Psychosomatischen Medizin, 4.Aufl. München: Urban und Schwarzenberg
Kütemeyer, M. (1992): Schwerpunkt Psychosomatische Neurologie. In: Uexküll, Th. v. (Hrsg.): Integrierte Psychosomatische Medizin, 2. Aufl. München: Urban und Schwarzenberg
Montaigne, M. de (1969): Die Essais. Stuttgart: Reclam
Rattner, J. (1977): Psychosomatische Medizin Heute. Frankfurt/Main: Fischer
Rattner, J. (1992): Zur Theorie der Schmerzprobleme. Unveröff. Mskr.
Russel, B. (1977): Die Eroberung des Glücks. Frankfurt/Main: Suhrkamp
Sartre, J.P. (1962): Das Sein und das Nichts. Reinbek: Rowohlt
Strauß, E. (1978): Vom Sinn der Sinne. Berlin: Springer

Martin Sack *(Berlin)*

Die biographische Anamnese und ihre anthropologischen Voraussetzungen

Unbestritten stellt die Erhebung der Lebensgeschichte eines Patienten einen wichtigen, vielleicht den wichtigsten Zugangsweg zum Verständnis des individuellen Krankheitsgeschehens dar. So ist die biographische Anamnese für die Diagnose neurotischer und psychosomatischer Erkrankungen unentbehrlich. Aber auch in der Inneren Medizin gab es, besonders durch SIEBECK (1949), Bestrebungen die biographische Anamnese als Methode einzusetzen um den Patienten und seine Krankheit besser verstehen und angemessener behandeln zu können. Am knappsten definiert JASPERS die Bedeutung der biographischen Anamnese wenn er sagt: »Jede rechte Krankengeschichte führt zur Biographie« (JASPERS 1973, S. 563).
Eine eigene Aufgabe wäre es, Schwierigkeiten und Methodik der Anamneseerhebung zu besprechen und vielleicht noch diffiziler sind die Probleme der schriftlichen Darstellung der erhobenen Anamnese. Mich beschäftigt die Frage, was man als Arzt mit einer solchen, nun als wichtig erkannten Anamnese anfangen kann. Nach welchen Kriterien läßt sie sich auswerten? Welche Erkenntnisse lassen sich aus einer Lebensgeschichte gewinnen?
Es scheint mir sinnvoll drei unterschiedliche Umgangsweisen mit der biographischen Anamnese zu beschreiben.

1. Lebensgeschichte als Sammlung von Ereignissen

Die biographische Anamnese kann zur Sammlung von Lebensdaten und Lebensereignissen herangezogen werden. Lebensdaten lassen sich als sogenannte *"live events"* registrieren und deren Auswirkung auf Genese und Verlauf von Krankheiten untersuchen. Einen methodischen Hintergrund für diese Vorgehensweise bietet das Streßkonzept und die zur Zeit breiten Raum in der wissenschaftlichen Publikation einnehmende Forschung zur Krankheitsbewältigung. Das Augenmerk liegt hier ganz auf objektivierbaren Daten. Von verschiedenen Autoren wird sogar versucht Lebensereignisse quantitativ zu vermessen indem ihnen ein Punktwert, je nach Schwere und mutmaßlicher Bedeutung, zugeordnet wird. Ziel ist - im Rahmen einer Theorie multifaktorieller Krankheitsverursachung - krankmachende Lebensereignisse zu erfassen, bzw. zu untersuchen, wie sich unterschiedliche seelische Belastungen auf die menschliche Gesundheit auswirken. Lebensgeschichte dient hier lediglich der Sammlung von Fakten. Entsprechend genügt eine Darstellungsweise, die sich auf ein Gerüst von Ereignissen beschränkt. Die Einfachheit dieser Methode trägt sicher zu ihrer Attraktivität bei. In der Praxis - wenn überhaupt nach der Lebensgeschichte gefragt wird - findet sie vermutlich am häufigsten Anwendung.

2. Lebensgeschichte unter dem Aspekt der Psychogenese

Auch die zweite Möglichkeit die biographische Anamnese einzusetzen, sei nur kurz skizziert. Betrachtet man Krankheit unter dem Aspekt der Psychogenese, so kann die biographische Anamnese dazu herangezogen werden, frühkindliche Entwicklungsdefizite, pathologische Entwicklungsmuster und neurotische Konflikte ans Licht zu bringen. Die Fragestellung an die Biographie ist dann die nach auslösenden Ereignissen und Schlüsselsituationen, aus deren Kenntnis sich die Erkrankung und Symptomatik erklären oder zumindest besser verstehen läßt. Beispielsweise die psychoanalytisch orientierte Psychosomatische Medizin geht in dieser Weise vor. Auch wenn es grob vereinfacht erscheinen mag und wenn ich wichtige Aspekte, wie etwa die Funktion der szenischen Information und der Gegenübertragung ausklammere, zielt die analytische Methode primär auf kausale Krankheitsursachen. Dieses Verfahren ist sicherlich fruchtbar, muß aber voraussetzen, daß Lebensgeschichte prinzipiell objektivierbar ist.

Die klassische analytische Deutung der Lebensgeschichte orientiert sich am Ideal der naturwissenschaftlichen Objektivität. Dabei fehlt der Psychoanalyse eine einheitliche Lehre der biographischen Methode. Einerseits wird die erzählte Lebensgeschichte als Produkt einer immer schon vorliegenden subjektiven Interpretation verstanden und die subjektive Sinnentnahme aus dem biographischen Geschehen betont. Andererseits wird nach objektiven Faktoren gesucht, die spätere Störungen als psychogene erklärbar machen. Streng an der Individualität ausgerichtetes Denken und der Anspruch allgemeingültiger Wissenschaftlichkeit geraten miteinander in Konflikt. Die Gefahr ist groß, daß aus Gründen der Bequemlichkeit des Denkens, das Suchen nach krankheitsauslösenden Faktoren überwiegt. Leicht wird einer auffälligen Lebenssituation, etwa in der frühen Kindheit, kausale pathogene Bedeutung zugemessen. »Letztlich liegt der aus frühen Schäden deterministisch ableitenden Auffassung eine falsche mechanistische Kausalität zugrunde.« (BRÄUTIGAM 1989, S. 27)

3. Lebensgeschichte als Hinweis auf die leidenschaftliche Bewegtheit von Krankheit

Die dritte hier angeführte Stellung zur biographischen Anamnese geht davon aus, daß Lebensgeschichte und Krankengeschichte zwei Aspekte eines *einheitlichen* Geschehens darstellen. Lebensgeschichte gestaltet Krankheit, wie Krankheit die Lebensgeschichte einer Person mitgestaltet. Lebensgeschichte läßt sich vor dem Hintergrund der Krankheitsgeschichte lesen und umgekehrt. Unter dieser Voraussetzung besteht zum einen die Möglichkeit Krankheit als symbolischen Ausdruck des Lebensgeschehens zu deuten, wie es z.b. Georg GRODDECK in radikaler Weise versucht hat. Zum anderen, und für diese Betrachtungsweise möchte ich mich stark machen, läßt sich vermuten, daß das Wirksame, das Bewegende im Lebensprozeß zugleich das Wirksame im Krankheitsprozeß ist. Diese Betrachtungsweise führt zu einer Beschäftigung mit der inneren Dynamik der Lebensgeschichte, weniger mit den äußeren Ereignissen. Wirksam im Sinne der inneren Dynamik ist ja gerade das Unerledigte, NichtBewältigte, Ungelebte. Der Begriff des ungelebten Lebens spielt eine wichtige Rolle in Viktor von WEIZSÄCKERs *medizinischer Anthropologie*. In den letzten Jahren hat besonders ZACHER (1984, 1985, 1988) auf die Bedeutung des ungelebten Lebens in der Biographie hingewiesen. Gibt es eine besondere Zugangsweise zu dieser Dimension des Biographischen?

WEIZSÄCKER unterscheidet eine *ontische* und eine *pathische* Existenzweise (z.B. 1946). Die ontische Seinsweise ist die von leblosen Gegenständen. Die pathische Seinsweise die von lebendigen, personalen, ihr Leben stets auch erleidenden Subjekten. In diesem Sinn kann Wissenschaft vom Lebendigen nicht betrieben werden, als sei ihr Gegenstand tot und dinghaft. Biologie und Medizin stehen vor der Notwendigkeit die pathische Seinsweise in ihre Wissenschaft einzubeziehen, WEIZSÄCKER spricht von einer "Einführung des Subjekts" in die Wissenschaft (1946, S. 13). Die pathische, man könnte auch sagen leidenschaftliche Lebensweise läßt sich in den Modi von Wollen, Können, Sollen, Dürfen und Müssen beschreiben. Diese Modi bezeichnet er als *pathische Kategorien* (1973, S. 272).

Auch wenn WEIZSÄCKER selbst nicht explizit darauf hinweist, bieten sich die pathischen Kategorien als Zugangsweg zur inneren Dynamik der Lebensbewegung an. Anhand der pathischen Kategorien lassen sich die Fakten der Biographie auf ihre Entstehungsbedingungen befragen. Die Erfahrungen der pathischen Modalitäten, also die Auseinandersetzung mit Wollen, Sollen, Dürfen usw. in einer jeweils konkreten Lebenssituation, sind der Schlüssel zu dem, was BINSWANGER (1928) als "innere Lebensgeschichte" bezeichnet hat. So wird es möglich nachzuvollziehen, auf welche Weise ein Mensch geworden ist, was ihn bewegt hat und was ihn weiter in Bewegung hält. Allerdings wird man in Anwendung dieser Kategorien auf kausale Erklärungsmöglichkeiten verzichten müssen.

Neben aller geschichtlichen Faktizität zeigt sich in der Biographie eine besondere zeitliche Gestalt. Diese findet sich als antizipatorische, vorwegnehmende Haltung, als Zukunftsorientierung in allem menschlichen Tun (WEIZSÄCKER 1973, S. 163). Die Lebensbewegung wird entscheidend von dem Entwurf auf ein Zukünftiges hin getragen und läßt sich dementsprechend auch nur unter Einbeziehung dieses Aspektes verstehen.

Eine Erweiterung der biographischen Fragestellung nach den eben geschilderten Gesichtspunkten kann nicht allein dadurch erreicht werden, daß der Patient noch genauer befragt wird. Das Anamnesegespräch ist Ort der *Begegnung* zweier Menschen. Was sich in dieser Begegnung vollzieht hängt davon ab, ob entsprechend Raum eröffnet wird und Bereitschaft zuzuhören spürbar ist.

Einbeziehung der pathischen Kategorien und antizipatorischer zukunftsorientierter Bezug des Lebensgeschehens sind m.E. die beiden wichtigsten Anregungen die Viktor von WEIZSÄCKERs medizinische Anthropologie für die Biographik bietet.

4. Anthropologische Voraussetzungen

Die eben skizzierten Umgangsweisen mit Biographie gehen, hinsichtlich des Zusammenhangs von Lebensgeschichte und Krankheit, von unterschiedlichen Voraussetzungen aus. Die an Lebensereignissen orientierte Methode versucht den Einfluß von Lebensgeschichte auf Krankheit zu quantifizieren unter der Prämisse, daß Lebensereignisse summative Belastungsfaktoren darstellen. Die psychogenetische Methode parallelisiert Krankheit und Lebensgeschichte auf der Suche nach ursächlichen Zusammenhängen, handelt sich damit aber das Problem ein, erklären zu müssen, wie Lebensgeschichte auf Krankheit wirkt. Demgegenüber geht die dritte Vorgehensweise von der prinzipiellen Unmöglichkeit aus, Lebensgeschichte angemessen quantifizieren oder kausal analysieren zu können und versucht Lebensgeschichte und Krankheit als zwei Aspekte eines einheitlichen Geschehens zu verstehen. Dadurch werden die Verhältnisse nicht unbedingt übersichtlicher. Besonders erfordert dies die Fähigkeit das Kausalbedürfnis solange zurückstellen zu können, bis sich im lebendigen Nachvollzug, eine erlebbare Evidenz eingestellt hat.

Eine auf die Dynamik des Lebensgeschehens ausgerichtete Untersuchung der Lebens und Krankengeschichte bietet die Möglichkeit, etwas über das Individualtypische eines Menschen zu erfahren. Auch hier ist das Typische eher ein *wie*, als ein *was*. Im Bereich des Indiviualtypischen treffen anlagebedingte Disposition, Einflüsse der umgebenden sozialen Welt und deren individuelle Ausgestaltung zusammen. Ich halte es für nützlich das hier Gemeinte als endogene Struktur, als »Einheit der Grundgestalt individuellen Lebensgeschehens« im Sinne TELLENBACHs (1983) zu bezeichnen. Der Begriff des Endogenen hat den Vorzug jenseits einer Trennung in somatische oder seelische

Ätiologie zu liegen und bietet möglicherweise eine Alternative zu konventionellen ätiologischen Konzepten.

Neben den Aufgaben, die sich auf den Inhalt der Anamnese beziehen dient das Anamnesegespräch natürlich auch schlicht einem Kennenlernen des Gegenüber, dazu miteinander vertraut zu werden. Bei genauem Zuhören kann sich nach einer gewissen Zeit das Gefühl einstellen, ein Bild von der Lebenslandschaft des Patienten zu besitzen, vielleicht sogar manche Dinge mit den Augen des Anderen sehen zu können. Es handelt sich dabei um einen schöpferischen Akt, der sich als innerliches Nachgestalten einer Atmosphäre beschreiben läßt. Dies dürfte weniger Frucht einer bestimmten Methode sein, als vielmehr einer sorgfältigen und behutsamen zuhörenden Haltung entspringen.

Literatur

Binswanger, L. (1928): Lebensfunktion und innere Lebensgeschichte. *Mschr. Psychiat. Neurol.* 68: 52-79.
Bräutigam, W. (1989): Bemerkungen zur Lebensgeschichte in psychoanalytischen Therapien. In: Blankenburg, W. (Hrsg.): Biographie und Krankheit. Stuttgart: Thieme.
Jaspers, K. (1973): Allgemeine Psychopathologie. 9. Aufl. Berlin, Heidelberg, New York: Springer.
Siebeck, R. (1949): Medizin in Bewegung. Stuttgart: Thieme.
Tellenbach, H. (1983): Melancholie. 4. Aufl. Berlin, Heidelberg, New York: Springer.
Weizsäcker, V. von (1946): Anonyma. Bern: Francke.
Weizsäcker, V. von (1973): Der Gestaltkreis. Frankfurt/M: Suhrkamp. (Reprint der 4. Aufl. Stuttgart: Thieme 1950)
Zacher, A. (1984): Der Begriff des "ungelebten Lebens" im Werk Viktor von Weizsäkkers. *Psychother. med. Psychol.* 34:237-241.
Zacher, A. (1985): Die Krankengeschichte und das "ungelebte Leben". *Z. klin. Psychopath. Psychother.* 33: 51-57.
Zacher, A. (1988): Kategorien der Lebensgeschichte. Berlin (u.a.): Springer. (Monographien aus dem Gesamtgebiet der Psychiatrie Bd. 55).

IX.
Zu neuen Konzepten der Medizin

Detlev Ganten *(Berlin)*

Progres in molecular medicine: Methods and their application in hypertension research

Introduction

The basic information on how a cell, an organ, and the whole body function resides within the chromosomes, the individual genes and their DNA sequence. The problem with understanding primary (genetic) hypertension in man is that several genes are involved in the cardiovascular control mechanisms and that the genetics are complex. In addition, environmental factors which act over extremely long timespans (diets, physical activity, stress, etc.) confound the genotype/phenotype relationship individually, within a family, and regionally. This shows that while monogenetic, dominant traits and diseases such as some lipid disorders may be studied with relative ease, polygenetic diseases like primary hypertension remain puzzles, which make well defined experimental models as well as new strategies in the genetics of human primary hypertension mandatory. In this review we will focus on the advances in molecular genetics of hypertension. The availability of new molecular biological techniques enable us to conduct genetic linkage studies in humans and in animal models on a more extensive basis. Using gene technology it is possible to introduce new, additional genes in normotensive and hypertensive animals. It is also possible, in the mouse, to delete or mutate specific genes, and similar technology is being developed for use in the rat. This marks the important transition from classic breeding, the experiments of nature, to "high tech" genetics with previously impossible and unparalleled opportunities (1,2) and the use of this information and methodology for clinical medicine.

Cloning of Genes

The DNA of higher organisms is very complex and consists of 3×10^9 base pairs (bp) coding for at least 100,000 genes with an average size of 30 kilobases (kb). Techniques have been developed to isolate and manipulate DNA fragments for the construction of recombinant DNA molecules. Two types of DNA fragments are commonly used: first, genomic DNA generated by cleavage of an organism's DNA and, second, complementary DNA (cDNA), which is synthesized by copying mRNAs present in a tissue using the enzyme reverse transcriptase. A representation of all cDNAs or the entire genomic DNA isolated from a tissue is called a library. In principle, genomic DNA can be isolated from any tissue of the organism since all tissues contain the same genetic material. With a variety of restriction enzymes (REs), this high molecular weight DNA can be cleaved at specific sites defined by its nucleotide sequence to generate smaller fragments (target DNA). The molecules cleaved with one RE will have single-stranded ends complementary to and capable of base-pairing with one another (sticky ends). The enzyme T4-ligase allows such fragments to be covalently ligated into vector DNA cut with the same RE. Generally either bacteriophage lambda vectors or hybrid plasmid vectors (cosmids) are used. Both systems are capable of autonomous replication in bacterial cells, thereby producing multiple copies of an inserted DNA.

For the construction of a genomic library (3), one has to ensure that the whole genome is represented. The library should contain at least one copy of every sequence which is usually achieved with 10^6 different clones. The average size of DNA fragments inserted into the vector should be large enough to contain entire genes.

As an example for the construction and screening of a genomic library let us describe the cloning of the mouse mas-protooncogene which was considered to code for an angiotensin receptor (4). We employed a modified bacteriophage lambda, called lambda-fix. This phage, approximately 43 kb in length, consists of left (20 kb) and right (9 kb) arms flanking a central portion (stuffer fragment) which can be replaced by foreign DNA. However, for lambda DNA to be efficiently packed and propagated, there is an upper and lower size limit for the stuffer segment (9-23 kb).

Genomic DNA fragments of 10-20 kb were generated by partial digestion of mouse liver DNA with the RE MboI and subsequent fractionation on a sucrose gradient. To eliminate concatamerization and self-ligation, the ends of the fragments were filled-in with dATP and dGTP, creating a 5'-GA-3'overhang compatible with the dCTP, dTTP filled-in ends of the XhoI digested phage. After ligation and packaging into phage heads, which selects for recombinant phages, bacterial cells were infected to produce a large number of phage progeny. These progeny phages are released from the lysed bacteria and infect neighbouring cells in a lawn on an agar plate leading to so-called phage plaques. Every plaque represents one clone of phages. The clones were transferred to nylon-filter membranes (5,6) and screened with a radiolabelled mas-cDNA probe. The identified mas-clones were purified by further isolation and screening steps, thereby decreasing the number of unspecific phages, until all plaques on a bacterial dish were derived from one clone of phages. Our murine genomic library contained four different mas-clones. To study the structure of these recombinant phages, their DNA was amplified, cut with REs and analysed by Southern blotting (see next paragraph) to determine the orientation and position of the mas sequences in the lambda DNA and to obtain a restriction map of these sequences. Subsequently, fragments were subcloned into plasmid vectors to determine their primary sequences.

Sequence analysis

Two methods are used for DNA sequence analysis: the chemical method developed by MAXAM and GILBERT (7) and the enzymatic, chain termination method according to SANGER (8).
The most commonly used method today is that developed by SANGER using DNA polymerase I or a modified form of the T7 DNA polymerase (9). First, a complementary oligonucleotide (primer) is bound to the DNA. The polymerase is added, and the mixture is divided into four reaction tubes each containing all four deoxynucleotides (dNTPs), one of them radioactively labelled, and one of the four different 2',3'-dideoxynucleotides (ddNTP). When added in the correct concentration, these ddNTPs lead to stochastic chain terminations at positions where their corresponding dNTP should be integrated during the following step, in which the primer is elongated along the template DNA by the action of the polymerase. As a result, each reaction tube contains a mixture of newly synthesized, labelled DNA molecules exhibiting different, but defined lengths determined by the distance from the primer to each nucleotide in the template DNA corresponding to the particular ddNTP added. These lengths are ascertained on high-resolution polyacrylamide gels, which allow the separation of DNA molecules differing in length by only one nucleotide.
From the nucleotide sequence the amino acid sequence of the encoded protein can be deduced using the universal triplet code.

Hybridization techniques

The successful cloning and sequencing of a gene leads to the investigation of its structure and expression by rendering possible the detection of the gene or its mRNA in a large pool of unrelated DNA or RNA molecules. The amount of mRNA encoding a specific protein in a tissue is an important parameter for the activity of the genes and may be related significantly to the activity of functional systems. Its regulation is dependent on the interaction between sequences within the gene (cisacting elements) and sequence specific DNA-binding proteins (trans-acting factors), which are activated tissue-specifically or by hormones and second messenger systems.
Several techniques are available for the analysis of a certain gene, its regulatory sequences, its specific mRNA and the regulation of its expression, such as

Southern or Northern blot analysis, RNase protection assay and in situ hybridization. Variations in the nucleotide composition of a certain gene may be of great pathophysiological relevance. When localized in the noncoding regions (5'-, 3'-flanking regions, introns), they can affect the regulation of gene expression, resulting in abnormal activation or inhibition. When localized in the coding portion of the gene (exons), they may result in dysfunctional proteins. Thus, certain sequences within genes correlate with specific diseases and can be useful as a marker of this disease. One primary goal of research in the medical field is, therefore, to detect those genetic variations as diagnostic tools or to gain important information for the understanding of pathophysiological phenomena.

The basic method for the analysis of a population regarding the variations within a certain gene is DNA analysis with the *Southern blot technique* (10). After preparing of genomic DNA, it is digested with a RE. This results in a large number of DNA fragments of different lengths, determined by the presence of the specific recognition site of the RE on the genome. Alleles of a certain gene with mutations inside this restriction site will be cleaved into fragments of different number and length. This is called restriction fragment length polymorphism (RFLP) and can be an important diagnostic marker, if associated with a disease.

The fragment to be analyzed has to be separated from the pool of DNA fragments and distinguished from other DNA species using a probe specific for it. Thus, the DNA is subjected to electrophoretic fractionation using an agarose gel, followed by transfer and fixation to a nylon or nitrocellulose membrane. The fixed, single-stranded DNA is hybridized to a labelled DNA, complementary to the DNA to be detected. Labelling of this probe is performed by in vitro synthesis of the cDNA, using one ^{32}P-labelled dNTP (11,12). After removing nonspecific hybridizations, the DNA fragment of interest can be visualized by autoradiography.

The presence and quantification of a specific gene transcript and its regulation by physiological parameters can be analyzed by means of Northern blot analysis and RNase protection assay.

The principle basis of these methods is the hybridization of the pool of total cellular RNA to a specific probe. In the *Northern blotting technique* (13), total RNA of a tissue is electrophoretically fractionated using an agarose gel, transferred and immobilized on a nitrocellulose or nylon membrane, and hybridized to a labelled antisense RNA (cRNA), complementary to the RNA to be detected. This cRNA probe is synthesized by in vitro transcription (14) using one ^{32}P-labelled nucleotide. By applying stringent washing conditions, nonspecifically bound molecules are eliminated due to their weaker hybridization compared with the specifically bound ones, which subsequently can be detected by autoradiography. In addition, the specificity can be controlled by comparing

the size of the detected mRNA with the predicted length of the mRNA of interest.
More rapid, but less specific is the dot blot method which is performed like the Northern blot technique except that the RNA is directly dotted onto the membrane without preceding fractionation.
The most specific method to detect a mRNA species is the RNase protection assay (15,16). Total RNA from a tissue or cell culture is hybridized to a radiolabelled specific antisense RNA of complete homology. The specificity is accomplished by a subsequent RNase digestion. Nonhybridized, single-stranded RNA and nonspecifically hybridized fragments with even small mismatches will be recognized and cleaved, while double-stranded RNA of 100% homology is not accessible for the enzyme and will be protected. After removing the RNase by proteinase K digestion and phenolization, the specific protected fragment can be separated from degradation products, commonly on a denaturing polyacrylamide gel, and the predicted size can be checked on autoradiographs. All the assays decribed above can be quantified by densitometric scanning.
The precise localization of a given mRNA to a specific population of cells within a tissue can be determined by the in situ hybridization technique (17-20). This method is analogous to the immunocytochemical technique and can in fact be used simultaneously with immunocytochemistry on the same section to answer, for example, the question of whether a certain protein is realiy synthesized locally or is actually taken up from other sources. Apart from the possibility identifying the cell type expressing a specific mRNA, in situ hybridization can be even more sensitive than the analysis of a total tissue RNA preparation by the techniques described above. This is the case when the mRNA is expressed in high concentrations in a very discrete region or cell type within the tissue and would be diluted by homogenization of the whole tissue. The analysis of gene expression by in situ hybridization is therefore of particular importance for heterogeneous tissues, like the brain (21). For in situ hybridization, the tissues have to be frozen or perfusion-fixed and sectioned according to the protocols for histochemistry. The hybridization protocol for the tissue sections and the labeled probes used are similar to the other hybridization methods described above. A semiquantitative analysis is possible (22).

Polymerase chain reaction

Since its first description in 1985 by MULLIS (23), the polymerase chain reaction (PCR) has proven to be the most sensitive technique to detect nucleic acids with a great impact on nearly every area of molecular biology and partially replacing the methods described above. Standard protocols (24) allow detection of a single copy gene from approx. 100 ng of mammalian DNA or about 10^4 molecules (25). Vice versa, amplification of DNA is also possible from single cells (26). PCR owes its high sensitivity to the specific binding of synthetically produced oligonucleotide primers to their complementary DNA sequences. These binding sites are the "starting points" of the thermostable Taq DNA polymerase which then synthezises a copy of the original DNA strand. Cycled repetitions of the copying procedure lead to an exponential accumulation of specific DNA amplification products. Thus, DNA can be detected from smail tissue samples, or rare sequences can be amplified which were not accessible before by standard techniques. Besides DNA, RNA can also be qualitatively demonstrated by coupling reverse transcription of RNA (producing cDNA) to a subsequent PCR.

Microdissection techniques to isolate discrete anatomical structures, e.g. isolated nephron fragments supply sufficient material to demonstrate specific gene expression on an "in situ hybridisation level" (27). This offers new opportunities to investigate changes in tissue-specific gene expression, elucidating the contribution of a defined gene to pathophysiological processes in hypertension and other diseases.

However, the high sensitivity of the PCR has complicated its application for quantitative analysis. Minor variations in primary conditions cause vast differences in the amount of amplified product. To establish a method for quantification of mRNA expression, reference genes were coamplified in PCR reactions as internal standards (28). Since in this case, primer pairs for the native and the reference gene are not identical, different amplification efficiencies of the individual genes may impair accuracy. A modification of this technique, competitive PCR, uses an insertional or deletional mutant of the native gene itself as an internal standard retaining the same primer binding sites (29,30). Coamplification of native and mutant genes yields amplification products which can be easily separated by size. Dilutional series of the coamplification procedure and subsequent Southern blotting allow regression analysis of the signal intensities of the native gene and the mutant standard. By use of competitive PCR, renin mRNA expression may be measured from routinely taken human renal biopsy specimens, enabling the in vivo determination of renal renin mRNA expression in human renal disease (31).

Beyond this application, transgenic animals may be diagnosed using the PCR technique as transgene positive by selecting primers which only recognize transgenespecific and not host-specific sequences. Genetic linkage studies are also facilitated by PCR: genetic markers such as simple sequence repeats (SSR) can be identified and reveal polymorphisms of alleles between different rat strains (32). Other applications such as screening of libraries, DNA sequencing by asymmetric PCR and direct cloning procedures have their impact on laboratory work, making PCR technology increasingly helpful in any aspect of molecular biology including clinical hypertension research.

Genetic Hypertension in rats (SHR)

Molecular-biological techniques, as described above, can be applied to the study of hypertensive animals and man. Without any doubt the spontaneously hypertensive rats (SHR), first described by the group in Kyoto (33,34), have assisted in generating a wealth of valuable information for the understanding of blood-pressure control mechanisms and hypertensive disease. The limitation of this model, however, resides in the polygenetic nature of the hypertensive disease and the complexity of primary and secondary interactions. One new approach to studying the molecular and genetic basis of primary hypertension is the investigation of gene structure and functions by molecular biological techniques. Analysis of candidate genes for hypertension in SHR may give insights into the causes of high blood pressure or into the hypertensive process in subsets of humans with primary hypertension.

It is a general belief that a relatively small number of major genes, probably four to six, control the manifestation of hypertension (35,36); additional minor loci also seem to be involved (37). However, such estimates remain debatable since they depend on a number of assumptions that have never been tested (38,39). Nevertheless, it seems thus possibie to study candidate genes which are thought to be involved in the development and maintenance of primary hypertension, a strategy also termed the candidate gene approach. Differences in DNA sequences at candidate loci between hypertensive and normotensive subjects have mostly been mostly determined as restriction fragment length polymorphisms (RFLPs) so far. It has to be kept in mind, that the existence of a genetic difference between inbred strains selected for the presence or absence of a particular trait may be the result of either genetic selection for this trait or chance fixation by genetic drift. To distinguish between these two possibilities, a number of criteria have been proposed to be met (40), including demonstration of a Mendelian pattern of inheritance of the marker (e.g. RFLP), the presence of a logical relationship between the gene or gene product investigated and cardiovascular regulation, and the continued association of genotype and phenotype in a segregating population. In this review concerning the SHR we will limit our discussion to the renin gene which was chosen as one likely candidate gene for hypertension. Using RFLP methodology and the criteria outlined above, we have characterized a RFLP in the renin gene of normotensive and genetically hypertensive rats and tested its association with a number of phenotypical parameters important for cardiovascular control.

We have reported that the renin genes of inbred Wistar Kyoto rats (WKY) and spontaneously hypertensive rats of the stroke-prone substrain (SHRSP) differ from each other by a 700 bp deletion within the first intron. When compared with the Sprague-Dawley strain, deletional events within intron 1 are apparent in both WKY and SHRSP: a minor (about 200 bp) deletion is present in WKY, whereas a larger segment (about 900 bp) is missing in SHRSP. These findings are in agreement with those recently reported by SAMANI et al. (41) with regard to SHR and suggest that the renin gene in SHR and SHRSP may be similar. RAPP et al. (42) have also described a polymorphism in the Dahl rat, localized, as in our experiments, to a 2.6 kb Bgl II fragment of the first intron, where a deletion was found in the salt-sensitive (Dahl-S) compared with the salt-resistant (Dahl-R) strain.

According to these results the renin gene thus could be considered a genetic marker for hypertension. Crossbreeding of SHR with WKY showed that the two "normotensive" and "hypertensive" alleles are propagated in a Mendelian fashion. Evidence for the potential physiological importance of the observed polymorphism (or a closely linked locus), however, relies on experiments testing cosegregation of the hypertensive genotype with the hypertensive phenotype in the F2 generation as mentioned above.

In an extensive and detailed study we have failed to show cosegregation of the renin genotype and arterial blood pressure. Therefore, although the renin gene polymorphism distinguishes between hypertensive and normotensive inbred strains, it does not represent one of the major loci determining blood pressure in the strains studied by us, nor is it closely linked to such a locus (43). Our results, however, contrast with a similar study performed on the abovementioned renin gene RFLP in the Dahl strain (42). There, a significant gene dose effect of the s-allele (which characterized the salt-sensitive substrain) on blood pressure was demonstrated in a segregating F2 colony. This discrepancy may be due to a number of factors, which are discussed elsewhere in detail and which may be related to the methods of studying cardiovascular phenotypes (40,43,44,45,46). KURTZ et al. (47) have also reported cosegregation of blood pressure and a renin RFLP in an F2 cohort. These experiments were done with male SHR and female normotensive Lewis rats. Their results are not easily reconciled with the lack of cosegregation of the hypertensive genotype with higher blood pressure in the F2 in our study. Again, a number of experimental details need to be considered such as the choice of a genetically distant normotensive strain in the study of KURTZ et al. (47) and in the more recentl study of PRAVENEC et al.(SHR and Brown-Norway rats) (48). The exclusive use of male SHR for mating in the study reported by KURTZ et al. may bias higher blood pressure (49,50,51-57). The lack of correlation of hypertensive genotype and phenotype does not rule out an association of the renin gene RFLP with hypertension in SHRSP. If the gene dose effect on blood pressure at the specific locus is comparatively minor, cosegregation of the gene and blood pressure will become apparent only if a very large segregating population is studied.

The testing of genes in vivo: transgenic techniques

A further refinement of the SHR in the generation of experimental animal models was the introduction of a mutated vasopressin gene into the genetic background of hypertensive rats (SHR) by classic breeding. Nature provided us with a mutation of interest for hypertension research: the Brattleboro rats, which exhibit a spontaneous point mutation of the vasopressin gene resulting in a shift of the reading frame. These animals produce no vasopressin (AVP) and have a hereditary hypothalamic diabetes insipidus (DI). Introduction of this defective gene into hypertensive SHR proved conclusively and definitely that AVP is not necessary for the elevation and maintenance of hypertension. The drawback of this approach is the necessity to "wait" for spontaneous and natural gene mutations before they can be introduced into new strains of rats (58).

Now, the generation of animals with defined genetic alterations has become feasible through the transfer of genetic material (DNA) into the germline. This results in transgenic animals (see 59-65). In principle, genes can be added and also deleted, leading to the systematic testing of gene function and its relationship to a specific phenotype, e.g., blood pressure, in vivo (2, 66-77) if the gene structure is known, as is the case for most of the important genes of the renin angiotensin system (78-83). The most common technique to produce transgenic animals consists of injecting the desired transgene DNA into the pronucleus of a one-cell embryo (59,65). This is implanted into a foster mother. The transgene will then be passed on from parent to progeny in a Mendelian manner, allowing propagation of a new strain of animals. The nature of the gene construct but also in part its integration site into the genome determines its tissue- and time-specific handling in the new transgenic animais (59,65).

Higher levels of refinement, specificity, and resolution in the development of transgenetic animals models are possible by another, more recent strategy, i.e., gene targeting by homologus recombination (65, 84). While the insertion of the transgene into the recipient chromosomes is random if the microinjektion technique is used, homologous recombination in pluripotent embryonic stem (ES) cells permits targetted incorporation of the transgene in the desired locus, and this can be carried out prior to the production of transgenetic animals. This potentially avoids the disruption or modulation of unknown genes and insertial artifacts which have to be consired when applying the microinjektion technique. The potential of homologous gene targeting for the creation of new animals models for genetic disorders, including hypertension, cannot be overestimated (65, 84). The ES cell methodology has been employed for targeted deletions of endogenous genes, permetitting the study of the phenotype without a functional gene. Attenuation of gene function can aiso be achieved by microinjection of specific DNA constructs which have a reverse orientation, a technique called "antisense neutralization" (65,85). This transgene construct produces a complementary RNA which hybridizes with the endogenous mRNA and inhibits effective transiation of the gene. Both methods, homologous recombination or antisense neutralization, will thus delete or inhibit a gene. Both approaches have been applied successfully in transgenic mice (85). Most transgenic experiments have so far been done in mice or farm animals. The following considerations supported transgenic rats as an experimental animal model in hypertension research: The rat, more often than any other species, has been used in basic pathophysiological and therapeutic hypertension research. We have therefore at our disposal a wealth of physiologic data about hypertensive rat models. Mice are poorly suited for this type of experimentation, and bigger animals would be impracticable.

In our studies investigating the functional cardiovascular consequences of adding a candidate gene in a transgenic rat, the mouse DBA/Ren-2d gene was chosen for reasons discussed elsewhere in detail (1,2,67,86). The consistent segregation of hypertension with the transgene in these animals and the fact that the hypertensive phenotype was observed in all positive founder animals are strong arguments in favor of the transgene being causally related to high blood pressure. Hypertension develops very rapidiy in the homozygous and heterozygous animals, reaching blood pressures of 200 mmHg and above at 8 weeks of age.

The pathophysiological basis for the elevated blood pressure in the TGR-(mRen-2d)27 animals is still unclear. The data available to date make these transgenic hypertensive animals an interesting model for cardiovascular research. They unequivocally show that renin can elevate blood pressure without activation of the classic kidney/plasma hormonal renin-angiotensin system. The data from these animals certainly support the possibility of extrarenal renin being involved in the development and maintenance of hypertension as well as end-organ damage (87-95). More detailed investigations of the ontogenic development of plasma tissue renin and their relation to blood pressure as well as pharmacological studies should lead to more definite answers to the above questions.

Genetic studies in human primary hypertension

Data from genetic and epidemiologic studies provide support for a significant genetic element which determines blood pressure variance. The familial aggregation of primary hypertension (96,97) and the results obtained from studies in identical twins, where the genetic determination of blood pressure was calculated up to a level of 82% for the systolic and 64% for the diastolic blood pressure (98-100), represent a strong argument in favor of the genetic control of blood pressure. Further evidence is provided by the lack of blood pressure correlations between natural and adopted siblings (101, 102) which suggests that the contribution from genes in the determination of blood pressure is stronger than that of a shared environment (103). In the past, most of the genetic studies have been designed as case-control studies (association studies). The principle of these approach was to investigate whether differences occur for a various number of parameters between hypertensive individuais and a normotensive control population. However, if controls are not selected appropriately, association analyses can be misleading. The results seem to be often of limited clinical relevance, and their value for the identification of subjects at risk in members of families with familial hypertension remains questionable. For instance, the association of the major histocompatibility complex (HLA) antigens (chromosome 6), blood cell antigens (MN locus, chromosome 4) or other plasma proteins (haptoglobin, chromosome 18) with blood pressure values has been investigated (104-107). The more extensive studies of the HLA antigens have produced controversial results (107, 108) and most of the differences between hypertensive patients and control groups do not reach statistical significance (109).The molecular biological studies in humans reported so far have predominantely investigated polymorphisms in the renin gene (110-113). None of five different RFLPs (BgII, BgIII, HindIII, Hinfl, and TaqI) investigated in association studies have been correlated with high blood pressure. NAFTILAN et al. (100) additionally performed linkage analysis in 68 family members from a large Utah pedigree with a high prevalence of primary hypertension and found no linkage between three RFLPs in the renin gene (HindIII, TaqI, and BgII) and hypertension.

Among numerous intermediate phenotypes studied in primary hypertension, the association of the elevated erythrocyte Na^+ -Li^+ countertransport (SLC) with elevated blood pressure has been well characterized (114,115). Recently, likelihood analysis in 1989 members of 89 Utah pedigrees have found evidence for a majorlocus influence on blood pressure of these phenotype (116). However, because the most-likely candidate genes coding for proteins implicated in the SLC system have not been identified segregation analysis with DNA markers are limited. Nevertheless, linkage analysis (115) has been carried out with RFLPs within and in the flanking regions of the recently cloned Na^+-H^+ antiporter gene (117) under the assumption that these gene could be involved in the regulation of the SLC phenotype. Although these study failed to demonstrate genetic linkage between these loci and hypertension, they have supported the feasibility of the application of the linkage approach to test the hypothesis that alterations in particular candidate genes contribute to the development of hypertension (115).

Linkage analysis

Linkage analysis can provide convincing evidence for the contribution of a major locus to the development of arterial hypertension (118). Two loci are said to be "linked" if they are localized close together on the same chromosome. Loci that are a long distance away on the same chromosome may not even appear to be linked because of relatively free recombination between the loci during meiosis (crossing over). Thus, the principle of the linkage approach is: if the disease locus is quite close to a polymorphic DNA marker at another locus whose inheritance can be followed in an affected familiy, affected family members should carry this polymorphism at the marker locus. Nevertheless, if the marker locus and the disease locus are not very close together, then recombination is likely to be seen in the families being analyzed. The most common approach used to provide statistical evidence of linkage is the method of lod scores (119). This is based on a likelihood ratio that favors linkage over independent segregation and the results are expressed as the decimal logarithm of this ratio. By convention, a positive lod score of +3 or greater is considered evidence of linkage, which means a 1000:1 ratio in favor of linkage (119). Genetic linkage analyses with polymorphic DNA markers can be conducted in animals as well as in humans with familial hypertension.

Polymorphic gene markers and candidate genes

Concerning the genetics in hypertension it has been pointed out that linkage or cosegregation analysis of DNA markers would provide the most definite answers but could not be properly executed until informative markers were available. As indicated above, with the DNA markers in candidate genes, preliminary results in experimental as well as in human primary hypertension have been obtained. The candidate gene approach is undoubtiy reasonable, but the restriction on candidate loci would limit our advances in order to obtain new insights in the genetics of hypertension. Although further progress can be expected in the future, to date only few candidate genes coding for proteins involved in blood pressure regulation have been cloned. Furthermore, probably not ail proteins involved in blood pressure regulation have been already detected and the complex pathophysiology of arterial hypertension does not lead to a general agreement on which candidate genes we should focus. The majority of the available RFLPs in candidate genes are only biallelic (presence or absence of a restriction enzyme cleavage site) and provide relatively low heterozygosity. As a result of the latter these RFLP markers will be often uninformative in pedigree analysis whenever critical individuals are homozygous. Now, the development of new DNA technology (120,121) has rapidly increased the number of highly polymorphic DNA markers available for studies in complex phenoptypes. The variable number of tandem repeats (VNTR) represent highly polymorphic markers which contain a set of tandem repeats of a short oligonucleotide sequence (122-124). Abundant repetitive DNA sequences of the form poly(dC-dA) poly(dG-dT) or CA-repeats (121,125) provide another set of highly polymorphic markers. The polymerase chain reaction will simplify and accelerate the application of these markers (121,122,126). The informativeness of the polymorphisms at candidate loci, however, can additionally be increased by the identification of these highly polymorphic markers within or closely linked to the candidate genes (127). For instance VNTRs as well as CA-repeats have been identified in the rat renin gene (48, 128). The second advantage besides the high informativeness of these markers is that they are scattered over the whole genome and are not restricted to a small window of the genom like the candidate gene markers. They are not implicated in blood pressure regulation but are only acting as topographical markers on the chromosomes. We should also keep in mind, on the other hand, that the functional significance of alterations of the DNA sequence in the candidate genes remains questionable. Moreover, the cosegregation of a DNA marker at a candidate locus with blood pressure values may be related to an anonymous gene which is in linkage disequilibrium with the marker indicating that theoretically numerous other genes come into question to cosegregate with the blood pressure. Finally, both approaches, the polymorphisms at arbitrary loci and at candidate loci shall be applied in future linkage analyses to improve the identification of the genes involved in primary hypertension.

Linkage studies in experimental hypertension

It is reasonable to conduct linkage analyses in various strains of rats with genetic hypertension (e.g. SHR). These analyses can be carried out in classical crossbreeding experiments designed to determine whether the aileles of the hypertensive animals exhibit linkage with blood presssure values in the F2 population. We should bypass the considerations which have stressed caution as to the possible conclusions to be drawn of the several cross-breeding studies as indicated above. First, the animals of the F2 population require precise direct biood pressure measurements in order to provide sufficiently accurate phenotypic characterisation. Second, according to each hypertensive model the appropriate normotensive strains should be selected for cross-breeding which is then carried out with male as well as female animals from both strains. Third, the critical importance of proper controls recently became evident when the genetic background of different normotensive and hypertensive strains on the one hand and identical strains from different sources on the other hand were studied (129). When the DNA of SHR and WKY from several sources was compared, it was found that a variability of "DNA fingerprints" exists in WKY as well as in SHR of different sources, indicating genetic heterogeneity between different stocks. These observations confirm the concern that experimental resuits using rats from different sources, including commercial ones, may not be directly comparable (44,45,129,130) and that in future studies genetic homogeneity of the strains used in cross-breeding experiments should be documented by DNA fingerprint analysis.

For genomes for which a detailed linkage map has been established, a novel approach determining the location and number of genes that condition quantitative traits has recently been presented (131). Using sophisticated algorithms, this method allows the detection and mapping of quantitative trait loci with high resolution. Concerning the hypertensive rats at present our strategy is hampered by the lack of such a genetic linkage map. Provided the latter becomes available in the rat, together with the linkage analyses in classical crosses, both methods could ultimately lead to a much more comprehensive examination of the genome for loci linked to hypertension. The final goal is to identify the homologous loci in the human genome by comparative mapping studies and to test the hypothesis whether these genes piay a significant role in human primary hypertension or at least in a subgroup of the phenotype.

Linkage studies in humans

In complex diseases the identification of a distinct major locus effect may be confounded by the influence of various genes. One approach to overcome this probiems is to select families in which a single locus may have a detectable major effect. Consequently, for the more extensive investigation of the molecular genetics of primary hypertension members of families with a high prevalence of the trait need to be studied. At present we can not foresee how many families should be studied (132) and which would be the best statistical method to establish linkage with the blood pressure level and the segregation patterns of the DNA markers. However, according to the predominantly nuclear family structure in developed societies, the affected-sib-pair method seems to be a useful approach for the linkage analysis of a complex phenotype like hypertension (132). These method as weil as related approaches (133) may overcome some of the problems which resides in the disease itself, since no a priori model of genetic transmission is required, and complexities such as muitifactorial determination and incomplete penetrance can be accommodated (115). As a consequence of the latter many families where at least two offspring are hypertensive need to be recruited. In order to provide the application of further statistical analyses and to directly determine identity by descent of alleles in the sibships not only the parental genotypes but also the genotypes of as many family members as possible should be investigated. These studies may also require the immortalization of lymphocytes to obtain a continous access to the

DNA (51). It is likely that these studies, rather than resolving at once the polygenic etiology of primary hypertension, will successively uncover the molecular basis of disease predisposition in certain pedigrees.

Summary – Molecular genetic strategies

The available studies about genetics in hypertension provide a reasonable first step in the search for major disease susceptibility loci. They lead to the hypothesis, that genes with detectable effects on blood pressure can be identified in primary hypertension ("the major locus concept"). Nevertheless, to date we have not clearly characterized the genes that contribute to the development of high blood pressure neither in animals nor in humans. Future research employing modern DNA technology will allow a better characterisation of the genes implicated in this process. The extension of the "classical candidate markers" applied so far, to the highly polymorphic DNA markers will markedly amplify our efforts to identify genes involved in blood pressure development. Despite the complexity of the disease, this strategy may provide a considerable step toward a predictive medicine based on the identification of susceptibility loci. Transgenic methodology, especially transgenic rats, have already opened up a new era in hypertension research. They will be specifically designed on a rational basis and will allow us to answer precise questions as to the mechanisms involved in the hypertensive process and make more specific approaches to therapy available.

Acknowledgements

This work was in part supported by Deutsche Forschungsgemeinschaft (SFB 317) and NIH Grant 101HL5821/01. The support of this work by Bristol-Myers Squibb, Munich-Princeton is gratefully acknowledged. Parts of this Manuscript have been published previously as cited in the references.

References

1. Mullins JJ, Peters J, Ganten D: Fulminant hypertension in transgenic rats harbouring the mouse Ren-2 gene. *Nature* 1990; 344:541-544
2. Mullins JJ, Ganten D: Establishment of transgenic rats with fulminant hypertension. *Hypertension* 1989; 14, 3: No 77 (abstract)
3. Sambrook J, Fritsch EF, Maniatis T: Molecular cloning: A Laboratory Manual, Cold Spring Harbour:Cold Spring Harbour Laboratory, 1989, Ed. 2nd

4   Jackson TR, Blair AC, Marshall J, Goedert M, Hanley MR: The mas oncogene encodes an angiotensin receptor. *Nature* 1988; 335: 437-440.
5   Benton WD, Davis RW: Screening lambda gt recombinant clones by hybridization to single plaques in situ. *Science* 1977; 196: 180-182.
6   Grunstein M, Hogness D: Colony bybridization: A method for the isolation of cloned DNAs that contain a specific gene. *Proc Natl Acad Sci USA* 1975, 72:3961-3965.
7   Maxam AM, Gilbert W: A new method for sequencing DNA. *Proc Natl Acad Sci USA* 1977, 74:560-564.
8   Sanger F, Nickien S, Coulson AR: DNA sequencing with chainterminating inhibitors. *Proc Natl Acad Sci USA* 1977, 74:5463-5467.
9   Tabor S, Richardson CC: DNA sequence analysis with a modified bacteriophage T7 DNA polymerase. Proc Natl Acad Sci USA 1987, 84:4767-4771.
10 Southern EM: Detection of specific sequences among DNA fragments separated by gel electrophoresis. *J Mol Biol* 1975, 98:503-517.
11 Feinberg AP, Vogelstein B: A technique for radiolabeling DNA restriction endonuclease fragments to high specific activity. *Anal Biochem* 1983, 132:6-13.
12 Feinberg AP, Vogelstein B: A technique for radiolabeling DNA restriction endonuclease fragments to high specific activity. *Anal Biochemie* 1984, 137:266-267.
13 Thomas PS: Hybridization of denatured RNA and small DNA fragments transferred to nitrocellulose. *Proc Natl Acad Sci USA* 1980, 77:5201-5205.
14 Melton DA, Krieg PA, Rebagliati MR, Maniatis T, Zinn K, Green MR: Efficient in vitro synthesis of biologically active RNA and RNA hybridization probes from plasmids containing a bacteriophage SP6 promoter. *Nucleic Acids Res* 1984, 12:7053-7056.
15 Berk AT, Sharp PA: Sizing and mapping of early adenovirus mRNAs by gel electrophoresis of S1 digested hybrids. *Cell* 1977, 12:721-732.
16 Goedert M, Spillantini MG, Potier MC, Ulrich J, Crowther RA: Cloning and sequencing of the cDNA encoding an isoform of microtubule-associated protein tau containing four tandem repeats: Differential expression of tau protein mRNAs in human brain. *EMBO J* 1989, 8:393-399.
17 Gall J, Pardue M: Formation and detection of RNA-DNA hybrid molecules in cytological preparations. *Proc Natl Acad Sci USA* 1969, 63:378-383.
18 John HA, Birnstiel ML, Jones KW: RNA-DNA-hybrids at the cytological level. *Nature* 1969, 223:582.
19 Coghlan JP, Aldred P, Haralambidis J, Niall HD, Penschow JD, Trengear GW: Hybridization histochemistry. *Anal Biochem* 1985, 149:1.
20 Mccabe JT, Pfaff DW: In situ hybridization: A methodological guide. *Methods Neurosci* 1989, 1:98-126.
21 Shivers BD, Schachter BS, Pfaff DW: In situ hybridization for the study of gene expression in the brain. *Methods Enzymol* 1986, 124:497-510.
22 Mccabe JT, Desharnais RB, Pfaff DW: Oraphical and statistical approaches to data analysis for in situ hybridization. *Methods Enzymol* 1988, 168:822-848.
23 Mullis KB, Faloona FA: Specific synthesis of DNA in vitro via a polymerase catalysed chain reaction. *Methods Enzymol* 1987, 155:335-350.
24 Current Protocols in Molecular Biology, New York: Greene Publishing Associates and Wiley-Interscience, 1987,

25 Saiki RK, Bugawan TL, Horn GT, Mullis KB Erlich HA: Analysis of enzymatically amplified ß-globin and HLA-DQa DNA with allele-specific oligonucleotide probes, *Nature* 1988, 324:163-166.
26 Li H, Gyllenstein UB, Cui X, Saiki RK, Erlich HA,Arnheim N;Amplification and analysis of DNA sequences in single human sperm and diploid cells.*Nature* 1988, 335:414-417.
27 Moriyama T, Murphy HR, Martin BM, Garcia-Perez A: Detection of specific mRNAs in single nephron segments by use of the polymerase chain reaction. *Am J Physiol* 1990, 258:F1470-F1474.
28 Rappolee DA, Mark D, Banda MJ, Werb Z: Wound macrophages express TGF-a and other growth in vivo: analysis by mRNA phenotyping.*Science* 1988,241: 708-712.
29 WangAM, Doyle MV, Mark DF: Quantification of mRNA by the polymerase chain reaction. *Proc Natl Acad Sci USA* 1989, 86:9717-9721.
30 Gilliland G, Perrin S, Bunn HF: Competitive PCR for quantification of mRNA. In PCR protocols: A guide to methods and applications edited by Innis MA, Geifand DH, Sninsky JJ, White TJ. San Diego: Academic Press, 1990.
31 Wagner J, Paul M, Ganten D, Aitz E: Gene expression and quantification of components of the renin-angiotensin-system from human renal biopsies by the polymerase chain reaction. *J Am Soc Nephrol* 1991, 2:421.
32 Jacob HI, Lindpaintner K, Lincoln SE, et al: Genetic mapping of a gene causing hypertension in the stroke-prone hypertensive rat. *Cell* 1991, 67:213-224.
33 Okamoto K,Yamori Y, Ooshima A, Park C, Haebara H, Matsumoto M: Establishment of the inbred strain of the sponteneously hypertensive rat and genetic factors involved in hypertension. Spontaneous Hypertension: Its Pathogenesis and Complications, edited by Okamoto K. Tokyo, Igaku Shoin, 1972;1-8
34 Okamoto K,Yamori Y, Nagaoka A: Establishment of the stroke-prone spontaneousiy hypertensive rat (SHR). *Circ Res* 1974; 34-35:143-153
35 Tanase H, SuzukiY, OoshimaA,YamoriY, Okamoto K: Genetic anaiysis of blood pressure in the spontaneously hypertensive rat. *Jpn Circ J* 1970; 34: 1197-1212
36 Levine AS, Hennekens CH, Perry A, Cassady A, Geibrand H, Jesse MJ; Genetic variance of blood pressure levels in infant twins. *Am J Epidemiol* 1982; 116:759-764
37 Pravenec M, Klir P, Kren V, Zicha J, Kunes J: An analysis of spontaneous hypertension in spontaneously hypertensive rats by means of new recombinant inbred strains. *J Hypertens* 1989; 7:217-221
38 Kurtz TW Casto A Simonet L Printz MP: Biometric genetic analysis of blood pressure in the spontaneously hypertensive rat. *Hypertension* 1990; 16:718 724
39 Mather K, Jinks JL, Biometrical genetics. NewYork, Chapman and Hall, 1982
40 Rapp JP: A paradigm for identification of primary genetic causes of hypertension in rats. *Hypertension* 1989; 5:198-203
41 Samani NJ, Brammar WJ, Swales JD: A major structural abnormality in the renin gene of the spontaneously hypertensive rat. *J Hypertens* 1989; 7:249-254
42 Rapp JP, Wang SM, Dene H: A genetic polymorphism in the renin gene of Dahl rat cosegregates with blood pressure. *Science* 1989; 243:542-544
43 Lindpaintner K,Takahashi S, Ganten D: Structural alterations of the renin gene in stroke-prone spontaneously hypertensive rats: examination of genotype-phenotype correlations. *J Hypertens* 1990; 8:763-773

44 De Jong W: Handbook of Hypertension: Experimental and genetic models of hypertension. Amsterdam, New York, Oxford, Elsevier, 1984
45 Ganten D: Role of animal models in hypertension research. *Hypertension* 1987; 9:2-4
46 Guidelines for hypertensive rats. Hypertensive Mechanisms: The spontaneously hypertensive rat as a model zo study human hypertension, edited by Rascher W, Clough D, Ganten D, Stuttgart, Schattauer, 1982; 777-802
47 Kurtz TW, Simonet L, Kabra PM, Wolfe S, Lawrence C, Hjelle BL: Cosegregation of the renin allele of the spontaneously hypertensive rat with an increase in blood pressure. *J Clin Invest* 1990; 85:1328-1332
48 Pravenec M, Simonet L, Kren V, Kunes J, Levan G, Szpirer J, Szpirer C, Kurtz T: The rat renin gene: assignment to chromosome 13 and linkage to the regulation of blood pressure. *Genomics* 1991; 9:466-472
49 Ganten U, Schroeder G, Witt M, Zimmermann F, Ganten D, Stock G: Sexual dimorphism in spontaneously hypenensive rats: Effects of antiandrogen treatment. *J Hypertens* 1989; 7:721-726
50 Wagner D, Metzger R, Paul M, Ludwig G, Suzuki F, Takahashi S, Murakami K, Ganten D: Androgen dependence and tissue specificity of renin messenger RNA expression in mice. *J Hypertens* 1990; 8:45-52
51 Eiff AW, Gogolin E, Jacobs U, Neus H: Ambulatory blood pressure in children followed for 3 years. Influence of sex and family history on hypertension. *Clin Exp Hypertens* 1986; A8:577-581
52 Schlager G, Weibust RS: Genetic control of blood pressure in mice. *Genetics* 1968; 55:497-508
53 Cambotti LJ, Cole FE, Gerall AA, Frohlich ED, MacPhee AA: Neonatal gonadal hormones and blood pressure in the spontaneously hypertensive rat. *Am J Physiol* 1984; 247:258-264
54 Sen S, Tarazi C: Aegression of myocardial hypertrophy and influence of adrenergic system. *Am J Physiol* 1982; 244:H97-H101
55 Lindpaintner K, Sen S: Role of sodium in hypertensive cardiac hypertrophy. *Circ Res* 1985; 57:610-617
56 Lengsfeld M, Morano I, Ganten U, Ganten D, Rüegg JC: Gonadectomy and hormonal replacement change systolic blood pressure and ventricular myosin isoenzyme pattern of spontaneousiy hypertensive rats. *Circ Res* 1988; 63: 1090-1094
57 Ely DL, Turner ME: Hypertension in the spontaneously hypertensive rat is linked to the Y chromosome. *Hypertension* 1990; 16:277-281
58 Ganten U, Rascher W, Lang RE, Dietz A, Rettig R, Unger T, Taugner R, Ganten D: Development of a new strain of spontaneously hypertensive rats homozygous for hypothalamic diabetes insipidus. *Hypertension* 1983; 5:119-128
59 Palmiter AD, Brinster AL: Germline transformation of mice. *Annu Rev Genet* 1986; 20:465-499
60 Hammer RE, Palmiter RD, Brinster RL: Partial correction of murine hereditary disorder by germline incorporation of a new gene. *Nature* 1984; 311:65-67
61 Ornitz DM, Hammer RE, Messing A, Palmiter RD, Brinster RL: Pancreatic neoplasia induced by SV40 T-antigen expression in acinar cells of transgenic mice. *Science* 1987; 238:188-193
62 Behringer RR, Mathews LS, Palmiter RD, Brinster RL: Dwarf mice produced by genetic ablation of growth hormone expressing cells. *Genes Dev* 1988; 2:453-461

63 Sarvetnick N, Liggett D, Pitts SL, Hansen SE, Stewart TA: Insulin-dependent diabetes mellitus induced in transgenic mice by ectopic expression of class II MHC and interferon-gamma. *Cell* 1988; 52:773-782
64 Gardner DG:Transgenic animals in hypertension research. New approaches to old questions. *Hypertension* 1990;16:308-310
65 Jaenisch R. Transgenic animals. *Science* 1988; 240:1468-1475
66 Steinhelper ME, Cochrane KL, Field LJ: Hypotension in transgenic mice expressing atrial natriuretic factor fusion genes. *Hypertension* 1990; 16:301-307
67 Mullins JJ, Sigmund CD, Kane-Haas C, Gross KW. Expression of the DBA/2 Ren-2 gene in the adrenal gland of transgenic mice. *EMBO J* 1989; 8:4065-4072
68 Nakamura N, Burt DW, Paul M, Dzau VJ: Negative control elements and cAMP responsive sequences in the tissue-specific expression of mouse renin genes.*Proc Natl Acad Sci USA* 1989; 86:56-59
69 Fukamizu A, Seo MS, Hatae T, Yokoyama M, Nomura T, Katzuki M, Murakami K: Tissue-specific expression of the human renin gene in transgenic mice. *Biochem Biophys Res Commun* 1989; 165:826-832
70 Sola C, Tronik D, Dreyfus M, Babinet C, Rougeon F: Renin promoter SV40 T-antigen transgenes induce tumors irrespective of normal cellular expression of renin genes. *Oncogene Res* 1989; 5:149-153
71 Sigmund CD, Jones CA, Fabian JR, Mullins JJ, Gross KW: Tissue and cell specific expression of a renin promoter-reporter gene construct in transgenic mice. *Biochem Biophys Res Commun* 1990; 170:344-350
72 Mullins JJ, Sigmund CD, Kane-Haas C, Wu C, Pacholec F, Zeng Q, Gross KW: Studies on the regulation of renin genes using transgenic mice. *Clin Exper Hypertens* 1988; A10:1157-1176
73 Clouston WM, Lyons IG, Richards RI:Tissue-specific and hormonal regulation of angiotensinogen minigenes in transgenic mice. *EMBO J* 1989; 8:3337-3343
74 Habener JF, Cwikei BJ, Hermann H, Hammer RE, Palmiter AD, Brinster RL: Metallothionein-vasopressin fusion gene expression in transgenic mice. *J Biol Chem* 1989; 264:18844-18852
75 Miller CC,1, Carter AT, Brooks JI, Lovell-Badge RH, Brammar WJ: Differential extra-renal expression of the mouse renin genes.*NucieicAcids Res* 1989;17:3117-3128
76 Ohkubo H, Kawakami H, Kakehi Y et al: Generation of transgenic mice with elevated blood pressure by introduction of the rat renin and angiotensinogen genes. *Proc Natl Acad Sci USA* 1990; 87:5153-5157
77 Tronik D, Dreyfus M, Babinet C, Rougeon F: Regulated expression of the Ren-2 gene in transgenic mice derived from parental strains carrying only the Ren-1 gene. *EMBO J* 1987; 6:983-987
78 Miyazaki H, Fukamizu A, Hirose S et al: Structure of the human renin gene. *Proc Natl Acad Sci USA* 1984; 81:5999-6003
79 Fukamizu A, Takahashi S, Seo MS, Tada M, Tanimoto K, Uehara S, Murakami K: Structure and expression of the human angiotensinogen gene. *J Biol Chem* 1990; 265:7576-7582
80 Mullins JJ, Burt DW, Windass JD, McTurk P, George H, Brammar WJ: Molecular cloning of two distinct renin genes from the DBA/2 mouse.*EMBO J* 1982;1: 1461-1466
81 Ekker M, Tronik D, Rougeon F: Extra-renal transcription of the renin genes in multiple tissues ot mice and rats. *Proc Natl Acad Sci USA* 1989; 86:5155-5158

82 Fabian JR, Field LJ, McGowan RA, Mullins JJ, Sigmund CD, Gross KW: Allele-specific expression ofthe murine Ren-1 genes. *J Biol Chem* 1989; 264:17589-17594
83 Abel K, Gross KW: Close physical linkage of the murine Ren-1 and Ren-2 loci. *Nucleic Acids Re*s 1988; 16:2111-2126
84 Capecchi MR: The new mouse genetics: altering the genome by gene targeting. *Trends Genet* 1989; 5:70-76
85 Katsuki M, Sato M, Kimura M,Yokoyama M, Kobayashi K, NomuraT: Conversion of normal behavior to shiverer by myelin basic protein antisense cDNA in transgenic mice. *Science* 1988; 241:593-595
86 Mullins JJ, Ganten D: Transgenic animals: new approaches to hypertension research. *J Hypertens* 1990; 8 (suppl 7); S35-S37
87 Jin M,Wilhelm MJ, Lang RE, UngerT, Lindpaintner K, Ganten D:The endogenous tissue renin-angiotensin systems: From molecular biology to therapy. *Am J Med* 1987; 84:28-36
88 Unger T, Kaufmann-Buehler I, Schoelkens BA, Ganten D: Brain converting enzyme inhibition: A possible mechanism for the antihypertensive action of captoprii in spontaneously hypertensive rats. *Eur J Pharmacol* 1981; 70:467-478
89 Ganten D, Hermann K, Bayer C, Unger T, Lang AE: Angiotensin synthesis in the brain and increased turnover in hypertensive rats. *Science* 1983; 221:869-871
90 Suzuki F, Hellmann W, Paui M, Lindpaintner K, Murakami K, Ganten D: Renin gene expression in rat tissue: a new quantitative assay method for rat renin mRNA using synthetic cRNA. *Clin Exp Hypertens* 1986; A10:345-359
91 Swales JD Abramovici A Beck F Bin RF Loudon M Thurston H: Arterial wall renin. *J Hypertens* 1983; 1:17-22
92 DoiY, Atarashi K, Franco-Saenz R, Mulrow P:Adrenal renin:A possible regulator of aldosterone production. *Clin Exp Hypertens* 1983; A5:1119-1126
93 DzauVJ: Cardiac renin-angiotensin system: molecular and funktional aspects.*Am J Med* 1988; 84:22-27
94 Naruse M, Inagami T: Markedly elevated specific renin levels in the adrenal in genetically hypertensive rats. *Proc Natl Acad Sci USA* 1982; 79:325-329
95 Campell DJ: Circulating and tissue angiotensin systems. *J Clin Invest* 1986; 79: 1-6
96 Johnson BC, Epstein FH, Kjelsberg M0: Distributions and familial studies of blood pressure and serum cholesterol levels in a total community - Tecumseh, Michigan., *J Chronic Dis* 1965; 18:147-160
97 Havlik RJ, Garrison RJ, Feinleib M, Kannel WB, Castelli WP, Mc Namara PM: Blood pressure aggregation in families. *Am J Epidemiol* 1979; 110:304-312
98 Feinleib M, Garrison RJ, Fabsitz R, et al.:The NHLBI twin study of cardiovascular disease risk factors:methodology and summary of results. *Am J Epidemiol* 1977; 106:284-295
99 Austin MA, King MC, Bawol RD, et al.: Risk factors for coronary heart disease in adult female twins. genetic heritability and shared environment influences. *Am J Epidemiol* 1987; 125:308-318
100 Hunt SC, Hasstedt SJ, Kuida H, et al. Genetic heritability and common environ-mental components of resting and stressed blood pressure, lipids and body mass index in Utah pedigrees and twins. *Am J Epidemiol* 1989 129:625-638
101 Biron P, Mongeau JG, Bertrand D: Familial aggregation of blood pressure in 558 adopted children. *Can Med Assoc J* 1976; 115:773-774

102 Annest JL Sin DF Biron P Mnogeau, G: Familial aggregation of blood pressure and weight in adoptive families: ll. Estimation of the relative contributions of genetic and common environmental factors to blood pressure correlations between family members. *Am J Epidemiol* 1979; 110:492-503
103 Williams RA, Hunt SC, Hasstedt SJ, et al.: Multigenic human hypertension: evidence for subtypes and hope for haplotypes. *J Hypertens* 1990; 8(suppl 7):539-546
104 Weder AB, Nicholas JS, Julius S: Linkage of MN locus and erythrocyte lithium-sodium countertransport in Tecumseh, Michigan. *Hypertension* 1981 ; 17:977-981
105 Heise EA, Moore MA, Aeid QB, Goodman H0: Possible association of MN locus hapiotypes with essential hypertension. *Hypertension* 1987; 9:634-640
106 Weinberger HH, Miller JZ, Fineberg NS, Luft FC, Grim CE, Christian JC: Association of haptoglobin with sodium sensitivity and resistance of blood pressure. *Hypertension* 1987; 10:443-446
107 Gerbase-DeLima M, Delima JJG, Persoli LB, Silva HB, Marcondes M, Belloti G: Essential hypertension and histocompatibility antigens. A linkage study. *Hypertension* 1989; 14:604-609
108 Corvoi P, Jeunemaitre X, Plouin PF, Cambien F, Soubrier F. The application of molecular genetics to the study of familial hypertension. *Clin Exp Hypertens* 1989; A11: 1053-1073
109 Svejgaard A, Platz P, Ryder LP: HLA and disease 1982-a survey. *Immunol Rev* 1983; 70: 193-218
110 Naftilan AJ, Wiiliams R, Burt D, Paul M, Pratt RE, Hobart P, Chirgwin J, Dzau V,I: A lack of genetic linkage of renin gene restriction fragment length polymorphism with human hypertension. *Hypertension* 1989; 14:614-618
111 Morris B, Griffiths LR: Frequency in hypertensives of alleles for a RFLP associated with the renin gene. *Biochem Biophys Res Commun* 1988; 150:219-224
112 Soubrier F, Houot AM, Jeunemaitre X, Plouin PF, Corvol P: Molecular biology as a tool for genetic research in hypertension: Application of the renin gene. *J Cardiovasc Pharmacol* 1988; 12:5155-5159
113 Soubrier F, Jeunemaitre X, Rigat B, Houot AM, Cambien F, Corvol P: Similar frequencies of renin gene restriction fragment length polymorphisms in hypertensive and normotensive subjects. *Hypertension* 1990; 16:712-717
114 Canessa M, Adragna N, Solomon HS, Connolly TS, Tosteson DC: Increased sodium-lithium countertransport in red celis of patients with essential hypertension. *N Engl J Med* 1980; 302:772-776
115 Lifton RP, Hunt SC, Williams RA, Pousysségur J, Lalouel JM: Exclusion of the Na^+-H^+ antiporter as a candidate gene in human essential hypertension. *Hypertension* 1991; 17:8-14
116 Hasstedt SJ, Wu LL, Ash 0, Kuida H, Wiolliams RR: Hypenension and sodium-lithium countertransport in Utah pedigrees-evidence for major-locus inheritance. *Am J Hum Genet* 1988; 43:14-22
117 Sardet G, Franchi A, Pousysségur J: Molecular cloning, primary structure, and expression of the human growth factor-activatable NA + /H + antiporter. *Cell* 1989; 56:271-280
118 MacCluer JW: Statistical approaches to identifying major locus effects on disease susceptibility. In Lusis AJ, Sparkes SR (eds): Genetic factors in atherosclerosis:

approaches and model systems. *Monogr Hum Genet*, Basel, Karger 1989; 12:50-78

119 Ott, J: Analysis of human genetic linkage. Baltimore, Johns Hopkins University Press; 1985
120 Weber JL: Informativeness of human $(dC-dA)_n \cdot (dG-dT)_n$ polymorphisms. *Genomics* 1990; 7:524-530
121 Weber JL, May PE: Abundant class of human DNA polymorphisms which can be typed using the polymerase chain reaction. *Am J Hum Genet* 1989; 44:397-401
122 Nakamura Y, Leppert M, O'Connell P, et al.: Variable number of tandem repeat (VNTR) markers for human gene mapping. *Science* 1987; 235:1616-1622
123 Nakamura Y, Carlson M, Krapcho K, Kanamori M, White R: New approach for isolation of VNTR markers. *Am J Hum Genet* 1988; 43:854-859
124 Jeffreys J, Wilson V, Thein SL: Hypervariable minisatellite regions in human DNA. *Nature* 1985; 314:67-73
125 Hamada H, Petrino MG, Kakunaga T, Seidman M, Stoliar BD: Characterisation of genomic poly(dT-dG)•poly(dC-dA) sequences: Structure, organization and conformation. *Mol Cell Biol* 1984; 4:2610-2621
126 Feener CA, Boyce FM, Kunkel LM: Rapid detection of CA polymorphisms in cloned DNA: application to the 5'region of the dystrophin gene. *Am J Hum Genet* 1991; 48:621-627
127 Litt M, Luty JA: A hypervariable microsatellite revealed by in vitro amplification of a dinucleotide repeat within the cardiac muscle actin gene. *Am J Hum Genet* 1989; 44:397-401
128 Fukamizu A, Nishi K, Cho T, Saitoh M, Nakayama K, Ohkubo H, Nakanishi S, Murakami K: Structure of rat renin gene. *J Mol Biol* 1988; 201:443-450
129 Samani NJ, Swales JD, Jeffreys AJ, Morton DB, Naftilan AJ, Lindpaintner K, Ganten D, Brammar WJ: ONA fingerprinting of spontaneously hypertensive and Wistar-Kyoto rats: implications for hypertension research. *J Hypertens* 1989; 7:809-816
130 Nabika T, Nara Y, Ikeda K, Endo,l, Yamori Y: Genetic heterogeneity of the spontaneously hypertensive rat, *Hypertension* 1991; 18:12-16
131 Paterson AH, Lander ES, Hewitt JD, Peterson S, Lincoln SE, Tanksley SD: Resolution of quantitative traits in Mendelian factors by using a complete linkage map of restriction fragment length polymorphisms. *Nature* 1988; 335:721-726
132 Hyer RN, Julier C, Buckley JD; et al.: High-resolution linkage mapping for susceptibility genes in human polygenic disease: Insulin-dependent diabetes mellitus and chromosome 11q. *Am J Hum Genet* 1991; 48:243-257
133 Weeks DE, Lange K: The affected-pedigree-member methode of linkage analysis. *Am J Hum Genet* 1988; 42:315-326

Christopher Rommel *(Berlin)*

Die Präventionsmedizin und das Unbehagen an der Ganzheitlichkeit: Gesundheitspflicht oder Salutogenese? *

1. Von der Organbehandlung der neuzeitlichen Medizin zur Gesundheitsvorsorge der ganzheitlichen Gegenbewegung.

Das partikulare Paradigma hat in der modernen Medizin zu einer fortschreitenden Spezialisierung der medizinischen Fachdisziplinen und zu einschneidenden Unterteilungen bei der Wahrnehmung des Patienten und seiner Erkrankungen geführt. Über die gestörte Funktion vereinzelter Organe - schließlich auch vereinzelter Zellen und Zellorganellen - wurde und wird im Zuge dieses Prozesses eine unübersehbare Fülle von Detailkenntnissen gewonnen. Auf den kranken Menschen, zumal auf den *ganzen* kranken Menschen, kann diese Medizin sich aber nicht mehr einlassen. Weder leistet die neuzeitliche Medizin einen ernsthaften Versuch, den ganzen kranken Menschen zu verstehen, noch gar ihn zu behandeln. Dagegen werden funktionsuntüchtige Zellen, Organe oder allenfalls Organsysteme behandelt, nicht aber der gesamte Organismus, der erkrankte Mensch. Und noch viel weniger als der einzelne kranke Organismus können pathogene Lebensverhältnisse der Kranken wahrgenommen, berücksichtigt, oder gar verändernd beeinflußt werden. Sei es der soziale Kontext der Familie und des Arbeitsplatzes, oder auch der Kontext der natürlichen Lebensverhältnisse der Um- und Mitwelt: Dem partikularisierten und partikularisierenden Blick der medizinischen Spezialdisziplinen können die komplexen pathogenen Entstehungs- und Verlaufsbedingungen einer Erkrankung nicht augenfällig werden. Obwohl dadurch offenkundig die Medizin sich von ihrer ursprünglichen Aufgabe abwendet, den kranken Menschen zu erkennen, zu verstehen und zu heilen, ist dieser Trend der modernen Medizin ungebrochen.

Dieser Trend in der Medizin folgt dem Paradigma der modernen, sich exakt verstehenden Naturwissenschaften: Hier wie dort wird eine Objektivierung der Erkenntnisse durch Partikularisierung der Problemstellung betrieben. Die Objektivität der Resultate erfordert, daß erkennende Subjekte aus dem Erkenntnisprozess herausgehalten werden. An deren Stelle treten Apparate und ihre Meßergebnisse, Checklisten und ihre Punktwerte, Spezialisten und ihre Partialperspektiven. Damit aber messende Verfahren überhaupt sinnvoll eingesetzt werden können, damit Apparaturen anschließbar und Spezialisten orientierungsfähig werden, müssen die komplizierten Verhältnisse des Untersuchungsgegenstandes, im Falle der Medizin also der kranke Mensch in seinen Lebenszusammenhängen, in einzelne Aspekte, Organe oder fachärztliche Zuständigkeiten zerlegt werden. Medizin als Erfahrungswissenschaft, in dem guten Sinne eines erfahrenen und erfahrenden Subjektes, eines Arztes, ist mithin abgeschrieben. Der modernen Medizin, wie aller neuzeitlichen Naturwissenschaft, gelten Zahlen, Daten und Fakten vor der sinnlichen Erfahrung einer ganzheitlichen Wahrnehmung eines Menschen in seinen Lebensproblemen. Komplexe Zusammenhänge werden reduziert auf monokausale Verstehensweisen, die sich binär codieren lassen. Der Patient, für den als ganzer Mensch keine Medizin mehr zuständig ist, eilt von Spezialist zu Spezialist, bis die Krankheit von selbst heilt oder die Störung sich auf andere Ebenen verlagert.

Die kritische Gegenbewegung gegen die partikulare Medizin der Moderne forderte folgerichtig wieder den ganzen Menschen wahrzunehmen. Nicht nur die Funktion seiner Teilsysteme, sondern die umfassende Zuständigkeit für den erkrankten Menschen wurde das Ziel einer "ganzheitlichen Medizin". So erhebt auch Thure von UEXKÜLL (1990) in einem Aufsatz über die Notwendigkeit einer Ausbildungsreform in der Medizin die Forderung nach Ganzheitlichkeit. Entsprechend der konstatierten Situation der Medizin der Gegenwart, formuliert er diese Forderung zunächst in Form einer rethorischen Negation:

"Wenn die Medizin noch den Namen `Humanmedizin` verdienen soll, darf sie dann aus einem Konglomerat von Disziplinen bestehen, die alles über Zellen, Gewebe und Organe, aber wenig oder nichts über die kranken Menschen wissen, denen die Zellen, Gewebe und Organe gehören? ... Unter diesen Problemen ist die Frage nach einer Integration des Wissens von vielen Spezialdisziplinen in die Erfahrungen der Allgemeinmedizin und die Forschungsergebnisse der psychosozialen Fächer über den kranken Menschen und seine Probleme besonders dringlich."

Im Sinne dieser Integration sollten dann auch die sozialen Lebensbedingungen, seine Bildung und Erziehung, seine gesellschaftliche und schließlich auch seine natürliche Umwelt in die ärztliche Perspektive einbezogen werden. Mit diesem Orientierungswechsel war - zumindest seinem Anspruch nach - auch die Bemühung um den gesunden Menschen impliziert, nicht länger ausschließlich die Bekämpfung der jeweils aufgetretenen Erkrankung. Schon vor der Manifestation einer Erkrankung soll nunmehr primär präventive Medizin die Entstehungs- und Entwicklungsbedingungen einer Störung erkennen und beeinflussen.

2. Jenseits der curativen Medizin: Prävention als Element einer ganzheitlichen Medizin

Präventive Medizin, das ist die Leitlinie, unter der nun auch der gesunde Mensch regelmäßig zum Arztbesuch aufgefordert ist. Die Hoffnung aber, daß sich die Medizin auf den gesunden Menschen einläßt, auf eine Idee vom guten Leben, ist trügerisch. Denn Veränderung ist hier wesentlich dem Patienten, weniger aber der Medizin, abverlangt. Der jetzt zum Arzt gehen soll, das ist nicht mehr der Kranke aber auch nicht der Gesunde, sondern eine neue Gattung: Der Noch-Gesunde, der Noch-nicht-Kranke.

Die frühen Anfänge der präventiven Forderungen beließen es bei Krebsvorsorgeuntersuchungen bei Frauen und einer regelmäßigen Untersuchung der Prostata bei Männern ab vierzig. Obwohl der Katalog der immer dringlicher empfohlenen Vorsorgeuntersuchungen in der Folgezeit immer umfangreicher wurde, blieb die Resonanz in der Bevölkerung zurückhaltend. So wird nach Angaben der Kassenärztlichen Bundesvereinigung die 1989 eingeführte Gesundheitsuntersuchung gegenwärtig nur von etwa 20 % der Anspruchsberechtigen genutzt. In einem Aufruf zur bundesweiten Aktion "check ab 35" der Kassenärztlichen Bundesvereinigung (1991) wird die Notwendigkeit zur Verbesserung der Prävention betont und die geringe Akzeptanz der Vorsorgeuntersuchungen in der Bevölkerung kritisiert: "Dieses enttäuschende Ergebnis ist für die Kassenärztliche Bundesvereinigung Anlaß, mit einer zunächst auf ein Jahr befristeten Öffentlichkeitsaktion den Präventionsgedanken in der Öffentlichkeit zu stärken und insbesondere die Inanspruchnahme des *check up* zu fördern." Die routinemäßige Kontrolle von Laborwerten, Blutdruck, Gewicht, Blutfetten, Lungen- und Herz-Kreislauffunktionsparametern gelangt mehr und mehr in den Rang einer Bürgerpflicht. Der "check-up", die deutsche Begrifflichkeit für den Gesundheits-TÜV, impliziert einen Gesundheitsbegriff, der, analog zum geprüften Kleinwagen, den problemlosen Austausch fehlerhafter Komponenten glauben machen will. Die noch immer ungläubig Verharrenden, immerhin 80%, werden zu gesunder Lebensführung gemahnt. Unter dem offiziellen Slogan der Aktion: "Lieber länger lustig leben ...darum Vorsorge nicht vergessen" hat der Spaß unkontrollierter Gesundheitsrisiken nunmehr ein Ende. Bluthochdruck, Übergewicht, Diätfehler, Cholesterin, Süßigkeiten, Rauchen, Alkohol, Bewegungsarmut oder was immer als gesundheitsschädlich erkannt wird, gibt Anlaß zu öffentlicher Verfolgung und fürsorglicher Belagerung.

Im Falle einer Schwangerschaft ist die routinemäßige Durchführung der Vorsorgeuntersuchungen auch bei risikofreien Schwangerschaften (Alter, Diabetes, Fehlgeburten) ebenso wie eine Amniocentese (Fruchtwasserabnahme unter anderem zur genetischen Untersuchung) dringend ärztlich angeraten. Die ganzheitliche Gesundheitsfürsorge, das 'Rundumsorglospaket', stellt sich so, trotz der uneingeschränkten Bereitschaft zur kostspieligen Maßnahme, auch als kostengünstige Medizin der Zukunft, als ökonomisch *und* ökologisch sinnvolle Gesundheitsstrategie dar. Schließlich würden, so die Protagonisten, Heimplätze für Behinderte, Frührenten, und kostspielige Dauerbehandlungen von Stoffwechselerkrankungen gespart. Auch der aufwendigen Sorge für Patienten mit Trisomie-21 oder anderen genetischen Entwicklungsstörungen wäre die Gemeinschaft entledigt.

Was aber soll mit jenen geschehen, die sich solcher Rundumsorglosigkeit nicht anschließen mögen? Allzu leicht werden aus solchen mechanistischen Vorstellungen über Gesundheitserhaltung durch Elimination von Risikofaktoren nicht nur Verpflichtungen für Vorsorgemaßnahmen, sondern auch Sanktionen bei deren Versäumnis, abgeleitet. Etwa in der Weise, daß Raucher die Kosten ihrer Krebsbehandlung selbst bezahlen sollten. Und Mountain-Biker müßten die Behandlung ihrer Kopfplatzwunden ebenso aus eigener Tasche bezahlen, wie Alkoholiker die Folgekrankheiten ihres Fehlverhaltens. Ebenso sollen Eltern, die sich während der Schwangerschaft gegen Vorsorgeuntersuchung und Schwangerschaftsabbruch entschieden haben, die Behandlungskosten ihrer Kinder privat tragen. Gerne wird dann auf das Verursacher-Prinzip hingewiesen, welches in der Ökologiedebatte entwickelt wurde und nun auch auf den Gesundheitsbereich übertragen werden müsse.

3. Totalitarismus im Gewand der Ganzheitlichkeit? oder: Die Geister, die ich rief...

Was sich in dieser Argumentationsweise anbahnt, und was doch auf menschliche und verantwortungsvolle, ökologische und ganzheitliche Weise begonnen hatte, das entwirft nicht nur ein horrendes Zukunftsszenario, sondern verweist auch im Denkgestus so nachhaltig auf die Barbarei, daß vom Unbehagen an dieser Form von Ganzheitlichkeit schon weniger zu sprechen wäre als von Furcht und Elend und von der Fruchtbarkeit des Schoßes. Hiermit ist also der Wendepunkt einer verabsolutierten Ganzheitlichkeit in eine Form des Totalitarismus angezeigt.

Der Absprung der Ganzheitlichkeit zum totalitären Salto mortale ist bereits vollzogen. Bis in die Sprachform werden horrende Zukunftsszenarien bereits Realität: Der Präsident der Bundesärztekammer Dr. Karsten VILMAR gab im Sommer 1991 den 'Denkstoß', Übergewichtigen eine Kiloprämie, einen Dickenzuschlag, bei der Krankenversicherung abzuverlangen. Auch Raucher, oder Drachenflieger und andere "Risikosportler" sollen nach seinem Vorschlag zur Kasse gebeten werden. Gegen das Solidaritätsprinzip verstößt "ein unsolidarisches Verhalten derer, die entgegen ihrem besseren Wissen ihre Gesundheit und damit die Solidargemeinschaft schädigen." (VILMAR 1991) Trotz späterer Verharmlosung seiner Äußerungen als 'Gag' teilt sich in dieser Herangehensweise bereits die unbedenkliche Verabsolutierung eines Ganzen, der Gemeinschaft, gegenüber der individuellen Lebensführung autonomer Bürger mit, welche in Deutschland auch unter den disparaten gesellschaftlichen Rahmenbedingungen in der Geschichte seiner Staaten und Länder, immer wieder notorisch wird. Der überaus witzige Denkanstoß, der das Ganze der Solidargemeinschaft beschwört, ist die Wirklichkeit gewordene Ouvertüre eines "lustigen Lebens", deren Dicke, Raucher und Risikosportler als die Ersten zur Kasse gebeten werden und dazu auch noch lustig lachen sollen. Was gegen den Zuschlag spricht? Die Rechtslage läßt es nicht zu. Noch nicht.

Daß derartige Denkungsarten nicht nur von Ärzten, zumal von ihren herausgehobenen Repräsentanten, sondern auch von Ökonomen im Zusammenhang mit der Kostenentwicklung im Gesundheitswesen, gepflegt werden, muß alarmieren. An einem längeren Zitat aus einem Beitrag des Ökonomen Peter OBERENDER aus einem von Hans-Martin SASS 1988 herausgegebenen Buch mit dem bemerkenswerten Titel: *"Ethik und öffentliches Gesundheitswesen. Ordnungsethische und ordnungspolitische Einflußfaktoren im öffentlichen Gesundheitswesen"* soll dies im Zusammenhang mit der Frage nach einer Gesundheitspflicht gezeigt werden:

"Die Diagnose lautet: Das Gesundheitswesen in der Bundesrepublik Deutschland ist krank. Es leidet auf Grund falsch gesetzter Rahmenbedingungen an einer Verschwendung knapper Ressourcen durch alle Beteiligten. In allen Bereichen bestehen umfangreiche Steuerungsdefizite. Als Therapie zur Lösung der vielfältigen Probleme wird eine Rückbesinnung auf die konstitutiven Elemente der Marktwirtschaft gefordert: Es ist notwendig ein marktkonformes soziales Gesundheitssystem durch adaequate ordnungspolitische Maßnahmen zu schaffen. Beim einzelnen müssen Eigenverantwortung, Eigeninitiative und Eigenvorsorge wesentlich gesteigert werden. ... Durch eine verstärkte dezentrale Steuerung im Gesundheitsbereich werden die Bürger wieder autonomer, was zugleich heißt, daß für sie, neben das Recht auf Gesundheit als untrennbare Komplemente stärker die Eigenverantwortung sowie die Pflicht zur Gesunderhaltung, sowie Gesundheitsförderung treten."

Ein Gesundheitssystem, welches Vorsorge durch dezentrale Steuerung und ordnungspolitische Maßnahmen zur Durchsetzung einer *"Pflicht zur Gesunderhaltung"* betreibt, gibt Anlaß zur Besorgnis. Die Revision solcher ganzheitlichen Ansätze mit ihrer Tendenz zum Totalitären ist in der Medizin - und innerhalb der gesamten Ökologiedebatte - erforderlich geworden.

4. Gesundheit durch Ungesundes?

Vor weiteren Überlegungen zu einer Gesundheitspflicht und Präventionsmedizin müssen zunächst Klärungen stattfinden, welche herkömmliche Überzeugungen über Gesunderhaltung und Krankheitsverursachung differenzieren.

Einige Fragestellungen sollen den Horizont dieser Klärungen über einen möglichen Gesundheitseffekt von "Krankmachern" erhellen: Dient es der Gesundheit einem nicht zur Entwöhnung motivierten Alkoholiker und Raucher zur stationären Behandlung einer Oberschenkelfraktur gleichzeitig einer Nikotinkarenz und einem Alkoholentzug auszusetzen? Wie wohltuend kann ein Frühstück im Bett sein, mit Buttercroissant, auch wenn die Blutfette ansteigen und das Fitnessjogging ausfällt? Wieviel Gesundheit steckt in einem feucht-fröhlichen Abend unter Freunden? Wem's schmeckt mit Eisbein zuvor? Oder in einem verraucht-konspirativen Abend unter Freundinnen. Wem's schmeckt mit Eis und heißer Schokoladensauce danach? Wieviel Lebenskraft vermittelt ein ausgiebiger gemeinsamer Schwips? Macht es denn ausschließlich krank, oder birgt es nicht auch Aspekte von Gesundheit, wenn ein Raucher in einer akut belastenden Konfliktsituation zur Zigarette greift? Oder nach einem guten Abendessen zum Zigarillo?

Daß dem Zigarettenrauch nicht ausschließlich schädigende Wirkungen zugeschrieben werden können wird auch in wissenschaftlichen Veröffentlichungen bestätigt: So berichten DUIJN und HOFMAN im *British Medical Journal* (1991) von einer Untersuchung an 198 Patienten aus siebzehn Familien mit gehäufter Incidenz der praesenilen Demenz bei *Morbus Alzheimer,* daß Raucher eine signifikant geringere Erkrankungshäufigkeit aufweisen. Je höher der Zigarettenkonsum steigt, um so niedriger sinkt das Erkrankungsrisiko. Der Beginn der dementiellen Symptome tritt bei Rauchern im Durchschnitt 4,17 Jahre später als bei Nichtrauchern aus derselben Familie auf (p=0,03).

Auch Untersuchungen über den Zusammenhang von Zigarettenkonsum und der Erkrankungswahrscheinlichkeit an *Morbus Parkinson* bestätigen einen protektiven Einfluß durch das Rauchen. In einem Übersichtsartikel (BARON, *Neurology* 1986) werden insgesamt 19 Studien dargestellt, die sämtlich diese Tendenz bestätigen:

> "The odds ratios (relative risks) for smoking were typically around 0,5 indicating that currently smoking subjects had only one half the risk of parkinsonism of nonsmoking subjects. A history of ever smoking subjects was associated with similarly lowered risks."

Trotz dieser Resultate wird Rauchen keinesfalls zur Therapie bei *Morbus Alzheimer* oder bei *Morbus Parkinson* empfohlen. Allerdings ist die generelle Zuordnung des Zigarettenkonsums zur Gesundheitsschädigung nicht mehr möglich, ohne den Sachverhalt in unzulässiger Weise zu verkürzen.

Wie aber steht es mit den Drogen und Rauschgiften, kann da noch im Entferntesten von Gesundheit die Rede sein, können diese nicht getrost und ohne viel Federlesen auf die Seite der Krankheitsverursachung geschlagen werden? Aber auch hier muß darauf hingewiesen werden, daß Kokain in der gewachsenen Kultur und im Lebensraum der Indios, in der dünnen Luft der hohen Andencordilleren, zur Steigerung der Leistungs- und Konzentrationsfähigkeit biologisch sinnvoll zur Anwendung gebracht wird.

Und wer könnte so ohne weiteres auf Morphium bei der Linderung starker Schmerzzustände verzichten, bloß weil die Substanz im anderen gesellschaftlichen Zusammenhang zweifellos mit schweren sozialen, körperlichen und psychischen Schädigungen assoziiert ist. Wer wollte Codein, Barbiturate und Benzodiazepine diskreditieren, weil sie nicht nur in Apotheken, sondern auch in Diskotheken gehandelt werden, abgesehen davon, daß der weitaus häufigste Mißbrauch dieser Substanzen ohnehin unter ärztlicher Verschreibung und auf Krankenschein geschieht. Schon PARACELSUS wußte, daß fast alle in Medikamenten verwendeten Substanzen bei zu hoher Dosierung giftige Wirkungen haben. Ob aber diese giftige Wirkung gut oder schlecht ist, gesund oder krank macht, entscheidet sich nicht nur im Extremfall einer gewollten Selbsttötung durch die Einnahme von Tabletten, am gesellschaftlichen und individuellen Zusammenhang. Die Bestimmung dessen, was gesund erhält und was krank macht, scheint nurmehr auf den allerersten Blick einfach. Und Gift kann offenbar auch eine gesunde Sache sein.

5. Schaden durch Vorsorge? Krankheit durch Prävention?

Nachdem auf Aspekte hingewiesen wurde, unter denen die gemeinhin angenommenen pathogenen Eigenschaften einzelner Substanzen zu relativieren sind, soll nun der Frage nachgegangen werden, inwieweit Maßnahmen, die allgemein für gesundheitsförderlich gehalten werden, nicht auch pathogene Wirkungen beinhalten.
So sind beispielsweise auch an der Zuordnung der Vorsorgeuntersuchungen auf der Seite der Gesunderhaltung gehörige Zweifel anzumelden. Diese sollen an den Erfahrungen mit der Brustkrebsvorsorgeuntersuchung und deren unerwünschten Wirkungen exemplarisch begründet werden: In groß angelegten

Feldforschungsprogrammen zur Früherkennung und Behandlung von Brustkrebs in Skandinavien konnte gezeigt werden, daß der im Einzelfall tatsächlich verhinderte vorzeitige Krebstod für viele Menschen mit erheblichen gesundheitlichen Gefahren und Einschränkungen des Wohlbefindens verknüpft ist. In einer Arbeit von Johannes SCHMITT (1988) wird dargestellt, wie problematisch breite Screeninguntersuchungen unselektierter Populationen in Bezug auf massenhafte unerwünschte Effekte im Sozial- und Gesundheitsbereich sind:

"Ein verhinderter Krebstod wird erkauft mit:
- Über 5000 Mammographien:
  Tausende Male muß eine Frau die Prozedur auf sich nehmen, einige tausende Stunden verlorener Freizeit, oder Arbeitszeit, Nervosität, Verkehrsunfälle usw.?
- Über 200 zuerst verdächtigen Befunden.
  Hundertfache Verängstigung und um die 50 Nadel-Biopsien und Probe-Operationen ohne Konsequenzen auf einen kommenden oder nie kommenden Krebstod.
- Über 20 Frühentdeckungen:
  Nur in einem von 25 frühentdeckten Krebsen ist eine *zusätzliche* Heilung möglich. In allen anderen Fällen aber wird durch die Frühentdeckung ohne Nutzen die Krankheit schon früher 'in Gang gesetzt', die Leidenszeit also verlängert."

Aus der erheblichen psychosozialen Belastung, welche untrennbar mit unselektierten Screeningprogrammen verbunden sind, wird ersichtlich, daß eine Gesundheitsvorsorge - in der allerbesten Absicht - auch krank machen und mithin unter Umständen eine höchst ungesunde Angelegenheit sein kann. Und auch die erste Beruhigung durch einen unauffälligen Befund verflüchtigt sich spätestens nach dem Ablauf von neun oder zwölf Monaten, wenn nicht mehr ausgeschlossen sein kann, daß verdächtiges Gewebe neu sich gebildet hat. Wohlgemerkt: Einer persönlichen Entscheidung zur Wahrnehmung dieser - und anderer - Vorsorgeuntersuchungen, trotz der mit ihnen verbundenen Gefährdungen, soll nichts entgegenstehen. Aber diese Entscheidung muß individuell bedacht und gefällt werden. Unter Hinweis auf Gesunderhaltung, zumal wenn hiermit auch die seelische Gesundheit gemeint sein soll, kann jedenfalls diese Vorsorgeuntersuchung nicht allgemein verbindlich gemacht werden.

Auch an anderen Beispielen, etwa an der öffentlichen Bedrängnis und unselektierten Behandlung großer Bevölkerungsanteile, deren Blutfettwerte nach einer willkürlich - und im internationalen Vergleich in Deutschland besonders niedrig - festgesetzten Norm als zu hoch angesehen werden, ließen sich negative körperliche und psychosoziale Gesundheitsfolgen dieser präventiven Maßnahme aufzeigen. (Abgesehen von diesen unerwünschten Seiteneffekten, wäre hier auch zu betonen, daß der Zusammenhang zwischen der therapeutischen Reduktion mäßig 'erhöhter' Blutfette und der Prävention von Gefäßerkrankungen - anders als bei erhöhtem Blutdruck - noch gar nicht hinreichend valide bestätigt werden konnte und daher eine erbitterte Kontroverse unter Epidemiologen und Interessengruppen geführt wird.)

Die Beantwortung der Frage nach Gesunderhaltung und Krankheitsverursachung wird immer schwieriger. Zumal die Berücksichtigung psychosozialer Aspekte einer Gesundheitsmaßnahme - und die sollten einer ganzheitlichen Medizin doch nicht fremd sein - eine weitere Komplikation ergeben haben.

Aus dieser Beachtung psychosozialer Aspekte leitet sich aber für die Nachdenklichkeit über Gesundheit und Krankheit noch eine ganz andere Problemdimension ab: Die Überlegung, ob nicht Gesundheit, in psychosozialer Hinsicht, auch einen Verlust bedeuten könnte. Oder vice versa: Gewinn durch Krankheit.

6. Verlust durch Gesundheit? – Gewinn durch Krankheit?

Die Frage nach einem möglichen Gewinn durch Krankheit kann insbesondere dann mit vorsichtiger Zustimmung behandelt werden, sofern hierbei auch seelische Erkrankungen berücksichtigt werden. Augenscheinlich vermögen diese Erkrankungen in besonderem Maße für das Individuum und für die menschliche Kulturgesellschaft produktiv zu werden und das Leben zu bereichern. Bezüglich der bis heute ergebnislosen Suche nach einer allzu einfachen Lösung für die Entstehung von Psychosen aus dem chromosomalen Locus der Schizophrenie und den drohenden gesellschaftlichen Konsequenzen des eventuellen Erfolges dieser Suche, kann konstatiert werden, daß jedenfalls die Kunst, ohne ihre Vertreter aus dem Reich der Psychose, ärmer wäre: Die Bilder von Henri de TOULOUSE LAUTREC und Vincent van GOGH, die Gedichte HÖLDERLINS, die Schriften von August STRINBERG und Fedor Michailowitsch DOSTOJEWSKI. Und schließlich: Was wäre Friedrich NIETZSCHE ohne seine Syphilis gewesen?

Diese Überlegung soll das Leid der von seelischer Erkrankung Betroffenen nicht schmälern und ihre nur allzuoft erbärmliche Existenz nicht schäbig glorifizieren. Gewinn durch Erkrankung läßt sich bei näherer Betrachtung aber tatsächlich nicht nur in den exemplarisch ausgewiesenen "glücklichen" Einzelfällen, sondern in nahezu jeder Biographie aufzeigen: Wer wäre nicht im eigenen Dasein durch schwere körperliche Krankheiten oder durch seelische Krisensituationen zu lebenswichtigen Einsichten gelangt. Der Gewinn an bewußtem Lebensgenuß durch derartige existenzielle Krisen ist unermeßlich. In diesem Sinne ist wohl auch NOVALIS im folgenden Dictum zu verstehen: "Krankheit gehört zur Individualisierung, Gebrechlichkeit ist der Charakter der mit Geist verbundenen Natur."

Zum Thema Prävention seelischer und geistiger Erkrankungen soll hier nur kurz auf die Arbeit von Robert Jay LIFTON (1989) hingewiesen werden, der im Anschluß an Alexander MITSCHERLICH und Fred MIELKE (1948), sehr genau zeigen konnte, daß es Patienten aus psychiatrischen Krankenhäusern waren, die im deutschen Faschismus Opfer einer pervertierten Präventionsmedizin und zum Modell für die "Medikalisierung des Tötens" (LIFTON) in Auschwitz wurden. Diese Erkenntnisse sollen *ausdrücklich nicht* mit den heutigen Bemühungen um eine präventive Orientierung der Medizin in Verbindung gebracht sein, es scheint aber im thematischen Zusammenhang der Hinweis auf *totalitäre Verrückungen* (LIFTON) des Präventionsgedanken in der deutschen Geschichte unverzichtbar.

7. Gewinn durch Krankheit – Klinische Beispiele

Im folgenden soll eine kurze Fallvignette die möglichen Gesundheitsaspekte von Erkrankungen illustrieren:

Bei einem norddeutschen Stahlwerker, der im Alter von 52 Jahren durch eine Werftenkrise langfristig arbeitslos geworden war, entwickelte sich in den Folgejahren eine koronare Herzkrankheit. Diese schränkte seine Leistungsfähigkeit bald so erheblich ein, daß ihm zur By-pass Operation geraten wurde. Nur zögerlich willigte er ein. Die Operation wurde mit sehr gutem Erfolg durchgeführt, so daß die frühere körperliche Leistungsfähigkeit wieder erreicht werden konnte. Die Ärzte waren froh, ein derart gutes Resultat erreicht zu haben, der Patient aber fiel während der routinemäßigen Rehabilitationsbehandlung erstmals in seinem Leben in eine tiefe Depression.

Die Erörterung dieses Falles in einer Balint-Gruppe führte zu der Einsicht, daß die Einschränkung der körperlichen Leistungsfähigkeit bei diesem Patienten offenbar eine stabilisierende Wirkung beinhaltete, die es dem Stahlwerker ermöglichte die Kränkung seiner aufgezwungenen Untätigkeit leichter zu ertragen. Die körperliche Erkrankung stellte einen Lösungsversuch für eine soziale Lebenssituation dar, die der Patient nicht zu beeinflussen vermochte. Die By-pass Operation, in die er nur zögerlich eingewilligt hatte, verengte durch ihren erfolgreichen Verlauf diesen Weg zur Sackgasse und begünstigte die Depression in der neu entstandenen Ausweglosigkeit.

Auch psychosomatische Symptombildungen lassen sich oft im Rahmen der lebensbiographischen Einordnung verstehen. In *"Krankheit als Selbstheilung"* kommt Dieter BECK zu ähnlichen Auffassungen über funktionelle Herzbeschwerden:

"Die Herzneurose ist ein eindrückliches Beispiel dafür, daß die Therapieresistenz ihren tieferen Sinn in der psychischen Reparationsfunktion hat. Kardiologen haben davon eine Ahnung, wenn sie ihren Kranken mit funktionellen Herzbeschwerden beruhigend sagen, daß am Herzen nichts Schlimmes sei. Damit belassen sie dem Patienten sein Symptom, ohne ihn durch Wegtherapieren zu bedrohen. Auch wenn man andere chronisch-funktionell kranke Patienten untersucht, dann zeigt sich immer wieder, daß ein Patient sein somatisches Symptom als Regulator braucht. Mit dem Auftritt der somatischen Symptome verschiebt sich eine Reparationstendenz in die körperliche Sphäre, die zu diesem Zeitpunkt auf seelischen Gebiet nicht geleistet werden kann. Das körperliche Symptom ist daher ein wertvoller Stabilisator, dessen Erhaltung der Patient mit allen Energien gegen die therapeutischen Eingriffe des Arztes verteidigt."

Ebenso weist BECK auf die klinische Erfahrung hin, daß Patienten, die seit ihrer Kindheit an einer Fettsucht leiden, nach einer Abmagerungskur häufig persönlichkeitsspezifische seelische Symptome wie Zwänge, Wahnbildungen, Depressionen und Selbstmordneigungen entwickeln. Der Patient wird durch eine Abmagerung also kränker, obwohl das Zielsymptom des Übergewichts erfolgreich therapiert wurde.

Eine abschließende Kasuistik ist ebenfalls bei Dieter BECK dargestellt und beschreibt einen Pianisten, der zur Ausübung seines geliebten Berufes häufig verreisen muß, andererseits belastet er gerade dadurch seine Ehe und den Kontakt zu seiner Tochter. Eine Schnittverletzung am Daumen leistet schließlich die nötige Hilfestellung, um eine Konzertpause einzurichten und die familiären Bindungen wieder zu beleben. Zur seelischen Stabilisierung dieses Patienten hat die Schnittverletzung einen wichtigen Beitrag geleistet.

Daß Krankheiten also stets auch die Frage nach ihrem verborgenen Hintersinn im komplexen Lebenszusammenhang des Patienten eröffnen stellt nicht nur für den Patienten eine wesentliche andere Erfahrungsmöglichkeit von Krankheit und Gesundheit dar, sondern sie erlaubt auch dem Arzt aus der Feind-Konstellation gegenüber der Krankheit herauszutreten und gemeinsam mit dem Patienten nach diesem guten Sinn der Erkrankung zu suchen.

8. Salutogenese – Gesundheit als Prozess

Eine allgemein verbindliche Verpflichtung zur Gesundheit, nach der im Titel gefragt ist, setzt voraus, daß bestimmte Aktivitäten oder Unterlassungen, daß Befindlichkeiten und Lebensweisen, über alle individuellen Differenzen hinweg, ebenso allgemein verbindlich als 'gesund' anerkannt werden könnten. Wie gezeigt werden konnte, ist diese Abgrenzung der Gesundheitsförderung von der Krankheitsbegünstigung auf normativem Niveau jedoch nicht möglich. Es ist offenbar geworden, daß Manchen krank macht, was für den Anderen gesund sein kann; daß dem Einen Wohlbefinden vermittelt, was dem Anderem Belastung Dysstreß und Unwohlsein bereitet.

Der Präventionsgedanke verharrt in dem Grad seiner gegenwärtigen Entwicklung im curativen Paradigma der Medizin: Ebenso wie die Behandlung manifest gewordener Erkrankungen in der curativen Medizin ist auch die Erkennung und Elimination von Risikofaktoren in der präventiven Medizin auf einen Gesundheitsbegriff bezogen, der sich auf die *Abwesenheit von Krankheit* beschränkt. Der Orientierungswechsel der Medizin von der Heilung oder Verhinderung von Krankheiten auf die Genese von Gesundheit ist noch nicht vollzogen. Gesundheit ist aber weit mehr und etwas sehr anderes als die schiere Abwesenheit von Krankheit. Der Paradigmenwechsel von der Pathogenese, sei sie curativ oder präventiv akzentuiert, zur Genese von Gesundheit, zur Salutogenese, steht noch immer aus.

Das Ziel einer *"Bestimmung von Gesundheit aus der Sicht der Dialektik des menschlichen Lebens"*, so der Titel einer Arbeit von Brigitte RIESKE (1991), kann im alten Paradigma einer objektiven Analyse von Faktoren, welche Gesundheit fördern oder beeinträchtigen, nicht gelingen. So kommt die Autorin dann auch auf der Basis ihrer Ansicht "Gesundheit basiert auf einem zeitlich geordneten und damit gerichteten Geschehen objektiv determinierter Prozesse" zu dem folgenden Irrtum: "Die Aufrechterhaltung von Gesundheit ist abhängig von der Funktion, welche die jeweilige Struktur in einem System ausübt. Erkrankungen am Herzen des Menschen sind beispielsweise ein ernstes Zeichen für den Verlust von Gesundheit." In dieser Auffassung kommt, entgegen der im Titel erklärten Absicht einer dialektischen Gesundheitsbestimmung, eine Isolierung vereinzelt arbeitender Organsysteme in einer Hierarchie zum Ausdruck, der die vielfältigen intra- und interindivduellen Vernetzungen von Organismen in Gesundheit und Krankheit fremd bleiben. Daß einer Herzerkrankung in gewissen Zusammmenhängen auch eine Gesundheitsleistung innewohnen kann, bleibt im alten Paradigma gänzlich unverstanden.

Richtungsweisend für ein neues Verständnis des gesunden und kranken Menschen können dagegen die Arbeiten von Aaron ANTONOVSKY sein. Bei der Untersuchung von Patienten, die Folter und Terror in deutschen Konzentrationslagern überlebt hatten, war ihm aufgefallen, daß einige seiner Patienten nicht die bekannten Symptome nach Extremtraumatisierung aufwiesen, sondern die Barbarei mit deutlich geringeren Schäden überlebt hatten. Bei der eingehenderen Untersuchung dieser Patientengruppe stellte ANTONOVSKY gehäuft eine psychische Konstellation fest, die er als *'sense of coherence'* bezeichnete, "an orientation to the world which sees it as comprehensible, manageable and meaningful". Diese Grundorientierung, welche die Welt als zusammengehörig-integriert, als gestaltungsfähig und bedeutungsvoll erscheinen ließ, trug offenbar zur Stärkung der Gesundheitskräfte, zur Salutogenese bei.

Über die Salutogenese ist noch kaum etwas bekannt. Sicher ist jedoch, daß die Genese von Gesundheit ein komplexer, teilweise auch widersprüchlicher Vorgang ist, der von zahlreichen individuellen, inkonsistenten und inkonstanten Merkmalen gekennzeichnet wird, die im zeitlichen Verlauf erheblichen Veränderungen unterliegen. Gesundheit ist kein statisches Phänomen, sondern sie entsteht im Rahmen einer dynamischen Prozeßstruktur, im Rahmen einer offenen Entwicklung. *"Gesundheit"*, so schreibt Viktor von WEIZSÄCKER (1955), *"ist überhaupt nur da vorhanden, wo sie ständig erzeugt wird."* Diese Erzeugung von Gesundheit darf nicht unterbrochen sein und sie darf auch nicht in der Offenheit ihrer potentiellen Entwicklungsoptionen beschränkt werden. Thure von UEXKÜLL (1990) bringt eine Einschränkung dieser offenen Prozeßstruktur der Salutogenese mit der Wegbereitung einer Dekompensation als Krankheit in Zusammenhang:

"Organismen müssen ihre Gesundheit dynamisch durch einen ständigen Auf- und Umbau ihrer Teile erringen. Für lebende Systeme liegt Gesundheit daher nicht als Zustand vor, den es nur zu erhalten gilt. Gesundheit entsteht für sie ständig mit dem Prozess der Autopoiese. Und für die Systeme, die biologische, psychische und soziale Dimensionen haben, entsteht Gesundheit auf einer biologischen, einer psychischen und einer sozialen Integrationsebene. Krankheit ist demgegenüber eine Störung des autopoietischen Prozesses."

So wie die gesellschaftliche Entwicklung, wo immer diese demokratisch verlaufen soll, stets eine offene und unabgeschlossene Entwicklung sein muß, die den Bürgern und den ihnen nachfolgenden Generationen Optionen zur Entscheidung offen halten muß, so muß auch der gesundheitliche Entwicklungsprozeß stets unabgeschlossen bleiben. Mit der Voreingenommenheit einer normativen Gesundheitspflicht ist die offene Prozeßstruktur der Gesundheitsentwicklung unvereinbar. Demgegenüber verweist die begriffliche Entwicklung einer Gesundheitspflicht auf einen *totalitären Denkgestus*, der die Offenheit der Frage nach gesund und krank ignoriert, der die Freiheitsgrade für eine individuelle Suche nach der Idee des guten Lebens einschränkt und die unabgeschlossene Gestaltbarkeit des gesellschaftlichen und gesundheitlichen Prozesses, in dem dieses gute Leben seinen Platz hätte, untergräbt.

Anmerkung

* Die Auseinandersetzung mit totalitären Zügen in der Ganzheitlichkeit wurde wesentlich durch Prof. Dr. Dr. h.c. Ulrich Sonnemann, Kassel, angeregt, dem die Arbeit zum 80. Geburtstag gewidmet sein soll.

Literatur

Antonovsky, A. (1985): The Life Cycle, Mental Health and the Sense of Coherence. Isr. J. Psychiatry Relat. Sci. 22, 4 : 273-280

Baron, J.A. (1986): Cigarette smoking and Parkinson's disease. Neurology 36: 1490-1496

Beck, D. (1985): Krankheit als Selbstheilung. Wie körperliche Krankheiten ein Versuch von seelischer Heilung sein können. Frankfurt/ Main: Suhrkamp

Dujin C.M./Hofman A (1991): Relation between nicotine intake and Alzheimer's disease. Brit. Med. J. 302: 1491-1494

Lifton R. J. (1988): Ärzte im Dritten Reich. Stuttgart: Klett Cotta

Kassenärztliche Bundesvereinigung (1991): Aufruf zur bundesweiten Aktion check ab 35. Deutsches Ärzteblatt 88, Heft 34/35, 26.8.1991

Mitscherlich A. und Mielke F. (1948): Medizin ohne Menschlichkeit. Dokumente des Nürnberger Ärzteprozesses. Frankfurt/Main: Fischer: 1978

Rieske B. (1991): Die Bestimmung von Gesundheit aus der Sicht der Dialektik des menschlichen Lebens. Mensch, Medizin und Gesellschaft 16: 218-226

Schmitt J. (1988): Die Brustkrebsvorsorgeuntersuchung. In: Grenzen der Prävention, Hamburg

Uexküll T. v. (1990): Über die Notwendigkeit einer Reform des Medizinstudiums. Berliner Ärzte 27, Heft 7, 1990

Vilmar K. (1991): Das alles kostet Geld. Ärztekammerpräsident Karsten Vilmar über Kiloprämien und Kostenexplosionen im Gesundheitswesen. Der Spiegel 31/1991

Weizsäcker V. v. (1955): Soziale Krankheit, soziale Gesundung. Göttingen: Vandenhoeck und Ruprecht

Stephan Dressler *(Berlin)*

Viktor von Weizsäcker und der Glaube an eine neue Medizin

Wie kaum ein anderes Werk ermöglicht das 1951 zuerst veröffentlichte Buch "*Der kranke Mensch*"[1] einen Zugang zum Denken WEIZSÄCKERs und damit zu seiner medizinischen Anthropologie. Der Untertitel dieses Buchs - "Eine Einführung in die Medizinische Anthropologie" - weist darauf hin, daß es *die* medizinische Anthropologie WEIZSÄCKERs als abgeschlossenes System nicht gibt. Ein Kompendium dieser Anthropologie liegt nicht vor, auch WEIZSÄCKERs "Pathosophie" oder andere Schriften sind nur ein Beitrag zu dieser Anthropologie, nicht deren Zusammenfassung. Diese formale Unabgeschlossenheit der medizinischen Anthropologie hat ein Korrelat nicht nur in einer inhaltlichen Begrenzung von Anthropologie, sondern auch in bestimmten methodischen Zugangsweisen. Zwar ist WEIZSÄCKERs Methode stets unsystematisch, doch immer wieder hinweisend und beständig ordnend. Ordnung, oder bei WEIZSÄCKER "Lebensordnung, Naturordnung oder Einordnung" (225) weist darauf hin, daß es möglich ist, über die bloße Kasuistik hinauszugehen, ohne zugleich systematisch das Ganze zu erfassen. Ich möchte im folgenden drei Fragen nachgehen: 1. Entspricht die Methode der medizinischen Anthropologie ihrem möglichen Inhalt? 2. Ergibt sich aus der medizinischen Anthropologie ein neues Konzept für die moderne Medizin? 3. Ist dieses Konzept praktisch oder theoretisch bedeutsam für die heutige praktische Medizin?

1. Zur Methode der medizinischen Anthropologie

Die medizinische Anthropologie fragt nach dem Menschen als Subjekt (278), also nicht als Individuum, oder als Person. Lautet die übliche Formulierung der anthropologischen Frage: "Was ist der Mensch?", so fragt WEIZSÄCKER: "Was wird dieser Mensch?" (279). Damit ist nicht mehr die historisch-soziale Situation des Menschen Thema dieser Anthropologie. Stattdessen weist diese Modifikation der anthropologischen Grundfrage darauf hin, daß das zukünftige Sein des Menschen Thema der Anthropologie ist. Nicht der nach den Worten WEIZSÄCKERs ontischen Existenz des Menschen, sondern dessen pathischem Sein gilt das anthropologische Interesse. Dem kranken Menschen fehlt das "Sein selbst" (275).

Nicht nur dem im medizinischen Sinn kranken Menschen fehlt in seiner ontischen Existenz dieses "Sein selbst", sondern Krankheit ist eine Weise des Menschseins (343): Jeder Mensch, dem das "Sein selbst" fehlt, ist der kranke Mensch. In dieser umfassenden Bedeutung ist der Begriff *Krankheit* bei WEIZSÄCKER gleichzusetzen mit seinem Begriff der Unvollkommenheit des Menschen. Hier führt psychosomatisches Denken über die Pathologie hinaus zur Anthropologie.

Dieser Begriff von Krankheit ist nicht anthropologisch begründet, sondern er erst begründet Anthropologie. "Daß nämlich die Krankheit den Sinn habe, den Betroffenen zum Sinne seines Lebens zu führen"[2] - eine solche Aussage setzt nicht nur voraus, daß man die Krankheit ebenso wie die Bestimmung des Menschen zugrundelegen dürfe, sondern hier schließt sich auch ein Kreis zur modifizierten anthropologischen Fragestellung nach WEIZSÄCKER. Mit der Frage: "Was wird dieser Mensch?" wird die ontische Existenz des Menschen in die Perspektive seines zukünftigen Seins, seiner Bestimmung gestellt. Die Bestimmung des kranken Menschen ist die Bestimmung des Menschen schlechthin. Der Begriff von Krankheit setzt voraus, daß Gesundheit möglich sei, wenn auch vielleicht nicht als deren Gegenteil. Pathologie, so heißt es am Ende dieses Buches, sei "ein Absprung" (372), also der erste Schritt des Menschen auf dem Weg zur Erfüllung seiner Bestimmung. "Es geschieht nichts nur aus Ursachen, sondern es geschieht alles in Richtung auf ein letztes Ziel, das wir auch ein höheres oder ein katastrophales Ziel nennen können" (83). Alles, was sich vor dem Erreichen dieses letzten Zieles ereignet, wird in der Perspektive dieses Zieles gleichermaßen als unvollkommen und dürftig erscheinen. Dies ist bei WEIZSÄCKER in der Tat der Fall, wenn die Interpretation des Seins oder die Interpretation der Biographie des kranken Menschen in einer überhistorischen Perspektive stets zur Frage nach diesem letzten Ziel der menschlichen Existenz wird. Die Hoffnung des kranken Menschen auf Heil, Heilung und Gesundung weist darauf hin, daß eine Zukunft, ein neues Sein des Menschen möglich ist. WEIZSÄCKERs Hinweis auf eine Hinterwelt, Anderswelt, Unter- oder Überwelt (353) als Gegenstück zur ontischen Existenz des Menschen zeigt die metaphysische Begründung der Bestimmung des Menschen und damit der medizinischen Anthropologie: Das zukünftige als das andere Sein des Menschen ist nur in dieser Anderswelt möglich. WEIZSÄCKERs Hinweis auf diese Anderswelt ist in seinem Glauben an das "Dasein Gottes"[3] begründet: Nur wo Religion ist, ist für WEIZSÄCKER auch Hoffnung.

Welche Methode kann dem hier skizzierten Inhalt der medizinischen Anthropologie entsprechen? WEIZSÄCKER selbst weist darauf hin, daß medizinische Anthropologie eine wissenschaftliche, jedoch keine logische Beschreibung des Menschen beabsichtigt (277). Wissenschaft ermöglicht es also, Zusammenhänge herzustellen - WEIZSÄCKER spricht sogar von "sinnvollen Zusammenhängen" (139) - soll aber keine kausalen Erklärungen geben. Mit der Frage: Was wird dieser Mensch? werden Analysen der ontischen Existenz des Menschen - also seiner historisch-sozialen Situation - für die medizinische Anthropologie müßig. Das zeigt sich besonders in den Fallbeschreibungen, die im ersten Teil dieses Buchs enthalten sind. Hier wie auch in den "Studien zur Pathogenese", in "Fällen und Probleme" oder in den "Klinischen Vorstellungen" gelingt es WEIZSÄCKER immer wieder, einen allgemeinen Formalismus in der Symptomentstehung aufzuzeigen. Weil die Symptome auf etwas weisen, das sich selbst nicht zeigt, gilt WEIZSÄCKERs Interesse nicht dem Symptom als Teil einer nosologischen Entität. Das Symptom ist als Erscheinung des ganz Anderen, als Hinweis auf die Teilhabe des Menschen am zukünftigen Sein zu verstehen. In dieser Deutung der Symptome ist WEIZSÄCKERs Interpretation von Krankheit begründet. In den Krankenvorstellungen dieses Buchs erweist WEIZSÄCKER die vermeintliche Wahrheit der Krankheit in der Deutung des Symptoms. Einer supranaturalistischen Auffassung von Krankheit entspricht dann diese Auffassung vom kranken Menschen.

Stets ist WEIZSÄCKER bemüht, Symptome in ihrer Originalität, Mannigfaltigkeit und Einheit zu jeder Zeit neu zu verstehen als *ein* Zeichen der pathischen Existenz des Menschen, der Anderswelt und der Hoffnung. In den Krankenvorstellungen, klinischen Vorlesungen und neurophysiologischen Experimenten zeigt sich der Blick des Forschers in bewegter, liebender Aufgeschlossenheit gerade für die Einzelheiten jenes großen Geschehens. Diese offene, aber zugleich stets ordnende Wissenschaft erhofft in jeder Gegenwart ein Bedenken der künftigen Bestimmung des Menschen. "Deutung" als "wissenschaftliche Methode" (201) der medizinischen Anthropologie ermöglicht die Philologie der Krankheit: "Jetzt kommen wir näher ans Sinn-suchen heran" (60). Hier also zeigt sich ein Sinn und ist, bei gleichzeitiger Ausblendung der gesellschaftlichen Wirklichkeit des Menschen, dunkel zugleich. Indem nämlich diese in jedem Geschehen, in jedem Gegenstand waltende symbolische Bedeutung sich mit der Deutung offenbar, zeigt sich die Bestimmmung dieses Geschehens. Wer versucht, WEIZSÄCKER zu folgen, versucht auch, dies zu verstehen.

WEIZSÄCKERs wissenschaftliche Methode setzt - nicht anders als jede Theologie - den Glauben an eine andere, jenseitige Welt voraus. Diese Anderswelt ist nicht logisch aufzuweisen, daher ist mit diesem Glauben - der nicht in Frage gestellt wird - eine Ablehnung der Logik verbunden, die sehr wohl in Frage gestellt wird. An die Stelle der Logik plaziert WEIZSÄCKER Antilogik. WEIZSÄCKERs "Gefühl, daß eigentlich in der akademischen Wissenschaft das, was man etwa in der Religion Demut nennt, sich hier als Kritik abspielt" (143), zeigt die auch profane Bedeutung dieser Antilogik. Der antilogische Glaube an eine jenseitige bessere Welt resultiert in einer demütigen Haltung des Menschen zu seiner eigenen Existenz. Nicht nur deren logische Kritik, auch logisch fundierte Kritik der Antilogik oder des Glaubens an die Bestimmung des Menschen in einem zukünftigen, wirklichen Sein sind nun unzulässig. Mit dem Hinweis auf die Notwendigkeit des Glaubens entzieht sich Antilogik damit scheinbar jeder Kritik. Daß derartige Denkstrukturen im Rahmen einer Anthropologie entwikkelt werden, verleiht ihnen eine wenngleich auch letztlich leere Autorität: Zu den konstanten, gleichermaßen inhärenten Eigenschaften des Menschen, wie es der Kontext suggeriert, zählen sie mitnichten.

Der Hinweis, daß Antilogik wie jeder Glaube ein unmittelbares Wissen um Transzendenz voraussetzt, ist in diesem Zusammenhang nicht bedeutungslos. In der medizinischen Anthropologie sind inhaltliche Aussagen über den Menschen unmöglich, weil das Sein des Menschen stets in seiner transzendenten Perspektive - in "sinnvollen Zusammenhängen" - gedeutet wird. WEIZSÄCKER sucht die Aussprache über dieses unendliche, antilogische Geheimnis des Menschen und der Welt. Die Folge ist ein unendliches, geheimnisvolles Reden von dieser Transzendenz. Dieser Transzendenz aber kommt keine gegenständliche Bedeutung zu, seitdem Glaube nicht mehr als objektives Fürwahrhalten, sondern nur noch als *quia credo absurdum* und damit als subjektiver Glaube möglich ist. WEIZSÄCKERs medizinische Anthropologie, in deren Mittelpunkt der Mensch als Subjekt steht, sucht folgerichtig die Wahrheit des Glaubens mit dem Hinweis auf die Subjekthaftigkeit des Menschen zu erweisen. Alles Gegenständliche und jedes Geschehen wird nur in seiner übergeordneten symbolischen Bedeutung zur Kenntnis genommen. Damit bleiben die Aussagen der medizinischen Anthropologie WEIZSÄCKERs ebenso sinnvoll wie leer: Eine inhaltliche Diskussion von Antilogik oder Transzendenz ist nicht möglich. WEIZSÄCKERs Glaube an das "Dasein Gottes" kann als vorausgesetztes unmittelbares Wissen nur für sich selbst genommen werden und gilt dann nach einem Wort HEGELs als die Glaubensnorm, deren Auslegung zur einzigen Aufgabe wird.

Deutung als wissenschaftliche Methode WEIZSÄCKERs erlaubt diese Auslegung. Sie führt daher stets zu neuer Deutung. Die Deutung ist, wie die Aussprache darüber, unendlich. Und weil keine dieser Deutungen eine inhaltliche Auffassung von Transzendenz ermöglicht, führt auch keine Deutung zu Erkenntnis. Dies zeigt sich am deutlichsten in WEIZSÄCKERs Sprache, die verdunkelt und maskiert, und zwar - wenn einer Schrift wie den *"Anonyma"*[4] sogar der Titel verweigert wird - vorsätzlich. Diese Sprache kennt keinen Begriff. Erkenntnis als vermitteltes und vermittelbares Wissen setzt hingegen den Begriff voraus. Der Anspruch, das Wesen des Menschen in seiner Bestimmung zu erfassen, ohne auch über einen konkreten Begriff der realen Existenz des Menschen zu verfügen, ist eitel. Mit der Trennung von ontischer und pathischer Existenz des Menschen und der daraus sich ergebenden "Pathosophie" kann die medizinische Anthropologie keinen Anspruch mehr auf Aussagen über die Realität des Menschen machen. WEIZSÄCKERs vager Hinweis darauf, daß Existenz und Essenz des Menschen direkt proportional miteinander aufsteigen, vertröstet ebenso wie die pathosophische Spekulation auf das jenseitige und wahre Sein. Nicht nur dem kranken Menschen wird so das verheißene "Sein selbst" ewig vorenthalten, wo dunkel und geheimnisvoll die unendliche Rede davon ist. Der ewige Glaube an die Bestimmung des Menschen steht als in sich gefundenes Gefühl jedem begreifenden Denken entgegen. Daß WEIZSÄCKER nicht nur dem philosophischen Gedanken, sondern jedem Denken die Möglichkeit zur Wahrheit abspricht[5], ist eine Konsequenz, die sich freilich als Trugschluß erweist. Der Versuch, das wahre Sein des Menschen zu denken, ist nicht zum Scheitern verurteilt, weil es, wie WEIZSÄCKER meint, das wahre Denken nicht gibt, sondern weil es das wahre Sein des Menschen nicht gibt. In einer positivistischen Reduktion des eigenen Denkens setzt WEIZSÄCKER mit dem Glauben an das wahre Sein des Menschen die Möglichkeit der Realitsation dieses Seins voraus. Indem sich nun jede Aussage über die reale Existenz des Menschen aus der vermeintlichen Spannung zu dessen wahrem Sein ergibt, bleibt jede Aussage der medizinischen Anthropologie bloße Deutung. Die Texte WEIZSÄCKERs machen es dem Leser zur Aufgabe, dieser Deutung zu folgen, sie zu ergänzen und durch eigene Bedeutungen zu erweitern. Hier liegt für viele, die ein derartiges Herumtappen für Neues Denken halten, WEIZSÄCKERs Faszination. Hat sich der Leser diese Aufgabe zu eigen gemacht, so hat er allerdings die Voraussetzungen der medizinischen Anthropologie bereits bedingungslos akzeptiert. Der Leser darf sich nun glücklich schätzen, "die Widerstände - in unserem Fall gegen psychosomatische oder anthropologische Lehren - zu überwinden" (14), wenn er - wie es übrigens auch die WEIZSÄCKER-Rezeption weitgehend getan hat - auf die inhaltliche Diskussion der Voraussetzungen diese medizinischen Anthropologie verzichtet und sich statt dessen mit der medizinischen, psychosomatischen oder gar, wenn es hoch kommt, anthropologischen Deutung der Existenz des Menschen begnügt.

In einer intellektuell-optischen Täuschung bleibt scheinbar ein letzter Rest inhaltlicher Diskussion der medizinischen Anthropologie erhalten. In einer Art von spießigem Grübeln, das auch gerne für Philosophie ausgegeben wird, kann der Leser WEIZSÄCKERs das in sich gefundene Gefühl des ewigen Glaubens an die zukünftige Bestimmung des Menschen stets aufs neue variieren, ohne je das Geheimnis des wahren Seins zu lüften.

2. Medizinische Anthropologie und anthropologische Medizin

Die Frage, die sich nun ergibt, ist: Wie können wir von dieser Position aus zu einer neuen Medizin kommen? Viktor von WEIZSÄCKER beantwortet diese Frage nur vage mit dem unklaren Hinweis auf eine anthropologische Medizin, die im Anschluß an eine medizinische Antrhopologie möglich sei. Die Verwirklichung dieser anthropologischen Medizin aber, ja allein deren Ausgestaltung oder bloße Antizipation, ist dem Menschen nicht möglich. Jeder Versuch des Menschen, diese anthropologische Medizin zu erkennen, käme nach der naturwissenschaftlichen Erkenntnis einem erneuten Sündenfall gleich und würde nach WEIZSÄCKER - wenn auch vielleicht in einer ganz anderen Richtung, aber doch mit einer vergleichbar negativen Tendenz wie die naturwissenschaftliche Erkenntnis - nur wiederum erneut das Böse und das Leiden an und in dieser Welt verstärken.

Die Antwort auf die Frage, wie eine neue Medizin nach WEIZSÄCKER wohl aussehen könnte, ist eine negative Antwort. Der Mensch kann diese Frage nicht beantworten, ohne erneut in dieselben Fehler zu verfallen, die er bereits schon einmal begangen hat. Die Erlösung von der alten Medizin mit all ihren Übeln liegt, soviel läßt sich aus dem Werk WEIZSÄCKERs wohl schließen, nicht in der Hand des Menschen. Die Affinität WEIZSÄCKERs zu jüdischen Denkern wie Franz ROSENZWEIG ist vielleicht ein Indiz dafür, wie sich WEIZSÄCKER die Herkunft der neuen Medizin, der anthropologischen Medizin möglicherweise gedacht hat. Auch wenn diese anthropologische Medizin nur als hiesige, ontische Medizin einen Sinn hat, so bleiben doch die Mechanismen zur Realisierung dieser Medizin seltsam andersweltlich und sind dem Zutun des Menschen weitgehend entzogen.

3. Zur Bedeutung der medizinischen Anthropologie

Kann das Werk Viktor von WEIZSÄCKERs einen theoretischen Rahmen für eine Erneuerung oder auch nur eine Innovation der Medizin bieten? Ich meine, nein. Eine medizinische Theologie, die dem Menschen und damit auch dem Arzt nichts anderes als den Glauben an eine theologische Medizin überläßt, reicht weder theoretisch, noch praktisch aus, um die Medizin zu verbessern. Es ist bezeichnend, daß Viktor von WEIZSÄCKER vor allem von Ärzten rezipiert wird, die ihr eigenes Handeln und die von ihnen vertretene Medizin als unzureichend empfinden. Und es ist nur allzu verständlich, daß diese Ärzte insbesondere auch noch dann an die Möglichkeit einer besseren Medizin glauben möchten, wenn die entsprechenden Umsetzungsversuche in der täglichen Praxis aus den verschiedensten Gründen häufig zum Scheitern verurteilt sind.

Der kranke Mensch aber möchte nicht nur an eine bessere Medizin glauben, sondern sie auch erleben. Dazu freilich bedarf es keiner metaphysischen Pathosophie, keiner weitschweifig-interpretatorischen Psycho-Somatik des Patienten-"Schicksals" und auch keiner zehn Bände "Gesammelter Werke", sondern dazu bedarf es konkreter Ansätze, die in eigener Verantwortung von Arzt und Patient möglich sind. Wir erleben diese Ansätze heute in verschiedenen medizinischen Fachgebieten, und sie sind erfolgreich oder zumindest erfolgversprechend. Der bloße Glaube aber an eine Erlösung von der traditionellen "nur" naturwissenschaftlichen Medizin, wie ihn Viktor von WEIZSÄCKER predigt, verhindert derartige Ansätze und ist mittlerweile von den molekularbiologischen, immunologischen und genetischen Fortschritten ohnehin längst überholt. Ich denke hier zum Beispiel an die Fortschritte, die im Zusammenhang mit AIDS in den letzten Jahren erreicht wurden und wo nicht nur auf der einen Seite mit molekularbiologischen, virologischen und genetischen methoden Forschung betrieben wird, sondern wesentliche Ergebnisse dieser Forschung in Zusammenarbeit von Arzt und Patient im Rahmen von Therapieversuchen eingesetzt werden. Es ist bemerkenswert, daß die Berücksichtigung des Patienten als "Subjekt in der Medizin" ausgerechnet auf einem Gebiet am weitesten gelungen ist, wo wie auf kaum einem anderen medizinischen Gebiet modernste naturwissenschaftliche Verfahren direkt in neue Konzepte für die praktische Medizin umgesetzt werden. An die Stelle eines überweltlichen Sinns des Lebens oder einer antilogischen Deutung der Pathologie können heute - unter Berücksichtigung der individuellen Situation des Menschen - konkrete diagnostische (und damit eventuell auch präventive) sowie therapeutische Möglichkeiten treten. Angesichts dieser Chancen möchte ich nicht zuletzt im Interesse der kranken Menschen Ärzte, Therapeuten und Philosophen, deren Konzepten ja auch jederzeit eine praktische Umsetzungdroht, nachdrücklich davor warnen, es mit Viktor von WEIZSÄCKER lediglich bei dem bloßen Glauben an eine bessere Medizin zu belassen.

Anmerkungen

1 Weizsäcker, von V. (1951): Der kranke Mensch. Stuttgart: Koehler. Sämtliche in Klammern angegebenen Seitenzahlen beziehen sich auf dieses Werk. Die Schriften WEIZSÄCKERs werden nach den Erstveröffentlichungen zitiert.
2 Weizsäcker, von V. (1957): Psychosomatische Medizin. In: ders./Wyss, D., Zwischen Medizin und Philosophie. Göttingen: Vandenhoek, S. 96
3 Weizsäcker, von V. (1957): Pathosophie. Göttingen: Vandenhoek, S. 389
4 Weizsäcker, von V. (1946): Anonyma. Bern: Francke

5 Weizsäcker, von V., a.a.O., 172f. Dort "liegt die Einsicht frei, daß Sinn und Erscheinen, Existenz und Essenz zwar durch eine (wahrscheinlich endliche) Anzahl von philosophischen Problemlösungen in ein Verhältnis gebracht werden müssen und können, daß aber kein Mittel da ist, um zwischen diesen paar Lösungen die einzig richtige zu wählen."

Ingo Dammer *(Berlin)*

Der Gestaltkreis. Einige Anmerkungen zur Ideengeschichte des Modells und zu seinem Stellenwert im Werk V. v. Weizsäckers

Wenn V. v. WEIZSÄCKERs Gestaltkreismodell in einer Arbeitsgruppe zur Sprache gebracht wird, die den Titel "Die Suche nach neuen Konzepten der Medizin" trägt, so mag das auf den ersten Blick seltsam erscheinen, denn "Der Gestaltkreis" ist vor doch immerhin 52 Jahren erstmalig veröffentlicht worden. Ein "neues Konzept" also? Ich behaupte: ja, und werde in gebotener Kürze versuchen, diese Behauptung zu begründen.

Meinen Beitrag gliedere ich in drei Teile. Im ersten Teil gebe ich einen kurzen und keineswegs vollständigen Überblick über diejenigen ideengeschichtlichen Traditionen, die in je spezifischer Weise im "Gestaltkreis" aufgegriffen werden. Der zweite Teil skizziert das Gestaltkreis-Modell selbst, und der letzte Teil schließlich wirft ein Schlaglicht auf den Stellenwert dieses Modells im Rahmen des WEIZSÄCKERschen Gesamtwerkes, für dessen Entwicklung es nämlich - die These sei hier vorweggenommen - einen entscheidenden Drehpunkt darstellt.

1. Zur Ideengeschichte

Obwohl der "Gestaltkreis" weitgehend aus klinisch relevanten Experimenten und Überlegungen hervorgegangen ist, kann man ihn doch nicht als rein medizinisches Modell verstehen, sondern nur als eines der allgemeinen Biologie. Die von WEIZSÄCKER gewählte Form des Kreises grenzt es in kritischer Opposition von linearen Modellen ab, die dem biologischen Geschehen eine eindeutige Richtung in der homogen gedachten, äquidistant strukturierten Zeit verschreiben. Man kann den Kreis als figuralen Gegenentwurf zu dem in der Unendlichkeit sich verlierenden Strahl der t-Achse auffassen.

Insofern steht der Gestaltkreis als (historisch zweites) Konzept in einer Reihe mit anderen Kreismodellen, die im Rahmen der großen paradigmatischen Auseinandersetzungen des 20. Jahrhunderts entwickelt wurden. Hier wären zu nennen: der Merkwelt-Wirkwelt-Kreis (J. UEXKÜLL), der Regelkreis (WIENER/

BERTALANFFY), die Systemtheorien (z. B. MATURANA) und die Chaostheorie (z. B. FEIGENBAUM). Die Verwandtschaft beschränkt sich allerdings - mit der möglichen Ausnahme der Chaostheorie - auf die gemeinsame logische Ordnung der *Rekursivität,* durch die sich alle aufgeführten Modelle von elementaristischen und atomistischen Modellen unterscheiden, denen, wie gesagt, eine nicht-rekursive Logik gemeinsam ist (vgl. NEUSER, 1991). Im Gestaltkreis fließen verschiedene Denkmodelle der europäischen Geistesgeschichte zusammen. Sie bilden eine Traditionslinie, die zu skizzieren ich mich im folgenden bemühen werde.

Im Denken der Vorsokratiker ist das (ihnen gemeinsame) Moment der primären *Bewegtheit* vorgebildet, die in Spannungsfeldern erlebnisnaher Qualitäten (EMPEDOKLES: Liebe und Streit) entsteht und als ganze eine *kreisförmige Gestalt* beschreibt (ANAXIMANDROS: "Worin aber die Dinge ihre Entstehung haben, darin finde auch ihr Untergang statt"). Die Spannungspole, bei HERAKLIT etwa Mangel und Sättigung, differenzieren sich vermittels selbst wieder lebendiger Prozesse (hier: der Blitz), die in das Geschehen, das sie auslösen, verwikkelt sind, und entstehen nicht aufgrund ewiger Ideen oder Naturgesetze, die unberührt von dem durch sie motivierten Geschehen bleiben.

Deutlichster Ausdruck des vorsokratischen Einflusses ist wohl die WEIZSÄCKERsche Konzeption des "Pathischen", insofern WEIZSÄCKER darin die grundsätzliche Konflikthaftigkeit des Lebendigen, dessen Existenz in "Streit" (KM 567) und "polemischen Zuständen" (KM 569) herausstellt; er weist das als eine spezifische Interpretation von HERAKLITs Diktum über den Krieg als Vater aller Dinge aus (KM 566).

Eine zweite wesentliche Quelle des WEIZSÄCKERschen Gedankenguts stellt die Monadologie von LEIBNIZ dar. Dabei ist WEIZSÄCKERs Rezeption um das Kennzeichen der *unbedingten Einheit* zentriert, das er, bis hinunter zur einzelnen Zelle, als ein für alle Lebendige wesentliches Charakteristikum festschreibt (A 51, 61, 65f.). Darüberhinaus gilt ihm die Monadologie als "Höhepunkt" des Versuches, "Naturphilosophie und ihren Hauptsatz mit der Naturwissenschaft in Einklang zu bringen" (KM 572f.). Im selben Licht sieht WEIZSÄCKER GOETHEs Farbenlehre. GOETHES Einfluß auf das Denken WEIZSÄCKERs ist allerdings anderer Art als der LEIBNIZ': wir finden keine an Begriffen präzise ableitbare Wirkung, sondern eher eine diffuse Durchdringung, z. B. anhang der "Idee des Werdens" (ÜF 459). Konstitutive Topoi der GOETHEschen Morphologie - die Betonung der Form, das Spiel von Bildung und Umbildung in der Metamorphose, das Grundverhältnis der Brechung, vor allem aber das Denken in *Zweieinheiten* - durchziehen das ganze WEIZSÄCKERsche Werk und insbesondere den "Gestaltkreis" (dort z.B. 165f.). Im übrigen erinnert WEIZSÄCKERs Art zu experimentieren in vielen Hinsichten an die GOETHSCHEsche (vgl. ÜF 464 f.). Hier wäre noch zu bemerken, daß die beschriebene ideengeschichtliche Linie (LEIBNIZ, GOETHE) gleichzeitig eine Abgrenzung gegen das Denken im Gefolge NEWTONs darstellt, dessen großer Entwurf zur Mathematisierung der Wirklichkeit von WEIZSÄCKER als Versuch verstanden wird, das Lebendige mithilfe einer als *primum* gedachten Zerlegbarkeit stillzustellen (Differentialrechnung).

Sodann sind zwei Denker aufzuführen, zu denen WEIZSÄCKER ein zwiespältiges Verhältnis entwickelt. Da ist zunächst KANT, an dem WEIZSÄCKER die disziplinierte Haltung des Denkens, inhaltlich jedoch besonders die *prinzipielle Begrenztheit* allen Wissenkönnens und die damit verschwisterte Anerkennung der *Transzendenz als Notwendigkeit* schätzt; das von WEIZSÄCKER eingeführte "Grundverhältnis" (GK 188) etwa bringt die transzendentalphilosophische Konzeption auf den biologischen Begriff. Auf kritische Distanz zu KANT geht WEIZSÄCKER dagegen in bezug auf die Kategorien und die Anschauungsformen (Raum, Zeit), insofern diese dem Lebendigen vorgeordnet, mithin äußerlich und also der peroduktiven Reichweite des Lebendigen entzogen sind.

HEGEL ist der zweite Denker, den ich ansprach. Wie die Erwähnung der Vorsokratiker bereits nahelegt, stellt die HEGELsche Konzeption der Dialektik für WEIZSÄCKER ein äußerst fruchtbares Denkmodell dar, dem er in seiner Betonung des *"Werdens"* (A 49) als einem "sinnvollen Widerspruch" (A 50) von Nicht-mehr- und Noch-nicht-sein herausragende Bedeutung beimißt. Auch WEIZSÄCKERs *triadische* Konstruktion des "Es" (GK 179) kann als dialektisch sensu HEGEL aufgefaßt werden, desgleichen, was etwa überraschend klingen mag, die "Antilogik" (BE 258). Der Metaphysik, die HEGEL aus seiner Dialektik entwickelt, verweigert WEIZSÄCKER allerdings die geistige Gefolgschaft. Man kann sein Verhältnis zu HEGEL auf die handliche Formel bringen: Dialektik als Methode und Theorie - ja; als Ontologie - nein.

Ganz zentral für das WEIZSÄCKERsche Werk, wenn auch nicht explizit für den *"Gestaltkreis"*, ist die FREUDsche Psychoanalyse. Ihre Rezeption erscheint bei WEIZSÄCKER in vielen Hinsichten etwas eigenwillig, was hauptsächlich darin begründet ist, daß es ihm im Verfolg der Gedanken FREUDs weniger um die konkret therapeutische Seite als um die metatheoretischen Konzepte geht; dies belegen z. B. WEIZSÄCKERs Betrachtungen über die "Sexuelle Problematik" (BE 236ff.), an deren Ende er einerseits den Primat der Sexualität als offene Frage stehen läßt, andererseits aber seine eigene "Metaphysik eine sexuale" (BE 260) nennt.

Unter den zahlreichen Facetten des FREUDschen Denkens, mit denen WEIZSÄCKER sich auseinandersetzt, ist für unsere Zwecke eine von besonderer Bedeutung: die Eros-Thanatos-Konstruktion. Damit ist zum einen für WEIZ-SÄCKER "der Satz, der Sinn des Lebens sei das Leben, ... entkräftet" (KM 514), zum anderen wird die *Rotation*, die dieser Konstruktion dynamisch zu eigen ist, zum impliziten methodischen Charakteristikum des Gestaltkreis-Modells (vgl. etwa GK 173, 183, 190): daß nämlich das lebendige Geschehen im einzelnen nicht von sich aus, sondern erst durch Einordnung in umfassende Zusammenhänge erkennen läßt, ob es jeweils lebensfreundlich oder -feindlich ist. Es geht hier letztlich um die Integration des Todes in die Lehre vom Lebendigen, wobei neben FREUD sicher auch KIERKEGAARD und HEIDEGGER (später SARTRE) als einflußreich für das WEIZSÄCKERsche Verständnis vom Tod anzusehen sind: es ist, trotz aller religiöser Stimmung im Werke WEIZSÄCKERs, kein erlösender, sondern ein verwandelnder Tod, der hier hervortritt (GK 183).

Selbstverständlich wäre noch vieles zu sagen, etwa über PLATON, SPINOZ, SCHELER, BUBER u. a., vor allem jedoch über die naturwissenschaftlichen Denker, deren akademischer Tradition WEIZSÄCKER entstammt (DU BOIS-REYMOND, HELMHOLTZ, MACH u. a.). Die Grundzüge des Gestaltkreis-Modells sind aber in den hier beschriebenen geistesgeschichtlichen Kontext hinreichend einzuordnen.

Es bleibt mir noch, dieses Kapitel beschließend, zu sagen, daß mit diesem Versuch einer Einordnung keineswegs insinuiert wird, das Gestaltkreis-Modell sei eine Art transepochaler Ideencollage; vielmehr ist es ein originärer Versuch, gegen die herrschende "Armseligkeit des Darwinismus" (KM 514) das Subjekt in die Biologie einzuführen, wie es im folgenden Abschnitt gezeigt werden soll.

2. Eine Kurzskizze des Gestaltkreis-Modells

Als theoretische Ausgangslage für die Entwicklung des Gestaltkreises macht WEIZSÄCKER das Versagen der atomistischen Wissenschaftstradition namhaft. Auch bei genauester Analyse der kleinsten Einheiten und der funktionalen Letztheiten ließ sich das Ganze des Organismus in seinem Funktionieren nicht ohne die Zuhilfenahme erkenntnistheoretisch unzulässiger Versatzstücke wie z. B. "urteilsähnliche Prozesse" (HELMHOLTZ) resynthetisieren. Die empirische Ausgangslage ist gekennzeichnet durch sinnesphysiologische Experimente mit neurologisch kranken und gesunden Menschen. Der zentrale Untersuchungsgegenstand dieser Experimente, die im Laufe von mehr als zehn Jahren vorgenommen wurden, war die Erregungsschwelle.
Die experimentellen Befunde weisen die Schwelle, im Gegensatz zur damals herrschenden sinnesphysiologischen Lehrmeinung, als Nicht-Konstante aus; sie erscheint abhängig von der Vorgeschichte des betreffenden Organs sowie

von topologisch oder funktional benachbarten Organen. WEIZSÄCKER interpretiert daher die Schwelle selbst als Funktion, die *produziert* und *beweglich* ("umstimmbar") ist. Im Sinne der Prognostizierbarkeit enthüllt die umstimmbare Schwelle zugleich "die relative *Unbestimmbarkeit* des Sinnesvorganges" (FW 593). Die als Letztheit gedachte Erregungsschwelle war gekoppelt mit dem Prinzip fester Erregungsleitungen als dynamischer Ordnung. Das Leitungsprinzip ersetzt WEIZSÄCKER nun - zweiter Befund - unter dem Leitgedanken der Schwelle als Produktion durch das "Leistungsprinzip" (GK 4). Damit ist in erster Linie gesagt, daß Ordnung im sinnesphysiologischen Geschehen durch die jeweils angezielte Leistung, z. B. die Aufrechterhaltung des Gleichgewichts, entstehe, zu deren Herstellung dem Organismus verschidene Möglichkeiten zur Verfügung stehen. Daher nennt WEIZSÄCKER die Leistung eine "synthetische Improvisation" (FW 593) und folgert, daß der bis dato ausschließlich als Indikator für pathologische Veränderungen fungierende "Funktionswandel nur eine Steigerung, eine Bloßlegung der schon normalerweise bestehenden Funktionsbewegung ist" (FW 583)

Von hier aus entwickelt sich die erste Version des Gestaltkreises, die im Untertitel des Buches angekündigt ist: der "biologische Akt" (GK 8) wird als unauflösliche Verschränkung, d. h. als prinzipiel untrennbare und gleichzeitig bewegliche "Einheit von Wahrnehmen und Bewegen" aufgefaßt. Diese (Zwei-)Einheit konstituiert WEIZSÄCKER vermittels dreier zentraler Strukturzüge:

Kohärenz. Damit ist angesprochen, daß Organismus und Umwelt "in ganz bestimmten Beziehungen verbunden, gleichsam verklebt sind" (ebd.) und daß im weiteren eine Tendenz besteht, diese Verbindungen aufrechtzuerhalten, "bis sie durch eine übermächtige Störung zerrissen werden" (GK 9). Paradoxerweise ist aber z. B. die Wahrnehmung der Identität des Wahrgenommenen an ein hohes Maß von Beweglichkeit der motorischen Funktionen gebunden. So kann sich die Gestalt "Lesen" nur durch ein "Maximum an Kohärenzzerreißungen" motorischer Art erhalten, was den dialektischen Charakter der Kohärenz demonstriert (vgl. GK 20).

Äquivalenz. Zur Produktion einer biologischen Leistung können Wahrnehmung und Bewegung gleichwertige Beiträge im Sinne gegenseitiger Stellvertretung liefern, wie die Erhaltung des Körpergleichgewichts in einem Drehschwindelversuch ergibt: sie kann entweder durch motorische Anpassung an die Drehsituation oder durch sensorisch hergestellte 'Täuschung' erreicht werden, derzufolge die Drehung so wahrgenommen wird, daß keine motorische Glcichgewichtserhaltung notwendig wird (GK 161; FG 623).

Gegenseitige Verborgenheit ("Drehtürprinzip"). Der Zusammenhang von Wahrnehmen und Bewegen ist notwendig gegeben, er ist ein "Realprinzip der Biologie" (GK 21), aber er ist ebenso notwendig verborgen, man könnte sagen: unbewußt. Jeder Versuch der Bewußtmachung ("Erkenntnis") stößt auf das "Verhältnis des gegenseitigen Ausschlusses von Wahrnehmen und Bewegen" (ebd.), daß nämlich "die Tätigkeit, wodurch mir etwas erscheint, selbst nicht erscheint, und daß, indem mir etwas erscheint, ich auch tätig bin" (ebd.).

Neben dem Grundprinzip der *Geborgenheit* ("Wahrnehmung beginnt mit einer Sinnestäuschung"; SACK, 1991) tritt hier besonders deutlich das der *Unbestimmbarkeit* hervor, das, indem es ein Subjekt impliziert, welches etwas bestimmen will, die grundsätzliche erkenntnistheoretische Position WEIZSÄCKERs kennzeichnet. Sie bezieht von vornherein sowohl den Beobachter, das bestimmende Subjekt, als auch die nicht aufzulösende Differenz mit ein, die die retrospektiv gewonnene "Erkenntnis" (bestimmend-bestimmte Beobachtung) von der aus ihr abgeleiteten Vorhersage (Bestimmenwollen) im Bereich des Biologischen trennt. WEIZSÄCKER beharrt auf dieser kategorialen Differenz, "weil die Vergangenheit und die Zukunft metaphysisch nicht vergleichbar, sondern wesensverschieden sind. ... In Wirklichkeit war also die Vergangenheit eine Notwendigkeit, in Wirklichkeit ist die Zukunft noch frei" (SB 118f.).

Ich beschließe die Darstellung der ersten Version des Gestaltkreises mit einem Zitat, das die Brücke von den Ausgangsüberlegungen über die Erregungsschwelle zur Unbestimmtheit schlägt und damit gleichzeitig zur zweiten Version überleitet: "Zwischen der Labilität der Elementarfunktion und der synthetischen Improvisation besteht eine notwendige und analysierbare Beziehung der Unbestimmtheit, welche den biologischen Akt garantiert. Was wir aber als Subjekt bezeichnen, das steckt in der Tat in dieser Unbestimmtheit, dem Spielraum für den schöpferischen Akt" (FW 593).

Die zweite Version des Gestaltkreises ist als metabiologische Theorie anzusehen. In ihr geht es nicht mehr "um die psychophysische Einheit eines einzelnen biologischen Aktes, sondern um die Einheit aller Akte kraft ihrer Subjektivität" (GK 174). In Fortschreibung des Gedankens der Unbestimmtheit führt WEIZSÄCKER hier das *Subjekt* als paradoxe Grundeinheit ein: "Das Subjekt setzt sich aus Einmaligkeiten zusammen und hat sich über diese hinweg zu kontinuieren" (GK 176). Er kennzeichnet dieses Subjekt, das sich selbst permanent verborgen bleibt, zusammenfassend als Zweieinheit, als "polar gebundenen Unitarismus" (GK 182): "Das Subjekt ist es also ..., welches die Entzweiung ermöglicht, aber die Entzweiung droht die Selbsteinheit des Subjektes aufzulösen" (GK 175). Diese prinzipiell unganze Einheit kann nur leben, indem sie sich entzweit, d. h. indem sie sich in Verhältnisse zu anderem begibt. Die erste fundamentale Entzweiung, die erste Ausgliederung aus der Einheitlichkeit des Subjekts bezeichnet WEIZSÄCKER als "Ich-Umwelt-Verhältnis". Dieses, und nicht etwa das Verhältnis von Psyche und Physis, sei der Ordnungsträger der Biologie.

In Zusammenhang mit einem solch paradoxen Subjekt kann das lebendige Geschehen biologisch nicht mehr als eine Folge klar umrissener Seinszustände, sondern nur noch, unter der WEIZSÄCKERschen Prämisse der *Antilogik*, als ein *Werden* verstanden werden, als jene "Wesensbestimmung, in der etwas weder ist noch etwas nicht ist, sondern ein Sein gerade eben verliert und zugleich ein Sein gerade bekomme" (A 50). Daß die Einheitlichkeit des Subjekts nicht in irgendwelchen positiven Eigenschaften oder Fähigkeiten, sondern in der diskontinuierlichen Form des Werdens sich zeigt, bringt WEIZSÄCKER mit dem Begriff der *Monade* zum Ausdruck. Diese "durch die Lebewesen repräsentierte(n) Einzelwesen" (A 52) realisieren metaphysisch eben jene Eigenart des Subjekts, "sowohl dasselbe zu sein, als auch veränderlich (also nicht dasselbe) zu sein" (A 51). Für die klassische Logik sind sie lediglich negativ charakterisierbar: "Monaden sind nicht im Raum, nicht in der Zeit, sind nicht zählbar, nicht meßbar, nicht vertretbar, nicht teilbar. Vielmehr sind sie pathische, antilogische Subjektivitäten" (A 52). Allerdings ist das Werden der biologischen Subjekte kein prästabiliertes Dahinströmen, sondern, wie sich in der Rede von der Gebrochenheit und der Diskontinuität schon andeutete, vollzieht sich in dramatischen Prozessen: in *Krisen*, die als Rhythmisierungen der Existenzweise alles Lebendige, des *Pathischen*, aufgefaßt werden können.

JACOBIs (in diesem Band) erhellendem Beitrag über die Krise ist hier nichts hinzuzufügen. Zur Verdeutlichung des zentralen Stellenwerts der Krise und des Pathischen im Gestaltkreis sei lediglich folgende Explikation WEIZSÄCKERs nochmals aufgeführt:

"... das *Erleiden* des Lebens steht nicht als Rahmen, wie etwa ein Raum, und nicht als Mittelpunkt, wie etwa eine Gegenwart, da, als ob das Leben in ihm oder von ihm aus bewirkt würde. Lokalisierbar ist es nur als Schnittpunkt der in jeder Genese geschehenden und oft genug auch deutlich erscheinenden Wandlungen. Es ist vom Phänomen oder Erleben aus also dort zu suchen und zu fassen, wo das hier als *Krise* Bezeichnete sich findet. In jeder Krise jedenfalls steigt das Attribut des Pathischen zur Höhe einer ausschließenden Macht. Ich finde nun keine besseren Bezeichnungen für die Struktur der Krise als die, welche die Sprache für die Dialektik von *Freiheit und Notwendigkeit* gebildet hat. Denn das in der Krise befindliche Wesen ist aktuell nichts und potentiell alles" (GK 184).

In scharfer Abgrenzung zur (z. B. naturgesetzlich begründeten) Notwendigkeit zeigt sich für WEIZSÄCKER in der Krise das für Lebendiges nicht suspendierbare Moment der Entscheidungshaftigkeit: "In der echten Krise schafft die Entscheidung sich selbst, ist Anfang und Ursprung. Sie kann man nicht erklären, sondern durch sie wird anderes erklärbar" (GK 185). Und selbstverständlich ist damit nicht die im Gefolge bewußter Reflexion getroffene 'rationale' Entscheidung gemeint; diese wäre nur ein Sonderfall des hier angesprochenen Existentials der Entscheidung.

Er läßt sich "von Organismus und Leben nicht wahrheitsgemäß sprechen, ohne auszusagen, daß das Leben nicht ein Vorgang ist, sondern daß es auch erlitten wird. Nicht nur setzt es sich selbst und ist so aktiv; es geschieht ihm auch zu sein, und so ist es passiv (GK 183). Die Grundbestimmungen (Vermittlungsformen) der mit diesen Worten eingeführten "pathischen Existenzweise" des Lebendigen sind die "pathischen Kategorien": Wollen - Müssen - Können - Sollen - Dürfen, die WEIZSÄCKER eigens als "Modi des Subjekts" (GK 186) herausstellt, und zwar so, daß das "Subjekt ... das nicht ist, was es will, kann, soll, muß oder darf" (KM 515), weswegen das primäre Kennzeichen der pathischen Existenzweise "eine unbeschreibliche Unruhe" ist (A 53). Indem WEIZSÄCKER die in der ersten Version empirisch gewonnene Unbestimmtheit methodisch zum "Indeterminismus" wendet, kann er die zweite Version des Gestaltkreises bis zum beschriebenen Punkt entwickeln, an dem "Gestaltkreis ... eine wesentliche Struktur des pathisch begriffenen lebendigen Aktes" bedeutet und "einem augenblicklichen Ausgleich der Unruhe und der Ruhe" entspricht (A 54).

Schließlich verwandelt sich die Unbestimmtheit ein zweites Mal, wenn WEIZSÄCKER sie auf metabiologischer Ebene folgendermaßen reformuliert: "Biologie erfährt, daß das Leben sich in einer Bestimmung befindet, deren Grund selbst nicht Gegenstand werden kann (GK 188). Dies nennt er das *Grundverhältnis*. Es bezeichnet zwar nicht die konkrete Grenze des Bestimmen-Könnens, wohl aber dessen prinzipielle Begrenztheit. Anders gesagt: es stellt den Kern der Unbestimmbarkeit inmitten des Bestimmenwollens dar.

3. Zum Stellenwert des "Gestaltkreises" im Werk WEIZSÄCKERs

Die Jahre zwischen der erstmaligen Erwähnung des Begriffes "Gestaltkreis" (1927) und der Veröffentlichung des Buches (1940) können wohl als WEIZSÄCKERs fruchtbarster Lebensabschnitt in der Forschung angesehen werden. Gleichzeitig reifte sein großer theoretischer Entwurf heran, den nicht etwa die Psychosomatik darstellt, als deren Nestor WEIZSÄCKER allgemein geehrt wird. Sie betrachtete er 'nur' als eine Zwischenstufe auf dem Wege zur *"Medizinischen Anthropologie"*, um die es ihm letztlich ging.
Ich möchte kurz andeuten, was mit "Medizinischer Anthropologie" gemeint ist. Die zeitlich früheste Erwähnung bei WEIZSÄCKER stammt von 1925. Sie steht in einem Kontext doppelter Kritik: einerseits attestiert WEIZSÄCKER

dem Entwicklungsprozeß der Moderne im Ergebnis "Verluste an geistigen und seelischen Haltepunkten" (RB 319), deren Behandlung im Rahmen eben dieser Moderne "auf die Instanz des Arztes" (ebd.) verweist, und nicht mehr, wie man ergänzen kann, etwa auf die Instanz des Priesters. Andererseits wendet WEIZSÄCKER sich gegen diejenigen Strömungen der zeitgenössischen Medizin, die als Umgang mit jenen zentrifugalen und partikularisierenden Tendenzen der Kulturentwicklung die "Behandlung des ganzen Menschen" fordern; denn "der ganze Mensch erschließt sich, wenn überhaupt, nur dem ganzen Menschen" (RB 318) und nicht dem organtherapeutischen Spezialisten, während auf der anderen Seite in jener Forderung "ein ungeheurer Anspruch des Arztes" (RB 319) steckt, der "mit wenigen Ausnahmen unermeßlich über das hinaus(geht), was ein Patient wünscht oder erwartet ... Die Phrase von der Behandlung des ganzen Menschen bedarf also gar sehr der näheren Bestimmung und Einschränkung" (ebd.).

Anders gesagt, konstatiert WEIZSÄCKER wachsende Anforderungen an den Arzt im Rahmen der kulturellen Entwicklung, warnt aber gleichzeitig vor der Ausbildung einer ärztlichen Hybris, die umstandslos den "ganzen Menschen" zu vereinnahmen sucht. Sein Vorschlag zur Lösung dieses Problems lautet "medizinische Anthropologie". Diese soll "eine medizinische Lehre vom Menschen und seinen Krankheiten" (ebd.) sein, "eine allgemeine Lehre vom Menschen als Grundwissenschaft der Heilkunde" (RB 320), mit deren Hilfe der angesprochene *"erweiterte Umkreis der ärztlichen Aufgabe ... sich auch wieder in Forschung, Wissenschaft und Lehre mit dem naturwissenschaftlichen Bestande in einer organischen und sinnvollen Weise zusammenschließen* soll" (ebd.; Hervorhebungen I.D.).

Den Rest seines Lebens widmet WEIZSÄCKER der Aus- und Durcharbeitung der zahlreichen Facetten des hier skizzierten ambitionierten Werkes.

Dabei steht von Anfang an die Bemühung im Zentrum, die erweiterten Ansprüche an das ärztliche Tun nicht auf dem Wege jener Disziplinenklauberei zu erfüllen, die vorgibt, durch Addition anderer Wissenschaften, vornehmlich der Psychologie und der Soziologie, die inflationär häufig als 'naturwissenschaftlich reduziert' beklagte Medizin vervollständigen zu können. Denn es geht WEIZSÄCKER nicht um Vervollständigung, sondern um *Verwandlung der Medizin*, d. h. um eine Transformation des in der Tat unzulänglichen, aber in sich einheitlichen naturwissenschaftlich orientierten Entwurfs der Medizin, in einen angemesseneren, ebenfalls einheitlichen Entwurf, der dem naturwissenschaftlichen Streben nicht Anderes an die Seite stellt, sondern es - im dialektischen Sinne - überschreitend aufhebt und so das Naturwissenschaftliche selbst in der Medizin verwandelt. Dieses Hauptanliegen wird im Rahmen der Medizinischen Anthropologie vom Modell des Gestaltkreises erfüllt: es repräsentiert sowohl ein naturwissenschaftliches Konzept zur Verwandlung der Naturwissenschaft Biologie, als es auch in seinen Grundzügen die Grundzüge der Medizinischen Anthropologie vorbildet.

Mit dem Gestaltkreis wird das "Subjekt" in die Biologie eingeführt, und dies, wie wir bereits gesehen haben, als paradoxe Zweieinheit, genauer: als das *Prinzip der Differenz*. "Um nun jee Verwechslung von 'Ich' mit physischer Erscheinung auszuschließen, schälen wir aus dem noch erscheinungsgebundenen Begriff des Ich das seiner Entgegensetzung zur Umwelt zugrunde liegende *Prinzip* heraus und nennen es *Subjekt*" (GK 172).[1]

Mit diesem Prinzip "Subjekt" sind in der Tat der Gesaltkreis, die Medizinische Anthropologie und das Denken WEIZSÄCKERs zugleich charakterisiert. Wenn der Gestaltkreis hier als prinzipiell *ungeschlossen* ("Unbestimmtheit") und *verhältnishaft* ("*Zwei*einheit") bezeichnet wurde, so sind damit verschiedene Formulierungen für jene grundlegende Differenz angesprochen, die den Gestaltkreis als methodischen Kern und Prototyp der Medizinischen Anthropologie ausweisen: das Subjekt. In ihm wurzelt das *Paradox*, die logische Grundfigur WEIZSÄCKERschen Denkens.

Es tritt uns bei verschiedenen Alässen entgegen, von denen hier zwei der prominentesten aufgeführt werden. Zum einen ist das WEIZSÄCKERs Diktum, "das ungelebte Leben ist das Wirksame in der Geschichte" (AH 451), das er auch auf die Entstehung von Krankheiten anwendet, insofern "statt eines ... ungelebten Lebens ein körperliches Symptom auftritt" (PM 460). Zum anderen ist es die für das gewohnte Denken noch schwerer zu verdauende Behauptung, "Unmögliches wird verwirklicht" (BE 250), die den Gestaltkreis-Überlegungen zur "Krise" entstammt, in der die "Wandlung" als "der von dem Kranken erlebte *Zwang zum Unmöglichen"* (GK 171) zur Darstellung kommt; in solchen paradox zugespitzten Konstellationen steht, WEIZSÄCKER zufolge, das Subjekt auf dem Spiel, denn: "Das Subjekt ist es, welches ... vernichtet wird, wenn die Wandlung *nicht* erfolgt, nachdem einmal der Zwang, das 'Unmögliche' zu vollziehen, aufgerichtet worden ist" (ebd.).

Die Figur des Paradoxons bringt, im Gestaltkreis wie in der Medizinischen Anthropologie, zwangsläufig ein Denken mit sich, das primär um Entwicklung, allgemeiner gesagt: um *Bewegung* kreist. Wie WEIZSÄCKER es unternimmt, in seinem Entwurf Naturwissenschaft gleichzeitig zum Zuge kommen zu lassen und zu überschreiten, sei an folgender Explikation des Äquivalenzprinzips demonstriert:

"Wir können ... die Formulierung der ärztlichen Wissenschaft als eine unvermeidliche Reihe darstellen ... Das *erste* Glied dieser Reihe ist die psychophysische Kausalität, aber in beiden Richtungen zu denken. Das *zweite* betont die Einheit; hier wird das Seelische zum Ausdruck des körperlichen Eindrucks oder auch der körper zum Ausdruck des seelischen Eindrucks; der Körper ist eben 'beseelt', und beide sind im Grunde eins. Das *dritte* Glied aber repräsentiert in entschiedener Weise statt des kausalen Zusammenhangs die Genese, das heißt das produktive wandelne Werden eines Neuen in der Krankheit, wobei Körper und Seele beie zur Genese beitragen ... /im Schema/ angedeutet dadurch, daß ein rhythmisches Hin- und Herschwingen vom einen zum andern erfolge, wobei aber der Körper immer nur der Stellvertreter der Seele, die Seele immer nur die Stellvertreterin es Körpers ist. Sie sind einander zwar äquivalent, aber doch verschieden. Es gibt keine Gleichung zwischen beiden, weil sie Gleichnis eines des andern sind" (KM 531).

Indem herausgehoben wird, daß es in der Medizinischen Anthropologie um Bewegung - um Austausch, Auslegung, Stellvertretung, Verlagerung usw. - geht, daß letztlich das Werden im Zentrum dieses Entwurfs steht, kann die Eingangsfrage dieses Beitrags beantwortet werden, ob es sich beim Gestaltkreis - und im weiteren bei der Medizinischen Anthropologie - um ein "neues Konzept" der Medizin handelt. Denn vom Werden aus läßt sich das Originäre am Gestaltkreis-Modell besonders gut präzisieren. Es ist in der neueren europäischen Geistesgeschichte meines Wissens das einzige biologisch-medizinische Denkmodell, das von der Differenz, d. h. von der *Negation anstelle von Entitäten,* ausgeht und gleichzeitig die entgegengesetzt ausgerichtete naturwissenschaftliche Denktradition nicht ausgrenzt, sondern in sich aufhebt.

Hier sei eine wirkungsgeschichtliche Randbemerkung gestattet. Ich gehe wohl nicht fehl in der Annahme, daß es die gerade beschriebene Fundierung des Lebens in der Negation ist, die zur fast völligen Ignorierung der Medizinischen Anthropologie in der jüngeren Geschichte der Medizin geführt hat. Steckt hierin doch, im Unterschied zur beruhigenden Fundierung des Lebens in Substanzen und deren Vermögen, eine noch kränkendere Perspektive als in den berühmten drei Kränkungen der Menscheit durch die neuzeitliche Wissenschaft in Gestalt von KOPERNIKUS, DARWIN und FREUD. Diese drei Dezentrierungen von Heimatplanet, menschlicher Rasse und individuellem wie kulturellem Bewußtsein konnten durch die beispiellosen wissenschaftlich-technischen und geistigen Bemächtigungen der letzten Jahrhunderte zwar nicht ungeschehen gemacht, aber doch weitgehend ausbalanciert werden. Was aber endgültig die kulturelle Grenze des Erträglichen überschreitet, ist offensichtlich die Verortung von Leben und Tod in einem einheitlichen Zusammenhang, die WEIZSÄCKER als Konsequenz seines Denkens selber namhaft macht (GK 183, 190)[2]. Es scheint, als habe SCHULTE recht mit seinem Aperçu, alle Philosophie seit PLATON sei ein Denken gegen den Tod.

"Um Lebendes zu erforschen, muß man sich am Leben beteiligen." Dieser erste Satz in der Einleitung zum "Gstaltkreis" ist vermutlich der meistzitierte Satz WEIZSÄCKERs, dessen Lehre er allerdings bedauerlicherweise halbiert. Denn WEIZSÄCKER hat gerade diejenigen, die sich Gedanken über "neue Konzepte der Medizin" machen, die in Therapie, Forschung und Lehre arbeiten, auf etwas viel Schwierigeres aufmerksam gemacht: "Wir sagten: Wer das Leben verstehen will, muß sich am Leben beteiligen. Wir sagen aber auch, wer sich am Leben beteiligen will, muß es verstehen" (GK 175).

Ein "Konzept der Medizin", das diese Spannung ernst nimmt, wäre allerdings zu erstellen.

Anmerkungen

1 Außerdem zielt WEIZSÄCKER damit einen strategischen Vorteil an, weil in seinen Augen "nur der Begriff der Subjektivität wirksam verhindert, daß man ... jene ... Vermenschlichungen der Pathologie immer wieder so versachlicht, daß sie dem menschlichen Wesen entfremdet werden" (KV 147).
2 Im übrigen hat FREUDs Einführung des Thanatos als dem Eros gleichgestellte metapsychologische Einheit ein ähnliches Schicksal erlitten wie die Medizinische Anthropologie. Die heutige Psychoanalyse behandelt die "Todestriebe" wie eine Leiche im Keller, auf die sie nicht angesprochen werden möchte.
Gewiß trägt auch die Tatsache, daß sich WEIZSÄCKERs Werk selbst dem Lernwilligen nicht eben leicht erschließt, zur relativen Wirkungslosigkeit in einer Zeit bei, der die Aufwandsminimierung oberste Richtschnur im Bereich des Lernens ('Didaktik') ist. Ohne eigene Interpretations- und Systematisierungsanstrengungen, die zudem noch die aufwendige Haltung der Behutsamkeit anstelle eines eilfertigen Schematismus' verlangen, bleiben Gestaltkreis und Medizinische Anthropologie dunkel raunende Ahnungen. Doch letztlich kann man die fundamentale Zumutung wohl nur in seinem Beharren auf der Negation, die er "Werden" nennt, sehen, darin, daß das pathische Leben, im "Grundverhältnis" wurzelnd, unaufhebbar in der Spannung steht, "daß das Sein selbst fehlt und gemeint ist, ohne zu sein" (KM 554). Und so ist "die pathische Stellung ... eigentlich nur ein Umgang mit etwas, was eben nicht ist" (ebd.).

Literatur

Jacobi, R.-M. E. (1993): Von der Wahrheit der Krise - Anmerkungen in pathosophischer Absicht (in diesem Band)
Leibniz, G. W. (1954): Monadologie. (Übers. von H. Glockner) Stuttgart: Reclam
Neuser, W. (1991): Rekursive Logik bei Maturana und Viktor von Weizsäcker. Colloquium "Gestaltkreis versus Systemtheorie" der Karl-Jaspers-Vorlesungen, Oldenburg

Sack, M. (1991): Antilogik und konstitutive Täuschung. Colloquium "Gestaltkreis versus Systemtheorie" der Karl-Jaspers-Vorlesungen, Oldenburg
Schulte, W. (1992): Persönliche Mitteilung
Weizsäcker, V. v. (1940): Der Gestaltkreis. Theorie der Einheit von Wahrnehmen und Bewegen. Stuttgart: Theime 1986 (6. Aufl.)
Weizsäcker, V.v. (1986 ff.): Gesammelte Schriften. Frankfurt/M.: Suhrkamp. Hier wie folgt zitiert: A Anonyma (1947), Bd. VII, 43-89; AH Erinnerung an Alexander von Humboldt (1950), Bd. I, 451-456; BE Begegnungen und Entscheidungen (1951), Bd. I, 195-399; FG Funktionswandel und Gestaltkreis (1950), Bd. III, 619-631; FW Funktionswandel der Sinne (1939), Bd. III, 577-593; KM Der kranke Mensch (1951), Bd. IX, 325-640; KV Klinische Vorstellungen (1941), Bd. III, 9-147; PM Psychosomatische Medizin (1949), Bd. VI, 451-464; RB Randbemerkungen über Aufgabe und Begriff der Nervenheilkunde (1925), Bd. III, 301-323; SB Seelenbehandlung und Seelenführung (1926), Bd. V, 67-141; ÜF Über Farbenlehre (1949), Bd. I, 457-469.

Ulf Grieger *(Berlin)*

Philosophische Probleme eines evolutionstheoretischen Zugriffs auf das Phänomen Krankheit

Niemand wird heute bestreiten wollen, daß die Suche nach neuen Konzepten für die Konstruktion von Wirklichkeit und die Rekonstruktion ihrer Entwicklung zu einer veränderten Begrifflichkeit auf ganz fundamentaler Ebene führen mußte. Mit Martin BUBER könnte man diesen Wandel sehr treffend als *Übergang vom Es zum Du* bezeichnen:

> "Nicht in dem Gesetz, das danach aus der Erscheinung abgeleitet wurde, sondern in ihr selber teilt sich das Wesen mit. Daß das Allgemeine gedacht wird, ist nur eine Abwicklung des knäuelhaften Ereignisses, da es im Besonderen, im Gegenüber geschaut wurde. Und nun ist dieses in der Es-Form der begrifflichen Erkenntnis eingeschlossen. wer es daraus erschließt und wieder gegenwärtig schaut, erfüllt den Sinn jenes Erkenntnisaktes als eines zwischen den Menschen Wirklichen und Wirkenden." (ders. 1984 S.43)

Das Bemühen ist in allen Wissenschaftsdisziplinen mehr oder weniger stark verbreitet, von der Sache selbst her zu konstruieren, eigene Kreativität als Wissenschaftler ganz bewußt einzusetzen, um Entwicklung als Selbstentwicklung zu rekonstruieren. Es geht immer um die *Subjektivität gegenständlicher Wesenskräfte* - um den marxistischen Begriff zu gebrauchen - oder um den Dialog mit der Natur, die uns nicht als Gegenüber in Absehung von uns selbst gegeben ist. Fragen nach dem Wesen, d.h. nach der Entwicklunglogik des Subjekts sind gleichzeitig Fragen nach den Existenzen, d.h. nach der Entwicklungslogik der Subjekte, die das Wesen bedingen. In HEGELs *Logik* ist die Erscheinung das Ganze von Wesen und Existenz. SCHELLING hat versucht, das in einen produktiven Zusammenhang zu bringen; die Aufgabe steht auch heute noch an. Aber da SCHELLING's und HEGEL's Ausarbeitung einer objektiven Dialektik (was ja weiter nichts heißt als einer objektiven Selbstentwicklung, oder einer Selbstentwicklung des Objekts ohne Einfluß des erkennenden Subjekts) für die heutigen Selbstorganisationstheorien mühevoll von spekulativen Naturforschern in der Sprache der mathematisch-positivistisch geschulten Physik noch einmal erfunden wird, soll ein Hinweis auf diese Tradition genügen. Wer allerdings die auf SCHELLING und HEGEL zurückgehende und von MARX, ENGELS, BLOCH, TILLICH, BUBER weiterentwickelte Tradition für suspekt hält, weil

politische Systeme sich auf sie beriefen, begibt sich außerhalb der Wissenschaft.
Es war der sich von SCHELLING lösende HEGEL, der in der Vorrede zur *Phänomenologie des Geistes* die metaphysische Parole der sich heute vollziehenden Konstruktion der Selbstorganisation ausgab:

"Es kömmt nach meiner Einsicht, welche sich nur durch die Darstellung des Systems selbst rechtfertigen muß, alles darauf an, das Wahre nicht als Substanz, sondern ebensosehr als Subjekt aufzufassen und auszudrücken." (ders. 1987, S.20)

In ihrem Buch *"Theorie der Humanmedizin"* fordern von UEXKÜLL und WESIACK (1991, S. 138) eine "Biologie der Subjekte, die bereits bei den Zellen ansetzt, aus denen die Gewebe und Organe des Organismus aufgebaut sind."
Ein evolutionstheoretischer Zugang zum Phänomen Krankheit/Gesundheit hat einen solchen biologischen Subjektbegriff zur Voraussetzung. Ein Krankheitsbegriff, der erst beim Menschen ansetzt, kann nur eine abstrakt-allgemeine Zustandsbeschreibung sein, egal, ob sie schwerpunktmäßig somatisch oder psychisch oder psychosomatisch angelegt ist.

"Ihre Störungsmöglichkeit durch innere oder äußere Faktoren ist bereits dem ersten Entwurf des Lebens, der Urzelle prinzipiell immanent. ... Grundsätzlich erscheint der Schluß erlaubt, daß Krankheit eine Urform der Existenz des Lebens vom Beginn des Erscheinens der Zelle in der Evolution darstellt." (MÜLLER, 1969, S.69f)

Die für die biologische Evolutionstheorie notwendige begriffliche Entwicklung muß in der Beseitigung aller Vorstellungen legen, daß Krankheit ein zu vernachlässigendes Moment der Ontogenese darstellt; ein Defekt, der keine konstruktive, die Evolution ausrichtende Rolle spielt. Es ist somit auch nicht nur zu fragen, welche Krankheiten es gibt, wie sie entstanden sind usw. Es ist vielmehr die Frage zu stellen: Was bedeutet das Auftreten von Krankheiten für die Konkretisierung des Selbstorganisationskonzeptes? LÖTHER hat den Vorschlag einer Korrelation von Komplexität der Organismen und ihrer Pathibilität gemacht: "Je höher die Lebewesen morpho-physiologisch organisiert, je komplizierter ihr Bau und ihre Leistungen sind, und je länger ihre Individualentwicklung dauert, um so komplizierter können Krankheitsprozesse sein." (ders. 1992, S.225)
Über diese erscheinende Korrelation ist nun weiter nachzudenken: ist die verstärkte Pathibilität *kausale Folge* der phylogenetischen Entwicklung der Organismen in Richtung Komplexität? Ist die biologische Evolution der Weg von der ungefährdeten zur riskierten Struktur? Der Pathologe MÜLLER entwirft ein anderes Bild:

"Lebewesen haben sich in erdgeschichtlichen Zeiten nach einem einmaligen großen Entwurf von Stufe zu Stufe entwickelt und differenziert. Manches wurde aber auch gebildet und wieder verworfen. Beides legt die Erwartung nahe, daß die Logik der Evolution des Lebendigen auch eine evolutionäre Entstehung neuer Krankheitsmöglichkeiten umschließt. Statisches und Beharrendes als Grundelement der Lebensbehauptung bedurfte immer aufs neue dynamischer Weiterentwicklungen, *ohne die eine Ausbreitung in neue Lebensräume und eine Anpassung an sich ändernde Umweltbedingungen nicht vorstellbar ist.* Entwicklung bedeutet zwar Anpassung, Vervielfältigung der Möglichkeiten, Bildung neuer Strukturen, aber keineswegs Vervollkommnung im absoluten Sinne, sie bedeutet somit zugleich Gefährdung unter inadäquaten Einwirkungen." (ders. 1969, S.68)

Somit ist Krankheit phylogenetisch konstitutiv für organismischen Wandel, nicht die bloße Folgeerscheinung. Das ist der Pathologie viel gegenwärtiger als der Biologie. Krankheit als Abweichung von der Homöostase (in ihrer Einheit von Homöorhese und Biorhythmik) klassifiziert nur das Erscheinungsbild und erklärt nicht die konstruktive Seite des 'Negativen'. Eine Entwicklung vom Niederen zum Höheren wäre ohnehin nach den Hierarchiekriterien zu hinterfragen. Solange der Wertungsbezug Gesundheit-Krankheit ein äußerlicher bleibt, kein vom Organismus selbst ausgehender; solange also der Kranke Objekt der Einschätzung bleibt, kommt es zu keinem evolutionstheoretisch handhabbaren Umgang mit dem Phänomen Gesundheit - Krankheit. "Die Evolution der Organismen schließt die Evolution ihrer Pathibilität ein. ... Krankheiten bilden eine Zone der Lebenstätigkeit, die sich im Laufe der stammesgeschichtlichen Höherentwicklung erweitert hat." (LÖTHER 1992, S.225) Dahinter steht das Konzept der Auslese der Gesunden, d.h. der Fittesten, der Sieg der besten Konstitution in der Reproduktion. Diese überleben auf Grund eines Vorteils vor den anderen. Warum bringt dieser Vorteil eine erhöhte Pathibilität? Die Antwort darauf ist die Synthetische Theorie der Evolution bisher schuldig geblieben. Pathogenität als Nebenprodukt der Höherentwicklung, nicht als mitwirkende Potenz - das ist ein wesentlicher Kritikpunkt organismuszentrierter Denkweise am 'Altdarwinismus' (GUTMANN).

1. Die bionome Bewertung des Organismus

"Der Unterschied zwischen Krankheit als Defekt einer Maschine und als Antwort eines lebenden Systems entspricht dem Unterschied zwischen der Vorstellung von dem Kranken als Objekt und der Vorstellung von dem Kranken als Subjekt." (WESIAK / UEXKÜLL 1991, S.137)

Die Selbstbewertung des Organismus und seine autopoietische Sinngebung, die mit dem Begriff 'Bionomie' erfaßt wird, ermöglichen einen direkten Zugang zu einem Krankheitskonzept das vom Organismus ausgeht, anstatt ihm äußer-

lich angehängt zu sein: "Relative Unvollkommenheit, Pathibilität der Organismen müssen in der Theorie des Lebendigen ebenso einen Platz finden, wie ihre Sinnhaftigkeit, ihre Ordnung, ihre Organisation." (ROTHSCHUH 1959, S.222)
Krankheit ist Wertverlust für den Organismus, Verlust der bionomen Ordnung, Desorganisation und kein Differenzierungsmerkmal des aussenstehenden Betrachters zwischen 'Normalem und Abartigem'. Im mechanischen Repräsentationsmodus des Organismus ist Krankheit: "Verlust des abgestimmten Zusammenwirkens der physischen, psychischen, oder psycho-physischen Funktionsglieder des Organismus." (ROTHSCHUH 1978, S.8)
Resultat dysbionomer oder pathologischer Bildungen, Reaktionen oder Lebensvorgänge ist der graduelle Verlust der Selbständigkeit, oder, was ein Synonym dafür ist, Hilfsbedürftigkeit. Hier setzt das Heilungskonzept ein. Der unterbrochene oder gestörte bionome Regelkreis muß äußerlich vermittelt wiederhergestellt werden. Medizinische Hilfe ist Werterhaltung des Organismus mit fremden Mitteln. Heilung ist die Wiederherstellung des bionomen Sinngefüges auf möglichst eigener Grundlage. Selbst auf dieser äußerst abstrakten Ebene wird das Konzept der bionomen Selbstbewertung bis zum menschlichen Organismus fortgeführt, das Verhältnis des seelisch-psychischen zum physisch-somatischen als Parallelismus verstanden. Dieser Parallelismus bedeutet aber keine abstrakte, sondern eine widersprüchliche Identität der Subjektivitätsformen: der Mensch hat nur ein sehr bedingtes 'Organgefühl', was die Selbstzerstörung durch unterschiedlichste Suchtgifte schlagend beweist. Im Organismuskonzept wird ein Eigenwertesystem angelegt, das der Komplexität des Organismus entspricht, den des Menschen einbegriffen. Es gibt Optimierungswerte, deren Einhaltung eine bestimmte Stabilität der Lebensfunktionen garantieren. Es sind aber keine abstrakten Normen, sondern Eigenwerte; die freilich allgemeinere Limitationen konstruktiv bedingter Art haben: "Befunde sind nicht immer identisch mit Kranksein, wenn sie auch eine Abweichung vom geordneten 'idealen' Normalzustand darstellen. Ein hypertrophes Herz bei Hypertonie ist zunächst und in bestimmten Grenzen ein angepaßtes, aber kein krankes Herz." (MÜLLER 1969, S. 100)
Aus dem Prozeßcharakter dieser Eigenwerterhaltung resultiert auch die ständige Störungsmöglichkeit, die *Pathibilität*. Diese wird ständig organismusintern stabilisiert, den bionomen Erfordernissen entsprechend minimiert. es wird vom pathogenen und pathiblen und nicht vom perfekten Organismus ausgegangen, wobei Kranksein das Bemühen des Organismus um die Wiederherstellung *einer* bionomen Stabilität ist. Das Gesundheitsideal, das demgegenüber z.B. die Weltgesundheitsorganisation vorschreibt, sieht völlig vom Prozeßcharakter des Verhältnisses Krankheit-Gesundheit ab und definiert einen künstlichen Zustand, der die völlige Abwesenheit von Krankheit als Grundrecht postuliert. Ein solcherart gesunder Organismus wäre: 1. ein unlebendiger und 2. ein solcher ohne Eigenentwicklung. Die Entwicklung des Organismus inhäriert einen Selbstbewertungsprozeß, deren Pole sowohl Krankheit, als auch Gesundheit

beinhalten. Von diesen Wertungsprozessen hängt die ganze Entwicklung ab.

"Gesundheit ist der *Zustand* des vollständigen körperlichen, geistigen und sozialen Wohlbefindens und nicht nur des Freiseins von Krankheit und Gebrechen. Sich des bestmöglichen Gesundheitszustandes zu erfreuen ist eines der Grundrechte jedes Menschen, ohne Unterschied der Rasse, der Religion, der politischen Überzeugung, der wirtschaftlichen oder sozialen Stellung." (zit. nach LÖTHER 1992, S. 241)

ROTHSCHUH entwickelt allerdings nicht die konstruktive Rolle der Krankheit für die phylogenetische Entwicklung. Pathibilität bleibt als Komplex unaufgelöst im Konzept für alles Bionegative, dem Lebenssinn Widersprechende. Am Beispiel von Iatrologien in der Geschichte der Medizin diskutiert er die Sinnfrage, hält sie aber für ein letzthin offenes Problem. Unter dem Stichwort "Krankheit" im *Historischen Wörterbuch für Philosophie* faßt er unter dem Oberbegriff *Morbus* zusammen:
1. *Pathos* für pathologischen Befund, die für den äußerlichen Betrachter nachweisbare Desorganisation der Struktur und Funktionsbeeinträchtigung
2. *Aegritudo* für das subjektive Befinden des Kranken, sich krank fühlen, Schmerz, Beeinträchtigung, Hilflosigkeit
3. *Nosos* für Krankheitsbild, die klinische Einheit (bis 1983 waren ca. 30 000 verschiedene Krankheiten bzw. Symptome beschrieben worden)
4. *Insalubritas* (speziell ökologisch gedacht) für die Beeinträchtigung, Störung der Gemeinschaftsordnung, der Gemeinschaftsfunktion eines Gruppenmitgliedes
Gerade weil ROTHSCHUH's Krankheitskonzept vom Organismuskonzept ausgeht, besteht die Möglichkeit eines evolutionstheoretischen Zugriffs. Gerade weil es bisher eine systematische Behandlung der Pathibilität und der Pathogenität des Organismus in der biologischen Evolutionstheorie kaum gab, erscheint dieses Problem in der synthetischen Theorie als zu vernachlässigendes Zufallsphänomen der konkreten Ontogenese. Natürlich soll hier nicht bestritten werden, daß der Selektionsvor- oder Nachteil bestimmter Phänomene anerkannt wurde: Seit DARWIN ist bekannt, "daß sich pathologische Abweichungen im Laufe der Jahrhunderte und Jahrtausende genausogut zum ersten Mal entwickeln können und dann vererbbar werden, wie es bei normalen Eigenschaften der Fall ist." (MÜLLER, 1969, S. 30) Konstruktiv wirkt in der darwinistischen Evolutionstheorie allerdings nur die Fitness und Resistenz; die Ursprünge der Fitness wird nicht hinterfragt. G. TEMBROCK entwickelt mit seiner Anwendung des *Hologenesekonzepts* eine weitere Möglichkeit der Reintegration des 'vergessenen Verhältnisses' von Krankheit und Gesundheit:

"Die Aktualgenesen sind der 'Test' für den 'Anpassungswert' der über Phylogenese und Ontogenese realisierten individuellen Lebewesen, aus ihnen resultiert ihre 'Tauglichkeit' (Fitness). ... Wir vermuten, daß neben der äußeren Selektion auch eine innere Selektion notwendige Bedingung für die Evolution der Lebewesen ist, wobei wir Begriffe wie 'Synergetik' und 'Selbstorganisation' im Sinne der inneren Selektion interpretieren und damit deutlich machen, daß in diesem falle die äußeren Bedingungen als Referenzrahmen wirksam werden." (TEMBROCK 1991, S.88)

Diese sehr vorsichtige Herangehensweise an die Problematik der selbstbezüglichen Wertung der Organismen widerspiegelt auch die Ursache für die Nichtbehandlung des Krankheitsproblems durch die Evolutionsbiologie. Innere Selektion und aktualgenetische Entscheidung über onto- und phylogenetische Dispositionen - das müßten doch Gründe genug sein, den durch Krankheiten induzierten Entwicklungen größeres Augenmerk für die Evolutionstheorie zu schenken. Das würde allerdings revolutionäre Konsequenzen für die Objekt - orientierte Biologie haben.

Solange diese interne Angreifbarkeit organismischer Organisationsleistungen rein negativ bewertet werden, bleiben sie für die Theorie nicht erfaßbar. Viel interessanter für die traditionelle Evolutionstheorie ist die Perfektibilität der Organismen, ihre Fähigkeit, ihre Lebensprozesse immer besser zu optimieren und eben pathologische Prozesse zu stoppen und die Stabilität wiederherzustellen. "Die Existenz der auf Erhaltung oder Wiederherstellung der Gesundheit hinwirkenden Reaktionen ist nicht zu bezweifeln, aber hier ist der bionome Sinn eine Systemeigenschaft des Organismus." (ROTHSCHUH 1976)

Meine Hypothese besteht nun darin, daß Pathibilität und Perfektibilität, einschließlich der Reparaturprozesse, konstitutiv für die Selbsterzeugung und den organismischen Wandel biologischer Systeme sind, und im Sinne der *Theorie der Selbstorganisation* unter dem Terminus 'Fluktuation' zu subsumieren sind. Ihre Differenzierung ist die unterschiedliche Zustandsbewertung durch den Organismus selbst. Das Verhältnis Krankheit - Gesundheit ist somit als eines der organismischen Selbstbewertung bestimmt. Die erkenntnistheoretische Schwierigkeit besteht darin, daß das Erkenntnissubjekt bei Begriffen wie Krankheit und Mißbildung ein starkes Eigeninteresse mit ins Spiel bringt, während Fluktuation ja erstmal ein wertfreies Schwanken um *einen* Stabilitätszustand darstellt. Aber Fluktuation erklärt auch nicht die Spezifik von Pathibilität und Perfektibilität gegeneinander, sondern vielmehr ihre Gemeinsamkeit mit Selbstorganisationsprozessen überhaupt. G. TEMBROCK bevorzugt den Begriff der Elastizität, weil die pathogene Änderung grundsätzlich eine organismusfremde, das Gleichgewicht störende sein muß: "Während Stabilität negativ mit Fluktuationen korreliert, erlaubt die Elastizität eine Aufrechterhaltung der Umweltbeziehungen auch bei Wandel und Störung sowie Strukturveränderungen." (TEMBROCK 1991, S.91)

Meiner Meinung nach erfaßt der Elastizitätsbegriff nicht das Moment der selbstinduzierten Veränderung, Störung, Optimierung. Elastizität heißt pulsieren in einem Optimum, dagegen zielt Fluktuation auf Wertung und Veränderung, deren Resultat auch als Pulsieren erscheinen kann. Es ist erforderlich, den Krankheitsbegriff explizit in das Selbstorganisationsweltbild aufzunehmen; nicht als Hemmnis oder Retardation bewertet, sondern auf dieser Ebene noch wertungsfrei. Dazu wäre allerdings das Krankheitskonzept ROTHSCHUH's zu ändern, und zwar auf Seiten des Biomechanik-Modus: dieser wird unter die Bedingungen der Selbstorganisation gestellt.

1. Der Organismus ist ein offenes System fernab vom thermodynamischen Gleichgewicht, bei gleichzeitiger operationaler Geschlossenheit.
2. Es gelten die kausalen mechanischen Gesetze im Systemzusammenhang nicht uneingeschränkt, sondern als Spezialfälle.
3. Stabile Zustände des Systemverhaltens unterliegen einer ständigen Testung, Stabilität ist ein Wert für das System, für dessen Erreichen es verschiede Möglichkeiten gibt. Fluktuationen werden zur Stabilitätssicherung niedergehalten, oder das System springt auf eine Fluktuation auf, die wiederum zur erneuten Stabilitätswahrung den Gesamtorganismus umstrukturiert, bis er sich 'neu eingestellt' hat.

Dieser Umbau ermöglicht auch eine bessere Integration des Bionomie-Modus des Organismus. Instabile Zustände sind gekennzeichnet durch das Aufspringen des Systems auf einen neuen bionomen Zustand im Sinne der Perfektibilität oder auf einen dysbionomen Zustand im Sinne der Pathibilität. Man muß eine ontogenetische und eine phylogenetische Ausrichtung dieser Bestimmungen unterscheiden: Die ontogenetische Dimension beschreibt das *Bewährungskonzept*. Von der Konzeption bis zum Tode unterliegt der Organismus einer fortwährenden Störung seiner bionomen Stabilität. Diese kann in zwei Richtungen beantwortet werden:

1. Die Störung wird unter die Stabilität untergeordnet, d.h. das System erweist sich als immun gegen weitere Störungen gleicher Art aufgrund dieser Integrationsleistungen (Elastizität).
2. Das System wird instabil, es ist völlig offen, wie und ob eine Stabilität erreicht wird (chaotischer Zustand beim Übergang zu einer neuen Stabilität).

Ontogenese ist in diesem Sinne ein irreversibler, zeitlich begrenzter Bewährungsprozeß von bionomer Wertbildung und Werterhaltung und endet in jedem Falle in Wertabbau bzw. Destruktion. eine Sinngebung ähnlich dem anthropologischen Konzept Viktor von WEIZSÄCKER's wird es auf dieser Grundlage allerdings nicht geben. Für die Humanontogenese ist die Wertestruktur natürlich viel komplexer (K.-F. WESSEL 1991) eine Konkretisierung, die hier viel zu weit führen würde, aber prinzipiell möglich und notwendig ist.

Phylogenese entsteht aus der ununterbrochenen Kette erfolgreicher Ontogenesen von Individuen einer Population. Die Organismen müssen die Adultphase erreicht und bionome Nachfahren produziert haben, um in der Gattungsgeschichte eine Rolle zu spielen. Organismischer Wandel läßt sich nach GUTMANN als bionomer Umbau hydraulischer Konstruktionen begreifen. Das gilt natürlich auch für die Pathogenese.

"Daß physikalische Modelle von strömungstechnischen Vorgängen zur Aufklärung der Herzseptenentwicklung oder zur Kenntnis von Lokalisationsprinzipien bei arteriellen Thrombosen beigetragen haben, gehört noch in den Bereich biotechnischen Verständnisses." (MÜLLER 1969, S. 86)

Nach dem Fluktuationskonzept ist die Aufgabe gestellt, den Einfluß der Überwindungsfähigkeit von Krankheiten auf den organismischen Wandel zu untersuchen. Insbesondere der Selektionsgedanke implizierte die Krankheit im Evolutionskonzept. aber sie wird nicht konstruktiv, den Wandel ausrichtend begriffen. Im Konkurrenzgeschehen scheiden die Kranken, Schwachen und Unterlegenen aus. Aber die Pathibilität ist vielmehr: sie bestimmt den organismischen Wandel im Übergang von einer Stabilität über einen instabilen Zustand weiter zu einer neuen Stabilität mit. Auch die Abwehrreaktionen gegen Krankheiten sind phylogenetisch über Generationen erkrankter Organismen entstanden. Auf diese Tatsache machte insbesondere F. LENZ aufmerksam. Der Mangel seiner Darlegungen besteht darin, daß er sich auf die Untersuchung der unterschiedlichen Krankheitsdisposition oder -Resistenz von Menschenrassen beschränkte und auf soziale Gruppen biologisch anwendete. Natürlich liegt der Schwerpunkt der phylogenetischen Betrachtung mehr auf der Seite der Perfektibilität, die sich schließlich in der Überlegenheit im Krankheitsfalle ausdrückt.
Krankheit ist ein schillernder, vielfach besetzter Begriff. Sie ist in jedem Falle ein Schwächezustand, der die unterschiedlichsten Ursachen haben kann, aber sich in relativ fest umrissenen, konstruktiv bedingten Krankheitsbildern äußert:

" Wenn auch die Gesamtzahl aller Störungsfaktoren sehr groß ist, so sind doch ihre Auswirkungen *nicht* ebenso mannigfaltig; sie erscheinen in wiederkehrenden, wenn auch variationsreichen Gestaltungstypen." (MÜLLER 1969, S. 65)

Kränkeln, straucheln und schwanken - daran macht sich eine Störung der Stabilität *und* eine Entwicklungsmöglichkeit fest, ob destruktiver oder konservativer Natur - das sei dahingestellt. Die Vermittlung von Selbstorganisationsdenken und Krankheitskonzept bricht mit der Tradition, Krankheit und Gesundheit wechselseitig auseinander auf der Erscheinungsebene zu erklären.

2. Die Differenz in der Krankheitsauffassung zwischen "Exo- und Endobiologie"

Es wäre nun deutlich zu machen, daß sich die Unfähigkeit der synthetischen Theorie, den Organismus zu erklären, in seinem Krankheitskonzept widerspiegelt. Demgegenüber soll der Innovationsschub deutlich gemacht werden, den eine organismuszentrierte Evolutionstheorie gerade auf diesem Gebiet darstellt.

Eine "neue Philosophie der Biologie" verspricht der Evolutionsbiologe E. MAYR in seinem neuestem Buch. Auch wenn er nicht zu halten vermag, was er ankündigt, so stellt dieses Buch wohl auch so etwas wie ein Vermächtnis der traditionellen darwinistischen Theorie dar, denn es trägt enzyklopädischen Charakter. Hier werden Begriffe geklärt und Kritiken abgewiesen. Das wird zur Provokation, die angesichts wachsender Kritik und sich etablierender "Antidarwinisten" (mit diesem Begriff GUTMANN's sind bei weitem nicht die traditionellen Antidarwinisten, die Kreationisten gemeint, sondern die Autokreationisten, die den Organismus in den Mittelpunkt der Betrachtung stellen) in der Aussage gipfelt: Evolutionärer Wandel in jeder Generation ist ein 2-Stufen-Prozeß. Er besteht aus der Erzeugung einzigartiger neuer Individuen und der Auslese der Eltern der nächsten Generation.

Die Herangehensweise der Kritik läßt sich vielleicht mit dem Wort "Übergang vom deterministischen Systemdenken zum dialektischen Totalitätsdenken" zusammenfassen. Allerdings entspräche man mit dieser Terminologie nicht dem augenscheinlichen Charakter der gegenwärtigen Auseinandersetzung um den Organismusbegriff. Daß im Kern jedoch dieses philosophische Problem dahinter steckt, von den Protagonisten jedoch nicht gesehen wird, wird Gegenstand dieser Überlegungen sein. Die von GUTMANN begründete *organismuszentrierte Evolutionstheorie* steht im allgemeinen Trend der modernen Wissenschaften:

"Naturgeschehen in seinem Ablauf von innen her zu verstehen, es als intrinsisch strukturiert, energetisch gepowert und angetrieben zu begreifen." (EDLINGER et al. 1991, S.13)

Die Fronten zwischen der von dieser Richtung kommenden Kritik und dem althergebrachten Herangehen sind ähnlich verhärtet und verzerrt, wie die philosophische Auseinandersetzung zu diesem Grundproblem. MAYR bringt alle denkbaren Determinanten biotischer Entwicklung in einen äußerlichen Zusammenhang; der Organismus wird von seinen Existenzbedingungen her entwickelt. Wir haben es mit einer Faktorentheorie der Evolution zu tun. Die Umwelt züchtet die Individuen: "Wenn wir sagen, daß das Individuum *Zielscheibe der Evolution* ist, meinen wir das Individuum in allen Phasen seines Lebenszyklus, vom Augenblick der Befruchtung des mütterlichen Eies durch alle embryonalen Stadien bis zum Tode." (MAYR 1990, S.130)

Treffender kann man diese Denkweise nicht erfassen. Die daraus resultierenden Defekte dieser Theorie liegen auf der Hand. Phylogenetischer Wandel wird als Wanderung in verschiedene Umwelten erklärt. Weder das eine, noch das andere reicht aber für die Begründung organismischer Neuproduktion, wirklicher evolutiver Innovationen aus. Daß Populationen durch Inzuchtphänomene sich zu Arten separieren, die nur interspeziell fortpflanzungsfähig sind, erklärt eine wichtige Seite der Phylogenese, aber nicht diese insgesamt. Ein Defekt der synthetischen Theorie zeigt sich besonders bei der Erfassung des Phänomens Krankheit - Gesundheit. Mit dem Krankheitsproblem kann der Altdarwinismus nichts anfangen. Es bleibt suspekt und bestenfalls eine zu vernachlässigende Größe. Da die Ausrichtung der Phylogenese erfolgsorientiert ist, taucht sie ebenso wie die Mißbildungen negativ, als einfache Negation von Fitness auf: "Fitness (Eignung) ist die Fähigkeit eines Organismus, in einer gegebenen Umwelt zu überleben oder mit den Anforderungen der Umwelt fertig zu werden." (MAYR 1990, S.160)

Krankheit ist nach bisheriger Lesart Nichtanpassung in irgendeiner Art oder wird überhaupt nur relevant, wenn die Fähigkeit zu überleben bis zur Fortpflanzung eingeschränkt wird.
Einer derjenigen, die auf dieser theoretischen Basis den Weg einer evolutionstheoretischen Betrachtung der Krankheit am weitesten ausgeschritten hat, ohne jedoch die Grenze zu durchbrechen, war Fritz LENZ, Rassenhygieniker und Argumentelieferant für die perversesten Machenschaften der Nationalsozialisten in Deutschland. Lenz definiert Anpassung 1921 schon genauso, wie MAYR 1989:

"Wir nennen ein Lebewesen angepaßt an seine Umwelt, wenn seine Bauart und die davon abhängigen Lebensäußerungen in dieser Umwelt die Erhaltung des Lebens gewährleisten."

Krankheit entspricht dann in etwa einer Negativdefinition von MAYR's Fitness: "Den Zustand eines Lebewesens, das an den *Grenzen seiner Anpassungsfähigkeit* lebt, nennen wir krank." (BAUR et al. 1921, S.1f)
Dieser Satz leuchtet intuitiv ein, klingt evolutionär und modern, bringt zugleich ein ganzes Evolutionsmodell auf den Punkt und hat - man lese FISCHER, BAUR und LENZ, die haarsträubendsten Konsquenzen. Diesen Konsequenzen soll hier einmal gefolgt werden: Entwicklung wird abstrakt verstanden. Sie ist identisch mit der natürlichen Zuchtwahl. Während jedoch der natürliche Züchter (der ja gar nicht hinterfragt wird, wenn nicht sogar mit 'Umwelt' identifiziert) durch die Medizin ausgeschaltet wird, muß der Züchterauftrag durch die "Volkshygiene" in Form staatlicher Gewalt wahrgenommen werden. Das heißt, der Wertungsmaßstab, wer als minderwertig und wer als höherwertig einzuschätzen sei, kann nur durch eine Diktatur (anders ist die Züchterfunktion praktisch gar nicht zu erfüllen) gewaltsam durchgesetzt werden:

"Wenn die Ausleseverhältnisse in einer Bevölkerung sich so gestalten, daß nicht die Tüchtigeren, sondern die Untüchtigeren überleben und die größere Nachkommenschaft haben, so sprechen wir von Gegenauslese oder Kontraselektion. ... Die Gegenauslese ist praktisch die wichtigste Ursache für die Entartung." (FISCHER et al. 1921, Bd.2 S.7)

Das ist eine logische Konsequenz aus dem Dogma (d.h. dem festgehaltenen Verstandesbegriff) von der natürlichen Zuchtwahl für die Medizin. Wer züchtet, wenn dank einer fast allmächtigen Medizin jeder überlebt? Die Medizin, der soziale und humanitäre Fortschritt werden als Gegenauslese dargestellt. Die gewünschte Rassentüchtigkeit ergibt sich aus einer selektiv-elitären Korrektur: "Es folgt aber daraus, daß diese Faktoren einer rohen natürlichen Auslese (Seuchen etc. durch Einrichtungen bewußter humaner Auslese, d.h. durch rassenhygienische Maßnahmen, ersetzt werden müssen, wenn die Rassentüchtigkeit nicht weiter zurückgehen soll." (ebenda S.23) Massenhafter Mord an Homosexuellen, Zigeunern und Erbkranker; massenhafte Sterilisationen, Mengeles Versuche an Zwillingen in Auschwitz; die *Endlösung* der Judenfrage; die Beseitigung *unwerten* Lebens: ein Großteil der Verbrechen der Nazis fallen unter diese *humanen Maßnahmen,* von denen LENZ spricht; denen er hier eine naturwissenschaftliche Grundlage (1921!) gibt. LENZ zufolge ist jedes Leben an den Grenzen der Anpassung Krankheit, die eine selektive Ausrichtung erfährt. MAYR's 2-Stufen-Modell findet sich hier auf theoretischer Ebene wieder, wenn MAYR sich auch nicht auf das Glatteis des Biologismus begibt, sondern sich zur Krankheitsfrage ausschweigt.

"Die Bedeutung der Verbrechen Mengeles wird erst dann in ihrer vollen Größe deutlich, wenn man bedenkt, daß auch er ein normaler Wissenschafter war, der als Assistent und Gast an dem seinerzeit bedeutendsten genetischen Institut Deutschlands arbeitete: an dem von ... Eugen FISCHER gegründeten Kaiser-Wilhelm-Institut für Anthropologie, menschliche Erblehre und Eugenik in Berlin-Dahlem." (MÜLLER-HILL 1988, S.34)

Heute besteht m.E. die Möglichkeit, den Weg in eine andere Richtung einzuschlagen. LENZ glaubte an die Möglichkeit, einen Teil der Bevölkerung, eine Rasse zu züchten, die angepasster als andere war und gegen Krankheiten weitestgehend gefeit:

"Es ist zu hoffen, daß der Sieg der nationalsozialistischen Weltanschauung, die das Starke und Gesunde wertet und der Krankheit und Schwäche als wertfeindlich gelten, eine Abnahme der Hysterie als einer unbewußten Krankheitsnachahmung zur Folge haben wird." (FISCHER et al. 1921, S.443)

Solche Menschen, wie die damals berühmte "Debilensippe Kallikak" sollten ein für allemal ausgerottet werden. Er kommt dabei zu der Erkenntnis, daß die Krankheiten selbst eine evolutionäre Erscheinung sind, die an "Bedeutung" gewinnen und verlieren, und das unter verschiedenen Umständen unterschiedlich. Gibt es keinen biologischen Unterschied zwischen Krankheit und Gesundheit? Besteht da ein gradueller, letztlich ins Genom versenkter Unterschied der Angepasstheit, den es durch perfekte Ausmerzung der Unangepaßten zu beseitigen gilt?

Die erste Frage ist bestenfalls eine theoretische Erwägung, die allerdings sehr kurzschlüssig in die zweite Frage mündet, die ja historisch erwiesenermaßen in einer perversen Handlungsanweisung endet. Nach diesem Kurzschluß hat die menschliche Art keine Zukunft in der biologischen Evolution; sie hat selbst Sicherungsmechanismen entwickelt, die mit höchster Wahrscheinlichkeit ihr ikonisiertes Idealbild reproduzieren helfen. Die Medizin beseitigt aber nicht nur nicht in zunehmendem Maße die die Pathibilität, sie beseitigt auch nicht eine mögliche Perfektibilität. Eine Pathologie nämlich, die um die evolutionäre Bedeutung von Krankheit weiß, wird ihre Krankheitsbilder weniger an Normwerten, als an der Spezifik des erkrankten Organismus ausrichten. Die Subjekte der Krankheiten, die Kranken werden dann umfassender in die Diagnose einbezogen werden müssen, als das in der zunehmend technisierten, mechanisch behandelnden Medizin im heutigen Europa der Fall ist. Hierin ist die *Krise der heutigen Medizin* begründet: Aufgrund der Erkenntnisse der Selbstorganisationstheorien müßte jeder Fall von Krankheit sehr individuell und damit sehr aufwendig behandelt werden, wie das im vergangenen Jahrhundert den Ärzten einer sozial privilegierten Schicht durch Hausbehandlung möglich war. Andererseits sind die Heilungsmethoden durch Maschinen nur im Krankenhaus möglich, die massenhafte Behandlung von Kranken erfordert ebenfalls die Konzentration der medizinischen Potentiale einer Gesellschaft. Es ist allerdings mit der Diagnose dieser Krise oder dieses Widerspruchs zwischen ökonomisch Möglichem und ungerechter größtmöglicher Individualisierung der Behandlung eine große Schwierigkeit verbunden: der Abbau von Vorurteilen in Medizin und Gesellschaft über die Allmacht der klinischen Medizin und die Identität von Normalität und Gesundheit.

Die Krankheit in der LENZ-MAYR-Version ist ein Relationsbegriff, der die Beziehung Organismus-Umwelt bezeichnet und zugleich von Seiten der Umweltbedingungen einen Wertmaßstab darstellt. der kranke Organismus gilt als nicht oder nicht ausreichend angepaßt. Hierin kommt die ganze Paradoxie dieser Auffassung zum tragen, mit der diese Evolutionstheorie mit modernen Pathologien große Schwierigkeiten bekommt. Es gibt kaum, oder nur tangentiale Beziehungspunkte zu diesen, da höchstens die Ätiologie mit umweltdominierter Krankheitsauffassung etwas anfangen kann. Physiologie und Pathologie entwickelten so eine Eigenständigkeit, die zwar den Organismus ins zentrum der Betrachtung rückt, aber den Evolutionsaspekt nicht organisch in ihre Theorien einband. Sie erhielten sich das Indizien-Paradigma, um ein Wort von UEXKÜLL's aufzugreifen.

Eine neue *Philosophie der Biologie*, wie MAYR sie fordert, müßte dagegen eine produktive Synthese zwischen den Vorleistungen der Evolutionsbiologie, deren Resultate nicht einfach negiert werden können, mit denen der Physiologie und Pathologie sein. Die Selbstbewertung der Leistungsfähigkeit ist auf biologischer Ebene nicht einfach ein somatisches Problem. ROTHSCHUH, der die Subjekt-Objekt-Relation im Erkenntnisprozeß mit der Organismus-Umwelt-Relation vergleicht, ordnet Krankheit einer Störung der bionomen, d.h. der Lebenserhaltung dienlichen Gefüge- und Organisationsbeziehungen zu; egal, ob nun endogene oder exogene Ursachen die große Rolle spielen.

"Es ist demnach eine unbegründete Selbstbeschränkung, wenn man in der Biologie und Medizin die Frage nach der *Bedeutung* eines Teilgeschehens im Gesamtsystem des Organismus als Übertragung der subjektiven Zweckkategorie in ein objektives Prozeßgefüge ablehnt." (ROTHSCHUH 1959, S.36)

Das bei ROTHSCHUH schon angelegte biotechnische Verständnis von Organismen, ihren Regelkreisläufen und Störungen wird von der kritischen Evolutionstheorie GUTMANN's, aber auch von anderen Organismustheorien weitergetrieben.

"Wenn Organismen energiewandelnde, mechanisch arbeitende und sich selbst mit Materie und Energie versorgende Konstruktionen sind, kann Evolution nur nach Maßgabe der Konstruktionseinheiten und Zwänge und im rahmen der linitierten Bahnen verlaufen, die der mechanische Verband und seine den energiewandel bestimmenden strukturen festlegen. Organismen nutzen die Umweltbedingungen nach Maßgabe ihrer organismisch konstruktiven Eigenheiten als Energie-Reservoir, Aktionsfeld der Körperapparatur und Bereich der Reproduktion aus." (EDLINGER et al. 1991, S.9)

Das ist die Gegenposition zu MAYR: die Betonung der Autonomie der Organismen, die im phylogenetischen Wandel ihren eigenen Konstruktionsprinzipien folgen. Das ermöglicht eine neue Sichtweise auf das Verhältnis von Evolutionstheorie und Pathologie. Krankheit erscheint nicht mehr als Leben an den Grenzen der Anpassung, sondern stellt einen spezifischen innerorganismischen Defekt dar, der den Konstruktionsmechanismen des Apparates zuwiderläuft und als solcher immer ein endogener Prozeß ist. Die Leistung des ROTHSCHUH-GUTMANN-Modells besteht im Erforschen der eigenen Gesetzlichkeit der Organismen.

"Seit vielen Jahrzehnten werden in der Physiologie die Leistungen der inneren Organe untersucht. Diese folgen klar erkennbar ihrer eigenen Gesetzlichkeit und sind sehr weitgehend immun gegenüber externen Bedingungen. Die Stoffwechsel - Maschinerie, die physiologischen Leistungen, die molekularen Mechanismen sind in nichts Anpassungen, sondern konstitutive Leistungen der Lebewesen." (GUTMANN 1989 S.63)

Krankheit und Mißbildungen erhalten so einen systematischen Platz in der Evolutionsbiologie, sie sind nicht zu vernachlässigende Randerscheinungen neben den großen Evolutionsmechanismen Mutation und Umweltselektion, sondern hier findet die eigentliche Geschichte statt. Krankheiten und Mißbildungen sind Beleg für die ständige Dynamisierung des Evolutionsgeschehens. Somit ist GUTMANN's Forderung, die Biologie organismuszentriert umzuschreiben, zu ergänzen durch die Forderung, Physiologie und Pathologie unter dem aspekt ihrer evolutionstheoretischen Relevanz zu durchforsten.

"Belege für diesen internen, immer auch mit Stabilisierung verbundenen Aspekt der Selektion" (und mit Selbstdestruktion, d.h. der Organismus geht an seinen eigenen Konstruktionsprinzipien zugrunde - U.G.) "bilden Stoffwechselkrankheiten, die Mißbildungen bis zur Monstrosität und die sonstigen krankhaften Störungen. Deutlich wird so, daß primär nicht die Umwelt sondern die organismische Struktur selbst über die internen Selektionsmechanismen die Überlebensfähigkeit bestimmt." (ebenda S.46f) Es wird keine abschließende Definition zu erreichen sein, was Krankheit in evolutionärer Hinsicht ist, aber"die Mißbildungen und Krankheitsfälle zeigen, daß es interne Zwänge, Zwangswege der Entwicklung gibt, die von den Außen- und Umweltbedingungen her nicht erfaßbar, aber von höchster organisatorischer Bedeutung sind." (ebenda S.47)

Der wichtigste Zwang ist zweifellos der, daß sich der Organismus so konstruieren muß, daß er die Gesetze der Hydraulik nicht verletzt. Dies entdeckt zu haben, ist ein bedeutsames Verdienst GUTMANN's.

Literatur

Baur, Fischer, Lenz (1921): Grundriß der menschlichen Erblichkeitslehre und Rassenhygiene, Berlin: J.F. Lehmann
Buber, M. (1984): Ich und Du, In: Das dialogische Prinzip, Heidelberg: Lambert Schneider
Edlinger, K., Gutmann, W.F., Weingarten, M. (1991): Evolutionäre Vorbedingungen der Spontanität von Erkenntnisleistungen, (Manuskript)
Gutmann, W.F. (1989): Die Evolution hydraulischer Konstruktionen: Organismischer Wandel statt altdarwinistische Anpassung, Frankfurt/M.: Kramer
Hegel, G.W.F. (1987): Phänomenologie des Geistes, Stuttgart: Philipp Reclam jun.
Löther, R. (1992): Der unvollkommene Mensch, Berlin: Dietz
Mayr, E. (1990): Eine neue Philosophie der Biologie, Darmstadt: Wissenschaftliche Buchgemeinschaft
Müller, E.: Krankheit und Gesundheit. In: Diepgen, P., Gruber, G.B., Schadewaldt, H. (1969): Handbuch der Alllg. Pathologie, Bd.1: Prolegomena einer Allgemeinen Pathologie, Berlin, Heidelberg, New York: Springer
Müller-Hill, B. (1988): Das Schicksal der Medizin im Faschismus, Reinbeck: Rowohlt
Rothschuh, K.E. (1959):Theorie des Organismus : Bios - Psyche - Pathos, Berlin: Urban und Schwarzenberg
Rothschuh, K.E. (1976): Begriff "Krankheit", In: Historisches Wörterbuch der Philosophie, Bd.4, Basel: Schwabe
Rothschuh, K.E. (1978): Konzepte der Medizin in Vergangenheit und Gegenwart, Stuttgart: Hippokrates-Verlag

Tembrock, G. (1991): Ethologische Beiträge zur Humanontogenese. In: Wessel, K.F. (Hrsg.) (1991): Biopsychosoziale Einheit Mensch, Berlin: Deutscher Verlag der Wissenschaften

Wesiak, W., v. Uexküll, Th. (1991): Theorie der Humanmedizin - Grundlagen ärztlichen Denkens und Handelns, 2. Aufl. 1991, München, Wien, Baltimore: Urban und Schwarzenberg

X.
Die deutsche Vereinigung – eine Chance für die Medizin?

Monika Haas *(Berlin)*, **Dieter Seefeldt** *(Potsdam)*

Unterschiede und Vereinigung – Probleme und Chancen für die Entwicklung der Medizin

Einführende Überlegungen[1]

Wir wollen lernen, miteinander zu reden. Das heißt, wir wollen nicht nur unsere Meinung wiederholen, sondern hören, was der andere denkt ... Ja, wir wollen das uns Widersprechende geradezu aufsuchen. Das Ergreifen des Gemeinsamen im Widersprechenden ist wichtiger als die voreilige Fixierung von sich ausschließenden Standpunkten ... Wir müssen die Bereitschaft zum Nachdenken wiederherstellen.
Karl Jaspers (1946)

Eine allzu enge Verbindung sehen zu wollen, zwischen dem zunächst eher politischen und ökonomischen Prozeß der deutschen Vereinigung und der Situation der Medizin, wie sie sich vor und nach der Vereinigung darstellt, mag auf einen ersten Blick hin kaum gelingen. Doch wird es möglich, wenn sich die Medizin nicht lediglich als eine Wissenschaftsdisziplin neben anderen versteht, sondern wahrzunehmen beginnt, in welch starkem Maß ihre Strukturen und psychosozialen Verhaltensmuster die ökonomischen und politischen Verhältnisse der jeweiligen Gesellschaft widerspiegeln. Vom Arzt als einem unpolitischen Beruf sprechen zu wollen, ist dann schlicht unverantwortlich. In Situationen höchster Sensibilität und Kooperationsbereitschaft, wie sie im Zustand des Krankseins vorliegen, vermittelt sein Tun nahezu unbemerkt sozioökonomische und damit zugleich politische Tatbestände und Verhaltensmuster mit weit größerem 'Erfolg' als dies politische Bildung je leisten könnte. Die weithin unterschätzte ideologische Gefährdung des Arztberufs hat in der Besonderheit dieser zwischenmenschlichen Situation ihre Ursache. Insofern kommt der Medizin, im Unterschied zu allen anderen Bereichen des öffentlichen Lebens - ausgenommen die Kunst -, sowohl die Rolle des Indikators für gesellschaftliche Veränderungen zu, als aber auch die ambivalente Qualität eines außergesellschaftlichen Raumes, wodurch ihr mitunter die Funktion eines Stabilisators bestehender Verhältnisse zuwächst. Hierher rührt das alte Vorurteil des politischen Konservativismus gegenüber der Medizin. Dies hat gewiß auch mit einem überkommenen Verständnis von Gesundheit und Krankheit zu tun, wonach Gesundheit ein um jeden Preis zu bewahrender, eher statischer Zustand ist, und Heilung von Krankheit als ein Zurückführen auf einen vormaligen 'besseren' Zustand verstanden wird. Alles in allem wird ein ebenso enges wie widersprüchliches Verhältnis zwischen dem gesellschaftspolitischen Kontext und den strukturellen Gegebenheiten des Gesundheitswesens erkennbar. Chancen und Versuchungen der Medizin hinsichtlich ihrer gesellschaftlichen Wirksamkeit liegen daher dicht beieinander; leider gibt es von letzteren reichlichere Beispiele in der jüngsten Geschichte als von ersteren.

Über die Strukturen der Medizin, genauer: über deren Veränderungen oder aber ausgebliebenen Veränderungen im Umfeld eines solchen Ereignisses, wie es die deutsche Vereinigung darstellt, nachzudenken, ist daher auch eine sehr politische Angelegenheit, obgleich es hier eigentlich nicht in erster Linie um Politik gehen sollte. Gleichwohl macht der Arzt, insonderheit der Psychotherapeut die eigentümliche, sehr oft auch schmerzliche Erfahrung, mit der Erfüllung seines öffentlichen Auftrages zur Wiedereingliederung des Patienten in die vorfindlichen gesellschaftlichen Verhältnisse, weniger dem Patienten als vielmehr den Verhältnissen zu dienen, obgleich seine Therapie allererst dem Patienten dienen sollte. Hier zeigt sich der noch immer umzureichend thematisierte *Konflikt zwischen Arzt und Gesellschaft,* sofern man davon ausgehen darf, daß ein übergroßer Anteil aller Erkrankungen mit Konflikten zu tun hat, solchen zwischen Innen und Außen, zwischen Ich und Anderem, zwischen Vergangenheit und Zukunft, aber auch zwischen Autonomie und Gemeinschaft, zwischen Freiheit und Zwang, letztlich also in einem etwas metaphorischen Sinn, zwischen Leben und Tod. So steht es außer Frage, daß diese im Arztberuf angelegten Spannungen in Situationen des gesellschaftlichen Umbruchs zu existentiellen Zerreißproben werden können. Die Diskussion der mit der deutschen Vereinigung verbundenen gesellschaftspolitischen und sozialpsychologischen Probleme verliert in der Perspektive des Arztes ihre akademische Beschaulichkeit und erhält stattdessen jene dramatische Ernsthaftigkeit, deren Konsequenzen vielfach auch tödlich sein können.

Das häufig tabuisierte Thema des Zusammenhangs zwischen individuellen und gesellschaftlichen 'Krankheiten' erscheint nunmehr in neuem Licht. Es verwundert dann nicht mehr, daß es eine solche Diskussion vorzugsweise unter den Ärzten Ostdeutschlands und im Diskurs mit ihren westdeutschen Kollegen gibt, kaum aber unter den Ärzten Westdeutschlands allein. Dies hat mit jener "kollektiven Scheinheiligkeit" der westdeutschen Ärzteschaft zu tun, von der Ellis HUBER als einer Barriere auf dem Weg zu einem veränderten - und das heißt: demokratisierten - Medizinsystem spricht. Insofern bietet die irritierende Situation des Umbruchs mit all den unbequemen Anfragen an das scheinbar Bewährte - auch trotz vielfacher individueller Tragödien - die nahezu einmalige Chance der Wiedergewinnung ärztlicher Autonomie und Verantwortlichkeit gegenüber Patient und Gesellschaft. Das für eine Veränderung des etablierten westlichen Medizinsystems notwendige Selbstvertrauen der Ärzteschaft hat allein hier seinen Ort. Mit Blick auf die über lange Jahre gewachsene, freilich weithin erfolglose, dennoch aber öffentlich wirksame Reformbewegung in der Medizin der alten BRD, die in den bestehenden Strukturen eine massive Infragestellung des ärztlichen Auftrages sah, mag es als bittere Ironie der Geschichte erscheinen, wenn sich dem Zusammenbruch eines zweifelsohne weithin ideologisierten Medizinsystems in Ostdeutschland der Neuaufbau eines in seinem ökonomischen Totalitarismus deutlich repressiveren Systems anschließt, dem die sozialkritischen und psychosomatischen Einsichten der Reformmedizin dann noch ferner liegen, zumal der institutionelle und verwaltungstechnische Aufbau zunächst alle verfügbaren (auch geistigen) Potenzen bindet.

In der Lähmung kritischer Kompetenz und der Annullierung möglicher Gegenentwürfe angesichts eines erdrückenden Handlungsbedarfs, der die schnelle Übernahme des vermeintlich erfolgreich Bewährten vernünftig und geboten erscheinen läßt, zeigt sich über den Bereich der Medizin hinaus, die jeglicher geschichtlichen Verantwortung hohnsprechende Praxis gegenwärtiger Vereinigungsbesessenheit. Die *soziale Pathologie* und künftige Konfliktträchtigkeit solcher Vorgehensweise wird noch immer kaum gesehen. Fast scheint es, als ob sich mit der Etablierung des neuen Medizinsystems in Ostdeutschland eine Wiederkehr des überwunden geglaubten Totalitarismus, freilich in gänzlich anderer Gestalt, vollzieht. Eine gewiß pointiert beschriebene Erfahrung, die sich aber auch in anderen Bereichen, vor allem der Kunst, ähnlich darstellt. Noch verhindert die Tugend des Anpassens, verbunden mit einer übergroßen Sehnsucht nach dem Anderen die kritische Wahrnehmung dieser Wiederkehr. Die Einförmigkeit von Dominanz und Unterlegenheit verdrängt jene Dialektik von Selbsterkenntnis und Veränderung aus der erst das Neue in jeder wirklichen Begegnung erwächst.

Es ist die tragische Paradoxie der gegenwärtigen Umbruchsituation, die um den Preis massenhafter individueller Enttäuschungen und Erschütterungen den Blick auf jene bislang verborgenen Zusammenhänge von Medizin und Politik, von Krankheit und Gesellschaft freigibt, denen sich der vordergründige Erfolg und die machtvolle Ohnmacht der technischen Zivilisation und mit ihr der modernen Medizin verdanken. Folglich kann es weder darum gehen, vor dem dramatischen Hintergrund der deutschen Vereinigung eine nachholende Rechtfertigung vergangener ostdeutscher Verhältnisse zu versuchen, wie es ebenso töricht wäre, eine Normativität der bisherigen westdeutschen Gesellschaft zu postulieren; vielmehr sollten die alten und neuen, mitunter auch tödlichen Kränkungen der Ostdeutschen Anlaß geben, nach den verdrängten Kränkungen der Westdeutschen zu fragen. Manch eine perfekte 'Fassade' steht lediglich für den nichteingestandenen Schmerz über eigenes Versagen. So liegt im *Verlust der Bilder,* die man sich voneinander macht, die läuternde Chance der Wiederentdeckung des verdrängten und tabuisierten Anderen in sich selbst. Die schnelle Entstehung und erstaunliche Beständigkeit billiger Klischees im deutsch-deutschen Übereinanderreden steht für die Flucht in den schützenden Raum neuer Bilder und ersetzt die überwundene politische Trennung durch eine um so stärker betonte mentale Trennung. Hierbei kommt die bislang kaum wahrnehmbar gewesene radikale Andersartigkeit biographischer Kontexte mit großem Nachdruck zum Vorschein.

Die aus der Perspektive einer sterbenden Generation formulierte optimistische Rede vom "Zusammenwachsen" dessen, was zusammengehört, hat ebenso über die Geschichte einer verinnerlichten Trennung hinweggetäuscht, wie jene unvermeidlich falschen Sehnsüchte, die die Andersartigkeit des Anderen verklärten, um es ertragen zu können. Auch wenn es angesichts der geopolitischen und ökonomischen Situation wohl kaum einen anderen Weg der Vereinigung gegeben haben mag, auch nicht die nötige Zeit, um den richtigen Zeitpunkt abzuwarten - sofern es einen slchen überhaupt gibt -, so sollte die vollzogene Einheit, weil es redlicherweise noch keine sein kann, im guten Sinn des Wortes *fragwürdig* bleiben. Dies nicht zuletzt vor dem historischen Hintergrund, daß, wie es Hans Magnus ENZENSBERGER sagt, "die Deutschen sich und einander nicht leiden können", also mit der Tatsache einer nationalen Einheit eher schlechte als gute Erfahrungen gemacht haben.[2] Auch wissen sie, je länger die neue Einheit währt immer weniger, woher sie eigentlich kommt: genau so, wie es sich mit Dingen verhält, die einem ungewollt in den Schoß fallen! Kaum gibt es noch jemanden, der die Einheit so wollte, wie sie sich nunmehr darstellt. Die *nachträgliche* Konstruktion angeblich vorhanden gewesener, nun aber zerstörter Identitäten ist dann, obwar in hohem Maß kontraproduktiv, nur allzu verständlich. Man möchte es jetzt eigentlich gern so haben, wie man sich wünscht, daß es vor der Einheit gewesen sei. Jene tragische Unfähigkeit der Menschen, sich objektiv zu erinnern, von der die MITSCHERLICHs in einem anderen, doch strukturell vergleichbaren Zusammenhang schon 1967 sprachen, wird erneut zum Problem.[3] Gegen die vergangene, zumeist unangenehme Realität historischer Tatbestände werden Mythologien erfunden, die weniger erklären als vielmehr der Sicherung gegenwärtiger Interessen dienen sollen. Leider vollzieht sich das dubiose Projekt einer "Vergangenheitsbewältigung" weitestgehend vor der Folie kollektiver Fiktionen in Verkennung des Umstandes, daß, wenn schon Bewältigung von gelebter Vergangenheit, dies nur je individuell, und überdies in Gestalt eines schlechterdings unabschließbaren, biografischen Prozesses erfolgen kann.[4]

Dies alles hat große Ähnlichkeit mit Krankheitsbildern, die dem Psychotherapeuten aus der täglichen Arbeit recht vertraut sind. So könte man meinen, daß die beiden Teile unseres Volkes sozusagen in eine übereilte Ehe 'hineingeschlittert' sind, ohne Verlobungszeit und vor allem ohne die vertrauensseelige Unschuld der Jugend, sondern eher als schon recht hartleibige Junggesellen. Mithin also ein Vorgang, den es tatsächlich nur in der 'großen Weltgeschichte' geben kann, im 'kleinen, einzelnen Menschenschicksal' wäre es wohl kaum möglich. Da käme die neurotische Symptomatik, die Angst, die Depression oder die Flucht der beiden Junggesellen wahrscheinlich eher als ein Sicheinlassen auf die Bindung. So gesehen, sollte es von unseren therapeutischen Erfahrungen her möglich sein, voneinander Verstehen lernen zu können, also unsere Neugierde auf das *Gewordensein* des anderen zu bewahren. Eine solche gegenseitige Horizonterweiterung scheint der ehedem westdeutschen wie auch ostdeutschen Psychotherapie überaus gut zu tun. Mehr noch möchte man hoffen, daß von hier aus ein hilfreicher Einfluß auf die Entwicklung eines *therapeutischen Umgangs* mit der Andersartigkeit des Anderen ausgeht, den wir heute mehr denn je nötig haben. Die Rede von der *bio-psycho-sozialen Einheit Mensch* ernstnehmen, würde dann heißen, die unterschiedlichen sozialen Umstände, aus denen heraus Menschen ihre Individualität bilden, sich also auch ihre Aversionen und Sehnsüchte, ihre Verdrängungen und Aggressionen speisen, in unsere diagnostischen Urteile aber auch in unsere Umgangsformen einfließen zu lassen. Hierin liegen eine Vielzahl von bislang nicht gesehenen *Chancen der Medizin,* einer Medizin, die das Kranksein des Menschen auch als eine soziale Äußerung zu verstehen lernt. Die mehr oder weniger typischen Unterschiede des Arzt-Patienten-Verhältnisses in den alten und neuen Bundesländern haben hiermit ebenso zu tun, wie es nötig ist, von daher jenes "Leiden an der Geschichte" angemessener zu verstehen, dessen lähmende Ambivalenz von Hoffnung *und* Befürchtung, von Erwartung *und* Enttäuschung in eine emotionale Überforderung führt, die dann das Bild der sog. "Regelungsdepression" zeigt, wie es in Gestalt von Angst, Orientierungslosigkeit und Resignation leider viele ostdeutsche Bürger kennzeichnet. Die erschreckende Einförmigkeit des utilitaristisch geprägten westlichen Denkens ist dieser Komplexität leider kaum gewachsen, eher erzeugt es kränkende Mißverständnisse, als daß es je in der Lage wäre, die Dramatik vieltausendfacher "Biographiezerstörungen" zu erfassen.[5]

Einen anderen Versuch, die überraschenden Schwierigkeiten des deutschen Zueinanderfindens in therapeutischer Perspektive zu beschreiben, hat Annette SIMON unternommen. Sie spricht von "zwei Zwillingen", die von deutschen Eltern streng und rigid erzogen, gemeinsam einen Weltkrieg vom Zaun gebrochen haben und sodann von Trennung, als einer selbstverschuldeten Strafe, betroffen wurden. Während sich der Zwilling West bei reichen, recht großzügigen Adoptiveltern gut entwickelt, ihm seine Schuld vergessen wird und er sie selbst in manischer Betriebsamkeit erfolgreich verdrängt, also zusehends locker, unbeschwert und reich wird, trägt der Zwilling Ost an der Bürde der Schaffung eines 'neuen Menschen' und eines anderen, besseren Staates. Er verinnerlicht seine Schuld, ohne sie wirklich zu bewältigen, und kaut depressiv an ihr herum. Beide haben anfangs noch Sehnsucht nacheinander, doch langsam vergißt Zwilling West seinen Bruder, der seinerseits zusehends neidisch auf ihn wird. Der plötzliche Wegfall der Trennung führt nach einem euphorischen Augenblick zur enttäuschenden Wahrnehmung sowohl des eigenen bisherigen Lebens, wie auch der Andersartigkeit des anderen. Hatten die Ostdeutschen die Mauer gezwungenermaßen immer in ihrem Bewußtsein präsent, definierten sie sich in vielen Dingen von der Situation des Umgrenzt- und Begrenzt-Seins her, so hat sie die Westdeutschen vor der Wahrnehmung des anderen Teils, des abgrundtiefen Bruchs zwischen beiden Teilen Deutschlands bewahrt. Vergleichbar mit den radikalen Unterschieden in den Lebensformen und Lebenswerten, waren auch die Trennungserfahrungen und der Umgang mit der Schuld völlig verschieden.[6]

Von dieser eher psychoanalytischen Deutung her, die hier nicht vertieft werden soll, werden die oft diskutierten, mitunter auch gern kolportierten mentalen Differenzen und Verhaltensunterschiede zwischen Westdeutschen und Ostdeutschen verstehbar; wobei es aber keineswegs so ist, daß die auf einen ersten Blick hin erfolgreicheren und eleganteren Umgangsformen der Westdeutschen zugleich auch die psychisch 'gesünderen' sind. Die gegenwärtige Praxis, daß in nahezu allen Bereichen nur der eine Teil des deutschen Volkes sich ändern muß, ist nicht nur dem gegenseitigen Verstehen abträglich und erzeugt erneutes Mißtrauen, ja führt nicht selten zu Demütigungen und Entwürdigungen, mehr noch ist dies mit Blick auf die psychosoziale Gesundheit höchst problematisch. Hier werden im Schnellverfahren Verdrängungs- und Abwertungsstrategien erlernt, wird soziale Kompetenz und Empathiefähigkeit als hinderlicher Balast abgeworfen, allein nur des raschen Erfolges einer möglichst bruchlosen Eingliederung in die 'neue Welt' wegen. Die politischen Folgen dieser eigenartigen Lernprozesse sind nicht unser Thema, stattdessen zeigt sich, daß aus diesem 'Stoff' eine Vielzahl von Erkrankungen gemacht sind, hinter deren somatischen Beschwerdebildern sich die Schmerzen über ein verlorenes Leben verbergen. Die Hilflosigkeit und Verzweiflung, die Apathie und Wut vieler Menschen, übrigens auch im Westen, sollten als eine Herausforderung der Medizin verstanden werden, endlich jene *sozialpsychologische Kompetenz* in ihren Denk- und Handlungsformen zu entwickeln, die der komplexen Wirklichkeit menschlichen Kranksein gerecht wird.

Als eine große Chance verstanden, könnten aus dem Zusammenbruch im Osten völlig neue Modelle des Umgangs mit soziokulturellen Konflikten erwachsen, von denen eine gewandelte Medizin nur ein Beispiel wäre. Doch wider alle Erwartung gegenüber der Kreativität des Westens, zeigt sich zusehends, daß der Zusammenbruch im Osten nur der Anfang einer weit größeren *Krise des*

Westens ist. Die übersättigte und anpassungsoptimierte Wohlstandskultur des Westens kennt nicht die existentielle Gewalt jener Anfechtungen, denen der Osten immer schon und nun wieder ausgesetzt war und ist. Sie hat sich in statischer Ablehnung des Anderen, wie es ihr in Gestalt des politischen Ostens erschien, in einer Normalität eingerichtet, die genau besehen keine war, sondern lediglich "ein einziger großer Versuch, den Tod auszugrenzen"[7]. Zwingenderweise scheitert diese gefrorene Anomalität an den Herausforderungen lebendiger, d. h. wirklich kreativer Entwicklung. Hier versagen die lebensfern eingeübten Rituale eines perfekten Managements. Not tut hingegen die innovative Kraft neuer Ideen, wie auch die Bereitschaft, die vielfältigen Verluste und Mängel einzugestehen, deren machtvolle Verdrängung Vorbedingung jenes scheinbaren Wohlstands war. So gilt es, die schmerzlichen Wahrnehmungen des Anderen und Fremden als Chance zu verstehen, um in den Unterschieden weniger Bedrohung als vielmehr Möglichkeiten von Entwicklung erkennen zu lernen.

Anmerkungen

1 Die Autoren danken Herrn Rainer-M. E. Jacobi für die große Mühe, unsere Gesprächsnotizen in eine geschlossene Textform gebracht zu haben, die nun freilich eher den Charakter einer Nachbetrachtung hat.
2 Enzensberger, H. M. (1993): Die Schwierigkeiten der Deutschen mit sich selbst (Gespräch mit Henryk M. Broder). *Der Tagesspiegel* (15.1.1993), Nr. 14 439, S. 14-15
3 "Menschen erinnern nicht objektiv. Sie färben Geschichte immer zu ihren Gunsten. Sie leben in einer stilisierten Welt. Es ist nur die Frage, ob die subjektive Wirklichkeit zu fahrlässig, zu gewaltsam entstellend mit den Fakten umgeht." Vgl. Mitscherlich, A. und M. (1967): Die Unfähigkeit zu trauern. Grundlagen kollektiven Verhaltens. München: Piper 1980 (13. Aufl.), S. 65
4 Schröder, R. (1993): Die Gesellschaft läßt sich nicht therapieren. Was heißt Vergangenheitsbewältigung im Osten? *Frankfurter Allgemeine Zeitung* (16.2.1993), Nr. 39, S. 32
5 Schmidtchen, G. (1991): Die Ostdeutschen als Fremde in ihrem eigenen Land. Sozialpsychologische Anmerkungen zur Lage in Deutschland nach der Einigung. *Frankfurter Rundschau* (9.9.1991), Nr. 209, S. 8
6 Sinngemäß zitiert nach Simon, A. (1992): Zu dick, zu dünn, zu konvex, zu konkav. Nachwort einer ehemaligen DDR-Bürgerin. In: Moser, T., Besuche bei Brüdern und Schwestern. Frankfurt/M.: Suhrkamp, S. 182-193. Vgl. auch Simon, A. (1993): Antifaschismus als Loyalitätsfalle. Ich und sie - Ein Versuch, mir und anderen meine ostdeutsche Moral zu erklären. *Frankfurter Allgemeine Zeitung* (1.2.1993), Nr. 26, S. 27
7 Mohler, A. (1992): Dornröschen liegt in der Traufe. Die Tücken einer unblutigen Revolution. *Die Welt* (17.10.1992), S. G1; vgl. auch Sommer, T. (1993): Die Krise holt den Westen ein. *Die Zeit* (9.4.1993), Nr. 15, S. 1

Rainer-M. E. Jacobi *(Berlin)*

Kommentar zur Diskussion über die psychosozialen Verhältnisse im "ungewollten Experimentierfeld" Kleinmachnow-Teltow

Vor einem sichtlich betroffenen Publikum beichtete der Psychiater und Psychotherapeut Gerd-J. FISCHER über die Befindlichkeit der Menschen in einer geographisch eng umschriebenen Region am südwestlichen Rand Berlins, die in Zeiten der DDR - wie vielerorts - von einer monoindustriellen Beschäftigungssituation gekennzeichnet war. Ehedem im Schatten Westberlins liegend, gehört hierzu neben Teltow und Stahnsdorf auch der Berliner Villenvorwort Kleinmachnow, wohin sich viele Intellektuelle und Künstler, aber auch Funktionäre und Offiziere der NVA zurückzogen, nachdem die vormaligen Grundstückseigentümer zur Mehrzahl in den Westen gegangen waren. Die bislang nicht wahrgenommene, nun aber in völlig unerwarteter Weise aufbrechende Eigentumsproblematik kommt zu all den anderen Problemen des Umbruchs noch hinzu, und trägt zu jener komplexen Irritation bei, die man getrost als eine *Verfremdung eigenen Daseins* bezeichnen mag.

Mit der pointierten Rede vom "Fremdsein im eigenen Land" soll eine Situation angesprochen werden, deren individuelle Wirklichkeit sich eigentlich einer distanzierten Kommentierung entzieht. Hier erfolgt eine Bündelung von Schicksal und Geschichte, deren Ausmaß an biografischer Deformierung und emotionaler Verletzung noch kaum zu übersehen ist. Eine ihrer sozialen Wahrnehmungsfähigkeit weitgehend beraubte, von apparativen und verwaltungstechnischen Innovationsschüben gelähmte Medizin ergänzt dieses Bild in bedrückender Weise.

Ferner kommt hinzu, daß das mit dem Verlust des Arbeitsplatzes und der juristischen Anfechtung des bisherigen Wohnumfeldes entstehende 'Unbehaustsein' nahezu bruchlos auf den zunächst als Befreiung erlebten Kollaps des Staates folgte, dessen Strukturen - über Jahrzehnte tief verinnerlicht - zum Stützkorsett wohl der meisten Menschen wurden. Neben einem vorerst verdrängten Verlust war dieser Zusammenbruch gleichwohl mit Erwartungen verbunden, die mangels authentischer Informationen, aus vielerlei Sehnsüchten gespeist, eine nun endlich kommende Zeit der Erfüllung und des Wohlstandes antizipierten.

Die auf massive Konzentration angelegte Industriepolitik der DDR führte insbesondere in der infrastrukturell unterentwickelten Westberliner Randlage aber auch in vielen anderen Gebieten zu einer für den ostdeutschen Arbeitsmarkt weithin typischen Immobilität, verbunden mit relativ beständigen sozialen Bindungen. So überrascht es nicht, daß häufig ganze Familien von Arbeitslosigkeit betroffen sind, da sie mitunter schon über mehrere Generationen in den wenigen oder sogar dem einen Großbetrieb tätig waren, der aus mehreren kleineren Betrieben hervorgegangen, nunmehr einziger Arbeitgeber für eine Vielzahl von Berufen in der Region war. Wenn auch eine Reihe von Dienstleistungen, gelegentlich auch Handwerksbetriebe dazu kamen, so prägte der Großbetrieb in dominierender Weise nicht allein nur die Beschäftigungssituation, sondern mehr noch das gesamte öffentliche Leben des Ortes, mitunter gar der Region. Hiermit hat die heute oftmals abwertend kommentierte soziale Erfahrung der *Geborgenheit* zu tun, die frei von jeglichen politischen Implikationen zunächst lediglich eine über Jahrzehnte gewachsene *Alltagskultur* beschreibt. Über Wert und Unwert dieser 'Kultur der Geborgenheit' ließe sich freilich trefflich streiten, allein die Konsequenzen sozialer Ungeborgenheit, wie sie jetzt sichtbar werden, zeigt die Grenzen des Sinns solcher Diskurse.

Genau diese Umstände lassen die gesamte Region um Kleinmachnow zu einem "sozialpsychologischen Experimentierfeld" von dubioser Güte werden. Seit den fünfziger Jahren zum zweiten Elektronikzentrum der DDR aufgebaut, beschäftigten drei große Betriebe etwa 35 000 bis 40 000 Menschen. Ein intelligenzintensiver Arbeitsbereich inmitten einer defizitären kulturellen Infrastruktur vor den verschlossenen Toren Westberlins, dessen Binnenstruktur in Gestalt eines "sozialen Nestes" kaum jene Veränderungs- und Krisenbewältigungspotentiale entstehen ließ, die den heutigen Anforderungen eines totalen Umbruchs der gesamten Beschäftigungssituation gerecht würden. Zumal es sich um eine Branche handelt, die mit Blick auf die weltweite Konkurrenz schlicht chancenlos ist. Freilich muß bei aller Dramatik auch daran erinnert werden, daß diese in sich verzahnten soziologischen Kompaktstrukturen geringer Fluktuation, ihrer Übersichtlichkeit und wohl auch Kontrollierbarkeit wegen durchaus im Interesse des für sein pathologisches Sicherheitsbedürfnis hinreichend bekannten DDR-Staates waren. So geschieht es, daß im nachhinein jener über Jahrzehnte 'getrocknete Klebstoff' zwischen Familie, Nachbarschaft, Kinderkrippe und Werkskantine zur sicherheitstiftenden Identität verklärt wird, die nunmehr, da unwiederbringlich verloren, erst ihren eigentlichen Wert erlangt. Der für diese eigenartige 'Identität' seinerzeit zu zahlende Preis hingegen, ist längst vergessen.

Diese hier nur grob angedeutete Vielfalt der Zusammenhänge und Hintergründe, zu denen noch die Besonderheiten des staatlichen Erziehungssystems, der Berufslenkung und der Familienstrukturen hinzu kommen, muß gesehen werden, um eine auch nur annähernde Vorstellung von jenem radikalen Bruch zu bekommen, der sich abgrundartig zwischen einem vormals eher langsamen und zumeist vorherbestimmbaren individuellen Entwicklungsgeschehen und einer nunmehr unglaublich ereignisreich einbrechenden 'Geschichte' auftut; mit all den Unstetigkeiten und Ängsten, die einem solcherart unreglementierten, fast schon chaotischen Leben eigen sind. Auch die eigentümliche psychische Verfassung einer "akuten Ambivalenz" von *gleichzeitig* Hoffnung und Befürchtung, von Risikobereitschaft und lähmender Angst scheint nunmehr verständlich; gleichsam als Äußerung einer totalen Orientierungslosigkeit infolge emotionaler Überforderung.[1]

Die bislang zumeist mit recht gutem Gewissen vernachlässigte soziobiographische Komponente wird angesichts der vermehrt auftretenden Krankheitsbilder mit deutlich psychosomatischer Symptomatik nahezu konstitutiv für die individuelle Pathogenese. Eine von ihrer Honorarordnung her wenig gesprächsorientierte 'Kassenmedizin' steht dieser Situation recht hilflos gegenüber, was dazu führt, daß sie diese Hilflosigkeit durch 'Behandlungsaktivismus' zu kompensieren versucht. Statt der Fürsorgerin, die früher regelmäßig Hausbesuche machte, nun aber nicht mehr verfügbar ist, also eine vermehrte Medikation 'dank' des verführerisch breiten Pharmaka-Angebotes?

FISCHER berichtete in diesem Zusammenhang u. a. von Epileptikern, die jahrelang symptomfrei blieben, nunmehr aber entgleisen und erneut Krampfanfälle bekommen. Sie benötigen folglich sehr viel mehr Medikamente, was auch für Patienten mit anderen chronischen neurologischen Krankheiten gilt, z. B. mit Neuralgien oder dem Parkinson. Auch psychosomatische Augenleiden, etwa Gesichtsfeldeinengungen häufen sich, während bei den "klassischen" psychiatrischen Krankheiten, wie der Schizophrenie, sich wenig zu verändern scheint. Doch fehlt hier weithin der solide Überblick, zudem verbergen sich viele psychische, z. T. auch psychiatrische Störungen hinter organischen Beschwerden und entziehen sich daher zum Schaden des Patienten der medizinischen (Routine-)Wahrnehmung. Wobei nicht selten der Patient selbst eine 'hintergründige' Abklärung seiner Beschwerden behindert, vielleicht sogar aus der eher unbewußten Ahnung heraus, daß diese Krankheit dann ja tatsächlich etwas mit ihm und seinem Leben zu tun hätte, also u.U. Veränderungen des Lebensstils angezeigt wären. Auch in ganz anderer Weise zeigt sich diese Distanz zum eigenen Leben, diese Scheu vor Veränderungen, die den bisherigen Lebenskontext betreffen, nämlich im bedrohlichen Zuwachs an Suchterkrankungen, Depressionen und Gewalttätigkeiten. Die Neuartigkeit und das Ausmaß dieser Erscheinungen stellt die ohnehin gefährdeten sozialen Bindungen in Ostdeutschland auf eine harte Probe. Zugleich wird deutlich, daß die bislang äußerst stabilen familiären Strukturen weniger Ergebnis individuellen Vermögens waren, als vielmehr eine Folge eingeschränkter Lebensmöglichkeiten. So wurden Partnerschaft und Familie nicht selten zu Schutzräumen und Orten des

Rückzugs, schöpften ihre Bindungskraft also eher aus der Verweigerung des Äußeren denn aus der Zusage zum Anderen. Auch diese, zugegebenermaßen ungewöhnliche Perspektive sollte nicht vernachlässigt werden, will man der Komplexität der gegenwärtigen Verhältnisse auch nur annähernd gerecht werden.

Es ist diese Komplexität und Vielschichtigkeit der Umbruchsprozesse in Ostdeutschland, die neben dem medizinischen Bereich vor allem im wirtschaftspolitischen Bereich die Unmöglichkeit einfacher und herkömmlicher Strategien offenkundig werden läßt. Dies freilich steht in krassem Widerspruch zur Tradition neuzeitlichen Denkens, dessen Reduktionismus immer schon davon ausgeht, daß das Wesentliche einer noch so komplexen Wirklichkeit sich letztlich in der Einfachheit und Durchschaubarkeit weniger Gesetze wiederfindet. Dem Undurchschaubaren, dem In-sich-Verschlungenen, dem Widersprüchlichen und Paradoxen gilt daher die Abneigung all derer, deren Trachten dem schnellen Erfolg, der ersichtlichen Effizienz und der überschaubaren Wirkungen gilt. Wen verwundert es, daß die klassischen marktwirtschaftlichen Analysen und Modelle im Osten nicht greifen, sind sie doch im Westen längst vielfältig modifiziert, als daß sie in ihrer herkömmlichen Form im Osten je wirksam werden könnten. Dieses noch immer unzureichend wahrgenommene strukturelle Defizit westdeutscher Wirtschafts- und Sozialpolitik verweist auf ein Dilemma. Nämlich jener Gefährdung der Freiheit durch die Freiheit selbst, wie sie sich zeigt in einer dynamisch prosperierenden Wohlfahrtsgesellschaft, deren satte Normalität weit mehr vom utopischen Verwirklichungspathos eines angeblichen Sozialismus in sich aufgenommen hat, als ihr vor dem Hintergrund der ideologischen Konfrontation je erkennbar war. So ist der Zusammenbruch der osteuropäischen Gesellschaftsstrukturen, der auch mit dem Mißverständnis von Utopie zu tun hat, der unausweichliche Anfang der Krise des Westens.[2] Dies kündet sich im dramatischen Scheitern eben jener Konzepte und Strukturen vermeintlich gut erprobter (westlicher) Normalität in der widersprüchlichen Wirklichkeit des Ostens an, deren Herkunft einem Denken verwandt ist, dessen formale Trennschärfen die Paradoxien der Einheit von Leben und Tod, von Liebe und Haß, von Schuld und Vergebung, von Angst und Hoffnung auflösen, ohne sie wahrgenommen zu haben. Die Wirklichkeiten alltäglichen Lebens hingegen speisen sich aus genau diesen Einheiten.[3]

Wenn auch intellektuell vielfältiger und nicht mit der Monotonie und Geistlosigkeit ehedem östlicher Ideologeme vergleichbar, so aber dennoch ein Resultat der Zweiteilung der Welt, verlieren die zentralen Denkmuster der westlichen Lebensordnung ihren Bezug zur Realität der Welt, insofern diese selbst eine andere geworden ist:

"Nachdem zwei Blöcke, die uns so lange die Welt bedeutet haben, dahingefallen sind, ist ein kurioser Zustand eingetreten: Wir verstehen die Welt nicht mehr ... Das kommunistische Gegengewicht muß die Welt, die wir die unsere nannten, wie eine verborgene Feder in Spannung gehalten haben ... Der Feind von gestern ist ... in einer fast geräuschlosen Implosion verschwunden. Und immer mehr beschleicht uns das gespenstische Gefühl, daß derselbe Sog auch die andere, unsere Seite, die es als solche plötzlich nicht mehr gibt, ergriffen habe, lautlos, und ihr die Realität entzöge: wie eine Infektion durch Nichts ... Es ist ein bisher unverstandener Vorgang, an dem unser Achselzucken das Beunruhigendste sein müßte: als wäre an unserem Verständnis ohnehin nichts gelegen ... wir amüsieren uns noch; freilich hat das Lächeln, das wir dabei aufsetzen, schon etwas Dünnes und Wirkungsloses, als wären wir ohnehin nicht mehr so recht da."[4]

Obgleich in der Erfahrung des Einzelnen zumeist dramatisch, mitunter auch tödlich, liegt die *Chance* des Umbruchs, wie er vom Osten ausgehend, die vermeintlich aufgeklärte technische Zivilisation westwärts erfaßt, im *Verzicht* auf jegliche universell gültigen geschichtsphilosophischen Entwürfe. Mit ihnen verbinden sich vor allem jene vom deutschen Idealismus vorangebrachten Engführungen, die einen "Fortschritt im Bewußtsein der Freiheit" (HEGEL) annahmen, oder aber eine sinnstiftende Konstituierung des Subjektes in der Arbeit zu finden glaubten, bis hin zur verhängnisvollen Täuschung einer Verfügbarkeit der Natur kraft menschlicher Rationalität. So unausweichlich das Scheitern dieser hoffnungsvollen, immer aber aus Verdrängungen gespeisten Verklärungen war und ist, so fragwürdig muß die Vision einer weltweiten liberalen Demokratie erscheinen, vermag sie es doch ebenso wenig, der konstitutiven Paradoxie der Wirklichkeit gerecht zu werden.

Vieles spricht dafür, daß die abendländisch geprägte Epoche des Glaubens an die Tragfähigkeit und Sinnhaftigkeit einfacher und einsichtiger Konzepte, anders formuliert, daß die Zeit der "großen Entwürfe" zu Ende geht.[5] Einen ersten Schritt auf dem Wege zu neuer Wahrhaftigkeit, zur Anerkenntnis des unermeßlichen Reichtums der Wirklichkeit bilden neue Weisen der Wahrnehmung menschlichen Krankseins als einer je individuellen Zeitgestalt des In-der-Welt-Seins, mithin als eine mögliche Darstellung der *biopsychosozialen Einheit Mensch*. Dies führte sodann zu anderen Formen von Therapie, die gleichsam selbst eine Art *neuer Kultur* wären, freilich eine Kultur, deren Leistung nicht im Zertrennen und Verfügen, im Aussondern und Isolieren, sondern vielmehr im Zusammenfügen des Widersprechenden, im Belassen des Ungeschiedenen bestünde. Das vielfältige Elend der sozialpsychologischen Verwerfungen in Osteuropa erforderte es, hiermit ernst zu machen.

Anmerkungen

1 Schmidtchen, G. (1991): Die Ostdeutschen als Fremde in ihrem eigenen Land. Sozialpsychologische Anmerkungen zur Lage in Deutschland nach der Einigung. *Frankfurter Rundschau* (9.9.1991), Nr. 209, S. 8; Vgl. auch Keupp, H./Wirth, H.-J. (Hrsg.) (1991): Abschied von der DDR (Themenheft). *psychosozial* 14: Heft 1
2 Vgl. hierzu Amery, J. (1969): Gewalt und Gefahr der Utopie. In: ders., Widersprüche, S. 69-88. München: dtv 1990
3 Nach Ansicht des Altbundeskanzlers Helmut Schmidt, hat die Politik "die Vereinigungskrise in ihrem Gewicht noch nicht begriffen". Dies scheint auch daran zu liegen, "daß die heutige politische Klasse aus Leuten besteht, die in die Politik zum Teil deshalb gingen, um Karriere zu machen und nicht, um ein Problem zu lösen". Vgl. Schmidt, H. (1993): Die Vereinigungskrise ist in ihrem Gewicht noch nicht begriffen worden. *Tagesspiegel* (4.4.1993) Nr. 14 518, S. 5. Hierzu ebenfalls Dönhoff, M. et al. (1992): Weil das Land sich ändern muß. Ein Manifest. Reinbeck: Rowohlt
4 Muschg, A. (1993): Re-volution endlich ganz anders. *Das Plateau*, Nr. 17, S. 2-3
5 Vgl. hierzu Fischer, H. R./Retzer, A./Schweitzer, J. (Hrsg.) (1992): Das Ende der großen Entwürfe. Frankfurt/M.: Suhrkamp, ebenso auch Willms, J. (1993): Ende der Heilslehren. Plädoyer für einen Paradigmenwechsel. *Süddeutsche Zeitung* (2./3.1. 1993), S. 23

Josef A. Egger *(Salzburg)*

Arzt und Patient als Partner – das "Pinzgauer Zeitmodell"

1. Historisches

Vor einigen Jahrzehnten noch waren ärztliche Leistungen für arme Menschen kaum erschwinglich. Daher trat man an die Ärzteschaft mit der Bitte heran, soziale Fälle mit Tarifen unterhalb der Kostendeckung zu behandeln. Bei Einführung der Krankenkassenpflicht-Versicherung wurden als Grundlage der Honorarverträge diese Niedrigtarife und Behandlungspauschalen genommen. Zur Zeit bekommt hierorts z. B. ein Allgemeinarzt öS 207,- für die Summe aller Arztbesuche eines Patienten im Jahresquartal, zuzüglich spezieller Einzelleistungen, wie Infusionen, Visiten, EKG, Injektionen, ... deren Summen aber begrenzt sind. Da die damalige Zeit wirtschaftlich unsicher war, zeigten sich die Ärzte mit dieser Regelung einverstanden. Der Ausstattungsaufwand für Ordinationen war damals niedrig, die Ansprüche der Patienten waren eher bescheiden und hatten durchweg Notfallcharakter. Immerhin bescherten diese "Privatverträge" den Ärzten doch ein regelmäßiges Einkommen!

2. Das derzeitige System

Die Ärzte müssen Krankenscheine "sammeln"! Mit diesen Verträgen avancieren sie vom freien Ärztestand zu Angestellten eines undurchsichtigen Systems, welches sich qualitätsmindernd auf die Patientenbetreuung niederschlägt. Auch die soziale Komponente existiert nur mehr scheinbar:

Nur solche Patienten, die es sich leisten können, finden umfassendere Hilfe bei Privatärzten oder Heilpraktikern, wo ihnen mehr Zeit und individuellere Methoden zuteil werden. Die Kassenbeiträge in der derzeitigen Form sind also nicht mehr imstande, eine effektive und moderne Krankenbetreuung zu sichern! Es ist nur eine 0-8-15 Medizin möglich. Die Gestaltung des ausgehandelten Honorarkatalogs läßt den Ärzten wenig Freiraum in der Behandlungsart: Möglichst wenig Zeit für den einzelnen, schnelle Rezepte - viel Medikamente als Ersatz für mangelnde Zuwendung, keine Zeit für Gespräche über Gesundheitsvorsorge, Aufklärung über Befunde, Diagnosen, Therapien, Medikamenten-Nebenwirkungen. Daraus resultierend: *Beispiel* - Infolge des Vertrauensverlustes werden Arzneien selbständig abgesetzt. Die Aktualisierung der Vertragspositionen hinkt zeitlich nach, so daß nicht einmal die Palette der neueren universitären Medizin den Patienten zugute kommen kann. Die Lust an diesen vielen unbezahlten Fleißaufgaben vergeht dem Jungarzt spätestens nach einigen Jahren. Dauerbelastung (Tag- und Nacht- sowie Wochenend-Dienste), unvermeidbare Schlampigkeitsfehler, Unterlassungen und zunehmende Frustration wegen ständigen Zeitmangels und Eintönigkeit therapeutisch möglicher Arbeiten, führen letztlich zu hohen Kosten im Gesundheitswesen. Zum Leidwesen vieler engagierter Ärzte und deren Patienten wird dieses Pauschal- bzw. Einzelleistungs-System durch eine Minderheit systemkonformer Mediziner verteidigt. Diese verstehen es, eine Lobby in wesentlichen Positionen der Ärztekammer als Bollwerk zu installieren und dem System durch zusätzliche Beschäftigung (Schul-Betriebs-Gemeinde-Versicherungs-Arzt etc.) zumindest wesentliche finanzielle Befriedigung abzugewinnen! Manche erreichen eine Umsatzverdoppelung durch das gestattete Führen einer Hausapotheke und merken erst spät, daß sie durch den Umstand, gleichzeitig Verordnung und Handel zu betreiben, zunehmend das *Mißtrauen ihrer Patienten* ernten. Nur wer sich mit diesem System gut arrangieren kann, profitiert finanziell - zum Leidwesen der Patienten und der eher bestraften fleißigen Ärzte.

Die Engagierten nehmen sich lieber für ihre Patienten Zeit, als sich um die Vorgänge in ihrer Standesvertretung konkret zu kümmern. Einige haben auch die Zusammenhänge noch nicht erfaßt! *So bleibt alles beim Alten!* Laborleistungen, EKG, Infusionen und andere lukrative Einzelleistungen werden vermehrt verrechnet, um anderorts entstehende Defizite oder erforderliche unbezahlte Leistungen am Patienten (Beratungen, Ursachensuche) abdecken zu können. Für manche Positionen sind die Einzelleistungstarife dermaßen (sittenwidrig) niedrig angesetzt, daß diese bei korrekter Honorarabrechnung von den Ärzten nicht mehr seriös erbracht werden können.

So zahlt die Kasse in Salzburg z. B. für einen individuellen schriftlichen *Ernährungsplan* des Arztes bei besonderen Krankheiten zur Zeit *öS 68,-*. Bei ordentlicher Arbeitsausführung müssen jedoch 30 bis 60 Minuten veranschlagt werden. Die vertragskonforme Abrechnung wird also wesentlich erschwert und würde wohl für *patientenorientierte* und überkorrekte Ärzte den finanzeillen Ruin bedeuten. Diese Verträge sind als gesetzeswidrig zu betrachten, die in ihrer Form dazu führen, daß sich Patienten und Ärzte kriminalisieren! Droht beim durchschnittlichen Hausarzt die Behandlung zeitlich aufwendig zu werden (mehr Hausbesuche, längere Gespräche, zeitaufwendigere Therapiemethoden, ...), so wird oft ohne ausreichend akuten medizinischen Grund zum Facharzt oder ins Krankenhaus überwiesen. Die so entstehenden Folgekosten sind enorm! Müssen doch, abgesehen vom volkswirtschaftlichen Schaden, durch ein mehr an Arbeitsausfall, die sehr hohen Spitalkosten für Bagatellfälle voll bezahlt werden - nämlich aus *Steuergeldern!* Der Hausarzt verdient also nur gut, wenn er möglichst viele *"Schein-Patienten"* mit geringstmöglichem Zeitaufwand betreut. Für eine oberflächliche, rein symptomatische Behandlung im Sinne eines Notsystems der schwierigen Nachkriegszeit reichte diese Form der Praxisführung aus. Für eine Zeit gestiegener Ansprüche und Aufbruch zu Patientenrechten, stehen die hohen Kassenbeiträge und Steuergelder in keiner Relation zu dieser *"Medizin im Vorbeigehen",* welche im Endeffekt resultiert. Krankenkassen- und Steuergelder werden betriebswirtschaftlich fahrlässig verwaltet, indem sie unter Qualitätsminderung fehlgelenkt werden. Die hohen Kosten technischer Investitionen und des Betriebes werden im Krankenhaus ohne Zwang zur Wirtschaftlichkeit bezahlt: Je mehr Schulden das Krankenhaus macht, desto höher die Subvention zur Abdeckung (Belohnungseffekt). Bei den Hausärzten, wo Krankheiten frühzeitig erkannt und durch den guten persönlichen Kontakt individuell behandelt werden könnten, verhindern dies einschränkende Verträge. Die Honorarsteigerungen an sich halten zwar mit dem Normalverbraucher-Index mit, nicht jedoch mit den Enormen Kostensteigerungen für medizinische Investitionen, Methoden und den gesteigerten Ansprüchen der Patienten. Der ärztliche Idealismus wird durch Scheinesammel-Druck sowie Anwendung der unglücklich gestalteten Einzelleistungs-Tarife abgewürgt: vielfach entwickeln sie sogar Aggressionen gegen ihre Patienten - nach einigen Arztbesuchen - haben doch diese die Kassenpauschale bereits beim ersten Kontakt aufgebraucht! *Aus finanzieller Sicht ist der Patient ideal, welcher seinen Quartals-Schein abgibt und dann keine Leistung mehr vom Arzt benötigt!* Zusätzlich erschwerend kommt hinzu, daß die Krankenhassen die Aufgabe der Sicherung der Betreuungsqualität für ihre Beitragszahler kaum wahrnehmen. Ihre einzige Sorge scheint die kurzsichtige Kostenminimierung bei den niedergelassenen Ärzten um jeden Preis zu sein. Dabei wird wohl auch ein Mangel an qualifiziertem Personal mitspielen, welches rechnerisch imstande wäre, eine langfristige Senkung der Folgekosten (Krankenhaus, Rehabilitation, Medikamente, Krankenstand, ...) durch Systemänderung vorauszusehen.

Um das "Gehalt" der Ärzte einzugrenzen, führen die Krankenkassen mit Zustimmung der Ärztevertreter Zahlungslimits ein, wenn die Zahl verrechneter lukrativer Einzelleistungen stärker zu steigen droht. Mit medizinischen Erfordernissen haben diese Limitierungen wenig zu tun. Auch bei medizinischer Dringlichkeit haben Ärzte daher nicht sehr viel Motivation, solche limitierten Leistungen unbezahlt auf Dauer zu erbringen. Zudem wird gelegentlich berichtet, daß die Kassa bei Abrechnung auch Streichungen ohne Wissen des betreffenden Arztes vornehmen soll. Ein Schlagwort ist *"das Maß des medizinisch Notwendigen dürfe nicht überschritten werden".*

Dabei ist vom medizinischen Durchschnittstandard die Rede, der eher einer Minimalbetreuung, als einer modernen Therapie entspricht. Die Entwicklung hinkt oft jahrelang nach. Schulmedizinisch neue Diagnosemethoden sind dabei genauso betroffen, wie alternative Methoden (z. B. Homöopathie). Bei Verteuerungsgefahr beruft man sich auch oft darauf, daß die betreffende Methode wissenschaftlich nicht anerkannt sei.

Zuständiges Gremium für derartige Auskünfte ist üblicherweise der oberste Sanitätsrat, welcher derzeit noch aufgrund seiner konservativen Richtlinien Schwierigkeiten hat, den Zugang zu neuen medizin-philosophischen Gedanken zu finden. Dies, obwohl eine *ganzheitliche Betreuungsform* für die geänderten Lebensbedingungen dringend erforderlich wäre.

Die Krankenkassen sind aber nicht konsequent: in Salzburg wird zwar der Zeitaufwand des Arztes für eine homöopathische Behandlung nicht bezahlt, wohl aber homöopathische Arzneien beim Chefarzt. Obwohl sie wissenschaftlich noch immer nicht anerkannt sind. Waren vor einigen Jahren die Masse der anlaufenden Betreuungsfälle noch vorwiegend infektiöser und unfallsbedingter Natur, welche durch rasche Medikamentengabe und Notfallmaßnahmen schnell gebessert werden konnten - so finden wir heute durch die höhere Lebenserwartung viele ältere Menschen mit chronischen Leiden. Krankheitsbilder nehmen zu, die vermehrt gesellschaftliche Ursachen *(Umwelt-Freizeit-Arbeitsstreß, ...)* haben oder durch fehlernährung ausgelöst werden. All diese Patienten verlangen nach *individueller, ganzheitlicher Betreuung* und die ist vor allem *zeitaufwendiger*.

Diesem Problem der Discount-Tarifpolitik und vollem Wartezimmer mit *"Medizin im Vorbeigehen"* begegnet die Ärztekammer im Weg des geringsten Widerstandes: gegen die Bedürfnisse ihrer Kunden (Patienten) und der nachdrängenden Jungärzte. Sie hält die Vertragsstellen knapp, um einigen Schwachen ihrer Mitglieder das scheinbare Gefühl einer konkurrenzlosen Existenz zu vermitteln. Gleich restriktiv handelt auch die Krankenkasse als selbsternannte Patientenvertretung und bezieht umso mehr Mengenrabatt bei ihren Pauschalsummen, je weniger Ärztestellen besetzt werden: bei über 1.000 gesammelten Scheinen erhält der Arzt nur mehr öS 50,- für eine 3-monatige Arztbetreuung - er muß daher noch stärker abfertigen, um auf seine Kosten zu kommen! Durch die geschilderte Politik dieser beiden Institutionen unter anderem mußte sich also eine sehr oberflächliche und ineffiziente Betreuungsform entwickeln, welche zunehmend kontraproduktiv wird. Gewerkschaften, Arbeiter- und Handelskammern etc. haben ihre Vertreter in den Krankenkassen und sind somit ebenso verantwortlich.

Der einzig gefährdende Faktor für dieses System wären Patienten oder Ärzte. Neueren Erkenntnissen folgend, wird aber der "unheiligen Allianz" (Krankenkassen und Ärztekammern) ein leichtes Regieren durch diese kriminalisierende Vertragsgestaltung ermöglicht. Unbequem kritische Ärzte, welche sich für ihre Patienten zur Wehr setzen, können jederzeit kassenärztlich überprüft werden. Es ist dabei kaum zu übergehen, daß irgendwelche Unkorrektheiten gefunden werden. Mithin ist das einer der Gründe, warum sich einzelne Vertragsärzte nicht massiv gegen die Politik ihrer Kammer zur Wehr setzen. Die Basis der Ärzteschaft wird als Träger dieses Systems zwangsweise fixiert und hält still, aufgrund ihres Selbsterhaltungstriebes. Hilflos auf der Strecke blieb bisher der Patient, der, obwohl Zahler dieses Systems, die vorgesetzten Umstände ohne Mitspracherecht hinnehmen mußte. Er könnte sich aber in Form von *Patienteninitiativen* zum entscheidenen Faktor einer wirklichen Reform entwickeln!

Unter den vorhin genannten Institutionen gibt es freilich auch Personen mit guten Reformansätzen. Dennoch sind die Behäbigkeiten und Ängste vor Machtverlusten stark ausgeprägt. Die einzige Kraft, die Bewegung in die er-starrten Strukturen bringen kann, ist der Druck der öffentlichen Meinung. Um das zu erreichen, muß man *schonungslos über die Zusammenhänge aufklären!*

3. "Dein Arzt hat Zeit für Dich" – das Pinzgauer Modell

Insbesondere die Hausärzte (Familienärzte) stellen die zentrale Rolle in der medizinischen Versorgung dar! Beim bisherigen Pauschal- bzw. Einzelleistungs-System werden vorwiegend technische Verrichtungen in begrenztem Umfang abgegolten. Es sind vor allem die wesentlichen Patientenkontakte und -gespräche, die zu wenig berücksichtigt werden.

Dazu gehören:
Patientenbefragungen, Diagnosefindung, Befunderklärungen, Telefonate mit kontaktierten Ärzten und Krankenanstalten, Erstellen von individuellen Therapieplänen, zeitaufwendigere, sogenannte alternative Behandlungen, Vorsorge- und Ernährungsberatungen, ständige Motivation bei Krisen im Krankheitsverlauf.

Verbesserte Aufklärung über:
Diagnose, beabsichtigte Therapie, zielführende Beratung über Medikamentenwirkung und -nebenwirkungen, Ursachenfindung (Infaktionen, diverse Stressfaktoren, ...). Besprechung psychosozialer Zusammenhänge, gesamter bürokratischer Arbeitsaufwand. Vorsorge- und Aufklärungsarbeit, Gesundheitserziehung und vieles mehr.

Der Versuch, diese Fülle von erforderlichen Leistungen nur durch erhöhte Pauschalsummen den Beitragszahlern zu garantieren, mißlingt. Die bisherigen Erfahrungen haben gezeigt, daß Ärzte den zunehmenden Anforderungen ihrer Patienten mit unzureichender persönlicher Zuwendung begegnen, da diese nicht ausdrücklich bezahlt wird. Je mehr Patienten, desto weniger Zeit für den Einzelnen! In allen Ländern ruft man derzeit die künftigen Patientenrechte aus: *Mitsprache und Mitverantwortung,* vor allem das Recht auf ausreichende Information und Beratung sowie auf freie Arztwahl, kann der Kranke nur durch bessere Eigenkontrolle als bisher erreichen. Da der Patient im Krankheitsfalle generell ein eher vermindertes Durchsetzungsvermögen aufweist und zudem nicht beurteilen kann, welche ärztlichen Informationen und Tätigkeiten bedeutsam für seine Gesundung sind, ist er auf diesbezügliche Beratungs-Motivation seines Arztes angewiesen. Dieser wird die zeitaufwendigen Leistungen auf Dauer nur erbringen, wenn er dafür leistungsgerecht honoriert wird. Der Patient als Kunde kann seinerseits nur solche Arbeiten des Arztes kontrollieren, welche einfach überschaubar sind!

Hier bietet sich also von zwei Seiten die im *Patient-Arzt-Kontakt* aufgewandte *Zeit*-Dauer als Basishonorar an. Um den Arzt nicht nur zu effektiven, sondern auch möglichst zügigen Betreuung zu motivieren, werden die Tarife regressiv gestaffelt: das bedeutet, der Arzt wird zwar für jeden Zeitaufwand bezahlt, bekommt aber schrittweise verminderte Abgeltung, je länger seine einzelne Zeitleistung für die Patienten betragen. Auf diese Weise werden also auch besondere fachliche Qualifikationen der Ärzte (Fähigkeit schneller Diagnosefindung, kurze aber effektive Patientenbetreuung, ...) aber auch eine gute Organisation der bürokratischen Arbeiten gewürdigt.
Folgende Punkte müssen für den Patienten gesichert werden:
1. Technische Entwicklungen (EKG, Ultraschall, ...)
2. Verwendung guter Materialien (Nahtmaterial, Verbände, ...)
3. Qualitative Anwendung von Sonderausbildungen (Akupunktur, Homöopathie, Psychotherapie, ...)

Man muß also zu den Zeit-Einzelleistungen noch die erbrachten Sachleistungen hinzurechnen. Diese jedoch nur in Höhe der jeweiligen durchschnittlichen Amortisationskosten der Geräte bzw. des Ausbildungsaufwandes. Das Vertrauensverhältnis zwischen Patient und Arzt wird also verbessert, indem beide ohne besondere Beeinflussung durch finanzielle Überlegungen die Therapie, gemeinsam den individuellen Gegebenheiten entsprechend wählen können.

Bei Hausbesuchen wird die gesamte *Zeit* (Fahrzeit + Behandlungsdauer) als Leistung berechnet. Der Patient bestätigt jedesmal die Zeitleistung und fallweise die zusätzliche Sachleistung durch seine Unterschrift. Die Quittungen über einen bestimmten Aufbewahrungszeitraum (für eventuelle Kontrollen) verbleiben beim Arzt. Lediglich eine EDV-Auflistung ergeht an die Versicherungen, welche mit dem Arzt direkt verrechnen. Der Patient *kontrolliert* also den Arzt *selbst durch Unterschrift,* wobei die Tarife und Sachleistungen bzw. Praxisbedingungen verpflichtend im Warteraum ausliegen müssen. Zusätzlich bekommt der Patient kurzfristig von seiner Versicherung anhand der ärztlichen Rechnungserstellung eine verständliche Kopie dieser und beteiligt sich an den Kosten im jeweils zumutbaren Ausmaß. Diese Selbstbehalte werden sozial gestaffelt: je geringer das Einkommen, desto geringer die Beisteuerung. Sozial Schwache oder chronisch Kranke werden befreit. Der bisherige Aufwand des chefärztlichen Dienstes der Krankenkassen wird also auf diese bestimmten Fälle reduziert. Im Ausgleich für die Kostenmitbeteiligung sollen aber die Sozialbeiträge der Arbeitnehmer niedrig gehalten werden. Die prozentuellen Anteile der Kostenbeteiligungen können durch private Versicherungen abgedeckt werden.

Es wäre also in Zukunft die Hauptaufgabe der Krankenkassen, die Kostenbeteiligungen nach *sozialen Erfordernissen* gerecht zu verteilen. Nach dem Motto: Auch der Arme oder chronisch Kranke muß eine gute Behandlung erhalten.

4. Begleit-Kriterien

Freie Terminvereinbarung:
Nach bisherigen Erfahrungen hat sich gezeigt, daß die Termine zwischen Arzt und Patient in Übereinstimmung frei gewählt werden können. Telefonisch sind so nach einer gewissen Anlaufzeit Terminvereinbarungen ohne wesentliche Wartezeiten (max. 15 Minuten) möglich. Das System ist zeitlich so gestaltet, daß auch akute Fälle ohne Voranmeldung zwischendurch spontan betreut werden können. Die Zeitverluste können rasch wieder ausgeglichen werden.

Dual-Kontinuierliche Betreuung:
Um einerseits eine ständige Begleitung der Patienten durch Ärzte ihres Vertrauens (mit ähnlichen Therapie-Richtlinien) sicherzustellen und andererseits die Dauer-Überbelastung der Ärzte zu vermindern, sollen die Ordinationen grundsätzlich durch zwei Ärzte betreut werden. Die Stellen werden also für max. zwei Ärzte gleichzeitig konzipiert. Das ermöglicht dann z. B., daß ein älterer Hausarzt ständig durch einen jüngeren Arzt bei der Patientenbetreuung unterstützt wird. Nach und nach übernimmt dieser in Übereinkunft die Therapien und spart sich dabei teure Investitionen und Aufbauarbeit. Sein älterer Kollege kann mit nachlassender Leistungsfähigkeit Arbeiten abgeben. So ist für den Patienten vermehrt ein Ansprechpartner zur Verfügung. Derselbe Effekt kann natürlich auch erreicht werden, indem zwei Ärzte in geringer Entfernung nach diesem Prinzip zusammenarbeiten.

4.1. Honorarsteuerung durch vermehrten Qualitätsstandard

Das Zeit-Einzelleistungs-Honorar, welches der Arzt pro Betreuungseinheit erhält, wird in seiner Höhe durch verschiedene Parameter bestimmt. Es ist ein Misch-Honorar: auch die Arbeit einer geschulten Assistentin zählt zeitlich mit. Arbeiten beispielsweise zwei Assistentinnen, so wird ein reduziertes Honorar vertraglich vereinbart.

4.2. Mindest-Ausstattung

Die Ordination muß ein genormtes Ausstattungsniveau aufweisen: EKG, Notfall-Labor, Sauerstoff, Medikamenten-Grundausstattung, ... Raum-Mindestgröße für Behandlungen, gesprächsdichte Raumteilungen (nicht nur Paravent bei Infusionen! ...), entsprechende Wartezimmer-Mindestausstattung, Sicherung zur Wahrung der Privatsphäre und des Datenschutzes etc. Durch Aushangpflicht im Warteraum erhält der Patient Kontrollmöglichkeiten. Die einzelnen Kriterien befinden sich analog zur Entwicklung der Patientenrechte laufend in Erarbeitung. Sie sollen durch ein Gremium, beispielsweise bestehend aus Patienten-, Ärzten-, Versicherungs-, Gesundheitsministerium-, Wirtschaftsuniversität-, Gemeindevertreter beurteilt werden. Bei Nichterfüllung bestimmter Kriterien treten wie schon erwähnt, Reduzierungen der Honorarsätze ein.

Weitere Qualitätsstandards, welche die Betreuungsqualität bestimmen, sind derzeit durch die GESUNDHEITSALLIANZ (Dr. Rolf Jens - Wiener Hausärzteverband, Dr. J. Egger - Unabhängige Ärzte und Josef Scheiflinger - Pinzgauer Patienteninitiative) in Ausarbeitung.

4.3. Gerechtes Sozialsystem

Hier wird sozusagen jedem Menschen, unabhängig von seinen finanziellen Gegebenheiten, der Zugang zu einer ganzheitsmedizinischen Betreuung ermöglicht, ohne Qualitätsverlust der Leistung.

4.4. Arztwechsel jederzeit möglich

Durch eine Steigerung der Anzahl niedergelassener Ärzte bei gleichzeitigem Abbau der teuren Spitalsbetten, wirkt sich die verbesserte Konkurrenz zusätzlich qualitätssteigernd aus. Der Patient wird immer mündiger und erwartet von seinem Arzt eine individuelle Betreuung:

- Fachliche Qualifikation
- Menschliches Verhalten
- Kommunikationsfähigkeit
- Servicebereitschaft (Anwesenheit, Hausbesuche, Terminvergabe)

Wie auch immer: sinkt das Qualitäts-Angebot im subjektiven Empfinden des jeweiligen Patienten unter ein erträgliches Niveau, so ist ein *Arztwechsel jederzeit möglich!*

4.5. Medikamentenabgabe bei allen Ärzten

Derzeit existiert in Österreich das System der Hausapotheker. Jenen Ärzten, welche mehr als 6 km von der nächsten öffentlichen Apotheke entfernt sind, gesteht man die Führung einer Apotheke zu. Das ist einerseits für den Patienten zweifellos ein guter Service, andererseits verdienen die Ärzte an der Menge ihrer verordneten Medikamente in Form der Handelsspanne mit. Durchschnittlich handelt es sich um Umsatzsteigerungen von 50 - 100 %. Des Weiteren ist auch schwer einzusehen, warum z. B. einem gehbehinderten Patienten, dessen Hausarzt nur 3 oder 5 km von der nächsten Apotheke entfernt ist, zugemutet wird, das Medikament selbst zu besorgen. Um also einerseits das Vertrauen zwischen Arzt und Patient bei der Verordnung zu erleichtern und andererseits allen Patienten ein optimales Versorgungsnetz anbieten zu können, muß man den Service der *Medikamentenabgabe bei allen Ärzten* anbieten. Die Handelsspanne sollte dabei beim Apotheker bleiben.

Unser Reformvorschlag: Der Arzt bekommt monatlich eine fix geregelte Pauschalsumme für seine Tätigkeit (Handing, Lagerung, Abgabearbeit), mit der Voraussetzung, daß er mindestens 75 - 80 % seiner jährlich verordneten Arzneien selbst abgibt. Je mehr er diese Arbeit dem Apotheker überläßt, desto weniger Entgelt bekommt er. Die Finanzierung könnte z. B. über eine Krankenkassenstelle erfolgen, die über die Verordnungsdaten verfügt und die Beträge über die jeweilige Vertrags-Apotheke einhebt. Auch für die Apotheken selbst handelt es sich dabei um eine kostengünstige Finanzierungsform (diskutiert wird eine Monatspauschale in Höhe eines Angestellten-Brutto-Fixums). Jede andere Service-Verbesserung wie z. B. mehr Apothekenfilialen oder ein Heimlieferservice durch den Apotheker wäre unvergleichlich kostspieliger und würde in manchen Fällen Apotheken existentiell gefährden.

Um die Gesamtkonstruktion dieses Betreuungsmodells bei verschiedenen Ärzten, Patienten und Regionen auf weitere Erfahrungswerte und dadurch mögliche Korrekturen zu überprüfen, ist ein *Pilotprojekt* unumgänglich. Danach könnte man schrittweise mit dem neuen Konzept beginnen.

5. Zeitmodell als Pilotprojekt

Verrechnet ein Arzt im derzeitigen System beispielsweise 800 Krankenscheine im 1/4-Jahr, so kann er nur einen Bruchteil dieser "Patienten" mit bedeutendem (vermehrten) Aufwand behandeln. In vielen Fällen sind es vielfach nur Medikamenten-Abholer, viele extrem kurze Arzt-Patienten-Kontakte, Scheinabgabe ohne Krankheitsgrund durch Gefälligkeit (Familien, Altersheim, Betriebe), die das Einkommen des Arztes sichern.

Nach unseren Schätzungen wäre die Anzahl der tatsächlich behandelnden Patienten gleich hoch, wie diese beim Zeitmodell.
Die exakten Patientenzahlen könnten erst dann verglichen werden, wenn durch genaue Analysen alle leer verrechneten Scheine herausgefiltert werden! Auch die unsererseits errechneten Einsparungen von Folgekosten (z.B. weniger teure Medikamente, Untersuchungen und Krankenhausaufenthalte, ...) könnten durch ein Pilotprojekt und transparente Kostenvergleiche überprüft werden. Derzeit scheint festzustehen, daß durch bessere Lenkung der Gesundheitsausgaben bei gleichen Aufwendungen wesentlich mehr Qualität geboten werden kann. Fest steht auch, daß *Patientenrechte und -mitverantwortung* im bisherigen System praktisch nicht angewandt werden können!

Abgesehen von den eingangs schon erwähnten Systemblockern, welche eine kleine aber mächtige Lobby in der Ärzteschaft bilden und durchwegs die "Spezialisten" unter den Scheinesammlern repräsentieren, existieren noch weitere *"Reformunwillige"*: auch im Bereich der Krankenkassen werden viele Argumente gefunden, um konkrete Schritte hinauszuzögern. Mit bloßen Lippenbekenntnissen versucht man hinzuhalten, wo es nur irgendwie möglich ist. Obwohl die Unzufriedenheit mit dem derzeitigen System erkannt wurde, scheinen dort die Bedürfnisse der Patienten selbst eine untergeordnete Rolle zu spielen. Die Angst vor Verlust an Kontrollmöglichkeiten und die Angst vor den Reformarbeiten werden gelegentlich angedeutet. Es bleibt bei kosmetischen *"Scheinreformen"*.

Rolf Jens (Wien)
Qualitätsstandards in der Allgemeinmedizin

1. Grundsätzliches

Die ambulante Versorgung wird als Versorgung definiert, die dem Patienten in der Praxis seines Arztes, oder dem Patienten an seinem Wohnsitz vom Arzt erbracht wird. Viele von uns bedauern, daß Leistungen, die in der ambulanten Betreuung insbesondere von Hausärzten erbracht werden, nicht entsprechend gewürdigt werden. Dies schlägt sich nicht zuletzt in der äußerst dürftigen Bewertung unserer Leistungen nieder. Die spektakulären medizinischen Leistungen werden zumeist auch dann höher dotiert, wenn sie zu einer nur mäßigen Lebensqualität führen. Viele Patienten meinen, daß *ihre* Erkrankung auf jeden Fall die Betreuung durch einen Spezialisten bedarf, da sie vom Hausarzt keine qualitativ hochwertige Betreuung ihrer Erkrankung glauben erwarten zu können.

Die Qualitätssicherung auch im Bereich der ambulanten Versorgung ist ein Trend der Zukunft, ein *Megatrend*, dem wir uns weder entziehen wollen noch können! Es ist daher für uns alle wesentlich, daß wir uns schon jetzt mit diesen Problemfeldern auseinandersetzen, um nicht später einer Entwicklung hinterherlaufen zu müssen, die von uns Ärzten selbst nicht mehr gestalt- und damit steuerbar ist.

Was ist die Qualitätssicherung?

Die Qualitätssicherung ist ein cyclischer Prozeß der im Wesentlichen die 4 Stufen umfaßt:
1. Daten sammeln
2. Daten vergleichen
3. Daten analysieren
4. Routinen modifizieren
Wir können verschiedene Qualitätsebenen beobachten:
1. Ressourcenqualität
2. Strukturqualität
3. Organisationsqualität
4. Prozeßqualität
5. Ergebniskontrolle

Alle diese Bereiche sind miteinander verknüpft, und Ziel kann es sein, durch Veränderung von all diesen Bereichen zu besseren Ergebnissen letztlich für unsere Patienten zu gelangen.

Die *Ressourcenqualität* beobachtet Rahmenbedingungen unseres Krankenversorgungssystems, das durch Jahre gewachsen ist; eine Änderung erscheint dringend erforderlich zu sein. Wir Hausärzte sollten, ja wir müssen hier mit vielmehr Engagement als bisher für eine Besserung der Situation eintreten. Dies ist jedoch Aufgabe der Standespolitik, und soll hier nicht näher erörtert werden, obwohl Verbesserungen sehr dringlich sind.

Die *Strukturqualität* betrachtet die Ausstattung und Einrichtung der Praxis. Sie soll, ja muß den Erfordernissen der medizinischen Kompetenzen angepaßt sein (Ausstattung) und soll darüberhinaus optimal sinnvolle Arbeitsabläufe zulassen.

Die *Organisationsqualität* zeigt die verschiedenen Organisationseinheiten einer Ordination auf. Sie soll die Arbeitsabläufe optimal gestalten, und damit Reibungsflächen aller Art verhindern. Sie ist diejenige, die vom Patienten am meisten beobachtet wird, da sie dem Patienten am besten zur Beurteilung zugänglich ist.

Die *Prozeßqualität* betrachtet den Arbeitsablauf selbst. Es werden hier vor allem die Vorgangsweisen des Arztes, die diagnostisch-therapeutischen Schritte, also alle Arbeitsabläufe in der täglichen Praxis kritisch beobachtet.

Die *Ergebniskontrolle* letztlich hat sich neben den pathophysiologischen und psychosomatischen Parametern vor allem am Patienten und seinem Verhalten - seinem Umfeld zu orientieren und hier objektive Kriterien zu finden.

2. Kurzdefinitionen

Kriterien sind die Prüfgrößen anhand deren Ausprägung zwischen gut und schlecht unterschieden werden kann.
Standard ist die Ausprägung eines Kriteriums, die mit guter Qualität verbunden ist, während *Norm* die Ausprägung darstellt, die derzeit üblich (durchschnittlich) ist.

Es ist wahrhaft eine gewaltige Aufgabe all diese Bereiche von Grunde auf neu zu überdenken. Der Begriff *Qualitätssicherung* beinhaltet jedoch auch die stufenweise Annäherung an diese Ziele. Die Dynamik dieses Prozesses zielt auf die laufende Veränderung und Verbesserung ab.

Wie läuft nun so eine Qualitätssicherungsstudie in der Praxis? Grundlage dazu kann nur und ist die Freiwilligkeit der Teilnehmer! Sie müssen bereit sein Modifikationen dort zu treffen, wo dies notwendig ist. Alle Teilnehmer an so einer Qualitätssicherungsstudie nehmen aktiv an der Gestaltung und Festlegung der Kriterien und Standards teil und beurteilen gemeinsam die erwirkten Ergebnisse und entscheiden über deren weiteren Gebrauch. Das größte Problem ist bei der Qualitätskontrolle die Erfassung von anonymisierten Praxisdaten in der gleichen Art, so daß eine Auswertung und ein Vergleich der Praxen untereinander rasch und effektiv erfolgen kann. Für die Kollegen, die derzeit bereits mit einem Praxiscomputer arbeiten, ist die Datenerfassung kein unlösbares Problem! Die Qualitätssicherungsstudie wird in mehreren Phasen durchgeführt werden.

1. Phase:
Sie soll die Basisdaten liefern hinsichtlich der häufigsten Beratungsursachen, Krankheitsincidenz, Patientengruppen und Diagnosen, die zu eindeutigen ärztlichen Vorgehen führen und Diagnosen, die zu verschiedenartigen ärztlichen Vorgehen Anlaß bieten.

2. Phase:
Analyse und Diskussion der Basisdaten, Problemdefinition, Diskussion der Einflußebenen, Erarbeiten eines Detailproblemes, Definition von Kriterien und Standards dafür sowie Konsens über gemeinsames weiteres Vorgehen.

3. Phase:
Analyse und Diskussion der Ergebnisse (Soll - Ist - Vergleich)
– wenn Ergebnis den Standard nicht erreicht Ursachenanalyse und neuerlicher Versuch
– wenn Ergebnis standardgerecht weiter wie in der 2. Phase

4. Phase:
Darstellung und Publikation der erwirkten Ergebnisse im Konsens mit den Teilnehmern an der Studie. Die Studiendokumentation muß alle Phasen der Qualitätssicherungsstudie umfassen und möglichst detailliert alle Vorfälle darstellen. Sie ist somit der Ausgangspunkt für wissenschaftliche Arbeiten. Die Aussagekraft wächst nach den statistischen Gesetzmäßigkeiten mit der Zahl der mitarbeitenden Kollegten. Auf Wunsch und nur mit der Billigung dieser Kollegen, kann sie auch unseren Vertretern bei den Kassenverhandlungen dienlich sein.

3. Erste Ergebnisse

Wir haben begonnen einen Datenvergleich anzustellen. Wir können hinsichtlich der Anzahl der Patienten, die an einem Ordinationstag die Ordination aufsuchten, hinsichtlich der Altersstruktur der Patienten, hinsichtlich der gestellten Diagnosen und dem Einsatz von Medikamenten Übereinstimmungen und Abweichungen feststellen. Da dieser Prozeß aber erst seit kurzer Zeit läuft, ist noch kein repräsentatives Ergebnis darzustellen. Erste Hinweise und Trends möchte ich Ihnen kurz darlegen:

Gefundene Normen und Standards:
Hinsichtlich der Diagnostik bzw. der Zuordnung von Krankheitsbildern und deren Behandlung wurden folgende Übereinstimmungen und Abweichungen gefunden:
1. Krankheiten des Herzens und der Kreislauforgane wurden in allen Ordinationen in der gleichen Häufigkeit gefunden; die verordneten Medikamentengruppen weisen ebenso eine gleiche Verordnungshäufigkeit auf, so daß man von einem gleichen Vorgehen aller Ärzte bei diesen Erkrankungen ausgehen kann.
2. Im Bereich der Erkrankungen der Bewegungsorgane, der Verdauungsorgane, des Endokriniums sowie der Urogenitalorgane waren hinsichtlich von Diagnostik und Therapie kaum nennenswerte Unterschiede festzustellen.
3. Lediglich bei den Erkrankungen der Atmungswege und bei den infektiösen und parasitären Erkrankungen konnten weitgehende Unterschiede das Vorgehen und die Häufigkeit der Diagnosestellung betreffend gefunden werden. Hier wird mit den Methoden der Einzelfallanalysen aufgeschlüsselt werden müssen, worin die Unterschiede bestehen.
Wir haben aber hinsichtlich der als "Meßgrößen" anzusehenden Kriterien ein Manko gefunden und glauben aus dem Beurteilungsdilemma: "Welche Therapie ist denn nun die zielführendste?" einen Ausweg gefunden zu haben.

4. Synoptisches Gesundheitsmodell

Während der Datenvergleich immer mehr und präzisere Detailinformationen liefert, soll hier wieder ein ganzheitliches Bild entstehen, das die Summe der Einzelergebnisse umfaßt; schließlich ist es der Sinn der Qualitätssicherung, den Gesundheitsstand der Patienten zu bessern, indem Modifikationen erwirkt werden, die dies ermöglichen. Ich habe also nach einem System gesucht, daß in der Lage ist, mehrere Einflußgrößen verschiedener Ausprägung darzustellen, und trotzdem das "Ganze" zu zeigen, und letztlich ein exakt definierbares mathematisch berechenbares Modell darzustellen. Konform mit den Definitionen der WHO schließt es die 3 Hauptdimensionen *physisch*, *psychisch* und *sozial* mit ein und zeigt auch anschaulich, daß Gesundheit kein absoluter Zustand, sondern eher durch Niveaus beschrieben werden kann. (WHO Satzung Anhang 1, Genf WHO 1958).

Das Gesundheitsmodell wird durch einen Körper dargestellt, der sich von einem Beugspunkt in mehrere Raumrichtungen entfaltet. Um die drei Hauptrichtungen für Physis, Psyche und Soziales gruppieren sich die Detailparameter. Sie umschließen letztlich eine mehrkantige Pyramide, deren Volumen als integrales Maß für die Gesundheit angesehen werden kann. Die Winkel der Raumachsen zueinander sind Maß für den Einfluß der Parameter auf die Gesamtgesundheit und damit variabel in den verschiedenen Lebensaltern. Somit wird evident, daß auch bei gleichbleibender Ausprägung der Parameter mit der Lebenszeit sich der Gesamtgesundheitsstand ändert - eine Tatsache, die wir ja so häufig erleben, jedoch nicht in einem Bild erklären konnten. Ebenso kann man mit Hilfe dieses Modells anschaulich die verschiedenen Kompensationsmechanismen und deren Wirkung auf den gesundheitlichen Gesamtzustand erkennen.

Mit diesem Modell ist es erstmals möglich, verschiedene Zusammenhänge darzustellen, die oft als Paradoxa des Gesundheitssystems angesehen wurden. So ist es doch oft so, daß ein Patient im Spital zwar rasch gebessert werden kann, während es zu Hause prompt wieder zu einer Verschlechterung kommt. Scherzhaft haben wir den Ausdruck des "Drehtürpatienten" als junge Ärzte im Spital geprägt. Anhand des *synoptischen Gesundheitsmodells* kann man nun zeigen, daß dem Patienten nur hinsichtlich seiner medizinischen Beschwerden gebessert wurde, und mit Rückkehr in sein gewohntes Umfeld es zu einer Verschlechterung fast zwangsweise kommen mußte. Diese aber mitzubeobachten und gegebenenfalls mitzubeeinflussen, wäre oft eine vordringliche allgemeinärztliche Aufgabe, die wir oft nicht wahrnehmen.

Es wird aber noch reichlich Arbeit bedürfen, dieses Synoptische Gesundheitsmodell hinsichtlich der Dimensionen und der Zuordnungen, hinsichtlich der verwendbaren Parameter genau zu definieren, um es als *Werkzeug der Qualitätssicherung* verwenden zu können. Hier erbitte ich von allen, die sich mit den Einflußgrößen auf die Gesundheit beschäftigen um ihre Mitarbeit. Vor allem werden wir dafür ein interdisziplinäres Forum benötigen, das uns hilft, praktikable Maßstäbe zu finden. In dieses Forum müssen aber endlich auch einmal diejenigen miteingebunden sein, die derzeit aus fast allen Gremien, die sich mit gesundheitsrelevanten Aspekten beschäftigen, ausgeschlossen sind - die Patienten. Und dies, obwohl sie in diesem System am meisten ausgesetzt sind. Wenn wir sie, ihre Vertreter in Patienteninitiativen, Selbsthilfegruppen oder Behindertenorganisationen nicht miteinbeziehen, dann wird unser Gesundheitswesen seinen absolutistischen, hierarchisch-autoritären Charakter beibehalten!

Die derzeitigen Beurteilungskriterien, die zur Ergebniskontrolle herangezogen werden, wie etwa die Verweildauer in Krankenhäusern oder die Höhe der Medikamentenverschreibungen, die Rückfallrate oder die insgesamte Betreuungsdauer selbst, reichen jedenfalls nicht aus, um eine sinnvolle Gesamtergebnisbetrachtung durchzuführen. Selbstverständlich werden wir daher neben unseren Datenerfassungsroutinen noch weitere Informationen über den Patienten erfassen müssen. Allerdings sehe ich in dieser Änderung ärztlicher Routinen auch die Chance gerade auf die Psychologie und Sozialisation des Patienten näher eingehen zu können und die daraus gewonnenen Erkenntnisse in die therapeutischen Überlegungen einfließen zu lassen.

Es ist evident, daß wir Hausärzte allein nicht in der Lage sein werden, eine solche Studie weder vom finanziellen noch vom logisch-organisatorischen Aspekt her gesehen durchzuführen. Eine Zusammenarbeit mit den Universitäten Wien und Linz für dieses Projekt bahnt sich an, wobei die Möglichkeit der Studienfinanzierung im Rahmen eines EWG/WHO Projektes implizit miteingeschlossen wurde. Schöner jedoch wäre es schon, wenn die Ärzteschaft aus eigener Kraft solche Projekte verwirklichen könnte.

XI.
Berichte zu Rundtischgesprächen und Forum

Gibt es eine Krise der modernen Medizin?

Bericht: Rainer-M. E. Jacobi *(Berlin)*

Teilnehmer: Ingeborg FALCK (Berlin)
 Nikolaus SCHNEEMANN (Gießen)
 Jörg SPLETT (Frankfurt/M.)
 Thure von UEXKÜLL (Freiburg/Br.)
Moderation: Wolfgang WESIACK (Innsbruck)

Die Frage nach einer Krise der modernen Medizin gilt berechtigter Weise als umstritten, gleichwohl häufen sich die Beobachtungen und Erfahrungen, die es nahezulegen scheinen, von einer Krise zu sprechen. Freilich ist die Rede von der Krise der Medizin keineswegs neu, und wird nicht selten von jenen forciert, die ohnehin Vorbehalte gegenüber jedweder Modernität haben, ohne hinreichend zu realisieren, in welch starkem Maß ihre eigenen Lebensbedingungen Teil dieser gescholtenen Modernität sind.

Gründliches Nachdenken tut also not, will man sich diesem Thema in angemessener, und dies heißt immer auch: in verantwortlicher Weise zuwenden; zumal bei genauerem Hinsehen die schlechterdings untrennbare *Zusammengehörigkeit von Medizin und Kultur* in den Blick kommt. Das heutige Verständnis zentraler medizinischer Begriffe, wie dies 'Gesundheit', 'Krankheit', 'Diagnose' und 'Therapie' sind, hat sehr viel zu tun mit der kulturprägenden Geschichte europäischen Denkens, insbesondere des Denkens, dem sich unsere wissenschaftlich-technische Zivilisation verdankt. So ist es evident, daß es auch *andere* Verständnisse dieser Begriffe gab und gibt; unsere Auffassung von dem, was Medizin zu leisten habe, mithin *eine mögliche* neben anderen ist. Die vermeintlichen Selbstverständlichkeiten unserer modernen technischen Zivilisation, wie sie sich in Gestalt der Medizin am deutlichsten artikulieren, sollten daher auf ihre Herkunft und mögliche Zukunft hin neu hinterfragt werden. Die Frage nach dem, was es heißen kann, von einer Krise der modernen Medizin zu sprechen, erhält dann eine völlig andere Perspektive, die freilich zu weitreichend ist, um ihr in einer einständigen Diskussion gerecht werden zu können. Die Möglichkeiten, mehr noch, die Grenzen solcher Gesprächsversuche sind damit offenkundig.

Um so erfreulicher war es, daß einiges von der hier skizzierten Tragweite kritischen Nachdenkens zur Situation gegenwärtiger Medizinkultur zur Sprache kam; es also nicht bei der allseits bekannten larmoyanten Klage über die

Mißstände des modernen Medizinbetriebes blieb. Vielmehr wurde deutlich, daß jede Rede von der Medizin immer auch den Patienten mit meint, es also zugleich um jene erwartungsvolle Konsumentenhaltung geht, die Gesundheit zu einem Wohlstandsgut werden läßt, auf das man glaubt, unbedingten Anspruch haben zu dürfen. Im Lichte des unsere Kultur prägenden Utilitarismus ist es dann nur folgerichtig, auch körperliches und geistiges Wohlbefinden für technisch herstellbar zu halten. Die Gesundheitsvorstellung der europäischen Moderne ist weit entfernt von jener 'wohlgefügten Ordnung', jenem 'vernünftigen Zusammenspiel der Elemente', wie es im griechischen Begriff des 'Kosmos' zum Ausdruck kommt und in der "Entienlehre" des PARACELSUS eine leider weithin vergessene universale Ausformung erhielt. So gelangt die Medizin in die Rolle einer Dienstleistung neben anderen, deren Leistungen je nach finanziellem Vermögen abrufbar sind. Eine weithin auf die technische Dimension moderner medizinischer Subdisziplinen abhebende öffentliche Berichterstattung verstärkt diesen Eindruck und führt eher zu einer Verfälschung des tatsächlich therapeutisch Möglichen, als das sie zu einem Verständnis der sozialen und kulturellen Bedingtheiten menschlichen Krankwerdens beitragen könnte.

Nun mag man einer weithin als wünschenswert empfundenen technischen Perfektionierung unserer Lebensumstände mitunter eine gewisse Berechtigung zusprechen (obgleich sich auch hierüber streiten ließe), doch im medizinischen Kontext führt dies - trotz vieler Beispiele für zweifelsohne segensreiche medizintechnische Neuerungen - letztlich in ein tragisches Dilemma. Hierbei handelt es sich um jene, allen ethischen Erwägungen vorausgehende unüberbrückbare *Differenz* zwischen dem sog. "Maschinenparadigma" neuzeitlicher Wissenschaft und Technik und dem Menschen, dessen unhintergehbare Dimensionen der ***Personalität, Individualität und Geschichtlichkeit*** sich diesem Paradigma nicht nur nicht erschließen, sondern ihrer radikalen Andersartigkeit wegen, eher verdrängt und beeinträchtigt werden. Daher verwundert es nicht, daß die 'technische Optik' moderner Diagnoseverfahren weit mehr an vermeintlich pathogenen Zuständen zutage fördert (weil von einer 'technisch' definierten Gesundheitsnorm ausgehend), als therapeutisch und letztlich auch ökonomisch bewältigt werden kann. Auch haben diese zumeist sehr früh 'erkannten' Defekte nichts mehr mit individueller Krankheitserfahrung und Krankheitsbewältigung zu tun, weiteher werden sie als 'belastendes Wissen' selbst zum Auslöser ganz anderer Krankheitsprozesse.

Im Horizont eines vorrangig medizintechnisch orientierten Fortschritts lösen sich Krankheit und Gesundheit zunehmend von der Singularität der Person, und werden zu technisch manipulierbaren Parametern. Hier zeigt sich der immanente *Normenkonflikt der Medizin,* dessen Spannung zwischen 'Forschen' und 'Helfen' schlechterdings konstitutiv für eine wissenschaftlich geprägte Medizin ist, so daß es notwendigerweise ethischer Regularien bedarf. Folglich stellt die Ethik keine bedarfsweise Ergänzung in kritischen Fällen dar, sondern sie ist immer schon eine *Vorbedingung* rationalen medizinischen Handelns.

Besondere Brisanz erhält diese Einsicht angesichts der für technisches Denken und Handeln unverzichtbaren Distanz zwischen Subjekt und Objekt, zwischen Experiment und Wirklichkeit. Der seiner zunehmenden Perfektion und Totalität wegen faszinierende Bilderreichtum moderner Medizintechnik macht diese Distanz vergessen, und mit ihr den Umstand, daß jedes Bild, zumal die technischen, weitmehr von dem enthält, der es produziert als von dem, was es darstellen soll. Insofern sind Bilder, ihre Deutung eingeschlossen, weniger Abbildung als vielmehr Konstruktion. Nahezu unbemerkt entschwindet die Leiblichkeit des Körpers dem 'medizinischen Blick'. Von hier nimmt die teilnahmslose Machtförmigkeit und nicht selten auch tödliche Aggressivität moderner Medizin ihren Ausgang.

Nun ist dies ein äußerst problematisches Thema, zudem es mit den Verdrängungen und Einseitigkeiten unserer eigenen Kultur- und Geistesgeschichte zu tun hat, sich daher also kaum ohne Leidenschaft, die ihrerseits wiederum Aggressivität hervorruft, erörtern läßt. Wenngleich die Podiumsdiskussion hiervon verschont blieb, so zeigte sich ihre allzu große Einmütigkeit eher als ein Nachteil, da vielfach erst im Meinungsstreit jene mitunter auch pointierte Klarheit der Fragestellung gefunden wird, die sodann für beide Seiten einen Gewinn darstellt. Dennoch aber gelang, nicht zuletzt auch dank hilfreicher Anregungen aus dem Plenum, eine Annäherung an die zentralen Aporien moderner Medizinkultur, in deren Folge es zu jenen krisenartigen Erscheinungen kommt, die weithin Gegenstand der Diskussion sind.

Hierbei handelt es sich zunächst um das konfliktreiche Zusammenspiel von Medizin und Kultur; in unserem europäischen Kontext geprägt durch das schon von den Griechen grundgelegte Projekt einer 'rationalen Aufklärung'. Verschärft durch die mit dem Siegeszug der experimentellen Wissenschaften verbundene radikale Aufklärung der späten Neuzeit, kam der Medizin als einer gleichfalls aufgeklärten Wissenschaftsdisziplin die Aufgabe zu, durch mehr oder weniger 'rationale Heilung' das leisten zu sollen, was sich ehedem auf ganz andere Weise mit dem Begriff des Heils verband. Doch zeigt sich hierin keine Besonderheit der Medizin, vielmehr teilt sie lediglich das Schicksal unserer weithin säkularisierten Kultur. Nur handelt es sich bei der Medizin um genau die Disziplin, die den *elementaren Erfahrungen* menschlichen Daseins am nähesten steht: der Geburt und dem Tod, dem Schmerz, der Krankheit und dem Sterben. Es sind dies aber Erfahrungen, denen in der menschlichen Kulturgeschichte von Anbeginn sinnstiftende Funktionen, also auch transzendente Bezüge zukamen. So überrascht es nicht, daß es mit diesen elementaren Erfahrungen verbundene Situationen der klinischen Praxis sind, in denen die moderne Medizin ihrer eigenen Grenzen gewahr wird; steht sie doch vielfach überzogenen, also maßlosen (säkularen) Erwartungen eines in technisch geprägten Lebensbezügen stehenden modernen Menschen gegenüber, an denen sie zwingend scheitern muß. Doch statt dieses Scheitern einzugestehen, ja von ihm her das medizinisch Sinnvolle zu bestimmen, wird es mit großer Anstrengung verborgen und verdrängt. Die schier ins unermeßliche gewachsenen Möglichkeiten medizinischen Handelns kollidieren nicht selten in tragischer Weise mit einem äußerst eingeschränkten Entscheidungsvermögen des Menschen. Dem hilfreichen und wohl auch Sicherheit vermittelnden Ratschluß der Götter verlustig gegangen, sieht sich der moderne Mensch einer Entscheidungsnot ausgeliefert, die man wohl als *ethische Überforderung* bezeichnen mag. Völlig vergessen scheint jene andere Komponente menschlichen Krankseins, die nicht mit dem Leistungsvermögen der Medizin zu tun hat, sondern vielmehr mit dem, was das Krankgewordensein für den betroffenen Menschen und seine Lebensumstände zu bedeuten vermag. Hier kommt eine Form von *Verantwortung* sowohl für eigenes Gesundsein wie auch für eigenes Kranksein in den Blick, wie sie seit PLATON immer schon Gegenstand anthropologischen Denkens war. Dies setzte freilich ein anderes Menschenbild voraus als jenes der modernen Medizin. Schließlich führt solches Nachdenken zu einer erneuten *Aufklärung der Aufklärung,* die die vom Mythos der Rationalität verdeckte Irrationalität menschlicher Existenz zwar freizulegen vermöchte, allein es fehlte an der Kultur des Umgangs mit ihr. Hiermit hat die in der Diskussion angemahnte *"Beziehungskultur"* zu tun, deren Medium die Begegnung ist; nicht also das Trennen und Aussondern, die Präzision der Unterscheidungen, sndern die Öffnung gegenüber dem Anderen und Fremden, das Sich-selbst-verändern in der Erfahrung des Unbekannten.

Bevor nun aber von den Möglichkeiten eines sicher notwendigen Wandels der modernen Medizinkultur gesprochen werden kann, sollte die gegenwärtige Situation, genauer: ihre immanenten Problembereiche, genauer bestimmt werden. Es ist nämlich diese Situation, die nicht nur für den kritischen Beobachter, sondern mehr noch für Ärzte und Patienten - vom Pflegepersonal gar nicht zu sprechen - gleichermaßen belastend und beängstigend ist; auch wenn es noch immer gelingen mag, die mit der medizinischen Praxis untrennbar verbundenen Ängste wirksam zu unterdrücken.

Der Gesprächgang ließ fünf solcher Problembereiche erkennen, die freilich jeder für sich Thema einer gesonderten Tagung sein könnten. Zum einen ist dies die Frage nach den Besonderheiten und Unterschieden der *Zeitverständnisse* im Bereich von Wissenschaft und Technik bzw. im Bereich des Lebendigen, genauer: der individuellen Erfahrung des Gesundseins und Krankseins. Hier kommen die Differenzen von Logik und Geschichte, von Entscheidbarkeit und Biografie, von Prognose und Schicksal in den Blick, nämlich jene Unvereinbarkeit eindeutig aussagbarer zeitloser Wahrheiten, wie sie in Gesetzesgestalt das Fundament neuzeitlicher Wissenschaft bilden, mit der Mehrdeutigkeit, ja mitunter sogar Paradoxie der Wahrheiten des je individuellen Lebens, die gleichsam für die *aporetische Struktur der Medizin* überhaupt steht. Es ist die Aporie von Zeitlosigkeit und Endlichkeit, von Logik und Tod. Eine Medizin, die den Anspruch erhebt, rationale Medizin zu sein, muß die paradoxe Einheit von Geburt und Sterben, von Leben und Tod in die Entscheidbarkeit von orthologischen und pathologischen Zuständen zerlegen, das eigentlich Besondere des Lebendigen also ausgrenzen.

Zum anderen ist es die eigentümliche, kulturgeschichtlich gewachsene *Diastase zwischen "Hand" und "Wort"*, jenen beiden elementaren menschlichen Interaktionsstrategien des Handelns und Eingreifens bzw. des Verstehens und Beteiligens, die oftmals in sehr unterschiedlicher Weise ausgebildet und verfügbar sind. Die Diskrepanz zwischen 'handelnder' und 'sprechender' Medizin bildet nahezu ein Kennzeichen der modernen Medizinkultur. So verwundert es nicht, wenn sich als weiterer Problembereich die Frage nach der anthropologischen Grundlegung medizinischen Denkens und Handelns stellt: die Frage nach der ***Beziehungsstruktur des Menschen***, nach seinem fundamentalen Angewiesensein auf die Begegnung mit dem Anderen, wie sie sich in der Arzt-Patient-Beziehung darzustellen vermag - dies freilich nur, wenn gewisse Bedingungen hierfür erfüllt sind. Wie einerseits Diagnose und Therapie in weitaus stärkerem Maß als zumeist angenommen, von einer gelingenden Arzt-Patient-Beziehung abhängen, so beeinflußt andererseits die Beziehungskultur des Menschen sein eigenes Gesundsein und Kranksein. Im Zuge der Verwissenschaftlichung der Medizin schien es, als ob Gefühle wie Hoffnung und Angst, wie Vertrauen und Enttäuschung von untergeordneter Bedeutung seien, zumal sie sich stringenter Objektivierung entziehen. Daß es sich hierbei um elementare Darstellungsformen der Beziehungsstruktur des Menschen handelt, also ein überaus enger Zusammenhang mit seinem Gesundsein und Kranksein besteht, blieb weithin verborgen. Wie sich die Güte der Medizin an ihrer immanenten 'Beziehungskultur' messen lassen muß, so wird eine Krise der Medizin allererst als eine Krise ihrer 'Beziehungskultur' sichtbar.

Schließlich kamen noch zwei eher praktisch orientierte Problembereiche zur Sprache, von denen man meinen könnte, sie seien überaus konsensfähig und daher auch schneller und pragmatischer auszuräumen, als man dies bei komplexeren philosophischen Problemen erwarten darf. Doch genauere Betrachtung zeigt auch hier, daß der Mensch bei redlichster Absicht doch meist sich selbst im Wege steht, anders gesagt: immer aufs neue unterliegt er der Macht der Gewohnheiten, den vermeintliche Sicherheit gebenden Konventionen. Genau diese aber sind zu durchbrechen, sowohl im Falle des medizinischen ***Ausbildungssystems*** wie auch des im öffentlichen Bewußtsein präsenten ***Gesund-***

heitsverständnisses. Die Forderungen nach einer radikalen Reform der Ausbildungsgänge in der Humanmedizin sind schon alt, doch scheitern sie nicht selten an dem eigentümlich defizitären Demokratieverständnis innerhalb der etablierten Hochschulmedizin. Hinzu kommt die eher klassisch zu nennende Trennung in Vorklinik und Klinik, deren Spezifikum einerseits das umfängliche Studium an der Leiche ist und zum anderen die von den Naturwissenschaften entlehnte, für die Medizin, die der Wahrnehmung des ganzen Menschen bedarf, geradezu absurde Spezialisierung in eine Vielzahl von Einzelfächern, deren Eigenständigkeit die soziale Kompetenz der modernen Medizin zusehends untergräbt. Gegen jene im Wandel vom Philosophikum zum Physikum ihren Ausgang nehmende Dominanz der Grundlagenforschung gegenüber der eher praktisch orientierten, wissenschaftlich kaum faßbaren biopsychosozialen Komplexität menschlichen Krankseins, bedarf es der Förderung einer kritischen Denkweise, die die Hintergründigkeiten und Fragwürdigkeiten einer angeblich unfehlbaren wissenschaftlichen Methodik in der Medizin erkennbar werden läßt. In diesen Zusammenhang gehört der höchst befremdliche Umstand, daß sich das gegenwärtige medizinische Denken weitgehend einem Wissenschaftsverständnis verpflichtet weiß, das unbeschadet der radikalen, auch epistemologischen Wandlungen dieses Jahrhunderts, an das noch ungebrochene Gewißheits- und Fortschrittspathos des 19. Jahrhunderts erinnert.

Mit einem Wandel der Ausbildungsstruktur, der kritisches Denken vor unreflektierte Wissenschaftsgläubigkeit stellt, und den integrativen Charakter gegenüber einer nicht völlig verzichtbaren Subspezialisierung aufwertet, ist freilich zugleich auch ein Wandel der je subjektiven Einstellung zu eigener Gesundheit und Krankheit verbunden. Keiner von beiden wird ohne den anderen zu vollziehen sein, insofern handelt es sich um eine gesamtgesellschaftliche, ja kulturelle Aufgabe. Die drängende Notwendigkeit dieser Aufgabe zu erkennen, ist eine Folge der Wahrnehmung der Krise der modernen Medizin. Von daher gesehen, sind die Anstrengungen zur Verdrängung dieser Wahrnehmung ein weiterer Schritt auf dem Weg der kulturellen Pathogenese der Moderne.

Interdisziplinarität, Komplexität und Zeit – Dimensionen einer zukünftigen Medizinkultur

Bericht: Rainer-M. E. Jacobi *(Berlin)*

Teilnehmer: Stephan BECKER (Tübingen/Berlin)
Wolfgang JACOB (München)
Norbert JUNG (Berlin)
Reiner WIEHL (Heidelberg)
Kurt S. ZÄNKER (Witten/Herdecke)
Moderation: Karl Friedrich WESSEL (Berlin)

Fast schien es, als ob die wissenschaftsphilosophische Intention des Forschungskolloquiums im Verlauf dieses Rundtischgesprächs - die Beiträge aus dem Plenum hinzugenommen - am deutlichsten erkennbar wurde. Dies, obwohl auch nicht entfernt die vom Titel her vorgegebene thematische Breite erreicht wurde; allein die engagierte Ernsthaftigkeit im Bewußtsein um die Unverzichtbarkeit einer Veränderung der geltenden Vorstellungen von Gesundheit und Krankheit, mithin der gegenwärtigen Medizinkultur, gab diesem Gespräch sein Gewicht. Entgegen der in weiten Bereichen dominierenden "Kultur der Gegensätzlichkeit", die zumeist mit Ausgrenzung, Intoleranz und Dogmatismus einhergeht, gelte es, zu einer "Kultur der Ergänzung" zu ermutigen, genauer: zur "Ergänzung durch eine Kultur der Ergänzung" (WESSEL).

Mitunter verdeckt durch den neueren, zu unkritischer Verwendung einladenden Begriff der "Interdisziplinarität", ging es letztlich um jene für die abendländische Geistesgeschichte zentrale Beziehung zwischen *Einheit und Differenz*. Doch weniger die fachphilosophische Diskussion als vielmehr die immensen Fortschritte der humanwissenschaftlichen Forschung verhelfen dieser, nachgerade klassischen Problematik in unerwarteter Weise zu neuer Aktualität. Ursprünglicher als mit Interdisziplinarität hat diese Problematik mit "Komplexität" und "Zeit" zu tun, allein wenn man an den noch immer unzureichend thematisierten Unterschied der Zeitbegriffe in den Natur- und Humanwissenschaften denkt. Doch war dies ein offensichtlich zu weit gespannter Rahmen, als daß er in diesem Gespräch erschöpfend hätte behandelt werden können.

Die Medizin, in der sich nahezu alle humanwissenschaftlichen Disziplinen wiederfinden - von den Naturwissenschaften zunächst einmal abgesehen -, wird gleichsam zum Brennspiegel der ungelösten oder aber verdrängten Probleme unserer Kultur- und Geistesgeschichte. Hier trifft eine über Jahrhunderte gewachsene menschliche Subkultur rational-methodisch strengen Umgangs mit den Dingen der Welt auf den Menschen selbst: Nicht aber auf einzelne, gemäß dem System der Wissenschaften separierte Bereiche menschlichen Daseins, sondern auf das Ganze und je Einmalige des *kranken Menschen*, auf jene Einheit aus organismischem Geschehen, sozialer Einbindung, lebensgeschichtlichem Gewordensein und psychischem Hintergrund, wie sie die Vielfalt und Komplexität individuellen Krankseins bestimmt. Seitens der Wissenschaftsentwicklung weitgehend ausgegrenzte, für irrelevant oder gar nichtexistent erachtete Phänomene kommen neu in den Blick, sobald die machtvolle Distanz der separierenden Methode dem Wagnis der teilnehmenden Begegnung weicht.

Dieses Wagnis, gleichwohl häufig mit Angst besetzt, hat seinen genuinen Ort in der Medizin, genauer: in der ärztlichen Praxis; in der Situation des Helfens und Dienens gegenüber dem hilfsbedürftigen Anderen. Eine Wahrnehmung dieser Situation vermeiden jene aus der Angst geborenen Methoden, die unter dem Anspruch der Objektivität Exaktheit vermitteln, wo Zuwendung nötig wäre, und Erklärungen liefern, wo Verstehen gefordert ist. So verdeckt der aus einem elementaren Sicherheitsbedürfnis gespeiste Drang nach Eindeutigkeit und Gewißheit die mehrdeutigen, nicht selten sogar paradoxen Wahrheiten des Lebendigen. Die gewagte Einheit des Arzt-Patient-Verhältnisses, der die bio-psychosoziale Einheit des je einzelnen Menschen vorausgeht, mithin die erst in der Begegnung erfahrbar werdende *Individualität des Krankseins* steht in schier unüberbrückbarer Weise dem separierenden Geist wissenschaftlicher Methodik, der Vielzahl spezialisierter Disziplinen, der Logik des Experiments gegenüber. Im spannungsvollen Verhältnis von Einheit und Differenz wird gleichsam das *Dilemma von Human-Wissenschaft* sichtbar. Ist es erst eigentlich die - immer auch gefährdete - Einheit, die Untrennbarkeit des Ganzen, die Lebendiges konstituiert, so sind demgegenüber Trennung und Isolation die Bedingungen der Möglichkeit von Wissenschaft. Inwieweit also kann und darf Medizin Wissenschaft - in diesem Sinne - sein?

Insofern die strukturellen Defizite moderner Medizin ihren Ursprung in jener letztlich unaufhebbaren Spannung zwischen unvermeidlicher Separierung und Spezialisierung einerseits und der irreduziblen Ganzheit des Menschen und seines Krankseins andererseits haben, hat die Frage nach einer zukünftigen Medizinkultur sehr wohl auch etwas zu tun mit der gegenwärtigen Gestalt von Wissenschaft, bzw. den Möglichkeiten ihrer Veränderung. Genau besehen gibt es solche Veränderungen schon seit geraumer Zeit, freilich ohne in ihrer epistemologischen Radikalität hinreichend verstanden zu sein, wodurch auch der sog. *mainstream* der wissenschaftlichen Forschung hiervon nahezu unberührt geblieben ist, wie es auch kaum Einflüsse auf das geltende Selbstverständnis der Medizin gibt. Dieses wiederum ist eng verkoppelt mit dem Menschenbild und Selbstbild unserer technischen Zivilisation. Gegen die Plausibilität und den scheinbaren Erfolg der Denkformen dieser Zivilisation erscheint die Aufgabe eines radikalen Wandels nahezu vermessen; doch ist er zwingend im Interesse des kranken Menschen, dessen Leiden immer weniger 'medizinische' Ursachen hat, als es vielmehr in einem weiten Sinne 'kulturell' bedingt ist.

Mit den Begriffen "Interdisziplinarität", "Komplexität" und "Zeit" mag man die in der Wissenschaft beginnenden Veränderungen, wenn auch nicht vollständig, so doch annähernd beschreiben können; wobei die vielfältige Verwendung des Begriffs "Interdisziplinarität" zunächst sicherlich als ein Zeichen des Unbehagens an heutiger Wissenschaftskultur zu verstehen ist. Doch sollte hierbei nicht übersehen werden, daß die ursprünglichen Intentionen der Medizin und natürlich auch der Philosophie jeder modernen Rede von Interdisziplinarität weit vorausliegen. So entsteht mitunter der Eindruck, daß mit dem mühsamen Zusammenfügen des Zertrennten, der Verlust eines ehedem vorhandenen *anderen* Wissens um das Ganze mit eben den Mitteln behoben werden soll, denen er sich verdankt. Es kann also nicht darum gehen, verschiedene Fachdisziplinen im Sinne eines projektgebundenen 'Zweckverbandes' zusammenzufügen, um sie hernach wieder als das zu 'entlassen', was sie eh' schon waren. Statt von den Monopolisierungstendenzen innerhalb der wissenschaftlichen Arbeit zu befreien, verfestigt solche Art von 'Interdisziplinarität' die Hierarchie von Leit- und Hilfsdisziplinen. *Interdisziplinarität* im strengen Sinne meint vielmehr den Versuch, den der neuzeitlichen Wissenschaft und leider auch Philosophie fehlenden Gedanken der Einheit wiederzugewinnen. Unsere moderne Rede von Mensch und Natur krankt am Verlust dieses 'Gedankens der Einheit'; entsprechend zerstörerisch ist unser Handeln. Erst im Horizont eines *Denkens der Einheit* werden die Fragestellungen, die Methoden und die Weisen des Umgangs mit Mensch und Natur andere und angemessenere. 'Wissenschaft' wird dann eher zu einer "großen dichten Beschreibung", wie es Herr BECKER im Sinne einer "konstruktiven Illusion" formulierte.

So geht es nicht allein um die Medizin, sondern die Wissenschaft selbst, samt ihrer, dem einzelnen Wissenschaftler zumeist unbewußten 'psychosozialen' Strukturen, steht zur Disposition. Dies betrifft jene schon erwähnte Problematik von 'Angst und Methode' (DEVEREUX) ebenso, wie ihre mühsam kaschierte Machtförmigkeit, Aggressivität und Intoleranz, deutlich wahrnehmbar in den sozialen Hierarchien, den Ausgrenzungsstrategien, der Dialogunfähigkeit und den vordergründigen Interessenskonflikten in der *scientific community*. Der höchst subtile Zusammenhang dieser internen Struktur von Wissenschaft mit ihren a priorischen Vorannahmen zur Existenz einer Realität von der ein der Logik genügendes Wissen möglich sei, legt es angesichts der soziokulturellen Folgen wissenschaftlicher Praxis (nicht nur in der Medizin!) nahe, das leitende Erkenntnisinteresse wie auch den Erkenntnisbegriff selbst kritisch zu hinterfragen. Möglichkeit, Grenze und Sinn von Wissenschaft erscheinen in neuem Licht, insbesondere hinsichtlich ihrer Bedeutung für die Medizin, sofern die Zusammengehörigkeit von Erkanntem und Noch-nicht-Erkanntem, von Wissen und Nicht-Wissen, von Erwartung und Enttäuschung als eine prinzipiell unaufhebbare ernst genommen würde. Stattdessen überbietet sich moderne Wissenschaft in den nutzlosen Versuchen eines Selbstbetruges, der selbst wiederum methodisch 'korrekt' ist.

Den nicht selten sehr persönlich gefärbten Vorbehalten gegenüber interdisziplinären Arbeitsformen liegt immer auch ein reichlich unkritisches Vorverständnis von Wissenschaft zugrunde. Problematisch und unserer Kultur unwürdig wird dies, wenn mit Blick auf die ärztliche Elementarsituation des Dienstes am hilfsbedürftigen Nächsten (gr.: *therapeia*), defizitäre Persönlichkeitsstrukturen im Verbund mit unaufgeklärter Wissenschaftsgläubigkeit zu Hindernissen werden, die dann letztlich zu Lasten des Patienten gehen. Diesen gleichermaßen wissenschaftstheoretischen wie auch ethisch-moralischen Anfragen an die gegenwärtige medizinische Praxis galt ein großer Teil des Rundtischgesprächs, wobei aus psychoanalytischer (BECKER) wie auch aus ethologischer und psychotherapeutischer Perspektive (JUNG) insbesondere strukturelle Defizite des klinischen Alltags angesprochen wurden. Angesichts der in hohem Maß unbefriedigenden medizinischen Studiengänge an den deutschen Universitäten kann es freilich kaum überraschen, daß soziale Kompetenz und ärztliches Ethos noch immer nicht den ihnen gebührenden Stellenwert im Berufsbild des Arztes einnehmen. Mangelnde Gesprächsfähigkeit und Souveränität, hinter Hierarchien verborgene charakterliche Unbedarftheit und ethische Unreife, sowie ein aus Angst gespeister Wissenschaftsdogmatismus vereiteln dann selbst noch jene Fortschritte, zu denen eine apparative Medizin durchaus in der Lage ist. Denn nicht die technischen Möglichkeiten dehumanisieren die medizinische Praxis, vielmehr ist es der defizitäre geistig-kulturelle Horizont von dem her Menschen Medizin betreiben. Eine mangels tieferer Einsichten üblich gewordene Kritik an den modernen medizintechnischen Innovationen greift daher notwendig zu kurz.

So erlangt in scheinbar paradoxer Weise die Frage nach den *geistigen* (nicht wissenschaftlichen!) Grundlagen der Medizin angesichts ihrer grenzenlosen Rationalisierung eine unerwartete Bedeutung: bislang eher hypothetische Handlungssituationen lassen die fachmedizinische Kompetenz an ihre Grenze geraten, sind also allein rational nicht mehr entscheidbar. Wie in anderen Bereichen auch, verweisen die Folgen konsequent in technische Handlung umgesetzter Rationalität zugleich auf deren lebensfeindlichen Voraussetzungen; gleichwohl aber gibt es kein menschliches Leben ohne Rationalität. Deutlicher als andere

Disziplinen prägt dieses Dilemma die medizinische Theorie und Praxis. Mithin läßt sich die alte, von der Einheit der menschlichen Person herkommende *Einheitsidee* der (inneren) Medizin, nach der alles medizinische Denken und Handeln seine Orientierung nicht von der Spezifik und Klassifikation der Krankheit her erhält, sondern allein von der Individualität des einzelnen Patienten sich nur noch anthropologisch begründen läßt.

Eine solche *anthropologische Perspektive* entfaltet sodann jenen geistigen Horizont einer nach-modernen Medizin, deren konzeptionelle Offenheit Interdisziplinarität nicht nur möglich macht, sondern zwingend voraussetzt. Eine Interdisziplinarität, die sich der Herausforderung durch die Komplexität menschlichen Krankseins gewachsen zeigt, deren Denkformen also das Singuläre und Nichteindeutige, das Komplementäre und Untrennbare ebenso einschließen, wie sie das Widersprüchliche des Dialogs sowie das Offene, im Begriff nicht einholbare des lebendigen Konflikts zu erfassen vermögen.

Im Lichte solchen Denkens, dessen Kreativität aus der Spannung ausgehaltener Differenzen, aus dem Verzicht auf vorschnelle, zumeist sachfremd erzwungene Harmonisierungen erwächst, stellt sich auch die Möglichkeit und Gestalt von Wahrheit in neuer Weise dar: *wahr* wird etwas erst dann, wenn es für den konkreten Menschen (Patienten) existentiellen, d. h. lebensfördernden und gestaltenden Wert gewinnt (BECKER). Angemessene ethische Kompetenz im Spannungsfeld zwischen dem technisch Möglichen und dem menschlich Zuträglichen nimmt von hier ihren Ausgang.

Eine mangelnde Fähigkeit, in kreativer Weise mit Differenzen und Konflikten umzugehen, kennzeichnet hingegen heutige Wissenschaftspolitik, so daß es den Anschein hat, als ob eine Reform gegenwärtiger Wissenschaftsstrukturen weniger mit und in den Universitäten als vielmehr gegen und außerhalb dieser möglich sei. In besonders deutlicher Weise zeigt dies die Neustrukturierung der Wissenschaftslandschaft in Ostdeutschland. Statt den entwicklungsfördernden Anstoß des Fremden und Anderen zu kultivieren, Neues und bislang Ungewohntes zu versuchen, werden ohnehin schon überfällige Strukturen installiert, wodurch sich die lähmende Bequemlichkeit von Opportunismus und Mittelmaß ausbreitet. Noch immer verfällt man dem Trugschluß, die herkömmlichen Strukturen konservativ diszipliniären Forschens und Lehrens, wie sie für deutsche Universitäten weithin typisch sind, seien den Anforderungen einer zunehmend komplexer und pluralistischer werdenden Welt hinreichend gewachsen. Insofern wäre der Fortbestand des für diese Tagung verantwortlichen *Interdisziplinären Institutes für Wissenschaftsphilosophie und Humanontogenetik* eine Chance, dem streitbaren interdisziplinären Diskurs einen festen Ort innerhalb der universitären Strukturen zu geben; doch genau dies erzeugt Ängste und Abwehr bei jenen, deren wissenschaftliches Selbstverständnis sich von der Wahrung disziplinärer Grenzen her versteht.

Über eine sehr wohl wünschenswerte hochschuldidaktische Wirksamkeit solcher Gesprächsformen und Themenstellungen, wie sie dieses Forschungskolloquium auszeichneten, hinaus, waren sich die Teilnehmer des Rundtischgesprächs auch darin einig, daß selbst die scheinbar streng disziplinäre Grundlagenforschung ihre eigentlich kreativsten Problemstellungen einem interdisziplinären Kontext verdankt. Neben dem humanwissenschaftlichen Bereich, wo dies heute besonders für die Immunologie gilt, findet sich auch in den sog. "klassischen" Naturwissenschaften der gleiche Trend. Fast scheint es, als ob auf diesem Wege die im Verlaufe der neuzeitlichen Wissenschaftsentwicklung verlorengegangene Einheit der Wissenschaft wiederkehrt? Die zunehmend irreversibel werdenden Folgen des bisherigen utilitaristischen Separatismus lassen einen radikalen Wandel unumgänglich erscheinen, gleich unter welcher Leitmetapher dies geschehen mag.

Auch wenn es im Verlauf des Gespräches nicht gesondert thematisiert werden konnte, sei abschließend auf einen eher sozialpsychologischen Zusammenhang aufmerksam gemacht. So drängend ein radikaler Wandel heutiger Wissenschaft von einer 'disziplinären' zu einer 'inter- oder transdisziplinären' Orientierung auch erscheinen mag, womit auch eine noch schwer benennbare Veränderung der geltenden 'wissenschaftlichen Denkstrukturen' verbunden sein müßte, so deutlich muß gesehen werden, daß damit zugleich der Verlust eben jener scheinbaren Gewißheiten und Sicherheiten einhergeht, die den tradierten Machtstrukturen und Herrschaftsformen unserer zivilisatorischen Kultur zugrundeliegen. Mit ihnen haben die politischen Formen menschlichen Zusammenlebens ebenso zu tun, wie unser mitunter recht eigentümliches Verhältnis zur Natur und deren anderen Lebensformen. Es drängt sich daher die Vermutung auf, ob nicht die mit solchem Machtverlust verbundene Angst weit größer weil unmittelbarer ist, als jene andere Angst angesichts der drohenden Zerstörung möglicher lebbarer Zukunft? Letztlich also steht die Zukunftsfähigkeit des Menschen und seines Denkens in Frage, womit die unermeßliche Komplexität der Problematik deutlich wird und überdies auch die Dimension der Zeit wieder in den Blick kommt - in einer Weise, die sich herkömmlich wissenschaftlichem Zugriff entzieht.

Medizin, Gesellschaft und Politik

Bericht: Wolfgang Förster *(Berlin)*

Teilnehmer: Stephan BECKER (Tübingen/Berlin)
Ellis E. HUBER (Berlin)
Andreas KRUSE (Heidelberg)
Hans-Joachim MAAZ (Halle/Saale)
Harald MAU (Berlin)
Hermann RICHTER (Berlin)
Moderation: Norbert JUNG (Berlin)

Unter dem Eindruck der Diskussionen der vergangenen Tage und der Lage des Gesundheitswesens im vereinigten Deutschland bot das abschließende Rundtischgespräch Gelegenheit, ausgehend vom Thema des Forschungskolloqiums *"Herkunft, Krise und Wandlung der modernen Medizin"*, über die gesundheitspolitische Dimensionen und die notwendigen praktischen Konsequenzen eines "Ausweges" aus der derzeitigen Situation nachzudenken. Diese Veranstaltung bot schon ob der weit gefaßten Thematik mehr Gelegenheit zur Kontroverse als zum Konsens -allein schon durch die Zusammensetzung des Podiums.
Unbestritten scheinen die jeweiligen Medizinsysteme Abbilder gesellschaftlicher Verhältnisse zu sein. Viele der vorgestellten und diskutierten Probleme in den Plenen und den Arbeitsgruppen des Forschungskolloquiums haben dies in eindrucksvoller Weise bestätigt. Kaum ein Referent kam umhin, im Kontext erster Erfahrungen mit der deutsch-deutschen Vereinigung auch zweier unterschiedlicher Gesundheitswesen die Relevanz des politischen Systems für die Qualität und Effizienz der Medizin festzustellen. Dabei zeigte sich, daß eine Sicht der neuen Situation im deutschen Gesundheitswesen vorherrscht, die weithin jedoch die differenzierte Aneignung der Erfolge und Fehlleistungen des Gesundheitswesens der DDR verdrängt. Unbestritten ist auch die Tatsache, daß das Gesundheitssystems der "alten" BRD den neuen Länder "übergestülpt" wurde, ohne historisch gewachsene Unterschiede in Strukturen und Inhalten zu berücksichtigen. In diesem Sinne scheinen die Möglichkeiten, die Vereinigung als Chance für die Medizin zu nutzen, weitgehend vertan.
So konzentrierten sich die Teilnehmer des Rundtischgesprächs auf Probleme, die zwar vom Entwicklungsstand des Medizinsystems in den alten Ländern ausgehen, aber unter dem Eindruck der Umgestaltung des ostdeutschen Gesundheitswesens durch die Situation im vereinigten Deutschland erneut an Bedeutsamkeit gewinnen. Durch die aktuelle Situation werden bereits früher im Westen geführte Diskussionen wieder intensiviert.

Als Vorzug in der gegenwärtigen Diskussion konnte übereinstimmend festgestellt werden, daß über die Grenzen der Schulen und Interessen hinweg ein Bewußtsein für die *Krise* in der modernen Medizin und eine Problemsicht angesichts der Defizite in der medizinischen Betreuung vorhanden ist; wenngleich verschiedene Lösungsansätze jeweils aus der unmittelbaren gegenwärtigen Erfahrungsperspektive angeboten werden.

Der vorliegende Beitrag kann naturgemäß nicht den Verlauf und die Diskussion im Auditorium dokumentieren. Auf Grund der Fülle der angesprochenen Inhalte und der Vielzahl der Wortmeldungen muß sich der Bericht auf die Wiedergabe ausgewählter Beiträge der Teilnehmer im Podium beschränken.

Harald MAU, der Dekan des Universitätsklinikums Charitè der Berliner Humboldt-Universität, gab ein leidenschaftliches Statement für die Erhöhung der Qualität der Ausbildung zukünftiger Mediziner. Für ihn ist die Glaubwürdigkeit der Medizin zuallererst abhängig von der Glaubwürdigkeit des Arztes. Der Arzt tritt heute nicht nur als Mediziner, sondern auch als "Arztunternehmer" dem Patienten gegenüber. Dies bringt außermedizinische Dimensionen in die ärztliche Tätigkeit; eine Interessenkollision ist gleichsam vorprogrammiert und hat für Patient und Arzt negative Folgen. Erwähnt sei an dieser Stelle nur die Diskrepanz zwischen der Honorierung apparativer Leistungen und dem "normalen" Gespräch zwischen Arzt und Patient durch die Krankenkassen. MAU plädiert für eine Neubestimmung der Verantwortung des Arztes gegenüber dem Patienten und der Gesellschaft, die auch ihren Ausdruck in der Veränderung des "Arztunternehmertums" finden sollte. So schließt er sich Überlegungen an, die davon ausgehen, daß bestimmte Bereiche der Grundversorgung quasi per Gehalt durch den Staat bezahlt werden; andere hingegen -zumeist hochspezialisierte- mehr in wirtschaftlicher Eigenverantwortung des Arztes bleiben sollten. Für MAU sind negative Folgen der marktwirtschaftlichen Grundlage des heutigen Medizinsystems nicht zwingend. Dabei ist für ihn die Veränderung der Ausbildung von Medizinern die Aufgabe der letzten Jahre des Jahrhunderts: "Der Ansatzpunkt besteht darin, daß wir die zur Verfügung stehende Zeit für das Studium nicht allein nutzen, eine möglichst umfassende Wissensakkumulation zu erreichen, ..., sondern daß wir diese Zeit auch nutzen, die Position des Arztes in der Gesellschaft zu festigen und ihn mit einem relativ fixierten Bild seiner Position, seiner Einzelverantwortung und seinen Pflichten gegenüber der Gesellschaft entlassen werden". Wenn diese Aufgabe nicht zügig in die Ausbildung integriert wird, werden die Fehler nicht korrigiert, sondern nur weiter vor uns her geschoben.

Andreas KRUSE, Gerontologe an der Universität Heidelberg, kam in seinem Beitrag auf die während des wissenschaftlichen Programms aufgeworfene Problematik des gesellschaftlichen Verständnisses von *Krankheit* zurück. Solange die Medizin sich darauf beschränkt, Krankheit als etwas Minderwertiges, Hilfs- und Pflegebedürftigkeit als eine "Unterform der menschlichen Existenz" anzusehen, solange kann sie ihrer gesamtgesellschaftlichen Funktion nicht entsprechen. KRUSE mahnt ein anderes Verständnis von Krankheit an, das Krankheit als eine *andere Weise, in der Welt zu sein,* ansieht. Die Medizin und die Mediziner sollten also auch jenseits von Diagnostik und Therapie gesellschaftliche Verantwortung wahrnehmen und sich bewußt "einmischen". Die Politik hat dabei eine gewichtige Rolle zu spielen; sie muß die außermedizinischen, nicht nur materiellen Rahmenbedingungen für die Erhaltung der Gesundheit sichern. Auf der Basis aktueller empirischer Untersuchungen verweist KRUSE daneben auf die komplexen Folgen der deutschen Vereinigung auch für die individuelle Gesundheit. Er fordert einen "...sehr viel differenzierteren, feinfühligeren und ausgeglicheneren Dialog über die beiden Staaten, die zusammengeführt worden sind.." und verspricht sich davon eine "unmittelbare befördernde Wirkung für die individuellen Bemühungen um Erhaltung der Gesundheit".

Hermann RICHTER, Leiter des Referats Gesundheitspolitik der SCHERING AG Berlin, schätzte das Forschungskolloquium als einen sehr ernsthaften, nachdenklichen Beitrag zur theoretischen Diskussion über die krisenhafte Situation des Gesundheitswesens ein. Für ihn ist dies aber auch ein Zeichen, daß der *Wandel* der modernen Medizin begonnen habe. Aus der Sicht eines Vertreters eines forschenden Unternehmens der Pharmaindustrie plädierte er für die Annahme der Verantwortung in gesellschaftspolitischer, gesundheitspolitischer, wissenschaftlicher und medizinischer Sicht, die alle in das Medizinsystem involvierten Personen und Institutionen *gemeinsam* zu tragen haben.

Für Ellis HUBER, Präsident der Berliner Ärztekammer, steht zuallererst die Ärzteschaft selbst in "zentralster Verantwortung". Der Arzt trägt nicht nur Verantwortung gegenüber einzelnen Patienten, sondern vielmehr auch für die Medizin insgesamt, also für die "Strukturen und Gehalte des Gesundheitswesens, in dem er arbeitet". HUBER sieht in der vorherrschenden Kritiklosigkeit oder den ständigen Schuldzuweisungen *nur* an die Politik ein wesentliches Defizit der Diskussion: "...der wesentlichste Grund für die Unfähigkeit der deutschen Ärzteschaft und der deutschen Medizin zur Selbstkritik oder zum selbstkritischen Umgang mit ihren Verhältnissen liegt im *Subjekt Arzt* begründet". Die kollektive Verdrängung der Not und der Krankheit der Ärzteschaft als Methode habe zur Folge, daß Widersprüche, Belastungen, Nachteile und problematische Situationen auf dem Rücken der Patienten ausgetragen würden. Ähnlich wie MAU fordert HUBER, bei Lösungsansätzen für die Krise der Medizin primär bei der Persönlichkeitsbildung der Ärzte anzusetzen. Erst dann könne man *gemeinsam* mit der Bevölkerung eine bessere Gesundheitsversorgung organisieren.

Der Tübinger Psychoanalytiker Stephan BECKER, seit der "Wende" Inhaber einer Gastprofessur an der Humboldt-Universität zu Berlin, hat durch seine praktische Arbeit an Klinika im Ostteil der Stadt eine interessante Sicht auf die gesundheitspolitischen Folgen der Vereinigung der beiden deutschen Staaten gewonnen. Er fordert eine "Vermenschlichung der Medizin", die der "sozialen

Euthanasie" und der Zentrierung der Krankenkassen und Versicherungsträger auf ein "antitherapeutisches Verwertungsinteresse", in dessen Dienst diese den Therapiebegriff stellen, entgegenwirkt. Die Chancen der genwärtigen Krise der Medizin sind seines Erachtens günstiger denn je, "würde nicht alles im Osten verteufelt, was im Westen nicht wirklich bekannt ist". Als Beispiel führt er die Relation zwischen ambulanter und stationärer Versorgung an. Die vorrangige -gesetzlich fixierte- ambulante Versorgungsstruktur wird seiner Meinung nach im Osten planmäßig demontiert.

Für BECKER ist eine Erhöhung des Gewichts des ärztlichen Gesprächs und der in Behandlung und Betreuuung wirksamen Psychologie unverzichtbar. In der Ausbildung von Medizinern muß die Psychologie einen viel höheren Stellenwert bekommen; aber auch die psychologische Qualifizierung der Krankenschwestern und -pfleger, der Sozialarbeiter und der Rehabilitationspädagogen ist notwendig, "um jene Kompetenz des Behandelns zu sichern, die nicht ausschließlich auf Heilung schielt".

"Medizin ist autoritär, Medizin ist repressiv, Medizin ist -leider- einseitig technisiert und naturwissenschaftlich orientiert". So beschreibt der Psychotherapeut Hans-Joachim MAAZ aus Halle das Medizinsystem als Abbild gesellschaftlicher Verhältnisse. Dies gelte sowohl für die ehemalige Ost- wie für die Westmedizin. Durch die deutsche Vereinigung sei nun noch die Marktorientierung und das Gewinnstreben hinzukommen. Damit sei das Medizinsystem selbst zum "Gesundheitsrisiko Nr. 1" geworden. Der Arzt sitzt in dieser Situation nicht "in einer wissenschaftlichen Nische oder in einer unpolitischen Funktion"; er ist und muß, ob er will oder nicht, wenn er ärztlich tätig ist, politisch tätig sein. Der Arzt kann entweder Gewinnler oder Nutznießer der *pathologischen Fehlentwicklung* der Gesellschaft und Ihrer Menschen sein, er kann aber auch "die Erkenntnisse und Erfahrungen seiner Tätigkeit so nutzen, daß er sich politisch für Veränderungen der gesellschaftlichen Strukturen und damit auch des Medizinsystems engagiert". Die Medizin als System diene dazu, Zusammenhänge zu verschleiern, "weil sie vorgibt, sie sei im Besitze des Wissens und der Fähigkeit, Menschen zu heilen". Medizin, so MAAZ, könne bestenfalls Weichen stellen und Beratung, Hilfe, Unterstützung geben. Das autoritäre Medizinsystem verhindere jedoch, daß der Mensch über sich bzw. sein Leben kritisch nachdenkt und es verändert.

Die mehr als zweistündige Diskussion unter reger Beteiligung der Zuhörer berührte zahlreiche Inhalte, die während des Forschungskolloqiuums, in den Plenen und den Arbeitsgruppen, aber auch in Abendveranstaltungen eine Rolle spielten. Oft wurden kontroverse Standpunkte gegenübergestellt; selten schnelle Lösungen gefunden. Übereinstimmung herrschte aber über die Notwendigkeit eines solchen interdisziplinären Dialogs, wie er auf dem Forschungskolloquiums *"Herkunft, Krise und Wandlund der modernen Medizin"* praktiziert wurde.

514

Autorenverzeichnis

Albrecht, Helmut: Oskar-Helene-Heim, Abt. Psychosomatische Orthopädie, Clayallee 229, 14195 Berlin

Bastian, Till: Reuteweg 3, 88316 Isny im Allgäu

Borck, Cornelius: Großbeerenstraße 67, 12209 Berlin

Borlinghaus, Ralf: Ludwigstraße 1, 68789 St. Leon

Dammer, Ingo: Reineckendorfer Straße 18 A, 13347 Berlin

Danzer, Gerhard: Freie Universität Berlin, Abt. Sozialpsychiatrie, Platanenallee 19, 14050 Berlin

Dressler, Stephan: Bundesgesundheitsamt, AIDS-Zentrum, Reichpietschufer 74-76, 10785 Berlin

Dürkop, Marlis: Humboldt-Universität zu Berlin, Unter den Linden 6, 10099 Berlin

Egger, Josef: A-5721 Piesendorf 35

Eibach, Ulrich: Saalestraße 2, 53127 Bonn

Fischer, Gert-J.: Thomas-Müntzer-Damm 5, 14532 Kleinmachnow

Förster, Wolfgang: Marienstraße 14, 10117 Berlin

Ganten, Detlev: Max-Delbrück-Zentrum für Molekulare Medizin Berlin-Buch, Robert-Rössle-Straße 10, 13125 Berlin

Geyer, Michael: Universität Leipzig, Klinik für Psychotherapie und Psychosomatische Medizin, Karl-Tauchnitz-Straße 25, 04107 Leipzig

Grieger, Ulf: Wolfgang-Heinz-Straße 17, 13125 Berlin

Haag, Antje: Universitätskrankenhaus Hamburg-Eppendorf, Martinistraße 25, 20251 Hamburg

Haas, Monika: Krankenhaus Königin Elisabeth Herzberge, Herzbergstraße 79, 10365 Berlin

Hegel, Ralf-Dietmar: Humboldt-Universität zu Berlin, Interdisziplinäres Institut für Wissenschaftsphilosophie und Humanontogenetik, Am Kupfergraben 5, 10099 Berlin

Huber, Ellis E.: Ärztekammer Berlin, Klaus-Groth-Straße 3, 14050 Berlin

Hüllemann, Klaus-Dieter: Medizinische Klinik St.Irmingard, Osternacher Straße 103, 83209 Prien am Chiemsee

Jacobi, Rainer-M.E.: Humboldt-Universität zu Berlin, Interdisziplinäres Institut für Wissenschaftsphilosophie und Humanontogenetik, Am Kupfergraben 5, 10099 Berlin

Jacob, Wolfgang: Thoma-Straße 30, 83098 Brannenburg

Jens, Rolf: Penzinger Straße 36-38/1/4, A-1140 Wien

Kruse, Andreas: Universität Heidelberg, Institut für Gerontologie, Akademiestraße 3, 69117 Heidelberg

Lasar, Michael: Institut für Psychiatrie der Universitätsklinik Bochum, Alexandrinenstraße 1, 44791 Bochum

Lévy, Alfred: Stründeweg 9, 13627 Berlin

Mau, Harald: Humboldt-Universität zu Berlin, Universitätsklinikum Charitè, Schumannstraße 20/21, 10117 Berlin

Mortag, Michael: Humboldt-Universität zu Berlin, Interdisziplinäres Institut für Wissenschaftsphilosophie und Humanontogenetik, Am Kupfergraben 5, 10099 Berlin

Naumann, Frank: Humboldt-Universität zu Berlin, Interdisziplinäres Institut für Wissenschaftsphilosophie und Humanontogenetik, Am Kupfergraben 5, 10099 Berlin

Pöltner, Günther: Universität Wien, Institut für Philosophie, Universitätsstraße 76, A-1010 Wien

Rommel, Christopher: Birkbuschstraße 94, 12167 Berlin

Sack, Martin: Goethestraße 4, 14163 Berlin

Schaefer, Hans: Karl-Christ-Straße 19, 69118 Heidelberg

Schmitt, Eric: Universität Heidelberg, Institut für Gerontologie, Akademiestraße 3, 69117 Heidelberg

Schneemann, Nikolaus: Psychiatrisches Krankenhaus, Licher Straße 106, 35394 Gießen

Seefeldt, Dieter: Heinrich-Heine-Klinik, Heinrich-Heine-Weg 15, 14476 Neu-Fahrland

Sich, Dorothea: Universität Heidelberg, Institut für Tropenhygiene und Öffentliches Gesundheitswesen, Im Neuenheimer Feld, 69120 Heidelberg

Splett, Jörg: Philosophisch-Theologische Hochschule Sankt Georgen, Offenbacher Landstraße 224, 60599 Frankfurt am Main

Strohmaier, Gotthard: Wisbyer Straße 8, 12103 Berlin

Stroß, Annette: Freie Universität Berlin, Institut für Allgemeine und Vergleichende Erziehungswissenschaft, Arnimallee 10, 14195 Berlin

Uexküll, Thure von: Sonnhalde 15, 79104 Freiburg/Br.

Vogel, Friedrich: Universität Heidelberg, Institut für Humangenetik und Anthropologie, Im Neuenheimer Feld 328, 69120 Heidelberg

Wehkamp, Karl-Heinz: Sozialmedizinisches und psychologisches Institut der Evangelisch-Lutherischen Landeskirche, Knochenhauerstraße 33, 30159 Hannover

Weinert, Thomas: Erfurter Straße 22, 10825 Berlin

Weiß, Heinz: Universität Würzburg, Institut für Psychotherapie und Medizinische Psychologie, Klinikstraße 3, 97070 Würzburg

Wesiack, Wolfgang: Univ. Klinik für Medizinische Psychologie und Psychotherapie, Sonnenburgstraße 16, A-6020 Innsbruck

Wessel, Karl-Friedrich: Humboldt-Universität zu Berlin, Interdisziplinäres Institut für Wissenschaftsphilosophie und Humanontogenetik, Am Kupfergraben 5, 10099 Berlin

Wiehl, Reiner: Universität Heidelberg, Philosophisches Seminar, Marsiliusplatz 1, 69117 Heidelberg

Zänker, Kurt S.: Institut für Immunologie, Universität Witten-Herdecke, Stockumerstraße 10, 58448 Witten

Berliner Studien zur Wissenschaftsphilosophie & Humanontogenetik

Band 1
K.F. Wessel / H.A.G. Bosinski (Hrsg.)
Interdisziplinäre Aspekte der Geschlechterverhältnisse in einer sich wandelnden Zeit

316 Seiten, ISBN 3-89370-153-2, 1992, DM 35,90

In einer Zeit des politischen Umbruchs in Europa trafen sich an der Berliner Humboldt-Universität WissenschaftlerInnen verschiedener humanwissenschaftlicher Disziplinen zu einer internationalen Konferenz, um interdisziplinäre fachspezifische Sichten auf die Geschlechterverhältnisse einander vorzustellen und miteinander zu diskutieren. Im vorliegenden Kongreßband finden sich Aspekte des Themas aus der Sicht der
· Anthropologie · Ethnographie · Evolutionsbiologie · Kulturtheorie · Neuroendokrinologie · Pädagogik · Psychologie · Sexuologie · Soziologie · Verhaltensbiologie · Philosophie ·

Band 2
K.F. Wessel (Hrsg.)
Technik und Menschenbild im Spiegel der Zukunft
Wissenschafts- und Technikentwicklung – Fragen unserer Zeit

144 Seiten, ISBN 3-89370-154-0, 1992, DM 25,90

Technikwissenschaftler, Philosophen, Historiker, Volkswirte und Wissenschaftsforscher aus Österreich, Polen und den alten und neuen Bundesländern diskutierten in interdisziplinärer Weise über die Zukunft im Menschenbild, über Folgen technischen Handelns, über die Krisen der Mensch-Technik-Natur-Beziehung und über die Grenzen der Toleranz.

Band 3
K.F. Wessel (Hrsg.)
unter Mitarbeit von W. Förster u. R.-M.E. Jacobi
Herkunft, Krise und Wandlung der modernen Medizin
Kulturgeschichte, wissenschaftsphilosophische und anthropologische Aspekte

518 Seiten, ISBN 3-89370-161-3, 1994, DM 55,00

Theoretiker und Kliniker verschiedener medizinischer Disziplinen, von der molekularbiologischen Forschung bis zur Psychosomatik, Humanontogenetiker, Psychologen, Ethnomediziner, Philosophen und Theologen aus Österreich und den alten und neuen Bundesländern diskutierten über das Verhältnis von Medizin und Philosophie, über Menschsein und Kranksein, über die Suche nach neuen Konzepten in der Medizin, über Medizin, Gesellschaft und Politik und über Dimensionen zukünftiger Medizinkultur.

Band 4
K.F. Wessel / F. Naumann / M. Lehmann (Hrsg.)
Migration

258 Seiten, ISBN 3-89370-157-5, 1993, DM 32,00

Wanderungen von Menschen in fremde Kulturen sind eine ständige Begleiterscheinung menschlicher Evolution. Humanwissenschaftler und in der Ausländerarbeit Tätige diskutieren in den Beiträgen dieses Bandes Chancen und Risiken von Individuen im Migrationsprozeß.
Anhand einer Vielzahl historischer Fakten, humanwissenschaftlicher Erkenntnisse und aktueller Erfahrungen zeigen die Autoren, daß Migration als Universalie menschlicher Existenz in ihrer Bedeutung die Grenzen gegenwärtiger Ausländer- und Asyldebatten bei weitem übersteigt.

Kleine Verlag

Postfach 101668   33516 Bielefeld

Berliner Studien zur Wissenschaftsphilosophie & Humanontogenetik

Band 5

K.F. Wessel / W. Ebert / G. Eggers / C. Lost (Hrsg.)

Lebensbildung in Europa zwischen Utopie und Wirklichkeit

506 Seiten, ISBN 3-89370-162-1, 1994, DM 55,00

Mit Beiträgen u.a. von: C.v. Braun, U. Brunotte, H. Dettenborn, W. Ebert, L. Eckinger, H.-J. Engfer, H. Giencke, H.-U. Grunder, I. Hansen-Schaberg, O. Hansmann, M. Koch, J. Langefeld, Chr. Lost, J. Lott, F. Naumann, P. Neumann, K.-H. Tiggelers, Chr. Uhlig, E. de Vreede, A. Wessel, K.-F. Wessel

sowie Beiträge aus Bulgarien, Niederlande, Österreich, Polen, Rumänien, Rußland, Schweiz, Slowenien, Ungarn

Lebensbildung ist ein sehr komplexer und schillernder Begriff, doch enthält er Absichten und Orientierungen, die in unterschiedlichster Weise zu wirken vermögen.
Die verschiedensten Vorstellungen von »Lebensbildung« in ihrer Entfaltung kennenzulernen, ist hilfreich für die weitere Qualifizierung eines Begriffs, der den Anforderungen einer wissenschaftlichen Kategorie entspricht.
Die Veranstalter haben versucht, im Vorfeld möglichst viele Facetten unter dem Thema »Lebensbildung zwischen Utopie und Wirklichkeit« durch ganz unterschiedliche Personen einzufangen.

Der Begriff »Lebensbildung« erwies sich dabei als eine Programmatik, in deren Rahmen zu diskutieren, zu informieren, sich auszutauschen, zu handeln einem akuten Bedürfnis entsprach — wie schon oft in der Geschichte, so auch unter den gegenwärtigen Bedingungen des gesellschaftlichen Wandels, der Orientierungsverluste und Neuorientierung. Demzufolge stand kein abstraktes Europa, standen nicht die Kompatibilität der schulischen Abschlüsse und die Fremdsprachenkenntnisse oder eurozentrierte Curricula im Mittelpunkt der Vorträge, Diskussionen und Gespräche, sondern Probleme des Miteinanderlebens in einer Welt im Umbruch.
Lebensbildung erwies sich damit nicht nur als ein pädagogisches Problem. Dennoch wird damit auch die tradierte instrumentalisierende und schulzentrierte, zunehmend auf den Ausgleich von Defiziten gerichtete Pädagogik der Gegenwart nachdrücklich und erneut mit den ganzheitlichen Entwürfen und pädagogischen Utopien der »Menschenerziehung«, der »allgemeinen Verbesserung der menschlichen Dinge« und der Lebensbildung konfrontiert.

Kleine Verlag

Postfach 10 1668 33516 Bielefeld